全国医学高等专科教育"十三五"规划教材

供护理、助产等相关专业使用

人体解剖学与组织胚胎学

刘 扬　乔跃兵　金昌洙　主编

化学工业出版社

·北京·

本教材共分两部分，第一部分为人体解剖学，第二部分为组织胚胎学。内容紧扣大纲，以职业技能培养为根本，"必需、够用、实用"为度，突出实用性和针对性。全书共有彩图500余幅，图结构、线条清晰，标注准确，有很强的科学性和可视性。本教材每章开始为学习目标，提示本章学习重点和难点。文中设有知识拓展，提升学生学习兴趣，开阔学生视野。章后附有思考题，书末提供各章能力测试题，答案和解析以数字化形式（二维码）展现，充分调动学生学习积极性和引导学生主动学习。本教材还列出了部分学科重点英文名词，书后附中英文名词索引，便于学生熟悉人体解剖学与组织胚胎学的专业英语。

　　本教材贴近学生、贴近岗位，突出技能，融知识性、科学性、先进性于一体，可供高等医学专科和高职院校护理、助产等专业学生使用，也可作为护理人员在职培训或继续教育的参考用书。

图书在版编目（CIP）数据

人体解剖学与组织胚胎学 / 刘扬，乔跃兵，金昌洙
主编. —北京：化学工业出版社，2019.8
全国医学高等专科教育"十三五"规划教材
ISBN 978-7-122-34486-1

Ⅰ.①人… Ⅱ.①刘… ②乔… ③金… Ⅲ.①人体解
剖学-医学院校-教材②人体组织学-人体胚胎学-医学
院校-教材 Ⅳ.①R32

中国版本图书馆CIP数据核字（2019）第089803号

责任编辑：邱飞婵　郎红旗　　　　　　　　装帧设计：关　飞
责任校对：王素芹

出版发行：化学工业出版社（北京市东城区青年湖南街13号　邮政编码100011）
印　　装：中煤（北京）印务有限公司
787mm×1092mm　1/16　印张28¼　字数747千字　2019年9月北京第1版第1次印刷

购书咨询：010-64518888　　　　　　　售后服务：010-64518899
网　　址：http://www.cip.com.cn
凡购买本书，如有缺损质量问题，本社销售中心负责调换。

定　　价：98.00元　　　　　　　　　　　　　　版权所有　违者必究

全国医学高等专科教育"十三五"规划教材
编审委员会

出版说明

为服务于我国医学高等专科教育护理专业高素质技能型人才的培养，贯彻教育部对"十三五"期间高职高专医药卫生类教材建设的要求，适应现代社会对护理人才岗位能力和职业素质的需要，遵照国家卫生健康委员会关于职业资格考试大纲修订的要求，化学工业出版社作为国家规划教材重要出版基地，在对各院校护理专业的教学情况进行了大量调研和论证的基础上，于2016年12月组织60多所医学高等院校和高职高专院校，共同研讨并编写了这套高等专科教育护理专业"十三五"规划教材。

本套教材包括基础课程、专业课程和公共课程27种，其编写特点如下：

① 在全国广泛、深入调研的基础上，总结和汲取"十二五"教材的编写经验和成果，顺应"十三五"数字化教材的特色，充分体现科学性、权威性，同时考虑其全国范围的代表性和适用性。

② 遵循教材编写的"三基""五性""三特定"的原则。

③ 充分借鉴了国内外有关护理专业的最新研究成果，汲取国内不同版本教材的精华，打破了传统空洞、不实用的研究性知识写作思想，做到基础课程与专业课程紧密结合，临床课程与实践课程紧密对接，充分体现行业标准、规范和程序，把培养高素质技能型人才的宗旨落到实处。

④ 适应教学改革要求。本套教材大部分配有数字资源，部分学科还配有微课，以二维码形式与纸质版教材同期出版。

⑤ 教材出版后，化学工业出版社通过教学资源网(www.cipedu.com.cn)同期配有数字化教学内容(如电子教案、教学素材等)，并定期更新。

⑥ 本套教材注重系统性和整体性，力求突出专业特色，减少学科交叉，避免相应学科间出现内容重复甚至表述不一致的情况。

⑦ 各科教材根据院校实际教学学时数编写，精炼文字，压缩篇幅，利于学生对重要知识点的掌握。

⑧ 在不增加学生负担的前提下，提高印刷装帧质量，根据学科需要部分教材采用彩色印刷，以提高教材的质量和可读性。

本套教材的编写与出版，得到了广大医学高等院校和高职高专院校的大力支持，作者均来自全国各学科一线，具有丰富的临床、教学、科研和写作经验。希望本套教材的出版，能够推动我国高职高专护理专业教学改革与人才培养的进步。

附：全国医学高等专科教育"十三五"规划教材书目

书　名	主　编		
《人体解剖学与组织胚胎学》	刘　扬	乔跃兵	金昌洙
《医用化学》	江　勇	郭梦金	
《生物化学》	梁金环	徐坤山	王晓凌
《生理学》	景文莉	董泽飞	叶颖俊
《病理学与病理生理学》	吴义春	付玉环	
《病原生物学与免疫学》	栾希英	马春玲	
《药理学》	王　卉	王垣芳	张　庆
《护理学导论》	张连辉	徐志钦	
《基础护理学》	田芬霞	高　玲	
《健康评估》	孙国庆	刘士生	宋长平
《内科护理学》	余红梅	吕云玲	
《外科护理学》	李远珍	吕广梅	李佳敏
《妇产科护理学》	王巧英	冯　蓉	张　露
《儿科护理学》	董荣芹	陈　梅	
《急救与灾难护理学》	储媛媛	许　敏	
《眼耳鼻喉口腔科护理学》	唐丽玲		
《中医护理学》	温茂兴	康凤河	
《社区护理学》	闫冬菊	杨　明	马连娣
《老年护理学》	刘　珊	王秀清	
《精神科护理学》	雷　慧	孙亚丽	
《康复护理学》	姜贵云	李文忠	
《护理心理学》	汪启荣	乔　瑜	
《护理礼仪与人际沟通》	季　诚		
《预防医学》	王祥荣		
《护理管理学》	唐园嫒		
《医学统计学》	郭秀花		
《就业指导》	袁金勇	周文一	

全国医学高等专科教育"十三五"规划教材
编审委员会

《人体解剖学与组织胚胎学》
编写人员名单

主　编　刘　扬　乔跃兵　金昌洙

副主编　张国境　郭庆河　甘泉涌　孔祥照

编　者（以姓氏笔画为序）

王　伟（首都医科大学燕京医学院）

王　倩（天津医学高等专科学校）

毛健宝（新余学院）

孔祥照（首都医科大学燕京医学院）

甘泉涌（襄阳职业技术学院）

乔跃兵（沧州医学高等专科学校）

刘　军（唐山职业技术学院）

刘　扬（首都医科大学燕京医学院）

许　骏（安徽医学高等专科学校）

李　囡（首都医科大学燕京医学院）

张连双（滨州医学院）

张国境（首都医科大学燕京医学院）

金　洁（首都医科大学燕京医学院）

金昌洙（滨州医学院）

郭庆河（济南护理职业学院）

前 言

为了深入推进医学教育改革，促进信息技术与教育教学的融合，提高应用型临床护理人才的培养质量，做好医学高职高专"十三五"规划教材建设，依据教育部《关于深化职业教育教学改革全面提高人才培养质量的若干意见》《教育信息化十年发展规划（2011—2020年）》等文件精神，为推进高等职业教育教学发展，化学工业出版社组织全国有关高校教学和临床工作的教师和专家，编写全国医学高等专科教育护理专业"十三五"规划教材。

在总结各地院校教学经验的基础上，我们进一步研究了高职护理专业的培养目标和教学大纲，根据近年来教育改革的实际情况，组织工作在医学教育一线的骨干教师编写《人体解剖学与组织胚胎学》教材。本教材包括人体解剖学和组织胚胎学两部分，在保持基本内容的基础上，有以下特点。

① 教材内容与三年制高职护理专业人才培养目标、专业核心能力、主要实践环节相契合，结合最新护士执业资格考试大纲，以职业技能培养为根本，基本理论、基本知识和基本技能并重，以"必需、够用、实用"为度，根据当前各院校课时安排的实际情况，严格把握内容的选择及深浅度。

② 教材章节编排循序渐进，便于学生接受。编写做到层次分明，逻辑性强，结构严谨，文字简洁流畅。定义和概念经典、准确、完整。增加总结性图表，条理清楚，有助于帮助学生理解记忆。

③ 本教材在对全书插图进行审定的基础上，对500余幅图作了全彩套色，图中结构、线条清晰，标注准确，具有很强的科学性、可视性。

④ 教材的各章节开始为"学习目标"，提示本章节的学习重点和难点，便于学生学习掌握该章节的重点内容。文中设有"知识拓展"，内容结合临床护理技能实践，激发学生学习兴趣。在每章后，针对本章学习重点附有2～3道思考题，目的是突出启发式教学、调动学生学习积极性和引导学生主动学习。

⑤ 本教材列出了部分学科重点英文名词，书后附简明中英文名词索引，便于学生熟悉人体解剖学与组织胚胎学的专业英语。

在《人体解剖学与组织胚胎学》编写过程中，全体编者密切合作，付出了大量心血，在此表示感谢。由于时间仓促，编者编写经验和水平有限，疏漏和不足之处在所难免，敬请各位同道和读者批评指正，以便再版时予以改进修正，使本教材日臻完善。

刘　扬　乔跃兵　金昌洙

2019 年 4 月

目录

第一部分　人体解剖学 /1

第三篇 脉管系统 / 115

第二部分 组织胚胎学 / 247

第一部分

人体解剖学

人体解剖学绪论

【学习目标】
◆ **掌握**：人体解剖学的定义和基本术语。
◆ **了解**：人体解剖学分科及学习方法。

一、人体解剖学的定义和任务

人体解剖学（human anatomy）是研究正常人体形态结构的科学；其目的在于阐明人体各器官的形态、结构及其相互关系，属于生命科学中形态学的范畴。医学发展史说明，现代医学是在解剖学的基础上发展起来的，医学中三分之一以上的名词来源于解剖学。由此可见，人体解剖学是一门重要的医学基础课程，在医学院校中安排这门课程，是为了让医学生理解和掌握人体各器官的正常形态结构及相互联系，以便为学习其他基础医学和临床医学课程奠定必要的形态学基础。

二、人体解剖学的分科及发展

人体解剖学可分为**系统解剖学**（systematic anatomy）和**局部解剖学**（topographic anatomy）。前者是把人体按照器官功能系统（运动系统、消化系统、呼吸系统、泌尿系统、生殖系统、脉管系统、感觉器、神经系统和内分泌系统）叙述各器官的形态、结构和位置等；后者是按人体各局部（头、颈、胸、腹、盆、上肢和下肢）由浅及深地对各器官的配布、结构层次、位置毗邻及联属等关系进行描述。学习和研究上述解剖学内容主要是用刀剖割和肉眼观察的方法，所以又称为**大体解剖学**或**巨视解剖学**。随着科学技术的发展，形态学的研究手段也不断改进，于是又出现了借助于显微镜（光学显微镜和电子显微镜等）观察的方法研究器官组织微细结构的**微视解剖学**，如研究组织结构的**组织学**、研究细胞形态结构的**细胞学**等。而研究由受精卵发展到成体过程中形态结构的衍变及其衍变规律的科学称为**胚胎学**或称**发生解剖学**。此外，结合临床应用，还分化出密切联系外科手术的**外科解剖学**，研究人体表面形态特征的**表面解剖学**，运用 X 线摄影技术研究人体形态结构的 **X 线解剖学**，研究人体各局部或器官的断面形态结构的**断面解剖学**和以研究人体运动器官的形态结构、提高体育运动效果为目的的**运动解剖学**等。

人体解剖学是一门古老的科学。早在公元前 300 年，我国战国时期的第一部医学经典著作《黄帝内经》中，就有了关于人体解剖知识的记述。然而，由于封建社会制度的长期束缚，在西方医学传入之前，在我国并未形成现代科学意义上的人体解剖学。16 世纪西方文艺复兴时代的解剖学家 Vesalius（1514 ～ 1564），是创立现代解剖学的奠基人。他的巨著《人体的结构》一书共有 7 册，比较系统地记述了人体各器官的形态结构，纠正了前人的许多错误，为现代医学的发展奠定了解剖学基础。进入 20 世纪，随着科学技术的突飞猛进，人体解剖学的研究手段和方法不断更新，原来的传统解剖学逐步发展成为一门多学科性的解剖科学。组织化学、免疫细胞化学、超声成像技术、放射性核素成像技术及 CT、磁共振等技术的发展和应用，正有效地推动着解剖科学的快速发展。我国现代解剖学主要是在 19 世纪末到 20 世纪初随着西方医学的传入而发展起来的。新中国成立后，特别是改革开放以来，我国的医学事业和解剖学科都得到了长足的发展，解剖学工作者的队伍不断壮大，在教学和科学研究等各方面都取得了举世瞩目的进展。

三、人体解剖学的基本术语

（一）解剖学姿势

为了学习和叙述人体各系统、器官的形态和位置，解剖学采用如下的标准姿势：人体直立，两眼向正前方平视，两臂自然下垂，手掌向前，两足并拢，足尖向前。描述人体结构时，以解剖学姿势为标准。

（二）常用方位术语

按照上述的解剖学姿势，又规定了一些表示方位的术语。

1. 上和下

近头者为上，近足者为下。在胚胎学中，分别为头侧和尾侧。

2. 前和后

近腹者为前，也称腹侧；近背者为后，也称背侧。

3. 内和外

适用于空腔器官，近内腔者为内，远内腔者为外。

4. 内侧和外侧

距人体正中矢状面近者为内侧；远离正中矢状面者为外侧。前臂的内侧和外侧又称尺侧和桡侧；小腿的内侧和外侧又称胫侧和腓侧。

5. 浅和深

以体表为准，近体表者为浅；远者为深。

6. 近侧和远侧

在四肢，距肢体根部近者为近侧；反之为远侧。

（三）轴和面

在解剖学研究中，可按解剖学姿势设置人体的三个相互垂直的轴和面（图0-1）。

1. 轴

描述某些器官的形态，特别是关节运动时常用的术语。

（1）矢状轴　自前向后与身体的长轴垂直的轴。

（2）冠状轴　为左右方向的水平轴，与矢状轴呈直角交叉。

（3）垂直轴　自上而下，与地平面相垂直的轴。

2. 面

按上述三种轴，人体可设以下相互垂直的三个面。

（1）矢状面　按矢状轴方向，将人体分成左右两部分的剖面为矢状面。其中将人体分成左右相等两部分的，称正中矢状面。

（2）冠状面　按冠状轴方向，将人体分为前后两部分的剖面。

（3）水平面　与上述两面垂直并与地面平行的断面，将人体横断为上下两部分，又称横切面。

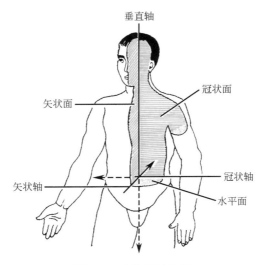

图 0-1 人体的轴和面

四、人体解剖学的学习方法

学习人体解剖学必须遵循下列观点和方法，并运用科学的逻辑思维，在分析的基础上进行归纳综合，以期达到全面正确地认识人体的目的。

（一）形态与功能相互联系的观点

人体每个器官都有其特定的功能，器官的形态结构是功能的物质基础，功能的变化影响器官形态结构的改变，形态结构的变化也将导致功能的改变，这就是形态和功能相互联系的观点。如四足动物的前肢和后肢，功能相似，形态结构也相仿。人类的手在劳动过程中从支持体重中解放出来，逐渐成为灵活地把握工具等适于劳动的器官；而人的下肢在维持直立行走中逐渐发育得比较粗壮。

（二）局部与整体统一的观点

人体是由许多器官、系统或众多局部组成的有机体。任何一个器官或局部都是整体不可分割的部分。器官或局部与整体之间、局部之间或器官之间，在结构和功能上是互相联系又互相影响的。例如，肌肉的附着可使骨面形成突起，肌肉经常活动可促进心、肺等器官的发育，局部的损伤不仅可影响邻近的局部，而且可影响到整体。这就要求观察者从局部结构的观察，建立整体结构的概念，将所看到的平面图形还原为事物本身的立体图像。

（三）进化发展的观点

人类是由灵长类的古猿进化而来的。虽然现代人与动物有本质的差异，如语言、思维等，但在形态结构上保留着灵长类的基本特征，从器官到组织，直到微视的细胞和分子结构，都与脊椎动物有许多共同之处。学习正常人体结构应联系种系发生和个体发生的知识，在研究人体形态结构基础上，进一步了解人体的由来及其发生、发展规律，从而使分散的、静止的、孤立的形态描述成为有规律的知识，以便加深对人体形态结构的理解。

（四）理论联系实际的观点

学习的目的是为了应用，学习正常人体结构就是为了更好地认识人体，为学习医学理论与实践奠定基础，因此，学习时必须重视人体形态结构的基本特征，必须注意与生命活动密切相关的形态结构特点，必须掌握与诊治疾病有关的器官形态结构特征，以便为学习其他基础医学和临床医学课打好必要的基础。

　　人体解剖学具有形态描述多，名词多，偏重于记忆等特点。因此，必须重视实验，把书本知识与标本、模型等观察结合起来，学会运用图谱和现代信息技术，并联系活体和临床应用，更好地理解、消化学习内容。

【思考题】

　　1.试述人体解剖学的基本术语。
　　2.试述人体解剖学的分科。

（刘　扬）

第一篇

运动系统

运动系统由骨、骨连结和骨骼肌三部分组成，占成人体重的 60% ~ 70%，具有支持体重、保护内脏和运动等功能，并赋予人体基本形态。全身骨借骨连结构成骨骼，形成人体支架，骨骼肌附着于骨，收缩时牵拉骨以关节为枢纽产生运动，骨和骨连结是运动的被动部分，骨骼肌则是主动部分。

第一章 骨和骨连结

【学习目标】

◆ **掌握**：运动系统的组成；骨的分类与构造；关节的基本结构；躯干骨的组成；椎骨的一般形态；胸骨的分部；胸骨角的概念；颅骨的组成及各骨的名称、位置；上肢骨的组成及肩胛骨、肱骨、尺骨、桡骨的主要结构；下肢骨的组成及髋骨、股骨、胫骨的主要结构；椎间盘的形态及结构；脊柱的生理弯曲；胸廓的组成；肩关节、肘关节、髋关节及膝关节的组成、结构及运动形式。

◆ **熟悉**：关节的辅助结构；各部椎骨的主要特征；下颌骨的形态及主要结构；腕骨的名称及排列顺序；颅整体观（顶面观、前面观、侧面观、颅底内面观及颅底外面观）的形态及主要结构；翼点的概念；颞下颌关节的结构及运动形式；骨盆的组成及分部。

◆ **了解**：骨的化学成分和物理特性；骨连结的分类；直接连结的类型；关节运动的基本形式；肋、锁骨、掌骨、指骨、髌骨、腓骨、跗骨、跖骨、趾骨、前纵韧带、后纵韧带、黄韧带、棘间韧带、棘上韧带的位置；胸廓的功能；新生儿颅的特征；腕关节和踝关节的组成及运动。足弓的概念和意义。

第一节 骨和骨连结总论

骨（bone）是一种主要由骨组织构成的器官，坚硬而富有弹性，外包被骨膜或软骨，内容纳骨髓，富含神经、血管和淋巴管。骨能不断进行新陈代谢和生长发育，并具有修复、再生和改建的能力。经常锻炼可促进骨的发育，长期失用会出现骨质疏松。骨为体内最坚硬的结缔组织，是钙、磷的储存场所，也是重要的造血器官。

一、骨总论

（一）骨的分类

成人骨共 206 块，约占体重的 1/5。按部位分为**颅骨** 29 块（包括 6 块听小骨）、**躯干骨** 51 块和**四肢骨** 126 块（包括上肢骨 64 块和下肢骨 62 块）三部分（图 1-1），前两者统称为**中轴骨**。骨按形态可分为四类。

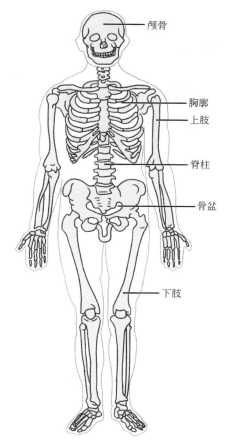

图 1-1　全身骨骼

1. 长骨

长骨（long bone）呈长管状，分一体两端。中间为体，又称**骨干**，内含空腔称**髓腔**，容纳骨髓。两端膨大称**骺**，其表面有光滑的关节面。多分布于四肢，如肱骨和股骨。

2. 短骨

短骨（short bone）一般呈立方体，多分布于既承受较大压力又能运动灵活的部位，如腕骨和跗骨。

3. 扁骨

扁骨（flat bone）呈板状，参与构成颅腔、胸腔以及盆腔的壁，对腔内器官具有保护作用，如颅盖骨和肋骨。

4. 不规则骨

不规则骨（irregular bone）形状不规则，多分布于躯干、颅底和面部，如椎骨。有些不规则骨内有含气的腔，称为**含气骨**，如上颌骨。

（二）骨的构造

骨由骨质、骨膜以及骨髓构成，并有血管、淋巴管和神经分布（图1-2，图1-3）。

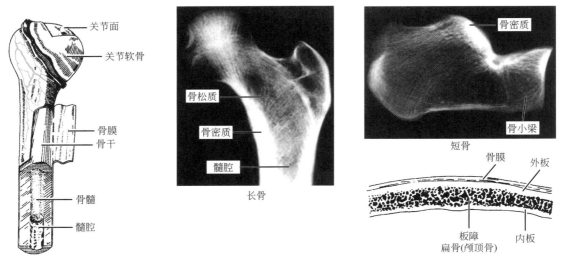

图 1-2　长骨的构造　　　　　　　　　　图 1-3　骨的构造

1. 骨质

骨质是骨的主要成分，由骨组织构成，分为骨密质和骨松质。**骨密质**（compact bone）致密坚硬，抗压性强，配布于各骨的表面以及长骨的骨干。**骨松质**（spongy bone）呈海绵状，由骨小梁相互交织而成，骨小梁按骨所承受的压力和张力方向排列，使得骨能承受较大的力，配布于骨的内部。颅盖骨的内、外表面为骨密质，称**内板**和**外板**，两者之间的骨松质称**板障**。

2. 骨膜

骨膜（periosteum）紧贴在除关节面以外的骨表面，由纤维结缔组织构成，分为内、外两层。富含神经、血管和淋巴管，对骨的营养、再生和感觉有重要作用。

3. 骨髓

骨髓（bone marrow）填充于骨髓腔和骨松质间隙内，分为**红骨髓**和**黄骨髓**。胎儿和婴幼儿的骨髓全部为红骨髓，呈红色，有造血功能。5岁以后，长骨骨干内的红骨髓逐渐被脂肪组织所代替，呈黄色，称黄骨髓，失去造血功能。成人后，红骨髓存在于短骨、扁骨、不规则骨和长骨两端。慢性失血过多时，黄骨髓可转化为红骨髓，恢复造血功能。临床上常在髂前上棘或髂后上棘等处进行骨髓穿刺，检查骨髓象。

（三）骨的化学成分和物理特性

骨由**有机质**和**无机质**构成。有机质主要是骨胶原纤维和黏多糖蛋白等，构成骨的支架，赋予骨以弹性和韧性。无机质主要是以碱性磷酸钙为主的钙盐类，使骨坚硬挺实。

幼儿时期，有机质和无机质各占一半，弹性大，韧性好，易变形，不易骨折；成年人，有机质和无机质比例为 3 ：7，最为合适，具有较强的抗压力；老年人无机质比例较大，脆性增强，易发生骨折。

二、骨连结总论

骨与骨之间借纤维组织、软骨或骨相连，称**骨连结**，分为**直接连结**和**间接连结**。

（一）直接连结

直接连结指骨与骨之间借纤维组织、软骨或骨直接连结，其间无间隙，连结紧密，不活动或少许活动。分为：**纤维连结**（如韧带、骨缝）、**软骨连结**（如椎间盘、肋软骨、耻骨联合）和**骨性结合**（如骶椎之间的结合）（图 1-4）。

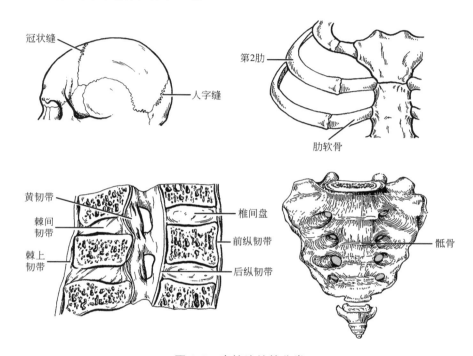

图 1-4　直接连结的分类

（二）间接连结

间接连结指骨与骨之间借结缔组织囊相连而成，又称**滑膜关节**，简称**关节**（joint）（图 1-5）。是骨连结的最高分化形式，特点是有腔隙，活动性大。

1. 关节的基本结构

（1）**关节面**　是指参与组成关节的各相关骨的接触面。其中，关节面凸者称**关节头**，关节面凹者称**关节窝**。关节面上覆有**关节软骨**，光滑、富有弹性，能够减少运动时的摩擦，并缓冲震荡和冲击。

（2）**关节囊**　包在关节的周围，由纤维结缔组织膜构成的囊，分为外层的纤维膜和内层的滑膜。纤维膜由致密结缔组织构成，厚而坚韧，含丰富的血管、神经和淋巴管。滑膜由疏松结缔组织构成，薄而柔润，可分泌滑液，具有润滑、减少摩擦和营养作用。

（3）**关节腔**　由关节囊滑膜层和关节软骨所围成的密闭腔隙，内含少量滑液。腔内为负压，有利于维持关节稳定。

2.关节的辅助结构

关节除具备上述基本结构外，为适应其功能形成一些辅助结构（图1-6），在一定程度上增强了关节的灵活性和稳定性。

（1）**韧带** 连于相邻两骨之间的致密结缔组织束，具有限制关节过度运动和稳定关节的作用。位于关节囊外的称**囊外韧带**，如膝关节的胫侧副韧带；位于关节囊内的称**囊内韧带**，如髋关节内的股骨头韧带。

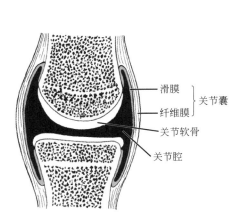

图 1-5　关节的基本结构

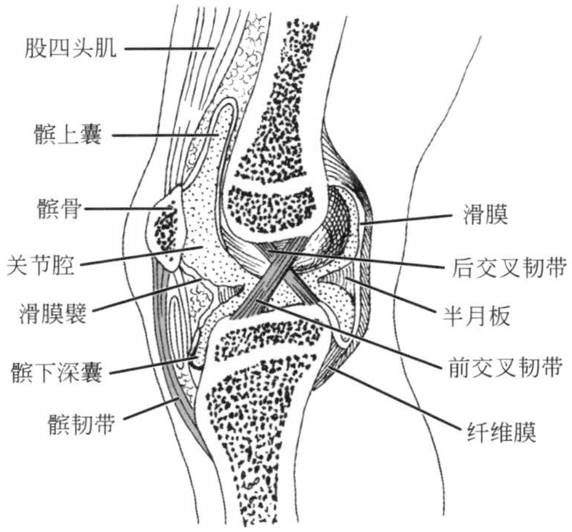

图 1-6　膝关节的辅助结构

（2）**关节盘** 位于两关节面之间的纤维软骨板，周缘附着于关节囊，将关节腔分为两部分。其作用是使两关节面更加适应，增加了关节运动的灵活性和多样化。此外，还具有缓冲震荡的作用。关节盘多呈圆盘状，也有的呈半月形，如膝关节内的半月板。

（3）**关节唇** 附着于关节窝周缘的纤维软骨环，可加深关节窝、增大关节面及增加关节的稳定性。如肩关节的关节盂唇和髋关节的髋臼唇。

（4）**滑膜囊和滑膜襞** 有些关节囊的滑膜向关节腔内突出形成的皱襞称**滑膜襞**，襞内含脂肪组织，填补关节腔内的空隙。有时滑膜经纤维膜的薄弱处向外突出，形成**滑膜囊**，多位于肌腱和骨面之间，可减少肌腱与骨面运动时产生的摩擦。

> **知识拓展**
>
> ### 滑 囊 炎
>
> **滑囊炎**好发于骨结构突出的部位，长期、反复、集中和力量稍大的摩擦和压迫是产生滑膜炎的主要原因。如瘦弱老妇久坐硬凳所致的坐骨结节滑囊炎，跪位工作者的髌前滑囊炎，长期穿尖而窄的皮鞋所致的滑囊炎。

3.关节的运动形式

（1）**屈和伸** 围绕关节冠状轴所作的运动。运动时两骨相互靠拢，称**屈**；反之则为**伸**。

（2）**收和展** 围绕关节矢状轴所作的运动。运动时骨向身体正中矢状面靠拢，称**内收**；远离正中矢状面称**外展**。手指的收和展以中指为准，足趾的收和展以第2趾为准。

（3）**旋转** 关节围绕垂直轴所作的运动。骨的前面转向内侧称**旋内**；转向外侧称**旋外**。在前臂，手背转向前称**旋前**；手掌转向前称**旋后**。

（4）**环转**　围绕冠状轴和矢状轴所作的复合运动。运动时骨的近端在原位转动，远端做圆周运动，全骨描绘成一圆锥形轨迹，即屈、展、伸、收依次连续的复合运动。

第二节　躯干骨及其连结

一、躯干骨

成人**躯干骨**包括 24 块**椎骨**、1 块**骶骨**、1 块**尾骨**、1 块**胸骨**和 12 对**肋骨**。分别参与构成脊柱、骨性胸廓和骨盆。

（一）椎骨

年幼时有 33 块，分别为颈椎 7 块，胸椎 12 块，腰椎 5 块，骶椎 5 块和尾椎 3～4 块。成年后，5 块骶椎融合成 1 块骶骨，3～4 块尾椎融合成 1 块尾骨。

1. 椎骨的一般形态

椎骨（vertebrae）由前方的**椎体**和后方的**椎弓**构成。椎体与椎弓围成**椎孔**，各椎骨的椎孔连成**椎管**，容纳脊髓。椎弓又分为**椎弓根**和**椎弓板**，椎弓与椎体连结比较细的部分称为**椎弓根**，其上、下缘分别称为椎上、下切迹。相邻椎骨的上、下切迹围成**椎间孔**，有脊神经和血管通过。椎弓的后方扩展变宽，称为**椎弓板**，其上有 7 个突起：**棘突**一个，伸向后方，可在体表扪及；**横突**一对，伸向两侧；**上、下关节突**各一对分别在椎弓根和椎弓板连结处向上、下方突起（图 1-7）。

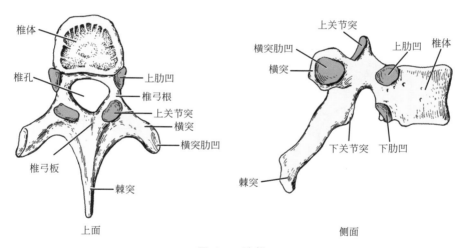

图 1-7　胸椎

2. 各部椎骨的主要特征

（1）**颈椎**（cervical vertebrae）　椎体小，呈椭圆形，棘突短，末端分叉（除第 1、第 7 颈椎），横突根部有孔称**横突孔**（图 1-8），内有椎动脉和椎静脉通过。第 1 颈椎又称**寰椎**（图 1-9），呈环形，无椎体、棘突和关节突；第 2 颈椎称**枢椎**（图 1-10），其上方的突起称**齿突**；第 7 颈椎棘突长，又称**隆椎**（图 1-11），体表易触及，为计数椎骨的标志。

（2）**胸椎**（thoracic vertebrae）　椎体呈心形，其两侧的上、下缘后部各有一半圆形**肋凹**，横突末端前面有**横突肋凹**。棘突细长，向后下方呈叠瓦状排列（图 1-7）。

（3）**腰椎**（lumbar vertebrae）　椎体粗大，呈肾形。棘突宽短呈板状，水平向后，呈矢状位（图 1-12）。

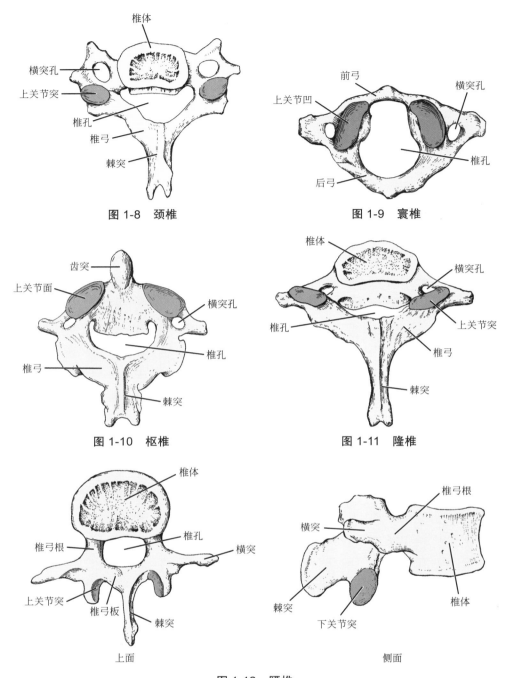

图 1-8　颈椎

图 1-9　寰椎

图 1-10　枢椎

图 1-11　隆椎

图 1-12　腰椎

（4）**骶骨**（sacrum）　由 5 块骶椎融合而成，呈三角形，与第 5 腰椎体相连。底向上，其上缘中部向前隆凸称**岬**。骶骨前面微凹光滑，有 4 条横线，为骶椎融合的痕迹，横线两端有 4 对**骶前孔**。背面粗糙隆凸，正中部为**骶正中嵴**，外侧有 4 对**骶后孔**，骶前、后孔与骶管相通，有骶神经前、后支通过。骶管下端的裂孔为**骶管裂孔**，两侧向下突出为**骶角**，在体表易触及，是临床椎管麻醉时确定骶管裂孔的定位标志。骶骨外侧部有耳状面，与髋骨的耳状面相关节（图 1-13）。

（5）**尾骨**（coccyx） 由 3～4 块尾椎融合而成，略呈三角形，上接骶骨，下端游离（图 1-13）。

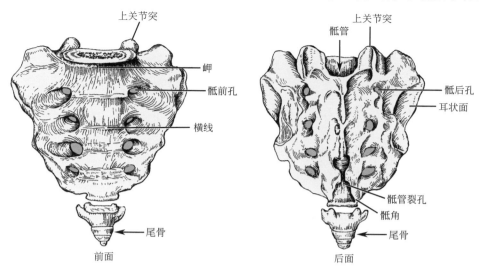

图 1-13　骶骨、尾骨

（二）胸骨

胸骨（sternum）位于胸前壁正中，是一块上宽下窄、前凸后凹的扁骨，分**胸骨柄**、**胸骨体**和**剑突** 3 部分。胸骨柄上缘中部凹陷称**颈静脉切迹**。胸骨柄与胸骨体相连微向前凸称**胸骨角**，平对第 2 肋，是临床上计数肋的重要标志（图 1-14）。

（三）肋

肋（ribs）由**肋骨**和**肋软骨**构成，共 12 对。第 1～7 对肋的前端借肋软骨直接与胸骨相连，称为**真肋**；第 8～10 对肋不直接与胸骨相连，称为**假肋**。肋前端借肋软骨与上位肋软骨连结，形成**肋弓**。第 11～12 对肋前端游离，又称**浮肋**。

肋骨属于扁骨，分为体和前、后两端。后端膨大为**肋头**，与胸椎的肋凹相关节。肋头外侧缩细的部分称**肋颈**。肋颈与肋体相交界处的后方有一隆起称**肋结节**，与胸椎的横突肋凹相关节。肋骨内面下缘有**肋沟**，其间有肋间血管和神经通过（图 1-15）。

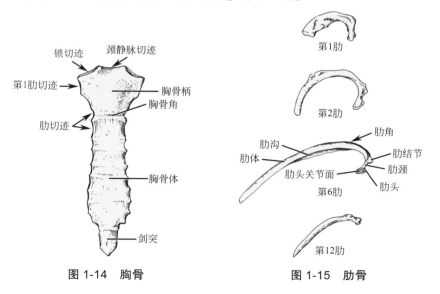

图 1-14　胸骨　　　　　　　图 1-15　肋骨

二、躯干骨的连结

（一）脊柱

脊柱（vertebral column）由24块椎骨、1块骶骨和1块尾骨借骨连结形成，构成人体的中轴。参与胸腔、腹腔以及盆腔的构成，有支持躯干和保护脊髓的作用。

1. 椎骨间的连结

相邻椎体间借椎间盘、韧带和关节相连结（图1-16）。

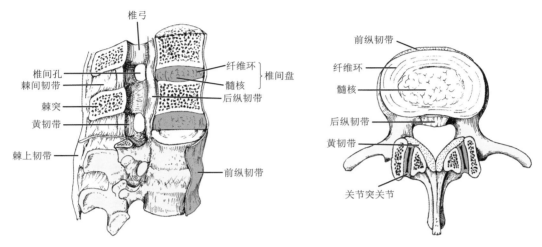

图 1-16　椎骨间的连结

（1）**椎间盘**（intervertebral disc）　是位于相邻两椎体之间的纤维软骨盘，分为中央部的**髓核**（为柔软而富于弹性的胶状物质）和周围部的**纤维环**（由多层纤维软骨环按同心圆排列而成，坚韧而富有弹性）。椎间盘各处厚度不同，胸部中段最薄，向上、向下逐渐增厚，腰部的椎间盘最厚，故脊柱腰段活动度最大。椎间盘不仅能牢固地连结相邻椎体，还能承受压力、缓冲震荡以及容许椎体间适量的运动。髓核易向后外侧脱出，突入椎管或椎间孔，压迫相邻的脊髓或脊神经，临床上称为**椎间盘突出症**。

> **知识拓展**
>
> ### 腰椎间盘突出症
>
> **腰椎间盘突出症**指腰椎间盘发生退行性改变后，在外力作用下，纤维环部分或全部破裂，单独或连同髓核向外突出，刺激或压迫神经引起的以腰腿痛为主要症状的一种病变。

（2）**韧带**　前纵韧带、后纵韧带是分别紧贴于椎体和椎间盘的前面和后面的两条纵行韧带，能够限制脊柱的过度伸和屈，防止椎间盘脱出。**棘上韧带**是附着于相邻棘突尖的纵行韧带。**黄韧带**连于相邻椎弓板之间，构成椎管后壁，限制脊柱过度前屈。棘突间有**棘间韧带**。横突间有**横突间韧带**。

（3）**关节**　相邻椎骨间的上、下关节突构成**关节突关节**，仅做轻微运动。

2. 脊柱的整体观

（1）**前面观**　椎体自上而下逐渐加宽，自骶骨耳状面以下，重力经骨盆传至下肢骨，椎体迅速变小。

（2）**后面观** 椎骨棘突在背部正中线连贯成纵嵴。各部棘突形态不一，颈椎棘突短而分叉，近水平位；胸椎棘突细长，斜向后下方，呈叠瓦状排列；腰椎棘突呈板状，水平向后，棘突间距离较大，临床上腰椎穿刺常选用第 3、4 腰椎棘突间隙进行。

（3）**侧面观** 可见颈、胸、腰和骶四个生理性弯曲，颈曲和腰曲凸向前，胸曲和骶曲凸向后（图 1-17）。这些生理性弯曲能够增加脊柱弹性，缓冲运动时产生的震荡以及维持人体重心的平衡。

（二）胸廓

胸廓（thorax）（图 1-18）由 **12 块胸椎**、**12 对肋**和 **1 块胸骨**连结而成，是上窄下宽、前后较扁的圆锥形，有上、下口。**胸廓上口**小，为后高前低的斜面，由第 1 胸椎、第 1 肋和胸骨柄上缘围成。**胸廓下口**不规则，由第 12 胸椎、第 11 和 12 肋的前端、肋弓以及剑突围成，由膈封闭。两侧肋弓所形成的向下开放的夹角为**胸骨下角**。剑突将胸骨下角分成左、右**剑肋角**，临床上常选用左侧剑肋角为心包穿刺部位。上、下肋之间的空隙为**肋间隙**，共 11 对。

胸廓构成胸腔的支架，具有保护胸腔器官的作用。另外，还参与呼吸运动。吸气时，肋的前端上提，胸骨上升，加大胸廓前后径及横径，胸廓容积增大。呼气时则相反。

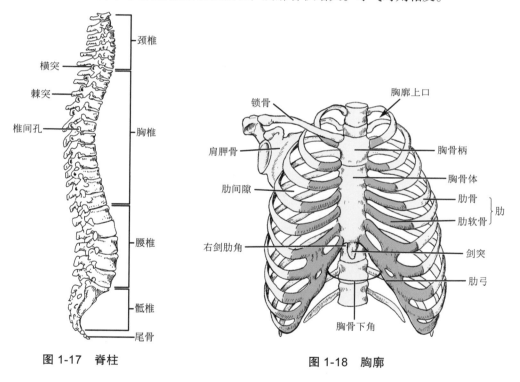

图 1-17　脊柱

图 1-18　胸廓

第三节　颅骨及其连结

颅（skull）由 23 块颅骨组成（不计 3 对听小骨）。除下颌骨和舌骨外，其余各骨借缝或软骨相连。

一、颅骨

颅以眶上缘和外耳门上缘的连线为界，分为后上部的**脑颅骨**和前下部的**面颅骨**两部分。

（一）脑颅骨

位于颅的后上部，围成颅腔，容纳脑，共 8 块。**成对**的有**顶骨**和**颞骨**；**不成对**的有**额骨**、**筛骨**、**蝶骨**和**枕骨**（图 1-19）。额骨位于颅的前上部，参与构成颅的前壁和眶的上壁；枕骨位于颅的后下部；顶骨位于颅顶中部；颞骨位于颅的两侧；蝶骨位于颅底中部；筛骨位于颅底前面两眶之间。

（二）面颅骨

位于颅的前下部，共同构成面部的骨性支架，围成眶腔、骨性鼻腔和骨性口腔，共 15 块。**成对**的有**上颌骨**、**腭骨**、**颧骨**、**泪骨**、**下鼻甲**和**鼻骨**；**不成对**的有**犁骨**、**下颌骨**和**舌骨**（图 1-19，图 1-20）。

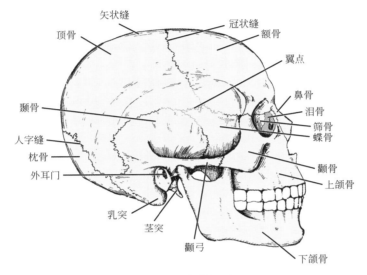

图 1-19　颅侧面观

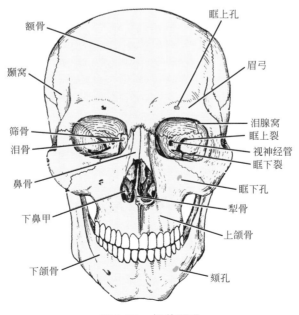

图 1-20　颅前面观

下颌骨（mandible）呈马蹄铁形，分为一体两支。**下颌体**位于下颌骨的中间部，呈弓板状，其上缘构成下牙槽，下缘为下颌底，体的前面正中两侧各有一**颏孔**。**下颌支**是由体后方伸向后上方的方形骨板，末端有两个突起，前方称**冠突**，后方称**髁突**，髁突的上端膨大为**下颌头**。下颌支内侧面中央有下颌孔。下颌体和下颌支的相交处为**下颌角**（图 1-21）。

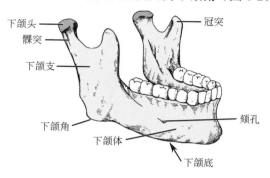

图 1-21　下颌骨

二、颅的整体观

1. 顶面观

额骨与顶骨之间有**冠状缝**，左右顶骨之间有**矢状缝**，顶骨与枕骨之间有**人字缝**（图 1-19）。

2. 前面观

由额骨和面颅骨构成，围成眶、骨性鼻腔和骨性口腔（图 1-20）。

（1）**眶**　呈四棱锥体形，尖朝后内，为**视神经管**，与颅中窝相通，其外侧有上、下两道裂缝，分别为**眶上裂**和**眶下裂**。底朝前外，其上、下缘分别为眶上缘和眶下缘。眶上缘中、内 1/3 交界处有**眶上孔**（眶上切迹），眶下缘中份下方有**眶下孔**。眶上壁的前外侧部有**泪腺窝**，容纳泪腺。眶内侧壁的前下方有**泪囊窝**，此窝向下经鼻泪管通鼻腔。

（2）**骨性鼻腔**　位于面部中央，由**骨性鼻中隔**分为左、右两部分。前方经**梨状孔**通外界，后方经**鼻后孔**通咽。顶主要由筛板构成，经筛孔通颅前窝。底为骨腭（由上颌骨和腭骨组成）。鼻腔外侧壁有三对向下卷曲的骨片，由上向下依次为**上鼻甲**、**中鼻甲**和**下鼻甲**，各鼻甲下方相应的腔隙依次为**上鼻道**、**中鼻道**和**下鼻道**。

（3）**骨性口腔**　顶为骨腭，底由软组织封闭。前壁及两侧壁由上、下颌骨的牙槽部及牙构成。

3. 侧面观

可见外耳门，向内通外耳道。外耳门前方为**颧弓**，后方为**乳突**，在体表均能触及。颧弓将颅侧面分为上方的**颞窝**和下方的**颞下窝**。颞窝内，额、顶、颞、蝶四骨汇合处，形成"H"形的缝，称为**翼点**（图 1-19）。此处骨质薄弱，内面有脑膜中动脉前支通过，骨折后易损伤该动脉，形成硬膜外血肿。

4. 颅底内面观

颅底内面凹陷，高低不平，由前向后依次为颅前窝、颅中窝和颅后窝（图 1-22）。

（1）**颅前窝**　位置较浅，窝正中有一突起称**鸡冠**，其两侧为**筛板**，筛板上有**筛孔**，与鼻腔相通。

（2）**颅中窝**　低于颅前窝，中部隆起为蝶骨体，体上有**垂体窝**，容纳垂体。垂体窝的前外侧有**视神经管**通眶，管口外侧为**眶上裂**。蝶骨体两侧，由前向后依次为**圆孔**、**卵圆孔**和**棘孔**。

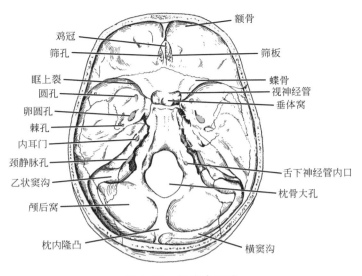

图 1-22　颅底内面观

（3）**颅后窝**　位置最低，中央有**枕骨大孔**，孔的前外缘有**舌下神经管内口**，后方为**枕内隆凸**，向两侧依次为**横窦沟**和**乙状窦沟**，末端终于**颈静脉孔**。颅中窝和颅后窝交界处的隆起上有朝向后内侧的**内耳门**，通内耳道。

5. 颅底外面观

颅底外面高低不平，由前向后可见：前面为上颌骨的牙槽，由上颌骨和腭骨构成的**骨腭**，其后上方有被犁骨分隔的两个**鼻后孔**。后面中央为**枕骨大孔**，孔两侧有椭圆形关节面，称枕髁，与寰椎相关节。髁的前外侧有**舌下神经管外口**，外侧有不规则的**颈静脉孔**，其外侧有一细长的**茎突**，茎突根部后方有**茎乳孔**。颈静脉孔前方的圆形孔为**颈动脉管外口**。颧弓根部后方有**下颌窝**，与下颌头相关节，窝前缘的隆起为**关节结节**（图 1-23）。

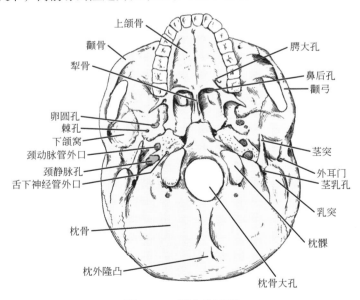

图 1-23　颅底外面观

三、颅骨的连结

各颅骨之间（除舌骨和下颌骨外）借缝或软骨直接相连，这两种比较牢固，无活动性。舌骨借韧带和肌与颅底相连，下颌骨与颞骨形成颞下颌关节。

颞下颌关节（temporomandibular joint）也称**下颌关节**，由下颌骨的下颌头、颞骨的下颌窝以及关节结节构成。关节囊松弛，前部薄弱，后部较厚，外侧有韧带加强。关节腔内有纤维软骨构成的**关节盘**，将关节腔分为上、下两部分（图1-24）。

颞下颌关节属于联合关节，两侧同时运动，可做上提和下降（闭口和张口），前进与后退以及侧方运动。

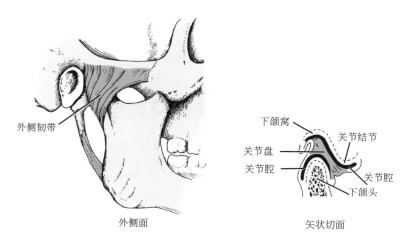

外侧韧带

外侧面

下颌窝
关节结节
关节盘
关节腔
关节腔
下颌头

矢状切面

图 1-24　颞下颌关节

> **知识拓展**
>
> ### 颞下颌关节脱位
>
> **颞下颌关节**较身体其他关节不同是在无外力作用的情况下能发生脱位的特殊关节。按其脱位的性质可分急性、复发性和陈旧性脱位。按其脱位的方向，又可分为前方脱位、后方脱位、上方脱位以及侧方脱位。另外还可分单侧脱位和双侧脱位。临床上以急性和复发性前脱位较为常见。

四、新生儿颅的特征和生后变化

新生儿脑颅大，面颅小。由于颅骨尚未发育完全，颅盖骨之间留有间隙，由结缔组织膜封闭，称为颅囟。**前囟**最大，位于额骨和顶骨之间，呈菱形，于 1～2 岁期间闭合。**后囟**位于顶骨和枕骨之间，呈三角形，出生后不久即闭合（图1-25）。

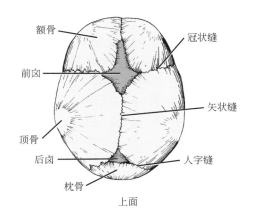

图 1-25　新生儿颅上面观

第四节　四肢骨及其连结

四肢骨包括上肢骨和下肢骨，两者均由肢带骨和自由肢骨构成。上肢骨和下肢骨的数目和排列方式基本一致，主要功能是支持和运动。上肢骨细小灵活，适合劳动；下肢骨粗壮坚固，适合支持体重和行走。

一、上肢骨及其连结

（一）上肢骨

共 64 块，两侧对称，每侧 32 块。分为上肢带骨和自由上肢骨。

1. 上肢带骨

（1）**锁骨**（clavicle） 呈 "～" 形，横于胸廓前上方。全长于皮下均可摸到，是重要的骨性标志。其内 2/3 凸向前，外 1/3 凸向后。锁骨上面光滑，下面粗糙。内侧端粗大，与胸骨柄相关节，称**胸骨端**；外侧端扁平，与肩胛骨的肩峰相关节，称**肩峰端**。由于位置表浅，锁骨易骨折，并多见于锁骨中、外 1/3 交界处（图 1-26）。

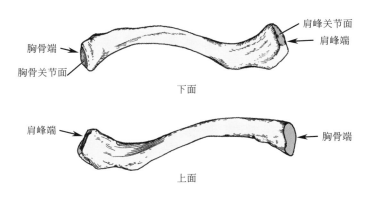

图 1-26　锁骨（左侧）

（2）**肩胛骨**（scapula） 是三角形的扁骨，贴于胸廓的后外上方，分为两面、三缘和三角。前面为一大而浅的窝称**肩胛下窝**。后面有一横行的骨嵴，称**肩胛冈**，其上、下的浅窝，分别称**冈上窝**和**冈下窝**。肩胛冈的外侧端扁平突出，称**肩峰**。**内侧缘**长而薄，对向脊柱。**外侧缘**肥厚，对向腋窝。**上缘**短而薄，其外侧部有一呈屈指状的突起，称**喙突**。**上角**和**下角**位于内侧缘的上端和下端，分别平对第2肋和第7肋（或第7肋间隙），可作为计数肋的标志。**外侧角**肥厚，有一梨形关节面，称**关节盂**，与肱骨头相关节（图1-27）。

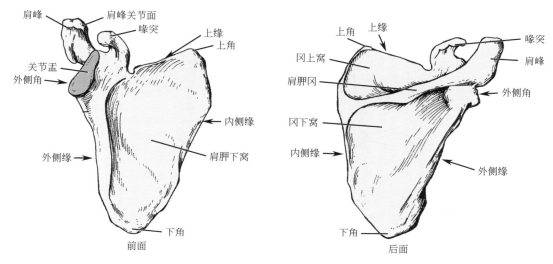

图1-27　肩胛骨

2. 自由上肢骨

（1）**肱骨**（humerus） 属长骨，分一体两端。肱骨上端有呈半球形的**肱骨头**，朝向后内上方，与肩胛骨的关节盂相关节。肱骨头外侧和前方各有一隆起，分别称**大结节**和**小结节**，两结节之间有一条沟，称**结节间沟**。肱骨头周围的环形沟，称**解剖颈**。上端与体交界处稍细，称**外科颈**，是骨折的易发部位。

肱骨体中部的外侧有一粗糙骨面，为**三角肌粗隆**。后面有一条由内上斜向外下的浅沟，称**桡神经沟**，有桡神经和肱深动脉经过，肱骨中段骨折时易损伤桡神经。

肱骨下端前后稍扁，内侧有呈滑车状的**肱骨滑车**，外侧有呈半球状的**肱骨小头**。肱骨小头外侧和滑车内侧各有一突起，分别称**内上髁**和**外上髁**。内上髁后面的浅沟称**尺神经沟**，尺神经由此通过。下端后面的深窝称**鹰嘴窝**，伸肘时容纳尺骨鹰嘴（图1-28）。

（2）**尺骨**（ulna） 位于前臂内侧，分一体两端，上端粗大，下端细小，体为三棱柱形。上端前面有半月形的关节面，称**滑车切迹**，与肱骨滑车相关节。滑车切迹上方的突起称**鹰嘴**，其下部的外侧缘有一斜方形关节面，称**桡切迹**，与桡骨头相关节。尺骨体的外侧缘锐利，为骨间缘。尺骨下端称**尺骨头**，与桡骨的尺切迹相关节。尺骨头的后内侧向下伸出的突起，称为**尺骨茎突**（图1-29）。

（3）**桡骨**（radius） 位于前臂外侧，分一体两端，上端细小，下端粗大，体为三棱柱形。上端称**桡骨头**，其上的关节面与肱骨小头相关节。周围的**环状关节面**与尺骨的桡切迹相关节。桡骨体的内侧缘锐利，为骨间缘。桡骨下端下面有腕关节面，与腕骨相关节，内侧面有与尺骨头相关节的**尺切迹**，外侧向下的突起称**桡骨茎突**（图1-29）。

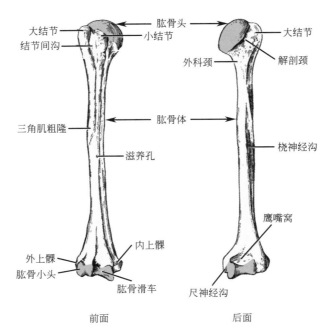

	肱骨头		大结节
大结节	小结节		
结节间沟		外科颈	解剖颈
三角肌粗隆	肱骨体		
			桡神经沟
	滋养孔		
			鹰嘴窝
外上髁	内上髁		
肱骨小头			
	肱骨滑车	尺神经沟	

前面　　　　　　　　后面

图 1-28　肱骨

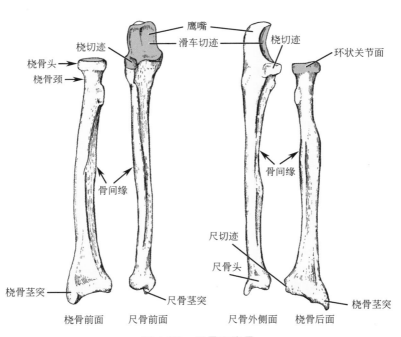

	鹰嘴		
桡切迹	滑车切迹	桡切迹	
桡骨头			环状关节面
桡骨颈			
	骨间缘	骨间缘	
		尺切迹	
		尺骨头	
桡骨茎突	尺骨茎突		桡骨茎突

桡骨前面　　尺骨前面　　　尺骨外侧面　桡骨后面

图 1-29　尺骨和桡骨

（4）**手骨**　包括**腕骨、掌骨**和**指骨**（图 1-30）。

腕骨（carpal bones）共 8 块，属短骨，排成两列，每列 4 块。由桡侧向尺侧排列，近侧列依次为：**手舟骨、月骨、三角骨**和**豌豆骨**；远侧列依次为：**大多角骨、小多角骨、头状骨**和**钩骨**。

掌骨（metacarpal bones）共 5 块，从桡侧向尺侧依次为第 1 ～ 5 掌骨，由近及远分为底、体和头三部分。

指骨（phalanges of fingers）共 14 块，属长骨。除拇指为 2 节外，其余各指均为 3 节。分别称近节指骨、中节指骨和远节指骨。指骨可分为底、体和滑车 3 部分。

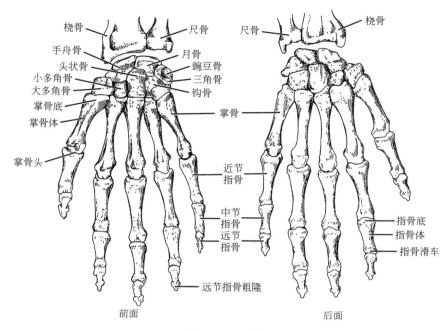

图 1-30　手骨

（二）上肢骨的连结

1. 上肢带骨的连结

包括胸锁关节和肩锁关节。**胸锁关节**由锁骨的胸骨端和胸骨的锁切迹构成，关节囊内有纤维软骨构成的**关节盘**，使关节面更相适应（图 1-31）。**肩锁关节**由锁骨肩峰端和肩胛骨的肩峰构成，是肩胛骨活动的支点。

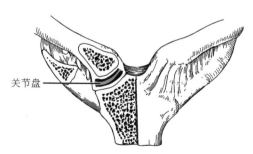

图 1-31　胸锁关节

2. 自由上肢骨的连结

（1）**肩关节**（shoulder joint）　由**肱骨头**与肩胛骨的**关节盂**构成。关节盂小而浅，边缘附有**关节唇**，使关节窝略有加深。关节囊薄而松弛，囊内有**肱二头肌长头腱**通过。关节囊上壁有**喙肱韧带**加强。囊的上、前、后壁均有韧带和肌肉加强，唯有下壁无韧带和肌腱，最为薄弱，故肩关节脱位时，肱骨头常从前下部脱出（图 1-32）。

肩关节是人体活动最灵活的关节，可做屈、伸、收、展、旋内、旋外及环转运动。

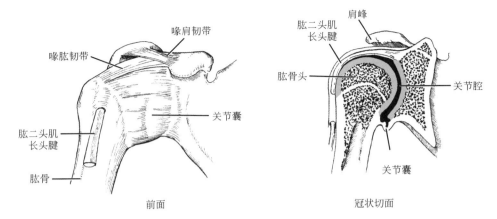

图 1-32　肩关节

知识拓展

粘连性肩关节囊炎

　　粘连性肩关节囊炎俗称肩周炎。主要痛点在肩关节周围，影响肩关节活动范围。本病是因多种原因致肩关节囊炎性粘连、僵硬，以肩关节周围、各方向活动受限为特点，尤其是外展外旋和内旋后伸活动。

　　（2）**肘关节**（elbow joint）　由肱骨下端、尺骨和桡骨上端构成，属于复关节，包括三个关节：**肱尺关节**（肱骨滑车和尺骨滑车切迹组成）、**肱桡关节**（肱骨小头和桡骨头上的关节面组成）和**桡尺近侧关节**（桡骨环状关节面和尺骨桡切迹组成）。三个关节包在一个关节囊内，囊的前、后壁薄而松弛，两侧壁厚而紧张，有**桡侧副韧带**和**尺侧副韧带**加强，在桡骨环状关节面周围有**桡骨环状韧带**包绕桡骨头，可防止桡骨头滑脱。由于幼儿桡骨头尚在发育，环状韧带松弛，且缺乏肌力保护，在猛力牵拉前臂时，易造成桡骨头半脱位（图 1-33）。

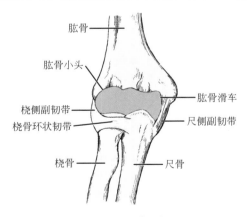

图 1-33　肘关节

肘关节可做屈、伸运动，也参与前臂的旋前和旋后运动。

　　（3）**前臂骨间的连结**　包括**桡尺近侧关节**、**前臂骨间膜**和**桡尺远侧关节**（图 1-34）。桡尺近侧关节和桡尺远侧关节同时运动时，可使前臂作旋前、旋后运动。

（4）**手关节**　包括桡腕关节、腕骨间关节、腕掌关节、掌指关节和指骨间关节（图 1-35）。

桡腕关节：又称**腕关节**（wrist joint），由桡骨下端的关节面和尺骨头下方的**关节盘**构成关节窝，手舟骨、月骨和三角骨的近侧面构成关节头。可做屈、伸、收、展和环转运动。

腕骨间关节：各腕骨之间的关节，属微动关节。

腕掌关节：由远侧列腕骨与 5 块掌骨的底构成。其中**拇指腕掌关节**最重要，可做屈、伸、收、展、环转和对掌运动。

掌指关节：由掌骨头和近节指骨底构成，可做屈、伸、收、展和环转运动。

指骨间关节：是相邻两指骨间的关节，只能做屈、伸运动。

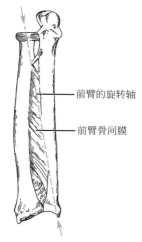

图 1-34　前臂骨间的连结

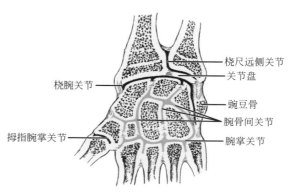

图 1-35　手关节

二、下肢骨及其连结

（一）下肢骨

共 62 块，两侧对称，每侧 31 块。分为下肢带骨和自由下肢骨。

1. 下肢带骨

髋骨（hip bone）　属不规则骨，由髂骨、坐骨和耻骨融合而成。髋骨下外侧面有一深窝，称**髋臼**，为三骨的骨体融合处，其下部有一大孔，称**闭孔**（图 1-36）。

髂骨（ilium）位于髋骨上部，分为肥厚的**髂骨体**和扁阔的**髂骨翼**。髂骨体位于髂骨的下部，参与构成髋臼的上 2/5。髂骨翼的上缘为**髂嵴**，髂嵴的前、后端分别为**髂前上棘**和**髂后上棘**，髂前上棘后方 5～7cm 处有向外突出的**髂结节**。髂骨翼内面的浅窝称**髂窝**，窝的下方以弓状线与髂骨体分界，髂窝的后下方有一粗糙的**耳状面**，与骶骨相关节。

坐骨（ischium）位于髋骨的后下部，分为**坐骨体**和**坐骨支**。坐骨体参与构成髋臼的后下 2/5。坐骨后下方粗糙的隆起称**坐骨结节**，可在体表扪及。坐骨后缘有锐利的**坐骨棘**，坐骨棘与髂后下棘之间的弧形凹陷，称**坐骨大切迹**，下方较小的凹陷称**坐骨小切迹**。自坐骨结节伸向前、内、上方的骨板称**坐骨支**，其末端与耻骨下支融合。

耻骨（pubis）位于髋骨的前下部，分为**耻骨体**、**耻骨上支**和**耻骨下支**。耻骨体构成髋臼的前下 1/5，由体向前下内方伸出耻骨上支，其末端转折向下为耻骨下支。耻骨上、下支移行处的内侧面有**耻骨联合面**，与对侧耻骨的相对面形成**耻骨联合**。耻骨上支的上面有一锐利的骨嵴，称**耻骨梳**，向后与弓状线相续，其前端止于**耻骨结节**。

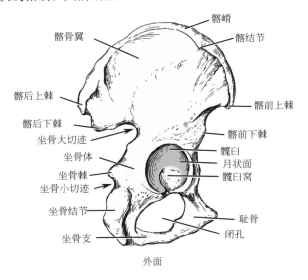

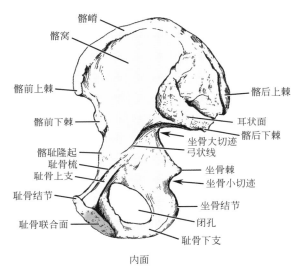

图 1-36 髋骨（右侧）

2. 自由下肢骨

（1）**股骨**（femur） 位于股部，为人体最长的长骨，分为一体两端。上端膨大为**股骨头**，与髋臼相关节。其中央稍下方有一小凹陷，称**股骨头凹**，为股骨头韧带的附着处。头的外下方狭细部分称**股骨颈**。颈与体交界处形成两个隆起，位于外上方称**大转子**，可在体表扪及，位于内下方称**小转子**。

股骨体微向前凸，前面光滑，后面有纵行骨嵴，称粗线，其上端向外延续为**臀肌粗隆**。股骨下端有两个突向后方的膨大，分别称**内侧髁**和**外侧髁**，两髁后面之间的深窝称**髁间窝**，两髁前面为**髌面**。两髁侧面最突起处分别称为**内上髁**和**外上髁**，都是重要的体表标志（图 1-37）。

（2）**髌骨**（patella） 位于股骨下端前面的股四头肌腱内，是全身最大的籽骨，与股骨髌面相关节，可在体表扪及（图 1-38）。

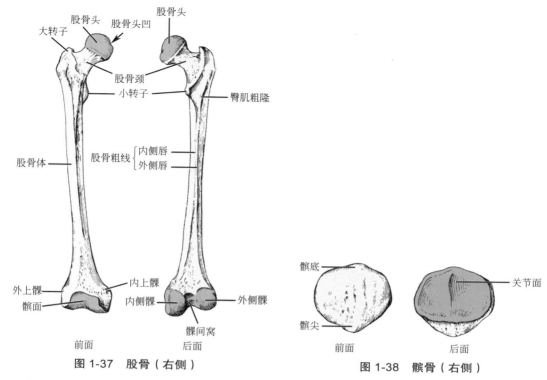

图 1-37 股骨（右侧）

图 1-38 髌骨（右侧）

（3）**胫骨**（tibia） 位于小腿内侧，分为一体两端。上端有两个膨大，分别称**内侧髁**和**外侧髁**。外侧髁的后下面有腓关节面，与腓骨头相关节。两髁上方的关节面与股骨内、外侧髁相关节，两髁之间的骨面隆凸称**髁间隆起**。胫骨上端前面有**胫骨粗隆**，向下延续为胫骨的前缘。胫骨体呈三棱柱形，前缘锐利，内侧面光滑，均位于皮下。胫骨下端内侧向下的突起称**内踝**。内、外侧髁、胫骨粗隆和内踝均可在体表扪及（图 1-39）。

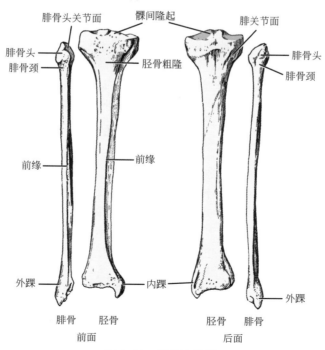

图 1-39 胫骨和腓骨

（4）**腓骨**（fibula） 位于小腿外侧，细长，分为一体两端。腓骨上端膨大称**腓骨头**，其内上有关节面，与胫骨相关节。腓骨体的内侧缘锐利，称骨间缘。腓骨下端膨大称**外踝**（图1-39）。

（5）**足骨** 包括跗骨、跖骨和趾骨三部分（图1-40）。

跗骨（tarsal bones）属于短骨，共7块，分为三列。前列为：内侧楔骨、中间楔骨、外侧楔骨、骰骨；中列为：足舟骨；后列为：距骨和跟骨。距骨上面有前宽后窄的关节面，称**距骨滑车**，与胫骨、腓骨下端相关节。

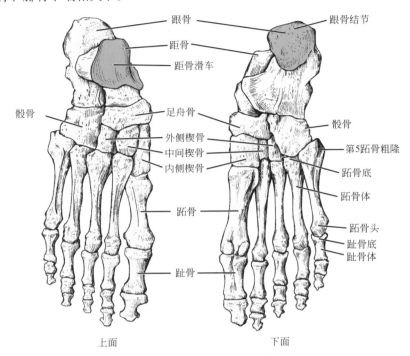

上面　　　　　　　　　　　　　下面

图1-40　足骨（右侧）

跖骨（metatarsal bones）属于长骨，共5块，位于足骨的中间部由内向外依次称第1～5跖骨，由近及远分为底、体和头三部分。

趾骨（phalanges of toes）属于长骨，共14块，其形态和命名同指骨。

（二）下肢骨的连结

1.下肢带骨的连结

（1）**耻骨联合** 由两侧耻骨联合面借纤维软骨性的**耻骨间盘**连结而成。软骨盘内常有一矢状位的裂痕，女性的耻骨间盘较厚，裂隙也较大，对分娩时盆腔的扩大以及胎儿的娩出有利（图1-41）。

（2）**骶髂关节** 由骶骨和髂骨的耳状面构成。相互嵌合甚为紧密，关节囊紧张，周围有韧带加强，活动极小。

（3）**骶骨与髋骨间的韧带** **骶结节韧带**由骶骨、尾骨侧缘连至坐骨结节，呈扇形；**骶棘韧带**位于骶结节韧带的前方，较细小，由骶骨、尾骨侧缘连至坐骨

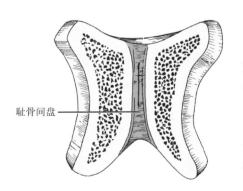

图1-41　耻骨联合

棘。上述两韧带与坐骨大、小切迹分别围成**坐骨大孔**和**坐骨小孔**，有肌肉、血管和神经通过（图 1-42）。

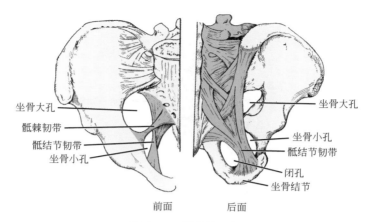

图 1-42　骨盆的韧带

（4）**骨盆**（pelvis）　由骶骨、尾骨及两侧髋骨连结而成。骨盆由界线分为前上方的大骨盆和后下方的小骨盆，临床上通常所说的骨盆是指小骨盆。**界线**由骶骨的岬、弓状线、耻骨梳、耻骨结节和耻骨联合上缘围成。小骨盆有上、下两口，**骨盆上口**由界线围成；**骨盆下口**由尾骨尖、骶结节韧带、坐骨结节、坐骨支、耻骨下支和耻骨联合下缘围成，呈菱形。上、下两口之间的腔称**骨盆腔**。两侧坐骨支和耻骨下支构成**耻骨弓**，其间的夹角称**耻骨下角**。

骨盆的重要作用为传递重力、承托和保护盆腔器官。在女性，骨盆又是胎儿娩出的产道，故成年男、女性骨盆具有明显差别。女性骨盆外形短而宽，骨盆上口近似椭圆形，下口较大，女性耻骨下角可达 90°～100°，男性为 70°～75°（图 1-43）。

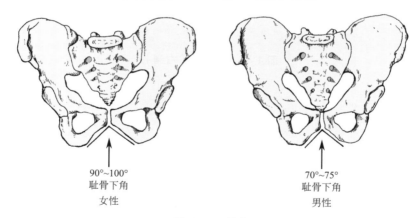

图 1-43　骨盆

2. 自由下肢骨的连结

（1）**髋关节**（hip joint）　由**髋臼**和**股骨头**构成。髋臼的周缘附有**髋臼唇**（图 1-44），以加深关节窝，使股骨头几乎全部纳入髋臼内。关节囊紧张而坚韧，上起自髋臼周缘，向下附于股骨颈，前面止于大、小转子间的连线处，后面仅包容股骨颈的内侧 2/3。故股骨颈骨折有囊内、囊外之分。关节囊周缘有多条韧带加强，其中最强韧的为位于关节囊前方的**髂股韧带**（图 1-45）。关节囊后下方较薄弱，故髋关节脱位时，股骨头常从下方脱出。关节囊内有**股骨头韧带**，内含营养股骨头的血管。

髋关节可作屈、伸、收、展、旋转和环转运动，但不如肩关节灵活。其稳固性大，适于负重和行走。

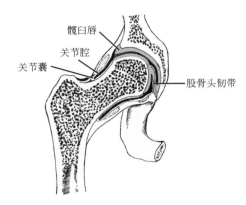

图 1-44　髋关节（冠状切面）

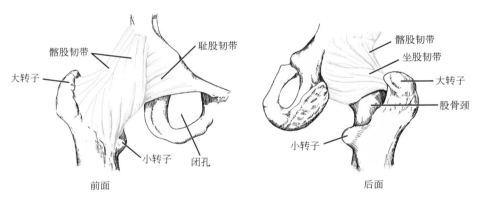

图 1-45　髋关节（右侧）

知识拓展

股骨颈骨折

　　股骨颈骨折是一种常见于老年人的损伤，但也见于中年和儿童，老年患者以女性为多。引起骨折的主要原因是摔倒时扭转伤肢，使暴力传导至股骨颈引起骨折。老年人骨质疏松，只需很小扭转外力即可引起骨折。按骨折部位分头下骨折、颈中骨折以及基底骨折，前两者骨折线均在关节囊内，称囊内骨折，而基底骨折在关节囊外，故又称囊外骨折。

　　（2）**膝关节**（knee joint）　是人体最大、最复杂的关节，由股骨内、外侧髁，胫骨内、外侧髁及髌骨构成。关节囊宽阔而松弛，周边有韧带加强。其前面有**髌韧带**，内侧壁有**胫侧副韧带**，外侧壁有**腓侧副韧带**，关节囊内有**前交叉韧带**和**后交叉韧带**（图 1-46），连于股骨与胫骨之间，防止胫骨前、后移位。在股骨和胫骨两关节面之间，还有两块纤维软骨板，称**半月板**。**内侧半月板**较大，呈"C"形；**外侧半月板**较小，近似"O"形（图 1-47）。两半月板可略加深关节窝，使两关节面相适应，增加了膝关节的稳固性和运动的灵活性，并能减缓冲击。膝关节可做屈、伸运动；半屈位时，还可做轻度的旋转运动。

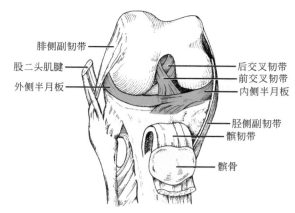

图 1-46　膝关节内部结构前面观（右侧）

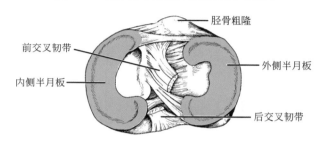

图 1-47　膝关节内部结构上面观（右侧）

膝关节半月板损伤

　　研磨力量是产生半月板破裂的主要原因。膝关节伸直时，两侧副韧带呈紧张状态，关节稳定，无旋转动作。当膝关节半屈曲时，如足球运动员射门时的状况，股骨髁与半月板的接触面缩小，由于重力作用，半月板的下面与胫骨平台的接触比较固定，这时膝关节猛烈地旋转所产生的研磨力量会使半月板发生破裂。半蹲或蹲位工作也易发生半月板损伤。

　　（3）**小腿骨间的连结**　胫骨和腓骨上端形成微动的**胫腓关节**，两骨干间由**小腿骨间膜**连结，下端借韧带连结。连结稳固，几乎不能运动。

　　（4）**足关节**　包括距小腿关节、跗骨间关节、跗跖关节、跖骨间关节、跖趾关节和趾骨间关节（图 1-48）。

　　距小腿关节又称为**踝关节**（ankle joint），由胫骨、腓骨下端与距骨构成。踝关节可做屈（跖屈）和伸（背屈）运动，当踝关节高度跖屈时，还可做轻度侧方运动。

　　足弓（arches of foot）：跗骨和跖骨借韧带牢固地连结在一起，形成向上凸的足弓，其作用是稳固支撑，缓冲运动时产生的震荡，保护足底的血管和神经免受压迫等。

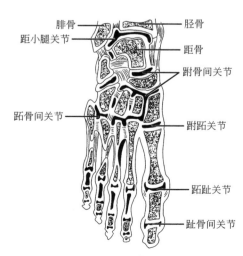

图 1-48　足关节（右侧）

第五节　常用的骨性标志

人体某些部位的骨，常在体表形成较为明显的隆起或凹陷，临床上常作为定位标志，称**骨性标志**，在临床护理操作过程中有重要意义，学习时需结合活体进行触摸和辨认。

一、躯干骨常用的骨性标志

1. 颈静脉切迹

在胸骨柄上缘，两侧锁骨内侧端之间中份凹陷之处，称颈静脉切迹，平对第2胸椎体下缘。

2. 第7颈椎棘突

头部尽量向前俯屈，位于颈下部正中最突出处，是确认椎骨棘突序数的重要标志。

3. 胸骨角

胸骨柄与胸骨体连结处微向前突，称为胸骨角。两侧平对第2肋，是临床上计数肋的重要标志。

4. 肋弓

第7～10肋软骨依次连结形成的弓形软骨缘，是临床上触诊肝、脾的重要标志。

5. 剑突

剑突位于两侧肋弓之间，胸骨体下端的突出。剑突与肋弓之间的夹角为**剑肋角**，左侧剑肋角是心包穿刺的常选部位。

6. 骶角和骶管裂孔

沿骶正中嵴向下可触及骶管裂孔，其两侧有向下突出的骶角，是临床上骶管麻醉的定位标志。

二、颅骨常用的骨性标志

1. 颧弓

外耳门前方横行的骨性弓，是构成面部轮廓的重要骨性标志，其下方一横指处有腮腺管。

2. 颞骨乳突

位于外耳门后方的突起。

3. 翼点

颞窝内，额骨、顶骨、颞骨和蝶骨四骨相交成的"H"形区域，内有脑膜中动脉前支通过。此处骨质最薄，骨折时，易损伤血管，形成硬膜外血肿。

4. 下颌角

下颌角位于下颌支后缘与下颌底的转折处，是构成面部轮廓的重要骨性标志。此处骨质较薄，易骨折。

5. 枕外隆凸

枕部向后最突出的隆起，其深面有窦汇。

三、上肢骨常用的骨性标志

1. 锁骨

锁骨位于颈胸部交界处，横架于胸廓前上方。全长均可触及，为重要的骨性标志。

2. 肩峰

肩峰为肩部最高点，是测量上肢长度的定位点。

3. 肩胛骨下角

上肢自然下垂时，肩胛骨下角平对第 7 肋或第 7 肋间隙，是计数肋和肋间隙的重要标志。

4. 肱骨内上髁、外上髁以及尺骨鹰嘴

肱骨下端至肘关节最宽处，两侧分别为肱骨内上髁和肱骨外上髁。屈肘时，向后最为突出的部分为尺骨鹰嘴。

5. 桡骨茎突

桡骨茎突位于前臂近腕关节处外侧，其前面内侧有桡动脉通过，是临床上触摸脉点的定位标志。

四、下肢骨常用的骨性标志

1. 髂嵴

位于骨盆上缘，两侧髂嵴最高点连线平第 4 腰椎棘突，是临床上腰椎穿刺的定位标志。

2. 髂前上棘

髂嵴的前端为髂前上棘。

3. 髂结节

髂结节位于髂前上棘后方 5 ～ 7cm 处，是髂嵴向外突出的隆起。

4. 耻骨联合

腹壁下方中线处的骨性结构，其下方为外生殖器。

5. 坐骨结节

坐骨结节为坐骨最低点，坐位时臀部受力点，屈大腿时在臀部易触及。

6. 大转子

大腿做内收动作时，大腿外侧上部最突出的骨性结构。

7. 髌骨

膝关节前方突起的骨性结构，其下方为髌韧带。

8. 胫骨粗隆

膝关节前下方的骨性隆起。

9. 内踝和外踝

踝关节内、外侧明显的骨性突起，内踝较外踝高，内踝和外踝连线中点为足背动脉的搏动点。内踝前方有大隐静脉越过，可作为寻找大隐静脉的标志。

【思考题】

1. 试述椎骨的基本形态及颈椎、胸椎和腰椎的形态特征。
2. 试述脑颅骨、面颅骨的构成（按成对与不成对分类）。
3. 试述翼点的围成及其临床意义。
4. 关节的主要结构和辅助结构有哪些？
5. 试述肩关节、髋关节及膝关节的构成、特点和运动。

（李　图）

第二章 肌 学

【学习目标】

◆ **掌握**：骨骼肌的形态、构造；咀嚼肌的名称、位置及作用；胸锁乳突肌的位置、起止及作用；斜角肌间隙的概念；斜方肌、背阔肌、胸大肌、前锯肌、肋间内肌、肋间外肌的位置、形态与作用；膈的位置、形态、三个裂孔的名称、位置及穿行结构；腹前外侧肌群的层次、名称及形态；腹股沟韧带的概念；三角肌、肱二头肌、肱三头肌、髂腰肌、臀大肌、股四头肌、缝匠肌、股二头肌和小腿三头肌的位置、形态及作用。

◆ **熟悉**：肌的辅助装置；面肌（表情肌）的名称、位置及作用；躯干肌的分部；腹股沟管的位置、构成和通过物；腹直肌鞘的构成；上、下肢肌的分群概况、各肌名称及配布。

◆ **了解**：骨骼肌的起止、配布、作用；颈肌的分群概况；白线的概念；手肌、足肌的分群、肌肉名称、位置及功能。

第一节 总 论

肌（muscles）包括**骨骼肌**、心肌和平滑肌，运动系统的肌均属骨骼肌。多数骨骼肌附着于骨，收缩时牵引骨以骨连结为轴心发生相对位置移动，此过程受意志控制，又称**随意肌**；心肌和平滑肌的收缩不受意志控制，又称不随意肌。全身骨骼肌 600 余块，占体重的 40% 左右，每块骨骼肌都有一定的形态、构造和功能，并有丰富的血管、神经和淋巴管分布，因此，每块骨骼肌都是一个器官。

一、肌的形态与构造

肌的形态各不相同，按其外形可分为**长肌**、**短肌**、**扁肌**（**阔肌**）和**轮匝肌**四种（图 2-1）。**长肌**多配布于四肢，收缩和舒张时长度变化显著，能产生大幅度的运动。**短肌**一般配布于躯干深层，具有明显的节段性，运动幅度较小。**扁肌**呈片状，多配布于胸腹壁，除运动功能外还有保护内脏的作用。**轮匝肌**呈环形，配布于孔裂周围，收缩时可关闭孔裂。

每块骨骼肌由中间的肌性部分**肌腹**和两端的腱性部分**肌腱**构成。肌腹主要由肌纤维组成，色红而柔软，具有收缩性；肌腱由致密结缔组织构成，色白，强韧无收缩功能，能抵抗强大的张力。肌多借肌腱附于骨骼，长肌的腱呈条索状，而扁肌的腱呈膜状，称**腱膜**（图 2-1）。

二、肌的起止、配布与作用

肌通常以两端附于两块或两块以上的骨，中间跨过一个或多个关节。肌收缩时，一骨的位置相对固定，另一骨相对移动。肌在固定骨上的附着点，称为**起点**（或**定点**）；在移动骨上的附着点为**止点**（或**动点**）（图 2-2）。肌在骨上的起点和止点是相对的，在一定条件下可以互换。

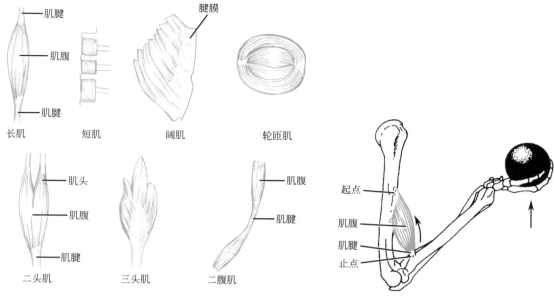

图 2-1　肌的构造和形态

图 2-2　肌的起止点

肌的配布与关节的运动轴关系密切。分布在一个运动轴同侧，作用相同的肌，称为**协同肌**；分布在一个运动轴的两侧，作用相反的肌，称为**拮抗肌**。在神经系统支配下，各肌群彼此协调，准确有序地完成各种运动。

肌的配布反映了人体直立和从事劳动的具体要求。为适应直立姿势，克服重力影响，在进化过程中，项背部、臀部、大腿前面和小腿后面的肌得到高度发展。劳动和直立促使上肢和下肢出现分工，下肢肌相对粗壮而上肢肌变得灵巧。此外，与语言相关的舌肌、喉肌也得到了高度分化。

三、肌的命名

肌可以根据其形态、大小、位置、起止点、作用和肌束走行方向等综合起来命名。如斜方肌、三角肌等是按形态命名的肌；肋间外肌、颞肌等是按位置命名的肌；胸锁乳突肌、下颌舌骨肌等是按起止点命名的肌；肱二头肌、颈阔肌等是按位置和形态命名的肌；胸小肌、臀中肌等是按位置和大小命名的肌；旋后肌、肩胛提肌等是按作用命名的肌；腹外斜肌、腹横肌等是根据位置和肌束方向命名的肌；桡侧腕长伸肌是根据位置、长短和作用命名的肌。了解肌的命名原则，对肌的学习有较大的帮助。

四、肌的辅助装置

肌的辅助装置位于肌的周围，具有协助肌的运动、保持肌的位置、减少运动时摩擦等作用。肌的辅助装置包括筋膜、滑膜囊、腱鞘和籽骨等。

（一）筋膜

筋膜（fascia）遍布全身，可根据其位置分为浅筋膜和深筋膜（图 2-3）。

1. 浅筋膜

浅筋膜又称**皮下筋膜**，位于真皮深面，包被整个身体，由疏松结缔组织构成，内含浅动脉、浅静脉、皮神经、浅淋巴管及脂肪组织等，有些部分的浅筋膜内还有乳腺和皮肌等。浅筋膜对其深层的肌、血管、神经等有一定的保护作用。腹前外侧壁下部和会阴部的浅筋膜还可分为浅层和深层，深层一般是不含脂肪的膜性层。

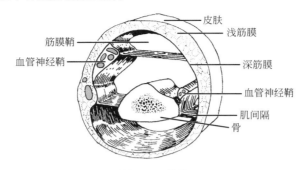

图 2-3　筋膜

2. 深筋膜

深筋膜又称**固有筋膜**，位于浅筋膜深面，包裹肌、血管、神经等，由致密结缔组织构成。深筋膜随肌的分层而分层，在四肢，深筋膜还插入肌群之间，附着于骨，构成**肌间隔**，可减少肌活动时肌群之间或肌之间的摩擦。深筋膜与肌间隔、骨膜共同构成包绕肌、血管、神经等的鞘状结构，称为**筋膜鞘**。了解深筋膜的层次和配布有助于推测炎症和积液的蔓延方向。

（二）滑膜囊

滑膜囊（synovial bursa）是封闭的结缔组织小囊，囊内有滑液，多位于肌腱与骨面相接触处，以减少两者之间的摩擦。在关节附近的滑膜囊可与关节腔相通。滑膜囊发生炎症时可引起局部的运动障碍。

（三）腱鞘

腱鞘（tendinous sheath）为套在长肌腱表面的鞘管，存在于活动灵活的部位，如腕、踝、手指和足趾等处（图 2-4）。腱鞘由纤维层（又称腱纤维鞘）和滑膜层（又称腱滑膜鞘）构成。纤维层在外，对肌腱起约束和固定作用。滑膜层在纤维层内，由双层滑膜构成，外层为壁层，衬贴于纤维层的内面，内层为脏层，贴附于肌腱表面，脏、壁两层相互移行称腱系膜，形成封闭的腔隙，内含少量滑液，可减少肌腱运动时与骨面的摩擦。

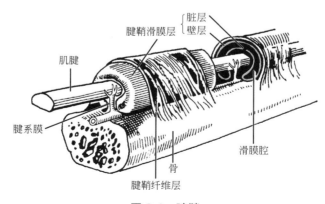

图 2-4　腱鞘

（四）籽骨

由肌腱骨化而成，位于某些关节周围的小骨，在运动中起减少肌腱和骨面摩擦的作用。

第二节　头　肌

头肌包括面肌和咀嚼肌两部分（表2-1，图2-5，图2-6）。**面肌**又称**表情肌**，是薄而扁的皮肌，大多起自颅骨，止于面部皮肤，主要分布于面部孔和裂周围，收缩时牵动面部的皮肤，做出不同表情。**咀嚼肌**分布于颞下颌关节周围，主要参与咀嚼过程。

表2-1　头肌的位置、作用

肌群	名称	位置	作用
面肌	枕额肌	从枕骨延伸至眉部皮肤	后拉帽状腱膜，产生额纹
	眼轮匝肌	睑裂周围	闭合睑裂
	口轮匝肌	口裂周围	闭合口裂
	颊肌	面颊深部	使唇和颊紧贴牙齿、吸吮
咀嚼肌	咬肌	下颌支外面	闭口
	颞肌	颞窝内	闭口
	翼内肌	下颌支内面	闭口
	翼外肌	颞下窝	张口

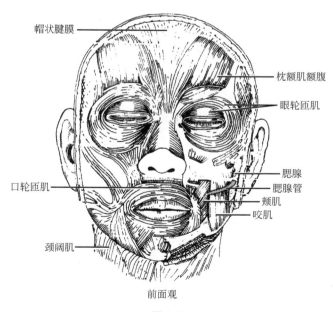

图 2-5

前面观

帽状腱膜
枕额肌额腹
眼轮匝肌
腮腺
腮腺管
颊肌
咬肌
口轮匝肌
颈阔肌

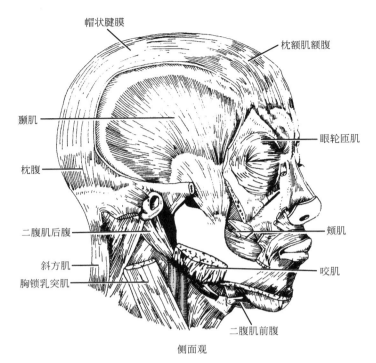

图 2-5　头肌

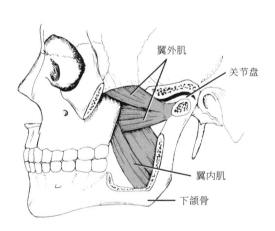

图 2-6　翼内肌和翼外肌

第三节　颈　　肌

　　颈肌依其位置可分为浅群、舌骨上肌群、舌骨下肌群和深群（表 2-2，图 2-7，图 2-8）。浅群和舌骨上、下肌群位于颈部器官的前方，深群位于脊柱颈段前方和两侧，颈部器官的后方。

表2-2　颈肌的位置、作用

肌群	名称	位置	作用
浅群	颈阔肌	位于颈前部浅筋膜中，皮肌，薄而宽阔	可拉口角向下，并使颈部皮肤出现皱褶
	胸锁乳突肌	斜列于颈部两侧，颈阔肌深面。起自胸骨柄前面和锁骨内侧半上缘，两头会合后斜向后上，止于颞骨乳突	一侧胸锁乳突肌收缩使头偏向同侧，面转向对侧；两侧同时收缩使头后仰
舌骨上肌群	二腹肌	位于舌骨、下颌骨和颅底之间	上提舌骨，可使舌上升；舌骨固定时，可助张口
	下颌舌骨肌		
	茎突舌骨肌		
	颏舌骨肌		
舌骨下肌群	胸骨舌骨肌	位于颈前正中线两侧，紧贴喉、气管、甲状腺的前方	下降舌骨和喉
	肩胛舌骨肌		
	胸骨甲状肌		
	甲状舌骨肌		
深群	前斜角肌	位于脊柱颈段两侧，颈部器官的后方	一侧收缩可使颈向同侧屈，两侧同时收缩可提第1肋和第2肋，协助深吸气
	中斜角肌		
	后斜角肌		

斜角肌间隙：前、中斜角肌与第1肋之间的间隙称为斜角肌间隙，有锁骨下动脉和臂丛通过。

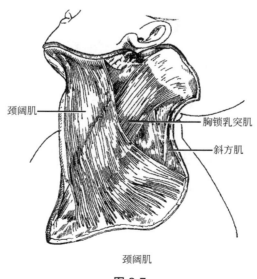

图 2-7

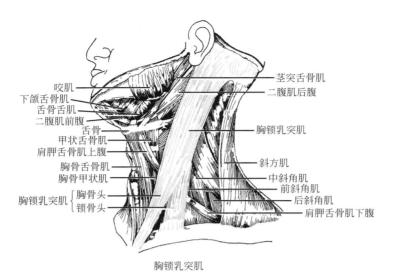

咬肌
下颌舌骨肌
舌骨舌肌
二腹肌前腹
舌骨
甲状舌骨肌
肩胛舌骨肌上腹
胸骨舌骨肌
胸骨甲状肌
胸锁乳突肌 { 胸骨头
锁骨头

茎突舌骨肌
二腹肌后腹
胸锁乳突肌
斜方肌
中斜角肌
前斜角肌
后斜角肌
肩胛舌骨肌下腹

胸锁乳突肌

图 2-7　颈肌浅群

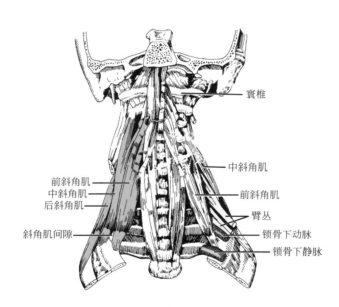

寰椎

前斜角肌
中斜角肌
后斜角肌
斜角肌间隙

中斜角肌
前斜角肌
臂丛
锁骨下动脉
锁骨下静脉

图 2-8　斜角肌间隙

第四节　躯 干 肌

躯干肌包括背肌、胸肌、膈、腹肌及会阴肌。

一、背肌

背肌位于躯干的背面，分为浅、深两群。其中浅群肌包括**斜方肌**、**背阔肌**，深群肌包括**竖脊肌**（图 2-9）。

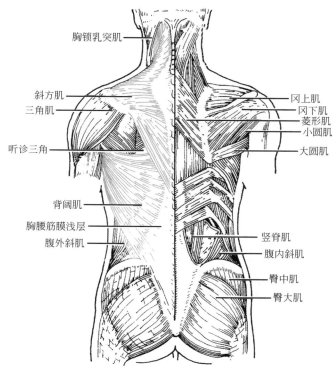

图 2-9　背部肌肉浅层

胸锁乳突肌

斜方肌
三角肌

听诊三角

背阔肌
胸腰筋膜浅层
腹外斜肌

冈上肌
冈下肌
菱形肌
小圆肌

大圆肌

竖脊肌
腹内斜肌

臀中肌
臀大肌

（一）浅群

1. 斜方肌

斜方肌位于颈部和背上部浅层，为三角形扁肌，两侧合在一起则呈斜方形。该肌起自枕外隆凸至第 12 胸椎棘突，肌束向外集中，止于锁骨外侧 1/3、肩峰和肩胛冈。该肌收缩可牵拉肩胛骨向脊柱靠拢，瘫痪时产生"塌肩"；上部肌束收缩可上提肩胛骨；下部肌束收缩可下降肩胛骨。当肩胛骨固定时，两侧斜方肌收缩可使头后仰；一侧收缩，使颈向同侧屈，面转向对侧。

2. 背阔肌

背阔肌位于背下部及胸部后外侧，为全身最大的扁肌。该肌起于下 6 个胸椎及全部腰椎的棘突、骶正中嵴及髂嵴后部，肌束向外上方集中，止于肱骨小结节下方。该肌收缩时可使臂内收，旋内和后伸，如背手动作。当上肢上举固定时，可引体向上。

（二）深群

竖脊肌又称骶棘肌，位于脊柱两侧的沟中，该肌起自骶骨背面和髂嵴后部，向上分出很多肌束，分别止于椎骨、肋骨和颞骨乳突。两侧竖脊肌同时收缩可使脊柱后伸，头后仰；一侧收缩可使脊柱向同侧屈。

胸腰筋膜为背部深筋膜，包绕竖脊肌，形成竖脊肌鞘，是腹内斜肌和腹横肌的起点。胸腰筋膜在腰部剧烈运动时易发生扭伤，是腰背劳损的常见病因之一。

二、胸肌

胸肌可分为胸上肢肌和胸固有肌两类（图 2-10，图 2-11）。

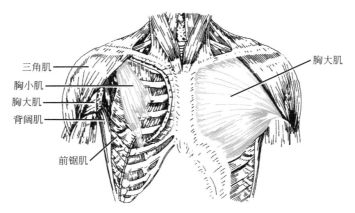

图 2-10　胸上肢肌

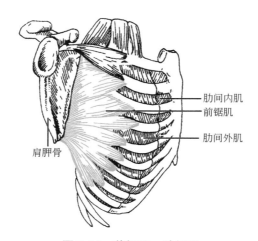

图 2-11　前锯肌、肋间肌

（一）胸上肢肌

胸上肢肌位于胸壁的前面及侧面浅层，收缩时可使上肢产生运动。

1. 胸大肌

胸大肌位于胸廓前上部的浅层，起于锁骨内侧半、胸骨和上六肋软骨，肌束向外汇集，止于肱骨大结节的下方。收缩时可使肩关节内收、旋内和前屈。如上肢固定时，可做引体向上，也可提肋助吸气。

2. 胸小肌

胸小肌位于胸大肌的深面，呈三角形，收缩时拉肩胛骨向前下方，肩胛骨固定时可提肋助吸气。

3. 前锯肌

前锯肌位于胸廓侧壁的宽大扁肌。收缩时拉肩胛骨向前紧贴胸廓；下部肌束收缩时使肩胛骨旋外，助臂上举；肩胛骨固定时，可提肋助深吸气。

（二）胸固有肌

胸固有肌位于各肋间隙内，又**称肋间肌**，参与构成胸壁。

1.肋间外肌

起自上位肋骨下缘，肌束斜向前下方，止于下位肋的上缘。作用为提肋助吸气。

2.肋间内肌

肋间内肌位于肋间外肌的深面，起止与肋间外肌相反，两者肌束方向垂直。作用为降肋助呼气。

三、膈

膈（diaphragm）为向上膨隆的穹窿状扁肌，位于胸、腹腔之间，为胸腔的底和腹腔的顶（图2-12）。膈的周边是肌性部，起自胸廓下口，肌束向中央汇聚，止于中心腱。膈上有三个裂孔：**主动脉裂孔**在脊柱的前方，约平对第12胸椎，有降主动脉和胸导管通过；**食管裂孔**在主动脉裂孔的左前上方，约平对第10胸椎，有食管和迷走神经通过；**腔静脉孔**在食管裂孔的右前方，位于中心腱上，约平第8胸椎，有下腔静脉通过。膈是重要的呼吸肌，收缩时，膈穹窿下降，胸腔容积扩大，协助吸气；舒张时，膈穹窿上升，胸腔容积变小，协助呼气。若膈与腹肌同时收缩，能增加腹压，以协助排便、呕吐及分娩等活动。

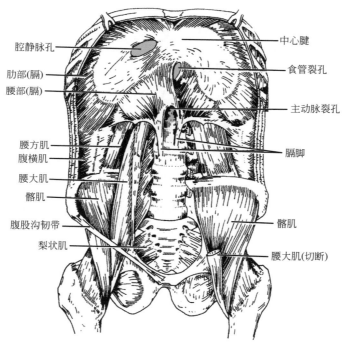

图 2-12　膈肌

四、腹肌

腹肌可分为腹前外侧群和腹后群，其中腹前外侧群构成腹腔的前外侧壁，包括腹前壁正中线两侧的**腹直肌**和外侧的**腹外斜肌**、**腹内斜肌**和**腹横肌**，后三者由浅入深依次排列（图 2-13）。后群包括腰大肌和腰方肌（图 2-12），其中腰大肌将在下肢肌中介绍。

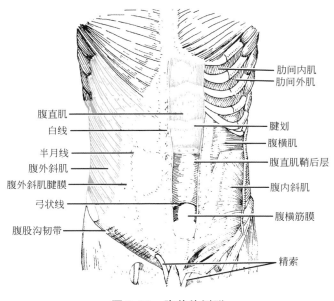

图 2-13　腹前外侧群

（一）腹前外侧群

1.腹直肌

腹直肌位于腹前正中线两侧，为上宽下窄的长带状肌，表面被腹直肌鞘包裹。腹直肌起于耻骨嵴，向上止于剑突和第 5～7 肋软骨的前面。该肌前面被 3～4 条腱划分为多个肌腹。腱划紧密地与腹直肌鞘的前层愈着。

2.腹外斜肌

腹外斜肌为腹前外侧群最表浅的扁肌。肌束由外上斜向前下，大部分肌纤维在腹直肌外侧缘移行为腱膜，经腹直肌前面至腹前正中线处的白线。腹外斜肌腱膜的下缘卷曲增厚，连于髂前上棘与耻骨结节之间，称**腹股沟韧带**。腱膜在耻骨结节外上方形成一个近似三角形的裂孔，为**腹股沟管浅环（皮下环）**。

3.腹内斜肌

腹内斜肌位于腹外斜肌的深面。肌束呈扇形斜向前上，大部分肌纤维在腹直肌外侧缘移行为腱膜，并分为前、后两层包裹腹直肌至腹前正中线，止于白线。腹内斜肌与腹横肌下部纤维呈弓状行向内下，呈腱性融合，称**腹股沟镰**或**联合腱**。

4.腹横肌

腹横肌位于腹内斜肌深面，肌束横行向前内侧，在腹直肌外侧缘移行为腱膜，经腹直肌后面止于白线。

腹前外侧群肌具有保护、固定腹腔器官的作用，收缩时可增加腹压。

（二）腹后群

腰方肌位于腹后壁脊柱两侧，呈长方形。起于髂嵴，止于第12肋和腰椎横突。作用为降12肋，单侧收缩可使脊柱侧屈。

（三）腹肌形成的特征性结构

1. 腹直肌鞘

腹直肌鞘由腹外侧壁的三块扁肌的腱膜构成，包裹腹直肌，前层由腹外斜肌腱膜与腹内斜肌腱膜的前层愈合而成，后层由腹内斜肌腱膜的后层与腹横肌腱膜愈合而成（图2-14）。在脐下4～5cm以下，鞘后层完全转至腹直肌前面，与鞘的前层合一，腹直肌鞘后层的下端游离，称为**弓状线**。

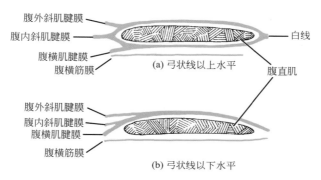

图2-14　腹肌横切面

2. 腹股沟管

腹股沟管位于腹股沟韧带内侧半上方的腹前外侧壁内，由外上斜向内下，长约4.5cm，是腹壁三层扁肌和腱膜之间的裂隙，男性有精索通过，女性有子宫圆韧带通过（图2-15）。腹股沟管有两个口，四个壁。内口称为**腹股沟管深环**，位于腹股沟韧带中点上方约1.5cm处，是腹横筋膜向外的突口。外口即**腹股沟管浅环（皮下环）**，为腹外斜肌腱膜在耻骨结节外上方形成的裂孔。前壁为腹外斜肌腱膜和腹内斜肌起始部；后壁为腹横筋膜和腹股沟镰；上壁为腹内斜肌和腹横肌的弓状下缘，下壁为腹股沟韧带。

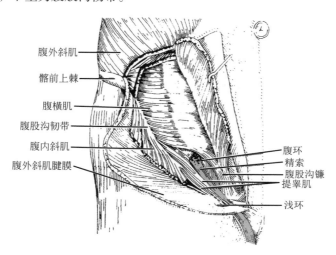

图2-15　腹股沟管

3. 白线

白线为腹前壁正中线上的一条腱性结构，由腹外侧壁三层扁肌的腱膜构成。上端附于剑突，下端至耻骨联合，坚韧缺乏血管，是腹部手术常用切口部位。

五、会阴肌

见第七章第三节。

第五节 上 肢 肌

上肢肌按部位可分成上肢带肌、臂肌、前臂肌和手肌。

一、上肢带肌

上肢带肌配布于肩关节周围，又称肩肌，均起自上肢带骨，止于肱骨，能运动肩关节，又能增强关节的稳固性。上肢带肌包括**三角肌**、冈上肌、冈下肌、小圆肌、大圆肌和肩胛下肌（图 2-16）。

三角肌位于肩部，呈三角形。起自锁骨外侧段、肩峰及肩胛冈，肌束从前、外、后包裹肩关节，向下集中止于肱骨体外侧面的三角肌粗隆。该肌收缩可使肩关节外展；前部肌束收缩，使肩关节前屈、旋内；后部肌束收缩，使肩关节后伸、旋外。

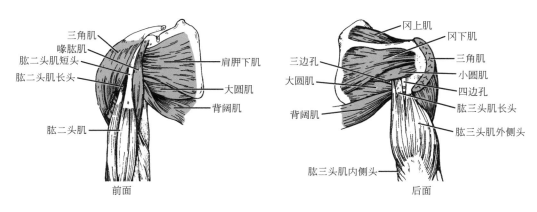

图 2-16 上肢带肌

二、臂肌

臂肌位于肱骨周围，分为前群和后群，前群为屈肌，后群为伸肌（图 2-17，图 2-18）。

（一）前群

1. 肱二头肌

肱二头肌位于前群肌浅层，起端有两个头，长头位于外侧，起于肩胛骨关节盂的上方，短头在内侧，起自肩胛骨喙突，两头向下合为一个肌腹，经肘关节前方止于桡骨粗隆。该肌收缩可屈肘关节，前臂处于旋前位时使其旋后，还可协助屈肩关节。

2. 喙肱肌

喙肱肌位于肱骨中上部前面，肱二头肌上半部内侧深面，可使肩关节前屈和内收。

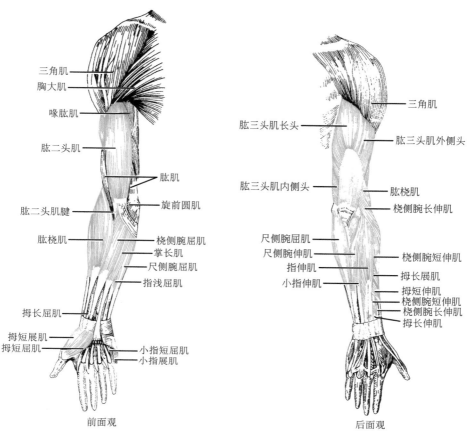

三角肌
胸大肌
喙肱肌
肱二头肌
肱肌
肱二头肌腱
旋前圆肌
肱桡肌
桡侧腕屈肌
掌长肌
尺侧腕屈肌
指浅屈肌
拇长屈肌
拇短展肌
拇短屈肌
小指短屈肌
小指展肌

前面观

三角肌
肱三头肌长头
肱三头肌外侧头
肱三头肌内侧头
肱桡肌
桡侧腕长伸肌
尺侧腕屈肌
尺侧腕伸肌
桡侧腕短伸肌
指伸肌
拇长展肌
小指伸肌
拇短伸肌
桡侧腕短伸肌
桡侧腕长伸肌
拇长伸肌

后面观

图 2-17　上肢肌

3. 肱肌

肱肌位于肱骨中下部前面，肱二头肌下半部深面，可屈肘关节。

（二）后群

肱三头肌起端有三个头，长头起于肩胛骨关节盂的下方，外侧头和内侧头均起自肱骨体的后面。三个头向下合为一个肌腹，以肌腱止于尺骨鹰嘴。该肌收缩时伸肘关节，长头还可使臂后伸和内收。

三、前臂肌

前臂肌位于尺骨和桡骨的周围，分为前群和后群，大多数是长肌，肌腹位于近侧，细长的腱位于远侧。

（一）前群

位于前臂前面，除肱桡肌起自肱骨外上髁外，其余大多数肌起自肱骨内上髁和尺骨、桡骨上端的前面，共9块，分为四层（图2-19），其主要作用为屈肘、屈腕和屈指。

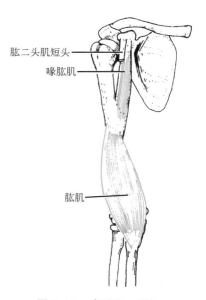

肱二头肌短头
喙肱肌
肱肌

图 2-18　喙肱肌、肱肌

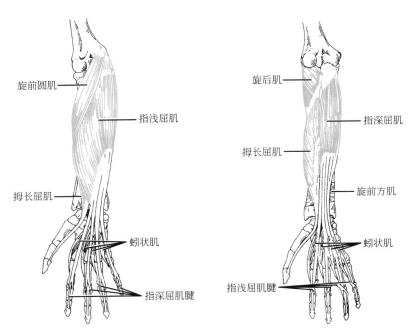

图 2-19　前臂前群深层肌

1. 第一层

5 块肌，由桡侧至尺侧分别为**肱桡肌**、**旋前圆肌**、**桡侧腕屈肌**、**掌长肌**和**尺侧腕屈肌**。肱桡肌可屈肘关节，掌长肌可屈腕关节，另三块肌作用与名称相同。

2. 第二层

1 块肌，为**指浅屈肌**。收缩时屈肘、屈腕、屈第 2～5 指掌指关节及近侧指间关节。

3. 第三层

2 块肌，位于内侧的为**指深屈肌**和位于外侧的为**拇长屈肌**。前者作用为屈第 2～5 指掌指关节、近侧指间关节、远侧指间关节；后者作用为屈拇指。

4. 第四层

1 块肌，即**旋前方肌**。位于尺骨、桡骨远端的前面，收缩时可使前臂旋前。

（二）后群

位于前臂后面，共 10 块，分为浅层和深层（图 2-17，图 2-20），以伸腕和伸指功能为主。

1. 浅层

自桡侧至尺侧依次为**桡侧腕长伸肌**、**桡侧腕短伸肌**、**指伸肌**、**小指伸肌**和**尺侧腕伸肌** 5 块肌。各肌作用均与名称相同。

2. 深层

从上外向下内依次为**旋后肌**、**拇长展肌**、**拇短伸肌**、**拇长伸肌**和**示指伸肌** 5 块。各肌作用均与名称相同。

四、手肌

主要分布在手的掌侧，运动指骨。分为外侧群（鱼际）、内侧群（小鱼际）和中间群（图 2-21）。

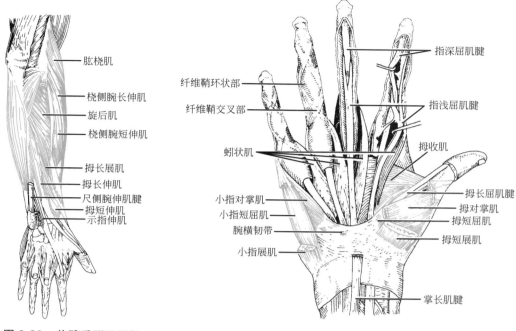

图 2-20　前臂后群深层肌　　　　图 2-21　手肌（前面观）

图 2-20 labels: 肱桡肌 / 桡侧腕长伸肌 / 旋后肌 / 桡侧腕短伸肌 / 拇长展肌 / 拇长伸肌 / 尺侧腕伸肌腱 / 拇短伸肌 / 示指伸肌

图 2-21 labels: 指深屈肌腱 / 纤维鞘环状部 / 纤维鞘交叉部 / 指浅屈肌腱 / 蚓状肌 / 拇收肌 / 小指对掌肌 / 拇长屈肌腱 / 小指短屈肌 / 拇对掌肌 / 腕横韧带 / 拇短屈肌 / 拇短展肌 / 小指展肌 / 掌长肌腱

1. 外侧群

在拇指侧形成一个隆起，称为**鱼际**，共 4 块肌。浅层外侧为**拇短展肌**，内侧为**拇短屈肌**；深层外侧为**拇对掌肌**，内侧为**拇收肌**。各肌作用与名称相同。

2. 内侧群

在小指侧形成的隆起，称为**小鱼际**，包括 3 块肌，浅层内侧为**小指展肌**，外侧为**小指短屈肌**；深层为**小指对掌肌**。各肌作用与名称相同。

3. 中间群

位于手掌中间部，包括 4 块**蚓状肌**和 7 块**骨间肌**。蚓状肌具有屈掌指关节、伸指间关节的作用。3 块骨间掌侧肌可内收 2、4、5 指。4 块骨间背侧肌可外展 2、4 指。

五、上肢的局部结构

（一）腋窝

腋窝为一锥形腔隙，位于臂上部和胸外侧壁之间。内有腋动脉、腋静脉和臂丛经过，此外还有大量的脂肪、淋巴结和淋巴管。

（二）肘窝

肘窝位于肘关节前面的三角形凹陷，内有肱二头肌腱、肱动脉等经过。测量血压时，将血压计袖带缠于肘窝以上 2 ～ 3cm 处，在肘窝处触摸肱动脉搏动然后将听诊器体件置于肱动脉表面。

第六节　下　肢　肌

下肢肌分为髋肌、大腿肌、小腿肌和足肌。下肢肌比上肢肌粗壮强大，这与维持直立姿势、支持体重和行走有关。

一、髋肌

主要起自骨盆，跨越髋关节，止于股骨上部，分为前群和后群。

（一）前群

1. 髂腰肌

髂腰肌由腰大肌和髂肌组成，分别起自腰椎和髂窝，肌束向下会合经腹股沟韧带深面，越过髋关节前方，止于股骨小转子（图 2-22）。收缩时使髋关节前屈和旋外；下肢固定时使躯干和骨盆前屈。

2. 阔筋膜张肌

阔筋膜张肌位于股上部前外侧，肌腹在阔筋膜两侧之间，向下移行为髂胫束，作用为紧张阔筋膜并屈髋关节。

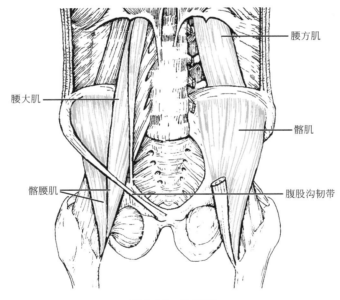

腰方肌

腰大肌

髂肌

髂腰肌

腹股沟韧带

图 2-22　髂腰肌

（二）后群

1. 臀大肌

臀大肌位于臀部浅层，呈方形，大而肥厚，形成臀部隆起的外形（图 2-23）。起于髂骨外面和骶骨背面，肌束向外下集中，经髋关节后方止于臀肌粗隆。该肌收缩时可使髋关节后伸和旋外。

2. 臀中肌

臀中肌大部分位于臀大肌深面。

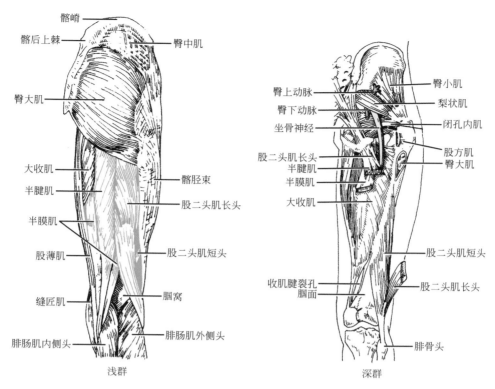

图中标注（浅群，左图）：
髂嵴、髂后上棘、臀中肌、臀大肌、大收肌、半腱肌、半膜肌、股薄肌、缝匠肌、腓肠肌内侧头、髂胫束、股二头肌长头、股二头肌短头、腘窝、腓肠肌外侧头

图中标注（深群，右图）：
臀上动脉、臀下动脉、坐骨神经、股二头肌长头、半腱肌、半膜肌、大收肌、收肌腱裂孔、腘面、臀小肌、梨状肌、闭孔内肌、股方肌、臀大肌、股二头肌短头、股二头肌长头、腓骨头

浅群　　　　　深群

图 2-23　髋肌、大腿肌后群

3. 臀小肌

臀小肌位于臀中肌深面。臀中肌和臀小肌均呈扇形，作用为外展髋关节，前部肌束可使髋关节旋内，后部肌束可使髋关节旋外。

4. 梨状肌

梨状肌起于骶骨前面，水平向外出坐骨大孔，经髋关节后方止于股骨大转子。收缩时可使髋关节旋外。梨状肌将坐骨大孔分为梨状肌上孔和梨状肌下孔，均有神经、血管通过。

> **知识拓展**
>
> **肌内注射**
>
> 　　**肌内注射**是一种常用的治疗方法，指将药液注入肌肉组织，以达到治疗目的。最常用的注射部位为臀大肌和三角肌。临床上臀肌注射常用定位法包括：①十字法：从臀裂顶点作一水平线，从髂嵴最高点向下做一垂线，将臀部分为四个象限，其中外上象限是注射的最佳部位；②连线法：从髂前上棘到尾骨连线的外三分之一为注射部位。三角肌注射定位：上臂外侧，肩峰下 2 ～ 3 横指处，此处肌肉较臀部肌肉薄，只能做小剂量注射。

二、大腿肌

大腿肌位于股骨周围，可分为前群、内侧群（图 2-24）和后群（图 2-23）。

（一）前群

1. 缝匠肌

缝匠肌是人体最长的肌，呈长带状，起于髂前上棘，肌束斜向内下，越过髋关节前方和膝关节内后方，止于胫骨上端内侧。作用为屈髋关节和膝关节。

2. 股四头肌

股四头肌为全身最粗大的肌，有四个头，分别为**股直肌**、**股中间肌**、**股内侧肌**和**股外侧肌**，其中股直肌起自髂前下棘，其余三头均起自股骨，四头向下会合移行为股四头肌腱，包绕髌骨，向下移行为髌韧带，止于胫骨粗隆。收缩时伸膝关节。股直肌还可屈髋关节。

（二）内侧群

位于股内侧上部，共5块肌，浅层有**耻骨肌**、**长收肌**和**股薄肌**，其中股薄肌呈长带状，位于股最内侧。深层有**短收肌**和**大收肌**。内侧群肌收缩能使髋关节内收并外旋。

（三）后群

位于大腿后部，主要有股二头肌、半腱肌和半膜肌。此肌群的主要作用为伸髋、屈膝，外旋小腿。

1. 股二头肌

股二头肌位于大腿后外侧，有长、短两头，长头起自坐骨结节，短头起自股骨后面，两头合并后止于腓骨头。

2. 半腱肌

半腱肌位于股后内侧，腱细长，约占肌全长的一半。

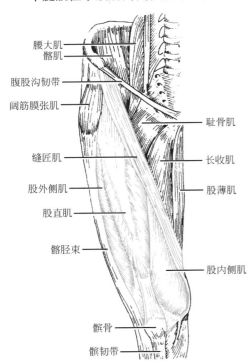

图 2-24　髂肌、大腿肌前群和内侧群

腰大肌
髂肌
腹股沟韧带
阔筋膜张肌
缝匠肌
股外侧肌
股直肌
髂胫束
髌骨
髌韧带

耻骨肌
长收肌
股薄肌
股内侧肌

3. 半膜肌

半膜肌位于股后内侧，半腱肌深面。

三、小腿肌

小腿肌位于胫、腓骨周围，分为前群、外侧群和后群。

（一）前群

位于小腿前外侧，由胫侧向腓侧依次为**胫骨前肌**、**踇长伸肌**、**趾长伸肌**（图2-25）。三块肌均起自胫、腓骨上端前面，肌腱经踝关节前面进入足背，止于足骨。三肌均可使足背屈，胫骨前肌还可使足内翻，趾长伸肌还可伸2～5趾，踇长伸肌还可伸踇趾。

（二）外侧群

位于小腿外侧，有两块肌，即**腓骨长肌**和**腓骨短肌**，长肌掩盖短肌，两肌皆起自腓骨外侧面，肌腱经外踝后方止于足骨（图2-25）。作用为使足跖屈和外翻。

（三）后群

位于小腿后面，分为浅、深两层（图 2-26）。

1. 浅层

有 1 块强大的**小腿三头肌**，由表浅的腓肠肌及其深面的**比目鱼肌**构成，前者有两个头，分别起自股骨内、外侧髁；后者起自胫、腓骨上端的后面。三头会合后向下移行为**跟腱**，止于跟骨结节。收缩时使足跖屈，并可屈膝关节。此肌可助步行、跑跳，对维持直立姿势具有重要作用。

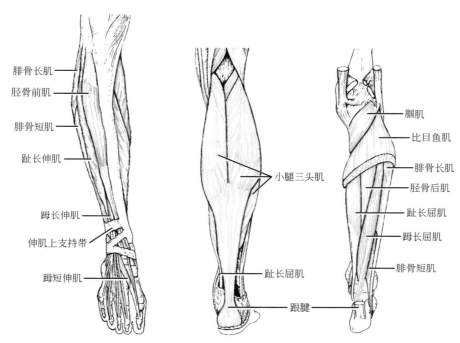

图 2-25　小腿肌前群和外侧群　　　　图 2-26　小腿肌后群

2. 深层

由胫侧向腓侧依次为**趾长屈肌**、**胫骨后肌**、**踇长屈肌**。三块肌均起自胫、腓骨后面，三肌肌腱经内踝后方至足底，止于足骨。三肌均可使足跖屈，胫骨后肌还可使足内翻，趾长伸肌还可屈 2～5 趾，踇长屈肌还可屈踇趾。

四、足肌

足肌包括足背肌和足底肌。足背肌较弱小，包括踇短伸肌和趾短伸肌协助伸踇趾和伸 2～5 趾。足底肌的配布和作用与手肌相似，也分为内侧群、中间群和外侧群（图 2-27），可协助屈趾和维持足弓。

五、下肢的局部结构

（一）梨状肌上孔和梨状肌下孔

梨状肌通过坐骨大孔出骨盆腔，将坐骨大孔分为梨状肌上方的梨状肌上孔和下方的梨状肌下孔，均有血管和神经通过。

（二）股三角

股三角（femoral triangle）位于大腿前面的上部，上界为腹股沟韧带，内侧界为长收肌的内侧缘，外侧界为缝匠肌的内侧缘。股三角内有股神经、股动脉、股静脉和淋巴结等。

（三）腘窝

腘窝位于膝关节后面，呈菱形。腘窝的上内侧界为半腱肌和半膜肌，上外侧界为股二头肌，下内侧界为腓肠肌内侧头，下外侧界为腓肠肌外侧头。腘窝内有血管和神经通过，并含有脂肪和淋巴结等。

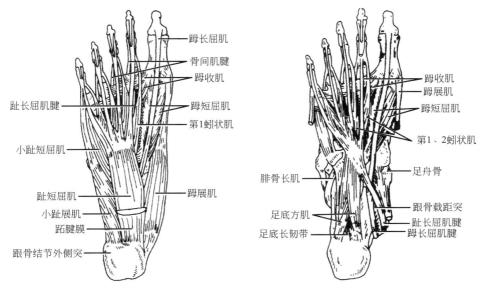

图 2-27　足底肌

【思考题】

1. 肌内注射主要选取什么位置？为什么？
2. 简述膈的位置、孔裂及通行结构。
3. 简述大腿前群肌肉的名称和位置。

（许　骏）

第二篇

内 脏 学

第三章 内脏学概述

【学习目标】

- 掌握：胸部的体表标志线和腹部的分区。
- 了解：内脏组成；各系统的主要功能；内脏的构造及分类。

内脏（visceral）包括四大系统：消化系统（digestive system）、呼吸系统（respiratory system）、泌尿系统（urinary system）和生殖系统（reproductive system）。

内脏学（splanchnology）是研究内脏各系统器官的形态结构以及位置的科学，除此之外，如胸膜、腹膜和会阴等结构及功能与内脏密切相关的结构，也应当归于内脏学范畴。

在形态结构上，内脏各系统都由管道系统和实质性器官共同组成，具有摄取及排泄功能，内脏每个系统都有孔道与外界相通。

在位置上，除消化、呼吸系统的部分器官位于头颈部，大部分内脏器官位于胸腔、腹腔和盆腔内。

在功能上，内脏器官主要是进行物质代谢和繁殖后代。消化系统的主要功能是消化食物，吸收营养，排出食物残渣；呼吸系统的主要功能是吸进氧气，排出二氧化碳；泌尿系统的主要功能是产生尿液，排泄机体在新陈代谢中产生的含氮废物和多余的水、盐等；生殖系统的主要功能是产生生殖细胞和分泌性激素，繁衍后代。内脏各系统中的许多器官还兼具有内分泌功能，可产生激素，参与机体的调节活动。

一、内脏的一般结构

内脏各器官可分为**中空性器官**和**实质性器官**两大类。

1. 中空性器官

此类器官呈管状或囊状，内部均有空腔，如消化系统（胃、肠等）、呼吸系统（气管、支气管等）、泌尿系统（输尿管、膀胱等）和生殖系统（输精管、输卵管、子宫等）。中空性器官的管壁由数层组织构成，以消化管管壁为例，由内向外依次由黏膜、黏膜下层、肌层和外膜4层组织构成（图3-1）。

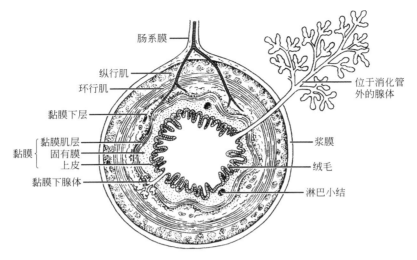

图 3-1　肠壁的一般构造模式图

2. 实质性器官

此类器官内部没有特定的空腔，多属腺组织，表面以结缔组织的被膜或浆膜包裹，如肝、胰、肾及生殖腺等。结缔组织被膜深入器官实质内，将器官的实质分割成若干个小单位，称小叶，如肝小叶。分布于实质性器官的血管、神经和淋巴管以及该器官的导管等出入器官之处，常有一处凹陷，称此处为该器官的门（hilum 或 porta），如肝门、肺门、肾门等。

二、胸部标志线和腹部分区

为了从体表确定内脏器官的正常位置和体表投影，通常在胸腹部体表设定若干标志线和分区（图3-2 ～图3-4），这对解剖学研究和临床检查诊断都有重要的实用意义。

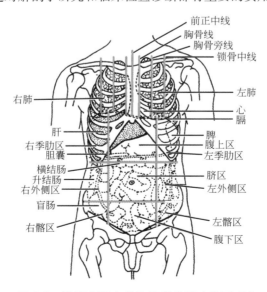

图 3-2　胸腹部标志线和腹部分区（前面观）

1. 胸部标志线

（1）**前正中线** 通过胸骨正中的垂直线。

（2）**胸骨线** 沿胸骨最宽处的外侧缘所作的垂线。

（3）**锁骨中线** 通过锁骨中点的垂直线。

（4）**胸骨旁线** 沿胸骨线与锁骨中线之间的中点所作的垂线。

（5）**腋前线** 通过腋前襞所作的垂直线。

（6）**腋中线** 通过腋窝最高点所作的垂直线。

（7）**腋后线** 通过腋后襞所作的垂直线。

（8）**肩胛线** 上肢下垂时通过肩胛骨下角所作的垂直线。

（9）**后正中线** 沿各胸椎棘突所连的垂直线。

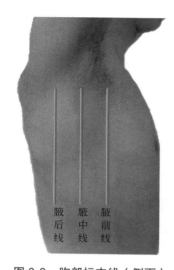

图 3-3　胸部标志线（侧面）

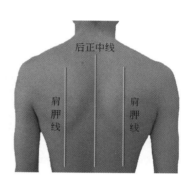

图 3-4　胸部标志线（背面）

2. 腹部分区

（1）**九分法** 为了确定和描述腹腔器官的位置，临床通常采用两条水平线及两条纵线将腹部划分为三部九区。上水平线为通过两侧肋弓最低点的连线；下水平线为通过两侧髂结节的连线；这两条水平线将腹部分为上腹、中腹和下腹三部分；两条纵线为经两侧腹股沟韧带中点的垂直线，这两条纵线又将上腹、中腹和下腹分为九个区，即上腹部分成左、右季肋区和中间的腹上区，中腹部分成左、右外侧（腰）区和介于其间的脐区，下腹部分成左、右髂（腹股沟）区和中间的耻（腹下）区（图 3-2）。

（2）**四分法** 经脐各作一水平线和垂直线，将腹部分为左、右上腹区和左、右下腹区。

【思考题】

1. 简述内脏的特点和功能。

2. 简述内脏器官的一般结构。

（金昌洙）

第四章　消化系统

【学习目标】

◆ **掌握**：舌的形态；牙的形态、构造和牙式；唾液腺的名称、位置及导管的开口部位；咽的位置、分部及交通；食管的狭窄部位；胃的位置、形态及分部；盲肠和结肠的形态特征；结肠的分部；阑尾的位置及其根部体表投影；直肠的位置及弯曲；肝的位置、形态及分叶；肝外胆道的组成及胆汁的排出途径。

◆ **熟悉**：消化系统的组成；上消化道、下消化道的概念；咽峡的构成；颏舌肌的位置及作用；十二指肠的位置、分部及结构；盲肠的位置；回盲瓣的位置及作用；肛管黏膜的结构特点；胆囊的位置、形态、分部及胆囊底体表投影。胰的形态、位置。

◆ **了解**：消化系统的功能；口腔的分部；空肠、回肠的位置、形态及区别；肝的功能。

消化系统（alimentary system）由消化管和消化腺两部分组成，主要功能是消化食物，吸收营养，排出食物残渣。其中口腔和咽还参与语言和呼吸活动（图 4-1）。

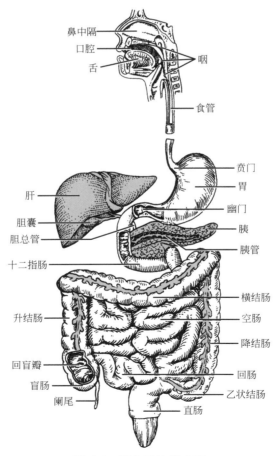

图 4-1　消化系统模式图

消化管是一条从口腔到肛门的粗细不等管道，包括口腔、咽、食管、胃、小肠、大肠。临床上通常把口腔到十二指肠的这一段称为**上消化道**，把空肠及其以下的部分称为**下消化道**。

消化腺分为大消化腺和小消化腺两种。大消化腺位于消化管管壁外，有大唾液腺、肝、胰；小消化腺分布于消化管管壁内，如胃腺、肠腺等。消化腺分泌消化液进入消化管腔内，对食物进行化学性消化。

第一节　消　化　管

一、口腔

口腔（oral cavity）是消化管的起始部，向后经咽峡与咽交通。口腔前为上、下唇，两侧为颊，上为腭，下为底，内有牙、舌等器官。

口腔借上、下牙弓可分为前外侧的口腔前庭和后方的固有口腔，当上、下牙列咬合时，它们仅可经第三磨牙后方间隙相通。临床上患者牙关紧闭时，可经此间隙注入药物或营养物质。

（一）口唇

口唇分为上、下唇，由皮肤、口轮匝肌、黏膜组成。两唇间的裂隙称口裂，其左右结合处称口角。上唇两侧以弧形的鼻唇沟与颊部分界。在上唇外面正中线处有一纵沟称为**人中**，是人类所特有。在人中进行指压或针刺可急救昏迷患者。

（二）颊

颊位于口腔两侧，由皮肤、颊肌和黏膜构成，在上颌第二磨牙牙冠相对颊黏膜处有腮腺管的开口。

（三）腭

腭是口腔的顶，分隔鼻腔和口腔，腭分前 2/3 为**硬腭**，后 1/3 为**软腭**。硬腭以骨性结构为基础，表面覆以黏膜，与骨膜紧密相连。软腭是硬腭向后延伸的柔软部分，由肌、腱及外被黏膜构成。其后部斜向后下方，下垂的部分称腭帆。腭帆后缘游离，中央有一向下突起称**腭垂**或**悬雍垂**。自腭帆于两侧各向下方分出两个弓形黏膜皱襞，前方一对向下延续至舌根，称**腭舌弓**，后方一对向下延续至咽侧壁称**腭咽弓**。**咽峡**由腭垂、腭帆游离缘、两侧腭舌弓及舌根共同围成，是口腔与咽的分界线（图 4-2）。

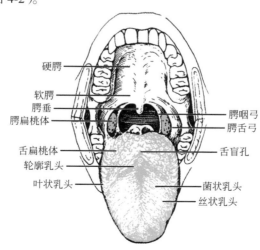

图 4-2　口腔与咽峡

（四）牙

牙（teeth）嵌于上下颌骨的牙槽内，是人体最坚硬的器官。具有对食物进行机械加工、协助发音的作用。

1. 牙的形态和构造

每个牙外形可分为牙冠、牙颈和牙根三部分。暴露在口腔内的部分称牙冠，嵌于牙槽内的部分称牙根，牙冠与牙根交界部称牙颈。每个牙根有牙根管与牙冠内的牙冠腔相通。牙根管与牙冠腔合称牙腔或髓腔（图4-3）。

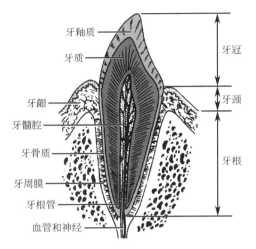

图 4-3　牙的形态与构造模式图

牙釉质、牙质、牙龈、牙髓腔、牙骨质、牙周膜、牙根管、血管和神经

牙冠、牙颈、牙根

2. 牙的分类

根据牙的形态和功能，可分为切牙、尖牙、前磨牙和磨牙。

人的一生有两套牙。第一套称乳牙，从出生6～7个月开始陆续生长，3岁左右出齐，共20个。第二套牙称恒牙。6～7岁时乳牙开始脱落，恒牙中的第一磨牙首先长出，除第3磨牙外，其他各牙在12～14岁逐步出齐，替换全部乳牙。第3磨牙到成年后才长出，称迟牙或智牙，有的甚至终生不出。恒牙全部出齐32个。

3. 牙的排列和牙式

乳牙在上、下颌左、右各5个，共20个。恒牙在上、下颌左、右各8个，共32个。临床上的记录牙的位置，常以被检查者的方位为准，以"十"记号划分为上、下颌及左、右两半共4区，乳牙用罗马数字Ⅰ～Ⅴ标示（图4-4），恒牙用阿拉伯数字1～8标示（图4-5）。如 V̲ 表示右上颌第二乳磨牙，7̲ 表示左下颌第二磨牙。

4. 牙组织

由牙质、釉质、牙骨质和牙髓组成。牙质构成牙的大部分。在牙冠部的牙质外覆有釉质，在牙颈和牙根部的牙质外面包有牙骨质。牙腔内的牙髓由神经、血管和结缔组织共同组成（图4-3）。

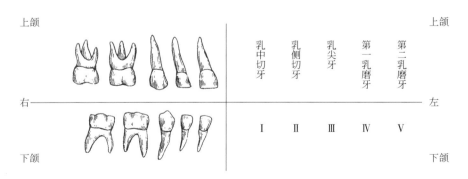

上颌　　　　　　　　　　　　　　　　　　　　　上颌

乳中切牙　乳侧切牙　乳尖牙　第一乳磨牙　第二乳磨牙

右　　　　　　　　　　　　　　　　　　　　　　左

Ⅰ　　Ⅱ　　Ⅲ　　Ⅳ　　Ⅴ

下颌　　　　　　　　　　　　　　　　　　　　　下颌

图 4-4　牙名称及排列（乳牙）

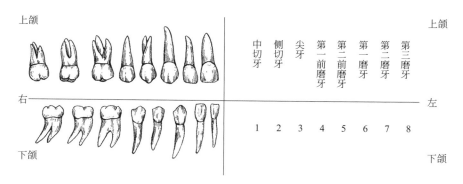

图 4-5　牙名称及排列（恒牙）

5. 牙周组织

包括牙周膜、牙槽骨、牙龈三部分。对牙起保护、固定和支持作用。牙周膜是介于牙根和牙槽骨之间的致密结缔组织，固定牙根，并可缓冲咀嚼时的压力。牙龈是口腔黏膜的一部分，血管丰富，包被牙颈，与牙槽骨的骨膜紧密相连（图 4-3）。

（五）舌

舌（tongue）以骨骼肌为基础，表面覆有黏膜。具有协助咀嚼、吞咽食物、感受味觉和辅助发音等功能。

1. 舌的形态

舌分为舌尖、舌体和舌根三部分。舌尖占舌前 2/3，舌根占舌后 1/3，两者在舌背以"∧"形的界沟为界（图 4-6）。

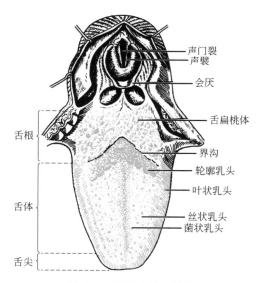

图 4-6　舌形态及舌黏膜

2. 舌黏膜

淡红色，在舌背黏膜上有许多小突起，称舌乳头。按其形状可分为四种：①**丝状乳头**数量最多，体积最小，通常呈白色，如丝绒状，几乎布满舌背前 2/3，具有一般感觉功能；②**菌状乳头**形体较大，呈鲜红色；③**轮廓乳头**形体最大，排列于界沟前方，约 7～11 个，乳头中央隆起，周围有环状沟；④**叶状乳头**在人类不发达。轮廓乳头、菌状乳头、叶状乳头以及软腭、会厌等黏膜上皮中，含有味觉感受器，称**味蕾**，有感受酸、甜、苦、咸等味觉功能。在舌背根部黏膜内，有许多由淋巴组织组成的小结节，称**舌扁桃体**（图4-6）。

舌下面的黏膜在舌的中线上有连于口底的黏膜皱襞，称**舌系带**。在舌系带根部的两侧有一对小圆形的隆起，称**舌下阜**。下颌下腺管和舌下腺大管开口于此。由舌下阜向口底后外侧延续为**舌下襞**，其深面有舌下腺，舌下腺小管开口于舌下襞表面（图4-7）。

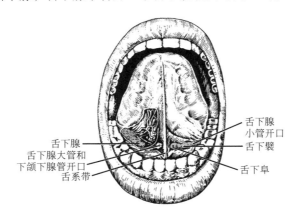

图 4-7　舌下面

3. 舌肌

舌肌为骨骼肌，可分为舌内肌和舌外肌。舌内肌指舌本身的肌，起止均在舌内，其肌纤维分纵行、横行、垂直三种，收缩时，分别可使舌缩短，变窄和变薄。舌外肌起自舌外止于舌内，共有四对，其中以颏舌肌在临床上较为重要，起自下颌骨颏棘，肌纤维呈扇形向后上方分散，止于舌中线两侧。两侧颏舌肌同时收缩，拉舌向前下方（伸舌）；单侧收缩，使舌伸向对侧（图4-8）。

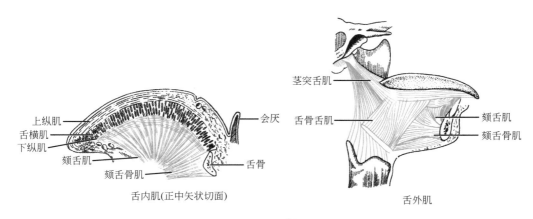

图 4-8　舌肌

（六）唾液腺

唾液腺分泌唾液，根据腺的大小和位置，分大唾液腺和小唾液腺两类，后者数目较多，位于口腔各部黏膜内，如唇腺、颊腺、腭腺、舌腺等。大唾液腺有三对（图4-9）。

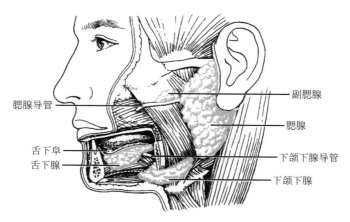

图 4-9 唾液腺

1. 腮腺

腮腺是最大的一对，呈不规则的三角形，位于耳郭的前下方，上达颧弓，下至下颌角附近。腮腺管至腮腺前缘穿出在颧弓下方一横指处，横过咬肌表面，穿颊肌开口于平对上颌第二磨牙的颊黏膜处。

2. 下颌下腺

下颌下腺呈卵圆形，位于下颌骨体内面的下颌下腺凹，其导管开口舌下阜。

3. 舌下腺

舌下腺是最小的一对，位于口底舌下襞深面。腺管分大小两种，舌下腺小管约 10 条，开口于舌下襞表面，舌下腺大管一条，与下颌下腺管共同开口于舌下阜。

二、咽

咽（pharynx）是一个前后略扁的漏斗形肌性管道，位于第 1～6 颈椎前方，上端附着于颅底，下端于第 6 颈椎下缘接食管。咽的后壁及侧壁完整，其前壁不完整，分别与鼻腔、口腔和喉腔相通。咽腔是消化道和呼吸道的共同通道，以软腭与会厌上缘为界分为鼻咽、口咽和喉咽（图 4-10）。

（一）鼻咽

鼻咽位于鼻腔的后方，介于颅底与软腭之间，经鼻后孔与鼻腔相通。顶后壁的黏膜下有丰富的淋巴组织，称咽扁桃体，在婴幼儿较为发达，6～7 岁后开始萎缩，至 10 岁后差不多完全退化。

在下鼻甲后端约 1cm 处，两侧各有一个**咽鼓管咽口**，借咽鼓管通鼓室。该口的前、上和后方有明显的半环行隆起，称**咽鼓管圆枕**。**咽隐窝**是咽鼓管圆枕的后上方有一凹陷，是鼻咽癌的好发部位。

（二）口咽

口咽位于口腔的后方，介于软腭与会厌上缘之间，向上通鼻咽，向下通喉咽，向前经咽峡通口腔。口咽的前壁主要为舌根后部，在此部有一黏膜皱襞连接会厌，称舌会厌正中襞。襞两侧的凹陷称**会厌谷**，异物常可停留此处。口咽的外侧壁在腭舌弓与腭咽弓之间的凹陷称**扁桃体窝**，容纳腭扁桃体（图 4-2）。

腭扁桃体（palatine tonsil）是一对淋巴器官，卵圆形。腭扁桃体内侧面朝向口咽，表面有被覆黏膜，黏膜内陷形成 10～20 个小凹，称扁桃体小窝。腭扁桃体发炎时常有红肿疼痛，扁桃体小窝可有脓液。腭扁桃体除内侧面外，其余部分由结缔组织囊包绕，与咽壁连接疏松，故扁桃体摘除时易于剥离。

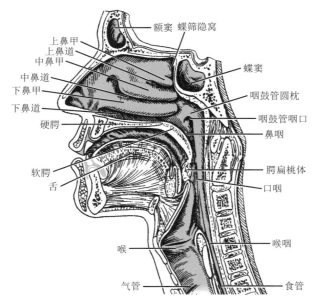

图 4-10　头颈正中矢状切面

咽扁桃体、腭扁桃体和舌扁桃体等共同围成咽淋巴环，是呼吸道和消化道上端的防御结构。

（三）喉咽

喉咽位于喉的后方，上起会厌上缘，下至第 6 颈椎下缘移行于食管，向前经喉口通喉腔。喉咽是咽腔中最狭窄的部分，在喉口两侧各有一个深凹，称**梨状隐窝**，常为异物滞留的部位（图 4-11）。

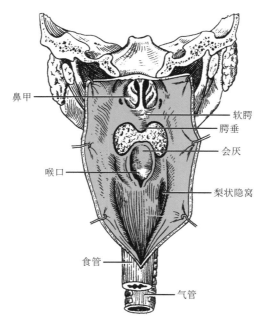

图 4-11　咽的后面观

三、食管

（一）食管的位置和分部

食管（esophagus）上端于第 6 颈椎下缘起自咽下缘，下端在第 11 胸椎左侧终止于胃贲门，为前后扁窄的肌性管，全长约 25cm。食管经颈部和胸部，穿膈的食管裂孔进入腹腔，故可分为三部分：颈部、胸部和腹部。颈部长约 5cm，上起环状软骨下缘，下至胸骨颈静脉切迹水平；胸部长约 18cm，上起颈静脉切迹，下至食管裂孔；腹部最短，长约 1 ~ 2cm，由食管裂孔至贲门（图 4-12）。

（二）食管的狭窄

食管有三个生理性狭窄：第一狭窄位于咽与食管连接处，距中切牙 15cm；第二狭窄位于食管与左主支气管交叉处，距中切牙约 25cm；第三狭窄为食管穿过膈的食管裂孔处，距中切牙约 40cm（图 4-12）。三个狭窄常是异物滞留及食管癌的好发部位。

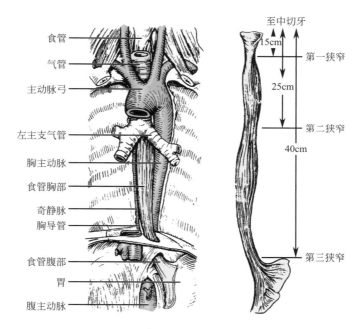

图 4-12　食管的位置及狭窄

四、胃

胃（stomach）上接食管，下续十二指肠，是消化管中最膨大的部位。胃有容纳食物，分泌胃液和初步消化食物的功能。成人胃的容量约为 1500ml。

（一）胃的形态与分部

胃分上下两口，大小两弯和前后两壁。胃的上口称**贲门**，接食管；下口称**幽门**，通十二指肠。上缘较短，凹向右上方，称**胃小弯**，在胃小弯的最低处，形成一切迹，称**角切迹**，是胃体与幽门部在胃小弯的分界；下缘较长，凸向左下方，称**胃大弯**。胃前壁朝向前上方，胃后壁朝向后下方。

胃分四部：位于贲门附近的部分称**贲门部**；位于贲门平面向左上方凸出的部分称**胃底**；胃

的中间部分称**胃体**；位于角切迹与幽门之间的部分称**幽门部**。在幽门部大弯侧有一个不太明显的浅沟，称中间沟，此沟将幽门部分为右侧呈长管状、管腔变窄的幽门管和左侧较为扩大的幽门窦。胃溃疡和胃癌好发于胃的幽门窦近胃小弯处。临床上所称的"胃窦"即为幽门窦（图 4-13）。

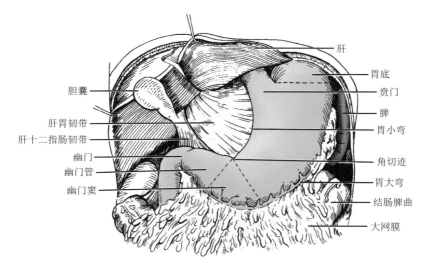

图 4-13　胃的位置、形态和分部

（二）位置和毗邻

胃大部分位于左季肋区，小部分位于腹上区。贲门和幽门位置比较固定，前者位于第 11 胸椎左侧，后者在第 1 腰椎右侧附近。胃大弯的位置较低，其最低点一般在脐平面。胃的前壁在右侧与肝左叶贴近，左侧与膈相邻，为左肋弓所掩盖。介于肝左叶与左肋弓之间的胃前壁，在剑突下直接与腹前壁相贴，该处是胃的触诊部位。胃后壁与胰、横结肠、左肾和左肾上腺相邻。胃底与膈和脾相邻（图 4-13）。

（三）胃壁的构造

胃壁的四层结构中，肌层是由三层平滑肌构成，外层纵行、中层环行、内层斜行（图 4-14）。在幽门处环行肌增厚，形成**幽门括约肌**，有延缓胃内容物排空和防止肠内容物逆流至胃的作用。

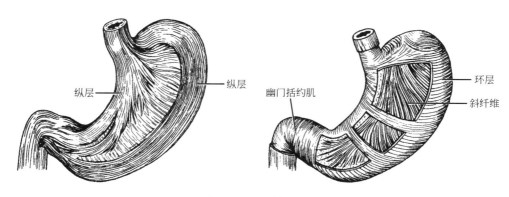

图 4-14　胃的肌层

胃黏膜层柔软，血供丰富，呈红色或红褐色，空虚时形成许多皱襞。在胃小弯处黏膜形成4～5条较为恒定的纵行皱襞。在幽门括约肌表面的胃黏膜形成环行皱襞，突向腔内，称**幽门瓣**。

五、小肠

小肠（small intestine）是消化管中最长的一段，是消化吸收的主要器官。上起幽门，下连盲肠，成人全长约 5～7m，分十二指肠、空肠与回肠三部。

（一）十二指肠

十二指肠（duodenum）是小肠的起始段，成人长约 25cm，呈"C"形包绕胰头，可分为上部、降部、水平部和升部（图 4-15）。

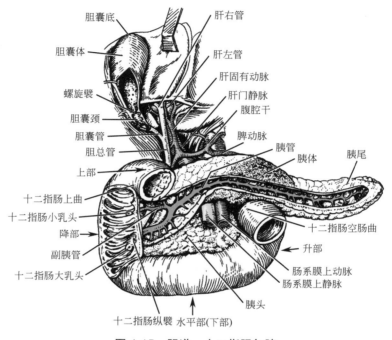

图 4-15　胆道、十二指肠与胰

1. 上部

上部长约 5cm，在第 1 腰椎右侧起自胃的幽门，斜向右上方至肝门下方急转向下成降部。转折处为十二指肠上曲。**十二指肠球**是十二指肠上部近幽门约 2.5cm 一段肠管，壁较薄，黏膜面光滑无皱襞，是十二指肠溃疡的好发部位。

2. 降部

降部长 7～8cm，由十二指肠上曲沿右肾内侧缘下降至第 3 腰椎水平，弯向左侧接水平部，转折处为十二指肠下曲。降部左侧紧贴胰头，此部的黏膜有许多环状襞，在其后内侧壁上有一纵行皱襞，其下端有一圆形隆起，称**十二指肠大乳头**，是胆总管和胰管的共同开口处，它距中切牙约 75cm。有时在大乳头稍上方可见十二指肠小乳头，是副胰管的开口处。

3. 水平部

水平部长约 10cm，又称下部，自十二指肠下曲起始，向左横行跨腹主动脉和下腔静脉到第 3 腰椎左侧移行于升部，肠系膜上动脉与肠系膜上静脉紧贴此部前面。

4. 升部

升部长 2 ～ 3cm，自第 3 腰椎左侧斜向左上，达第 2 腰椎左侧急转向前下方，形成十二指肠空肠曲，移行于空肠。**十二指肠悬肌**又称 **Treitz 韧带**，由肌纤维和结缔组织构成，将十二指肠空肠曲连于腹后壁，手术时作为确定空肠起点的重要标志。

（二）空肠和回肠

空肠（jejunum）始于十二指肠空肠曲，**回肠**（ileum）下端连盲肠，位于腹腔的中、下部，周围有大肠环绕，在腹腔内迂曲盘旋形成肠袢，两者之间无明确的分界线（表4-1），均由肠系膜连腹后壁，其活动度较大（图4-16）。

表4-1　空肠与回肠的比较

项目	空肠	回肠
长度	占空、回肠全长的前 2/5	占空、回肠全长的后 3/5
位置	腹腔的左上部	腹腔的右下部
管径	较大	较小
管壁	较厚	较薄
血管	较多	较少
颜色	淡红色	粉灰色
环状襞及肠绒毛	密而高	疏而低
肠系膜内动脉弓	级数少，1 ～ 2 级	级数多，4 ～ 5 级
淋巴滤泡	孤立	孤立、集合

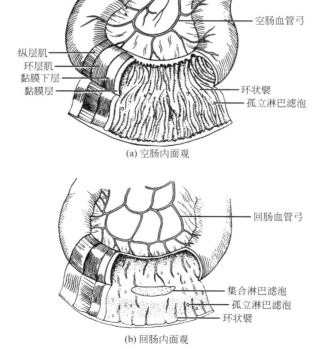

(a) 空肠内面观

(b) 回肠内面观

图 4-16　空肠和回肠

Meckel 憩室

在距回肠末端 0.3～1m 范围的回肠壁上约 2% 成人有长 2～5cm 的囊状突起，称 Meckel 憩室，此为胚胎时期卵黄蒂未消失形成的。发炎时，因其位置靠近阑尾，其症状与阑尾炎相似，易误诊。

六、大肠

大肠（large intestine）全长约 1.5m，起于回肠，终止肛门，分为盲肠、阑尾、结肠、直肠和肛管。

大肠口径较粗，盲肠和结肠具有三种特征性结构：即**结肠带**、**结肠袋**和**肠脂垂**。结肠带共三条，由肠壁的纵行肌增厚而成，沿肠的纵轴排列，均汇集于阑尾根部。结肠袋是肠壁向外呈囊袋状膨出的部分。肠脂垂是附着于结肠带两侧分布的许多脂肪突起（图 4-17）。

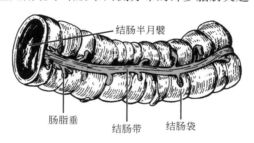

图 4-17 结肠的特征

（一）盲肠

盲肠（cecum）位于右髂窝内，是大肠的起始部，呈盲袋状，长 6～8cm，上续升结肠，左侧与回肠末端相连。回肠末端突入盲肠形成上、下两个半月形的瓣，称**回盲瓣**。此瓣既可阻止小肠内容物过快流入大肠，以便食物在小肠内充分消化吸收，并可防止盲肠内容物逆流到回肠，在回肠瓣下方 2cm 处有阑尾的开口（图 4-18）。

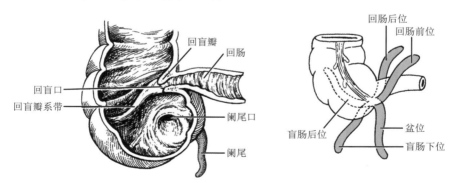

图 4-18 盲肠和阑尾

（二）阑尾

阑尾（vermiform appendix）为一蚓状盲管，长度 6～8cm，多位于右髂窝内，末端游离，位置变化较大，有回肠前位、盆位、回肠后位、盲肠后位和盲肠下位。但根部连于盲肠后内壁，位置比较固定，三条结肠带汇合于阑尾根部，故沿结肠带向下追踪，是寻找阑尾的可靠方法。

阑尾根部的体表投影，约在脐与右侧髂前上棘连线的中、外 1/3 交点处，此点称**麦氏（Mc Burney）点**。

> **知识拓展**
>
> ### 阑 尾 炎
>
> **阑尾炎**是一种由多种因素引起的阑尾的化脓性炎症，是外科的常见病，居各种急腹症的首位。表现为转移性右下腹痛及阑尾点压痛、反跳痛。常表现为急性炎症，其临床表现为持续伴阵发性加剧的右下腹痛、恶心、呕吐，多数患者白细胞和嗜中性粒细胞计数增高。右下腹阑尾区（麦氏点）压痛，则是该病重要体征。急性阑尾炎一般分四种类型：急性单纯性阑尾炎、急性化脓性阑尾炎、坏疽及穿孔性阑尾炎和阑尾周围脓肿。

（三）结肠

结肠（colon）围绕在小肠周围，始于盲肠，终于直肠。可分为升结肠、横结肠、降结肠和乙状结肠四部（图 4-1）。

1. 升结肠

升结肠长约 15cm，起自盲肠，沿腹腔右外侧区上升，至肝右叶下方，转向左形成结肠右曲或称肝曲，移行于横结肠。

2. 横结肠

横结肠长约 50cm，起自结肠右曲，向左横行至脾下方转折向下形成结肠左曲或称脾曲，续于降结肠。横结肠由横结肠系膜连于腹后壁，活动度大，常下垂呈弓形弯曲。

3. 降结肠

降结肠长约 25cm，起自结肠左曲，沿左侧腹后壁向下，至左髂嵴处移行于乙状结肠。

4. 乙状结肠

乙状结肠长约 40cm，呈"乙"字形弯曲，与左髂嵴处上接降结肠，沿左髂窝转入盆腔，至第 3 骶椎平面续于直肠，乙状结肠借乙状结肠系膜连于骨盆侧壁，活动度较大。

（四）直肠

直肠（rectum）长约 10～14cm，在第 3 骶椎前方与乙状结肠相连，沿骶、尾骨的前方下行，穿过盆膈移行于肛管。直肠并非笔直，其在矢状面上有两个弯曲：骶曲由于直肠在骶尾骨前面下降，形成凸向后方的弯曲；会阴曲是直肠绕过尾骨尖形成凸向前方的弯曲（图 4-19）。

直肠上端与乙状结肠交接处管径较细，直肠下部膨大成为**直肠壶腹**，直肠内面常有 3 个半月形皱襞，称**直肠横襞**（图 4-19），由黏膜和环形肌构成，其中最大而且恒定的一个直肠横襞，位于直肠右前壁，距离肛门约 7cm。临床直肠、乙状结肠镜检查时，应注意直肠的横襞和弯曲，以免损伤肠壁。

（五）肛管

肛管（anal canal）是盆膈以下的消化管，上续直肠，下至肛门，全长约 4cm，肛管为肛门括约肌所包绕，平时处于收缩状态，其生理功能是控制粪便的排泄。

肛管内面有 6～10 条纵行的黏膜皱襞，称**肛柱**。肛柱下端之间有半月状的黏膜皱襞，称肛瓣。肛瓣与相邻肛柱下端共同围成的小隐窝称**肛窦**。粪屑易积存于窦内，易感染而发生肛窦炎。肛柱下端与肛瓣连成锯齿状环行线环绕肠管内面，称**齿状线**（dentate line）。在齿状线下方约 1cm 宽的环行带，称肛梳。深部为静脉丛。在肛门上方 1～1.5cm 处，活体上可见皮肤上有浅蓝色的环行线，称白线，此处恰为肛门内外括约肌的分界处。肛门指诊时可触得一环行浅沟，在肛管的黏膜下和皮下有丰富的静脉丛。在病理情况下，静脉丛曲张突起称为痔，发生在齿状线以上的称为内痔，齿状线以下的称外痔。

肛管周围有内外括约肌环绕。肛门内括约肌属平滑肌，是肠壁环形肌增厚而成，有协助排便的作用。肛门外括约肌是骨骼肌，位于肛内括约肌周围，可分为皮下部、浅部和深部。其中浅部和深部可随意括约肛门，控制排便（图 4-19）。

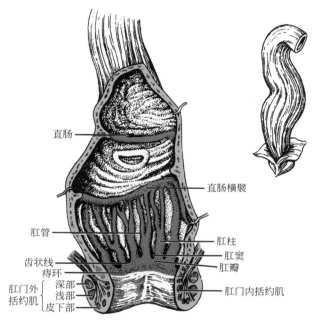

图 4-19　直肠和肛管

第二节　消 化 腺

人体的大消化腺除了前述的三对唾液腺外，还有肝和胰。

一、肝

肝（liver）是人体最大的腺体，血管极为丰富，呈红褐色，质软而脆，其接受双重血液供应，肝动脉和肝门静脉。肝主要有分泌胆汁，参与代谢、解毒、防御等功能，胚胎时期，还具造血功能。我国成年人肝重量男性平均 1300g，女性平均 1220g。

（一）肝的形态

肝呈不规则的楔形，可分上面、下面和下缘（图 4-20～图 4-22）。上面隆凸，贴于膈下，称**膈面**，借矢状位的镰状韧带分为大而厚的肝右叶和小而薄的肝左叶，膈面的后部没有腹膜覆盖的部分称裸区。肝下面凹凸不平，与腹腔器官邻接，称**脏面**。脏面有一近似"H"形的沟。中间一横沟称**肝门**（porta hepatis），是肝左、右管、肝固有动脉、肝门静脉及神经和淋巴管出入之处。出入肝门的这些结构被结缔组织包绕，共同构成**肝蒂**。肝门左纵沟前部有肝圆韧带，是胎儿时期脐静脉闭锁后的遗迹，向前离开此沟即包于镰状韧带的游离缘中，连至脐；左纵沟后部有静脉韧带，是胎儿时期静脉导管的遗迹。肝门右纵沟前部为胆囊窝，后部为腔静脉沟，分别容纳胆囊和下腔静脉。肝的脏面借"H"形沟分为四叶，右纵沟右侧为右叶，左纵沟左侧为左叶，左、右纵沟之间横沟前方为方叶，后方为尾状叶。

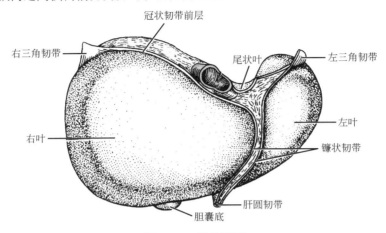

图 4-20　肝的膈面

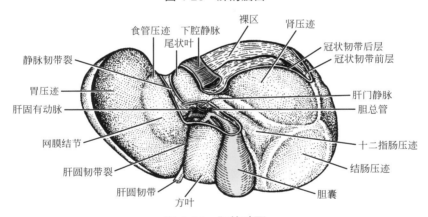

图 4-21　肝的脏面

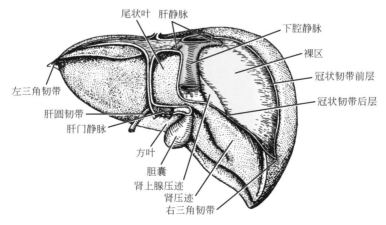

图 4-22　肝的后面

肝下缘是肝脏面与膈面之间的分界线，此缘在后方及右侧钝圆，在前方及左侧则较薄锐。在近腔静脉处有 2 ～ 3 条肝静脉注入下腔静脉，临床上常称此处为第二肝门。

（二）肝的位置及毗邻

肝大部分位于右季肋区和腹上区，小部分位于左季肋区，大部分为胸廓所掩盖，仅在腹上区左、右肋弓间露出，直接与腹前壁接触。

肝的上界与膈穹窿一致，在右侧锁骨中线平第 5 肋，正中线平胸骨体下端，左侧略低，左锁骨中线与第 5 肋间隙交点处。肝下界即肝下缘，右侧与右肋弓一致，在腹上区可达剑突下约 3cm。7 岁以下儿童，由于腹腔的容积较小，而肝体积相对较大，肝下缘常低于右肋弓下约 1.5 ～ 2cm，平静呼吸时，肝的上下移动范围约 2 ～ 3cm。

> **知识拓展**
>
> ### 肝的分段
>
> 　　肝固有动脉和肝门静脉由肝门进入肝以后，和肝管互相伴行，三者共同构成 Glisson 系统。肝静脉汇入下腔静脉形成肝静脉系统。根据 Glisson 系统的分支与分布以及肝静脉的走行划分肝段，肝可分为两半肝（左半肝、右半肝）、5 个叶（右前叶、右后叶、左内叶、左外叶与尾状叶）、8 个段（左外叶上、下段，左内叶，右前叶上、下段，右后叶上、下段，尾状叶）。按此划分，Glisson 系统分布于肝段内，肝静脉走行于肝段间，两者在肝内呈相嵌配布。在肝外科手术中，可根据肝叶、肝段的划分，对肝病进行较为准确的定位，依次施行半肝、肝叶或肝段的切除。

二、肝外胆道

肝外胆道包括肝左管、肝右管、肝总管、胆囊与胆总管。

（一）肝管与肝总管

肝左、右管汇合成肝总管，长约 3cm，其位于肝十二指肠韧带内，下端与胆囊管汇合成胆总管。

（二）胆囊

胆囊（gallbladder）位胆囊窝内，上面借结缔组织与肝相连，长茄形，容量 40 ～ 60ml，是贮存和浓缩胆汁的器官。胆囊分底、体、颈、管四部分：前端钝圆称胆囊底；中间称胆囊体，是胆囊的主体；后端变细的称胆囊颈，弯向下移行为胆囊管（图 4-23）。

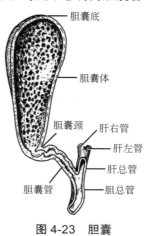

胆囊底
胆囊体
胆囊颈
肝右管
肝左管
肝总管
胆总管
胆囊管

图 4-23　胆囊

胆总管、肝总管和肝的脏面围成三角形区域，称**胆囊三角**（calot 三角），是胆囊手术中寻找胆囊动脉的标志。因为胆囊动脉一般在此三角内经过（占 61.62%），经胆囊三角左缘至胆囊。

胆囊底于肝下缘露出，并与腹前壁相贴，其体表投影在右锁骨中线与肋弓相交处，胆囊病变时，此处常出现明显压痛。

（三）胆总管

胆总管起自肝总管与胆囊管的汇合点，向下与胰管相汇合，长 4 ～ 8cm，管径 0.6 ～ 0.8cm。胆总管起始处位于十二指肠上部上方，在肝十二指肠韧带游离缘内下行，经十二指肠上部的后方，斜穿十二指肠降部后内侧壁，与胰管汇合，形成略膨大的**肝胰壶腹**（Vator 壶腹），开口于十二指肠大乳头。在肝胰壶腹周围的环行平滑肌增厚，称**肝胰壶腹括约肌**（Oddi 括约肌）。在胆总管和胰管末段，也均有少量平滑肌包绕，分别称胆总管括约肌和胰管括约肌（图 4-24）。

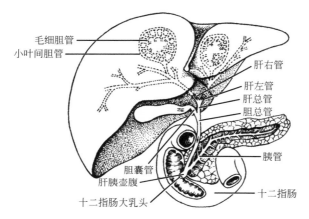

毛细胆管
小叶间胆管
肝右管
肝左管
肝总管
胆总管
胰管
胆囊管
肝胰壶腹
十二指肠
十二指肠大乳头

图 4-24　输胆管道模式图

平时肝胰壶腹括约肌处于深度收缩状态，由肝分泌的胆汁，经肝左、右管、肝总管、胆囊管进入胆囊贮存；进食后，尤其进高脂肪食物，反射性地引起胆囊收缩，肝胰壶腹括约肌舒张，胆囊内的胆汁经胆囊管胆总管排入十二指肠。

肝细胞→肝内胆管→肝左、右管→肝总管→胆总管→十二指肠大乳头→十二指肠腔
平时 ↓ ↑ 进食
胆囊

三、胰

胰（pancreas）是人体第二大腺体，兼有内外两分泌部。内分泌部即胰岛，散在于胰实质内，主要分泌胰岛素，调节糖代谢。外分泌部分泌胰液，含有多种消化酶，有分解蛋白质、糖类和脂肪的作用。

胰是一个狭长形的腺体，全长 14 ～ 20cm，质较柔软、色灰红，重量为 80 ～ 115g，横卧于约平第 1 ～ 2 腰椎的腹后壁，分头、体、尾三部。各部无明显界限。

胰头为胰右端膨大部分，为十二指肠包绕，在胰头下部有一向右后上方的钩突。胰体位于胰头与胰尾之间，狭长，占胰的大部分，胰体前面隔网膜囊与胃相邻。因此，胃后壁的癌肿或溃疡穿孔常与胰粘连。胰尾较细，向左上方抵达脾门。

胰管位于胰实质内，接近胰的后面与胰长轴一致，横贯胰全长，沿途接受许多小叶间导管最后与胆总管汇合成肝胰壶腹，开口于十二指肠大乳头。在胰头上部常有一小管位于胰管上方，称副胰管，开口于十二指肠小乳头（图 4-15）。

【思考题】

　　1. 简述食管的狭窄及其距中切牙的距离。

　　2. 简述胆汁的产生及排出途径。

　　3. 试述肝的位置及体表投影。

（甘泉涌）

第五章　呼吸系统

【学习目标】

◆ **掌握**：上呼吸道的概念；鼻旁窦的名称及开口；喉的位置、喉软骨名称；喉腔的结构及分部；气管的位置和左、右主支气管的形态学差别；肺的位置、形态及分叶；肺门、肺根的概念。

◆ **熟悉**：呼吸系统的组成；胸膜与胸膜腔的概念。

◆ **了解**：呼吸系统的功能；外鼻的形态、鼻腔的结构及鼻黏膜的分部；喉软骨的连结；喉肌的位置和作用；气管的构造；支气管树、肺段的概念。

呼吸系统（respiratory system）由输送气体的呼吸道和执行气体交换的肺组成（图 5-1）。呼吸道包括鼻、咽、喉、气管及各级支气管等。通常将鼻、咽、喉称为上呼吸道，气管和各级支气管称为下呼吸道。肺由肺实质（肺内各级支气管和肺泡）和肺间质（结缔组织、血管、神经、淋巴管和淋巴结等）组成，表面包有脏胸膜。呼吸系统的主要功能是进行气体交换，即吸入氧气，排出二氧化碳，还兼有发音和嗅觉等功能。

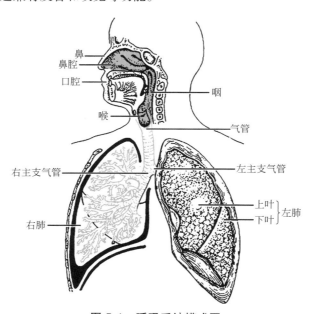

图 5-1　呼吸系统模式图

第一节　呼　吸　道

一、鼻

鼻（nose）分三部，即外鼻、鼻腔和鼻旁窦。它既是呼吸道的起始部，又是嗅觉器官。

（一）外鼻

外鼻位于面部中央，以鼻骨和鼻软骨为支架，外被皮肤、内附黏膜。外鼻与额相连的狭窄部称**鼻根**，向下延续为**鼻背**，末端称**鼻尖**，鼻尖两侧扩大称**鼻翼**，呼吸困难的患者有鼻翼扇动的症状。鼻翼和鼻尖处皮肤富含皮脂腺和汗腺，成为痤疮、酒渣鼻和疖肿的好发部位。

（二）鼻腔

鼻腔（nasal cavity）是由骨和软骨及其表面被覆的黏膜和皮肤构成。鼻腔内衬黏膜并被鼻中隔分为两半，向前经**鼻孔**与外界相通，向后经**鼻后孔**通鼻咽。每侧鼻腔又分为前部的**鼻前庭**和后部的**固有鼻腔**（图5-2），两者以**鼻阈**为界。**鼻前庭**由鼻翼围成，内面衬以皮肤，生有鼻毛，有过滤灰尘和净化空气的作用。鼻前庭由于缺乏皮下组织，皮肤与软骨膜紧密相连，故发生疖肿时疼痛明显。**鼻中隔**（nasal septum）（图5-3）由筛骨垂直板、犁骨和鼻中隔软骨覆以黏膜而成，位置通常偏向一侧。其前下方血管丰富、位置浅表，外伤或干燥刺激均易引起出血。90%左右的鼻出血发生于此区，称为**易出血区**（little 区）。**固有鼻腔**位于鼻阈的后上方，是鼻腔的主要部分。鼻腔外侧壁自上而下为上、中、下三个**鼻甲**，上鼻甲与中鼻甲之间称**上鼻道**，中鼻甲与下鼻甲之间为**中鼻道**，下鼻甲下方为**下鼻道**。

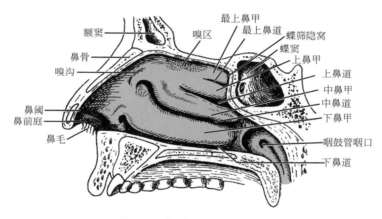

图 5-2 鼻腔外侧壁（右侧）

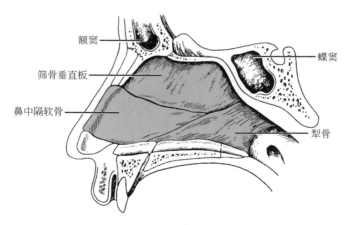

图 5-3 鼻中隔

鼻黏膜按生理功能分为**嗅区**和**呼吸区**。位于上鼻甲与其相对的鼻中隔及二者上方鼻腔顶部的鼻黏膜区域统称为**嗅区**，有感受嗅觉刺激的嗅细胞。其余部分的黏膜区域称**呼吸区**，活体呈淡红色，表面光滑湿润，黏膜内含丰富的血管、黏液腺和纤毛，对吸入的空气有加温、湿润和净化作用。

（三）鼻旁窦

鼻旁窦（paranasal sinuses）（图 5-4，图 5-5）又称副鼻窦，指鼻腔周围含气颅骨的腔，开口于鼻腔。鼻旁窦共有 4 对，包括额窦、筛窦、蝶窦和上颌窦。筛窦又分为前筛窦、中筛窦和后筛窦。四对鼻旁窦分别位于其同名颅骨内，有加温加湿空气及对发音产生共鸣的作用。额窦、上颌窦、前筛窦、中筛窦开口于中鼻道；后筛窦开口于上鼻道；蝶窦开口于蝶筛隐窝。

由于鼻旁窦的黏膜与鼻腔的黏膜相延续，故鼻腔黏膜的炎症可蔓延至鼻旁窦引起鼻旁窦炎。

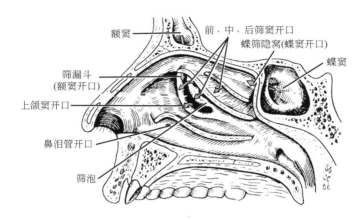

图 5-4　鼻腔外侧壁（鼻甲切除）

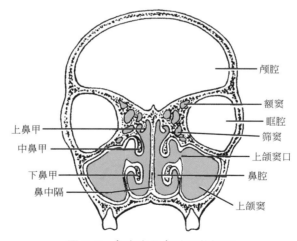

图 5-5　鼻旁窦及鼻腔冠状切面

知识拓展

上颌窦炎

上颌窦是鼻旁窦中最大的一对。由于上颌窦的窦口高于窦底，所以上颌窦炎症化脓时，常引流不畅。上颌窦窦腔较大，窦底邻近上颌磨牙的牙根，此处骨质薄弱，牙根感染常波及上颌窦，引起牙源性上颌窦炎。鼻旁窦的炎症以上颌窦炎最为多见。

二、咽

详见第四章消化系统。

三、喉

喉（larynx）主要由喉软骨和喉肌构成，它既是呼吸的管道，又是发音的器官。

（一）喉的位置和毗邻

喉位于颈前部正中，上借甲状舌骨膜与舌骨相连，借喉口通喉咽，向下接气管。喉的前方有皮肤、颈筋膜、舌骨下肌群；后方为咽；两侧有颈血管、神经和甲状腺侧叶。成年人的喉平对第 4～6 颈椎体，女性略高于男性，小儿比成人高。由于喉与舌骨和咽紧密相连，故当吞咽时，喉可上下移动。

（二）喉的结构

喉是复杂的中空性器官，由喉软骨、连结和喉肌共同组成，喉软骨为喉的支架（图 5-6），包括不成对的甲状软骨、环状软骨、会厌软骨和成对的杓状软骨。连结（图 5-6～图 5-8）由喉软骨间的连结及舌骨、气管与喉之间的连结组成。喉肌属横纹肌，其作用是紧张或松弛声带，开大或缩小声门裂，并可缩小喉口。

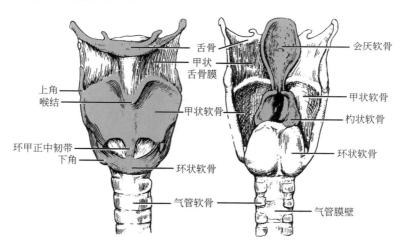

图 5-6　喉软骨及连结

1. 喉软骨

（1）**甲状软骨**（thyroid cartilage）　是最大的喉软骨，构成喉的前壁和侧壁，由前缘互相愈着的呈四边形的左、右软骨板组成。愈着处称**前角**，前角上端向前突出，称**喉结**，在成年男子尤为明显。喉结上方呈"V"形的切迹，称**上切迹**。左、右板的后缘游离并向上、下发出突起，分别称**上角**和**下角**。上角较长，借韧带与舌骨大角连结；下角较短，与环状软骨相关节。

（2）**环状软骨**（cricoid cartilage）　位于甲状软骨的下方，是喉软骨中唯一完整的软骨环。它由前部低窄的**环状软骨弓**和后部高阔的**环状软骨板**围成。板上缘两侧各有一**杓关节面**，与杓状软骨底部形成关节；弓与板交界处有**甲关节面**，与甲状软骨的下角相关节。

（3）**会厌软骨**（epiglottic cartilage）　位于舌骨体后方，上宽下窄呈叶状，下端借**甲状会厌**

韧带连于甲状软骨前角内面上部。会厌软骨被覆黏膜构成**会厌**，是喉口的活瓣，吞咽时喉随咽上提并向前移，会厌封闭喉口，阻止食团入喉而引导食团进咽。

（4）**杓状软骨**（arytenoid cartilage） 成对，坐落于环状软骨板上缘两侧，分为一尖、一底、两突和三个面。杓状软骨底有关节面，底向前伸出的突起称**声带突**，有声韧带附着；向外侧伸出的突起称**肌突**，大部分喉肌附着于此。

2. 连结

（1）**甲状舌骨膜**（thyrohyoid membrane）（图5-6） 是位于舌骨与甲状软骨上缘之间的结缔组织膜。其中部增厚称甲状舌骨正中韧带。

（2）**环甲关节**（cricothyroid joint） 由环状软骨的侧方关节面和甲状软骨下角构成，属联动关节，可使甲状软骨在冠状轴上做前倾和复位运动，使声带紧张或松弛。

（3）**环杓关节**（cricoarytenoid joint） 由环状软骨板上缘和杓状软骨底的关节面构成。杓状软骨可沿该关节垂直轴作向内、外侧旋转。旋内使声带突互相靠近，缩小声门；旋外则开大声门。

（4）**弹性圆锥**（conus elasticus） 又称**环甲膜**，是圆锥形的弹性纤维膜（图5-7）。起自甲状软骨前角后面，呈扇形向后、向下止于杓状软骨声带突和环状软骨上缘。其上缘游离增厚，紧张于甲状软骨至声带突之间，称**声韧带**。声韧带连同声带肌及覆盖于其表面的喉黏膜一起，称为**声带**。弹性圆锥中部弹性纤维增厚称**环甲正中韧带**。急性喉阻塞时，为抢救患者生命可在环甲正中韧带处进行穿刺，以建立暂时的通气道。

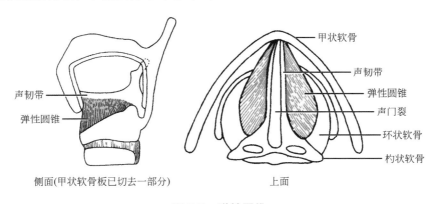

侧面(甲状软骨板已切去一部分)　　　　上面

图5-7　弹性圆锥

3. 喉肌

喉肌（laryngeal muscle）（图5-8）均为骨骼肌，是发音的动力器官。具有紧张或松弛声带、缩小或开大声门裂以及缩小喉口的作用。按功能可分为两群：一群作用于环甲关节，使声带紧张或松弛；另一群作用于环杓关节，使声门裂、喉口开大或缩小。因此，喉肌的运动可控制发音的强弱和调节音调的高低。

（三）喉腔

喉腔（laryngeal cavity）（图5-9）是由喉软骨、韧带和纤维膜、喉肌、喉黏膜等围成的管腔。上起自喉口，与咽腔相通；下连气管。喉腔侧壁有上、下两对黏膜皱襞，上方的黏膜皱襞称**前庭襞**，下方的黏膜皱襞称**声襞**，两侧前庭襞间的裂隙称**前庭裂**；两侧声襞及两侧杓状软骨间的裂隙称**声门裂**。声门裂是喉腔中最狭窄的部位，发音时呼出的气流通过声门裂引起声带振动，发出声音。喉腔借前庭裂和声门裂分为三部分。前庭裂平面以上的部分称**喉前庭**，前庭裂和声门裂之间的部分，称**喉中间腔**，向侧方突出的隐窝称**喉室**。声门裂平面以下的部分称**声门下腔**，此区黏膜下组织疏松，当急性炎症时，易发生水肿。婴幼儿喉腔较狭小，喉水肿易引起喉阻塞，导致呼吸困难。

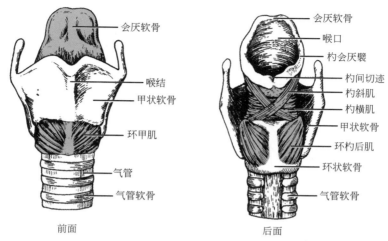

前面   后面

图 5-8　喉肌

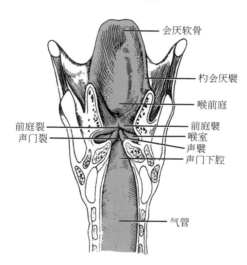

图 5-9　喉腔冠状切面

四、气管和主支气管

气管和主支气管是连接喉和肺之间的通道（图 5-10）。

（一）气管

气管（trachea）位于喉与气管杈之间，起于环状软骨下缘约平第 6 颈椎体下缘；向下至胸骨角平面约平第 4 胸椎体下缘处，分叉形成左、右主支气管。分叉处称**气管杈**，在气管杈的内面，有一矢状位的向上的半月状嵴称**气管隆嵴**，略偏向左侧，是支气管镜检查时判断气管分叉的重要标志。

气管分为颈部和胸部，由气管软骨、平滑肌和结缔组织构成。气管软骨由 14～17 个缺口向后，呈"C"形的透明软骨环构成。气管软骨后壁缺口由气管的膜封闭，气管切开术常在第3～5气管软骨环处施行。

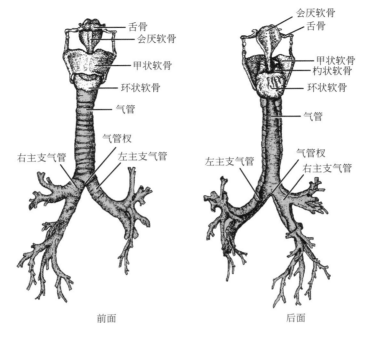

图 5-10　气管和主支气管

（二）主支气管

支气管（bronchi）是气管分出的各级分支，其中一级分支为左、右主支气管。

气管中线与主支气管下缘间夹角称**嵴下角**（subcarinal angle）。左、右主支气管的区别：前者细而长，长 4 ～ 5cm，嵴下角大，斜行；后者短而粗，长 2 ～ 3cm，嵴下角小，走行相对直，气管异物多坠入右主支气管。

第二节　肺

肺（lungs）是与外界进行气体交换的器官，也具有内分泌功能。成人肺重量占体重的 1/50，健康男性成人两肺的空气容量约为 5000 ～ 6500ml，女性小于男性。

一、肺的位置和形态

肺位于胸腔内，在膈肌的上方、纵隔的两侧。正常肺呈浅红色，质柔软呈海绵状，富有弹性。幼儿肺呈淡红色，随年龄增长，因吸入空气中的灰尘不断沉积于肺，颜色逐渐变灰暗，可呈现灰蓝色。

肺呈圆锥形，外观特征为一尖、一底、三面、三缘（图 5-11 ～图 5-13）。

肺尖钝圆，经胸廓上口伸入颈根部，可超出锁骨内 1/3 上方 2 ～ 3cm。**肺底**即膈面，受膈肌压迫向上凹陷。**肋面**隆凸，与胸壁的内面贴近，**纵隔面**即内侧面，与纵隔相邻，其中央有椭圆形凹陷，称**肺门**（hilum of lung），是主支气管、肺动静脉、淋巴管和神经出入肺的部位，这些结构被结缔组织包绕在一起，统称为**肺根**（root of lung），把肺连于纵隔。两肺根内的结构排列自前向后依次为：肺静脉、肺动脉、主支气管。两肺根的结构自上而下排列不同，左肺根的结构自上而下是：肺动脉、左主支气管、肺静脉；右肺根的结构自上而下为：上叶支气管、肺动脉、肺静脉。**前缘**薄而锐，左肺前缘下部有**心切迹**，切迹下方有一突起称**左肺小舌**。**后缘**厚而圆钝，贴于脊柱两侧。**下缘**为膈面与肋面、纵隔面的移行处，其位置随呼吸运动而显著变化。

肺借叶间裂分叶，左肺的叶间裂为**斜裂**，由后上斜向前下，将左肺分为上、下两叶。右肺的叶间裂包括**斜裂**和**水平裂**，将右肺分为上、中、下三叶。

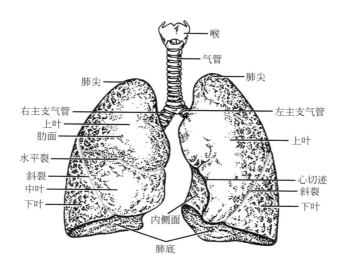

图 5-11　气管、主支气管和肺（前面观）

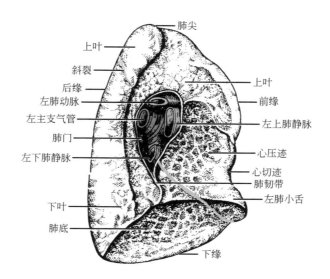

图 5-12　肺纵隔面（左肺）

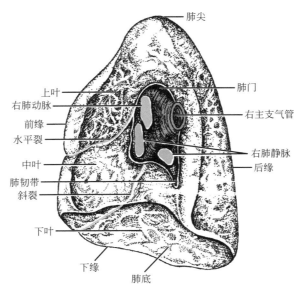

图 5-13　肺纵隔面（右肺）

二、肺内支气管和支气管肺段

（一）肺内支气管

在肺门处，左、右主支气管分为次级支气管，进入肺叶，称为**肺叶支气管**。左肺有上叶和下叶支气管；右肺有上叶、中叶和下叶支气管。肺叶支气管进入肺叶后，继续分出再次级支气管，称**肺段支气管**。故称主支气管为一级支气管，肺叶支气管为二级支气管，肺段支气管为三级支气管。全部各级支气管在肺叶内如此繁复分支形成树状，称为**支气管树**（图 5-10）。

（二）支气管肺段

支气管肺段简称**肺段**（pulmonary segment），是指每一肺段支气管及其分支分布区的全部肺组织的总称。支气管肺段呈圆锥形，尖端朝向肺门，底朝向肺的表面，构成肺的形态学和功能学的基本单位。通常左、右肺各有 10 个肺段。每个支气管肺段由一个肺段支气管分布，相邻支气管肺段间隔以肺静脉属支及疏松结缔组织。由于支气管肺段结构和功能的相对独立性，临床常以支气管肺段为单位进行手术切除。

第三节　胸　　膜

一、胸膜及胸膜腔的概念

胸膜（pleura）是衬覆于胸壁内面、膈上面、纵隔两侧面和肺表面等处的一层浆膜。被覆于胸壁内面、纵隔两侧面和膈上面及突至颈根部等处的胸膜部分称**壁胸膜**（parietal pleura）；覆盖于肺表面的称**脏胸膜**（visceral pleura）；脏、壁胸膜在肺根处相互移行，在两肺周围形成两个互不相通、密闭、呈负压的腔隙称**胸膜腔**（pleural cavity）（图 5-14）。

二、壁胸膜

壁胸膜依其衬覆部位不同分为以下四部分（图 5-14）。

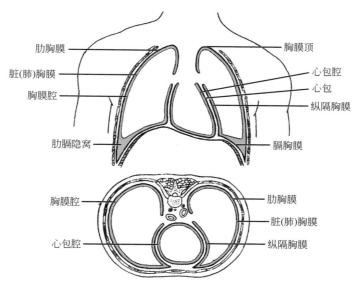

图 5-14　胸膜和胸膜腔示意图

1. 肋胸膜

肋胸膜（costal pleura）衬覆于胸壁内面的浆膜。其前缘位于胸骨后方，后缘达脊柱两侧，下缘以锐角反折移行为膈胸膜，上部移行为胸膜顶。

2. 膈胸膜

膈胸膜（diaphragmatic pleura）覆盖于膈上面，与膈紧密相贴，不易剥离。

3. 纵隔胸膜

纵隔胸膜（mediastinal pleura）衬覆于纵隔两侧面，其中部包裹肺根并移行为脏胸膜。纵隔胸膜向上移行为胸膜顶，下缘连接膈胸膜，前、后缘连接肋胸膜。

4. 胸膜顶

胸膜顶（cupula of pleura）是肋胸膜和纵隔胸膜向上的延续，呈穹窿状，覆盖于肺尖上方。胸膜顶突至胸廓上口，伸向颈根部，高出锁骨内侧 1/3 上方 2～3cm。

三、脏胸膜

脏胸膜（图 5-14）是贴附于肺表面，并伸入至叶间裂内的一层浆膜。因其与肺实质连接紧密，故又称**肺胸膜**。

四、胸膜隐窝

胸膜隐窝（pleural recesses）是不同部分的壁胸膜返折并相互移行处的胸膜腔，即使在深吸气时，肺缘也达不到其内，主要包括肋膈隐窝、肋纵隔隐窝等。

1. 肋膈隐窝

肋膈隐窝（costodiaphragmatic recess）（图 5-14）左、右各一，由肋胸膜与膈胸膜返折形成，是诸胸膜隐窝中位置最低、容量最大的部位，深度可达两个肋间隙。胸膜腔积液常先积存于肋膈隐窝，也是临床胸腔穿刺抽液的部位。

2. 肋纵隔隐窝

肋纵隔隐窝（costomediastinal recess）位于心包处的纵隔胸膜与肋胸膜相互移行处，因左肺前缘有心切迹，所以左侧肋纵隔隐窝较大。

五、胸膜与肺的体表投影

各部壁胸膜相互移行返折之处称胸膜返折线。肋胸膜与纵隔胸膜前缘的返折线是胸膜前界（图 5-15）；与其后缘的返折线是胸膜后界（图 5-16）；而肋胸膜与膈胸膜的返折线则是胸膜下界（图 5-15～图 5-18）。

（一）胸膜前界和下界体表投影

两侧的胸膜前界均起自胸膜顶，向内下经胸锁关节后方，至第 2 胸肋关节水平，两侧互相靠拢并沿中线附近垂直下行。右侧至第 6 胸肋关节处转向右，移行于下界；左侧在第 4 胸肋关节处转向外下方，沿胸骨的侧缘约 2～2.5cm 的距离向下行，于第 6 肋软骨后方与胸膜下界相移行。由于胸膜前界在第 2～4 肋软骨水平两侧靠拢，上下两端相互分开，所以在胸骨后方各形成一个三角形区域：上方为**胸腺区**，内有胸腺；下方为**心包区**，其间显露心及心包。

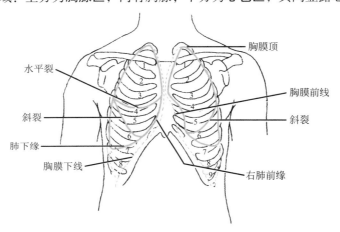

图 5-15　胸膜与肺的体表投影（前面）

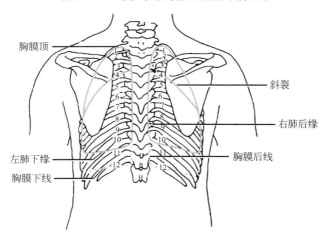

图 5-16　胸膜与肺的体表投影（后面）

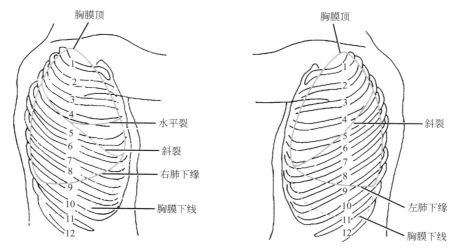

图 5-17　胸膜与肺的体表投影（右侧面）　图 5-18　胸膜与肺的体表投影（左侧面）

　　右侧的胸膜下界起自第 6 胸肋关节的后方，左侧的胸膜下界起自第 6 肋软骨中点后方。两侧均行向外下方，在锁骨中线与第 8 肋相交，在腋中线与第 10 肋相交，在肩胛线与第 11 肋相交，最终止于第 12 胸椎棘突高度。

（二）肺的体表投影

　　肺尖的体表投影与胸膜顶大致相同，肺的前界几乎与胸膜前界一致，两肺下缘的体表投影相同，在相同部位肺下界一般较胸膜下界高出两个肋，即在锁骨中线处与第 6 肋相交，腋中线处与第 8 肋相交，肩胛线处与第 10 肋相交，最后在脊柱侧方止于第 10 胸椎棘突高度。

第四节　纵　　隔

　　纵隔（mediastinum）是两侧纵隔胸膜间全部器官、结构和结缔组织的总称。纵隔稍偏左，上窄下宽、前短后长。其前界为胸骨，后界为脊柱胸段，两侧为纵隔胸膜，上界是胸廓上口，下界是膈。以胸骨角水平面将纵隔分为上纵隔和下纵隔。下纵隔以心包为界，又分为前、中、后纵隔（图 5-19）。

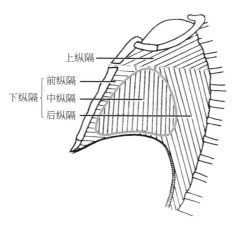

图 5-19　纵隔分区示意图

气管异物

临床上气管内异物多坠入右主支气管，这是由于右主支气管与气管的夹角较小，加之气管隆嵴稍偏向左侧，右肺通气量较大等因素所致。

胎儿肺与成人肺的区别

胎儿和未曾呼吸过的新生儿肺不含空气，比重较大，可沉于水底。成人因呼吸肺含空气，比重较小，能浮出水面。这在法医学上具有重要意义。

胸膜腔积液

肋膈隐窝是胸膜腔的最低部位，胸膜腔积液首先积存于此处，为临床胸膜腔穿刺抽液的部位，同时也是易发生胸膜粘连的部位。胸膜腔积液时常进行胸膜腔穿刺术，用于胸膜腔内疾病的诊断和治疗。

【思考题】

1. 简述胸膜腔的概念，胸膜腔积液的好发部位。
2. 为什么上颌窦炎发病率高于其他鼻旁窦？
3. 气管异物多坠入哪侧主支气管？为什么？

（金昌洙）

第六章　泌尿系统

【学习目标】
- ◆ **掌握**：肾的位置、形态及结构；肾门、肾蒂的概念；肾的被膜；输尿管的三个生理性狭窄；膀胱的位置、分部；膀胱三角的概念；女性尿道的形态特点、开口部位。
- ◆ **熟悉**：泌尿系统的组成。
- ◆ **了解**：泌尿系统的功能；输尿管的走行、分部。

泌尿系统（urinary system）由**肾、输尿管、膀胱**和**尿道**组成（图6-1）。肾产生尿液，输尿管将尿液输送至膀胱，膀胱储存尿液，尿道将尿液排出体外。泌尿系统的主要功能是排出机体新陈代谢产生的废物和多余的水，保持机体的水盐平衡和酸碱平衡，维持机体内环境的稳定。此外，肾还有内分泌功能。

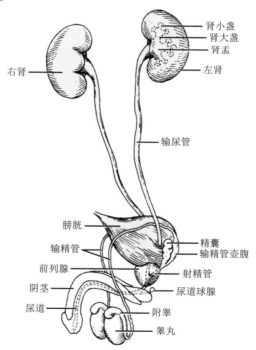

图 6-1　男性泌尿生殖系统模式图

第一节　肾

一、肾的形态

肾（kidney）为实质性器官，左右各一，形似蚕豆。肾可分为上、下两端，前、后两面，内、外侧两缘。上端宽而薄，下端窄而厚。前面较凸，后面较平。外侧缘隆凸，内侧缘中部凹陷，称**肾门**（renal hilum），是肾的血管、神经、淋巴管和**肾盂**（renal pelvis）出入的部位。出入肾门的结构被结缔组织所包裹称**肾蒂**（renal pedicle）。因下腔静脉靠近右肾，故右肾蒂较左肾蒂短。肾蒂内各结构的排列关系，自前向后顺序为：肾静脉、肾动脉和肾盂；自上而下顺序为：肾动脉、肾静脉和肾盂。肾门向肾实质的凹陷称为**肾窦**（renal sinus），内含肾动脉的分支、肾静脉的属支、肾小盏、肾大盏、肾盂和脂肪组织等。

二、肾的位置与毗邻

正常成年人的肾位于脊柱两侧，腹后壁的上部（图 6-2），为腹膜外位器官。两肾上端相距较近，下端稍远，呈"八"字形排列。左肾上端平第 11 胸椎体下缘，下端平第 2 腰椎体下缘；右肾上端平第 12 胸椎体上缘，下端平第 3 腰椎体上缘。肾门约平第 1 腰椎平面。左、右两侧第 12 肋分别斜过左肾后面中部和右肾后面上部。竖脊肌外侧缘与第 12 肋之间的夹角称为**肾区**（**脊肋角**）。肾疾病患者，叩击或触压此区可引起疼痛。肾的位置一般女性低于男性，儿童低于成人。

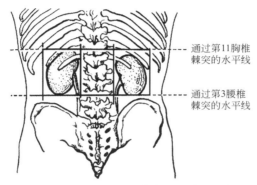

通过第11胸椎
棘突的水平线

通过第3腰椎
棘突的水平线

图 6-2　肾的位置和体表投影（后面）

肾的毗邻（图 6-3）：两肾后面上 1/3 与膈相邻，下 2/3 自内侧向外侧与腰大肌、腰方肌和腹横肌相邻。肾前面邻接左右不同：左肾前上部与胃底后面相邻，中部和内侧与胰尾和脾血管接触，下部临近空肠和结肠左曲；右肾内侧缘与十二指肠降部相邻，前上部与肝右叶相邻，下部与结肠右曲相邻。两肾上方邻肾上腺。

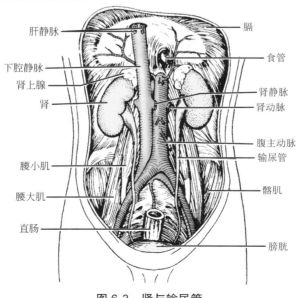

肝静脉

下腔静脉

肾上腺

肾

腰小肌

腰大肌

直肠

膈

食管

肾静脉

肾动脉

腹主动脉

输尿管

髂肌

膀胱

图 6-3　肾与输尿管

三、肾的被膜

肾的表面有三层膜，由内向外依次为纤维囊、脂肪囊和肾筋膜（图6-4）。

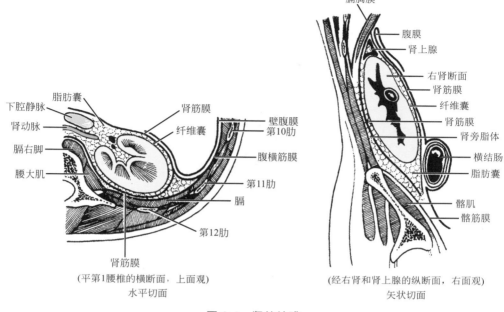

图 6-4　肾的被膜

1. 纤维囊

纤维囊（fibrous capsule）紧贴肾实质表面，薄而坚韧，由致密结缔组织和弹性纤维构成。正常情况下，纤维囊易与肾实质分离，病理情况下，则剥离困难。肾破裂或部分切除时需缝合此膜，以防肾实质撕裂。

2. 脂肪囊

脂肪囊（adipose capsule）又称肾床，为纤维囊外面的脂肪组织层，并经肾门进入肾窦，脂肪囊对肾起弹性垫的保护作用。临床上作肾囊封闭就是将药物注入脂肪囊内。

3. 肾筋膜

肾筋膜（renal fascia）位于脂肪囊的外面，分前、后两层包裹肾和肾上腺及周围的脂肪囊，分别称肾前、后筋膜。二者上方和外侧均互相融合，下方互相分离，输尿管行于两层之间。肾筋膜向深面发出许多结缔组织小束，穿过脂肪囊与纤维囊相连，对肾起固定作用。

此外，肾蒂、腹膜、腹内压及周围器官的承托也对肾起固定作用。当腹壁肌力弱、肾周围脂肪少、肾的固定结构薄弱时，可出现肾下垂或游走肾。肾周围积脓时，脓液可沿肾前后筋膜间隙向下蔓延至髂窝或大腿根部。

四、肾的结构

肾的冠状切面观，肾实质分为**肾皮质**（renal cortex）和**肾髓质**（renal medulla）两部分（图6-5）。**肾皮质**位于浅层，厚1～1.5cm，富含血管，新鲜标本上为红褐色，内有红色点状的细小颗粒，为肾单位。肾皮质伸入肾髓质的部分称**肾柱**（renal columns）。

肾髓质位于深层，约占肾实质厚度的2/3，血管较少，色淡红。其被肾柱分隔成15～20个

肾锥体（renal pyramids）。肾锥体的底朝向肾皮质，尖朝向肾窦称**肾乳头**。偶见 2 ～ 3 个肾锥体合成 1 个肾乳头。肾乳头顶端的小孔称**乳头孔**。肾乳头被漏斗形的**肾小盏**包绕，肾小盏共 7 ～ 8 个，终尿经乳头孔流入肾小盏。2 ～ 3 个肾小盏汇合成 1 个**肾大盏**，2 ～ 3 个肾大盏汇合成**肾盂**（renal pelvis）。肾盂呈前后扁的漏斗状，出肾门后，向下弯行，逐渐变细移行为输尿管。

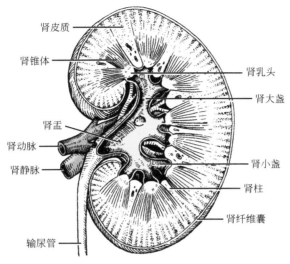

图 6-5　右肾冠状切面（后面观）

第二节　输尿管

输尿管（ureter）（图 6-1，图 6-3）为细长的肌性管道，左右各一，起于肾盂下端，终于膀胱。长约 20 ～ 30cm，管径约 0.5 ～ 0.7cm。管壁有较厚的平滑肌层，可作节律性蠕动，使尿液不断地流入膀胱。按其行程可分为腹部、盆部和壁内部。

输尿管腹部起自肾盂下端，沿腰大肌前面下降，至小骨盆入口处，跨过髂血管（左侧跨髂总动脉末端，右侧跨髂外动脉起始处）前方，进入盆腔。

输尿管盆部起自小骨盆入口处，先沿盆腔侧壁行向后下，再转向前内穿入膀胱底。在女性，输尿管距子宫颈外侧约 2.5cm 处，有子宫动脉横过其前上方。在子宫手术结扎子宫动脉时应注意防止损伤或误结扎输尿管。

输尿管壁内部为斜穿膀胱壁的部分，输尿管口开口于膀胱底内面，长约 1.5cm。当膀胱充盈时，内压的增高可引起壁内段管腔的闭合，防止尿液逆流入输尿管。

输尿管全程有三处狭窄：①位于肾盂与输尿管移行处，即输尿管起始处；②位于小骨盆入口，即跨过髂血管处；③为壁内部。这三处狭窄是结石易滞留的部位。

> **知识拓展**
>
> **泌尿系结石**
>
> 　　泌尿系结石简称**尿石症**，可发生于肾、膀胱、输尿管和尿道的任何部位，但以肾和输尿管结石为常见。临床表现因结石所在部位不同而有异。肾和输尿管结石的典型表现为肾绞痛与血尿。绞痛发作前，患者无明显感觉，由于某种诱因，如剧烈运动、劳动等，突然出现一侧腰部剧烈的绞痛，并向下腹及会阴部放射，伴有腹胀、恶心、呕吐、程度不同的血尿。膀胱结石主要表现是排尿困难和排尿疼痛。

第三节 膀 胱

膀胱（urinary bladder）是贮存尿液的囊状的肌性器官，其形状、大小、位置和壁的厚度随充盈程度、年龄和性别而异。正常成人的膀胱容量为 350 ~ 500ml，最大容量可达 800ml，新生儿容量约为成人的 1/10，女性膀胱的容量较男性小。

一、膀胱的形态

膀胱空虚时为三棱锥体形（图 6-6）。分尖、底、体、颈四部。顶端尖细，朝向前上方，称**膀胱尖**。底部膨大，朝向后下，称**膀胱底**。尖与底之间的部分称**膀胱体**，膀胱的最下部称**膀胱颈**，以尿道内口与尿道相通。膀胱各部间无明显界线。

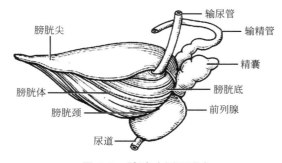

图 6-6 膀胱（侧面观）

膀胱空虚时，内面黏膜由于肌层的收缩而形成许多皱襞，这些皱襞可随膀胱充盈而消失。但在膀胱底内面，两侧**输尿管口**与尿道内口之间的三角形区域，缺少黏膜下层，无论膀胱充盈或空虚，其黏膜光滑无皱襞，称**膀胱三角**（trigone of bladder）（图 6-7），是膀胱肿瘤和结核的好发部位。在两侧输尿管口之间，有一横行皱襞，称**输尿管间襞**。膀胱镜检时，呈一苍白带，是临床寻找输尿管口的标志。

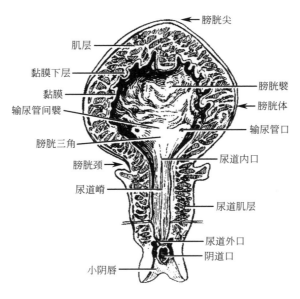

图 6-7 女性膀胱和尿道

二、膀胱的位置和毗邻

成人膀胱位于盆腔的前部，前方为耻骨联合，后方在男性，与精囊腺、输精管壶腹和直肠相邻。在女性，与子宫和阴道相邻（见生殖系统图 7-8）。膀胱颈的下方，在男性邻接前列腺，在女性邻接尿生殖膈（见生殖系统图 7-8）。

膀胱空虚时，膀胱尖不超过耻骨联合上缘。膀胱充盈时，膀胱尖高出耻骨联合之上，膀胱与腹前壁腹膜的折返线亦随之上移，此时可在耻骨联合上缘行膀胱穿刺术，不进入腹膜腔，不会伤及腹膜、避免污染腹膜腔。新生儿膀胱的位置较成人高，大部分位于腹腔内。随着年龄的增长，逐渐下降入盆腔。老年人因盆底肌肉松弛，膀胱位置较低。

第四节　尿　　道

尿道（urethra）为起于膀胱通向体外的一段管道。男性尿道见男性生殖系统。

女性尿道（图 6-7）长约 3 ～ 5cm，起于尿道内口，经耻骨联合与阴道之间下行，穿过尿生殖膈，以尿道外口开口于阴道前庭。穿尿生殖膈时，周围有尿道阴道括约肌环绕，可控制排尿。女性尿道宽、短且直，故易引起逆行性尿路感染。

知识拓展

尿路感染

尿路感染是由于病原体（主要是细菌）在尿路中生长繁殖，并侵犯尿路各器官黏膜或组织而引起的炎症。尿路感染分为上尿路感染和下尿路感染。上尿路感染指的是肾盂肾炎，下尿路感染包括尿道炎和膀胱炎。肾盂肾炎又分为急性肾盂肾炎和慢性肾盂肾炎，好发于女性，细菌依次经尿道、膀胱、输尿管、肾盂引起感染，称逆行性尿路感染。典型临床表现为血尿、膀胱刺激征（尿频、尿急、尿痛），以及全身感染症状。

【思考题】

1. 输尿管的三处狭窄各位于何处？有何临床意义？
2. 结合肾的结构，试述肾产生的尿液经过哪些途径排出体外？

（王　倩）

第七章 生殖系统

【学习目标】

◆ **掌握**：睾丸的位置、功能；男性尿道的分部、狭窄及弯曲；卵巢的位置、功能；输卵管的位置、分部；子宫的位置、形态、分部及固定装置。

◆ **熟悉**：男、女性生殖系统的组成；睾丸的形态、结构；附睾的位置、形态；输精管的行程、分部；前列腺的位置、形态；卵巢的形态、固定装置；子宫内腔的分部；阴道穹的构成；乳房的位置、形态。

◆ **了解**：精索的组成、分部；射精管、精囊腺、尿道球腺及外生殖器的位置；女性外生殖器的形态结构；会阴的概念及分部。

生殖系统（reproductive system）包括男性生殖系统和女性生殖系统。按部位可分为内生殖器和外生殖器（表7-1）。内生殖器多位于盆腔内。外生殖器显露于体表，是性交器官。生殖系统的主要功能是繁衍后代，维持男、女性的第二性征。

表7-1 生殖系统的组成

分部	生殖器	男性生殖系统	女性生殖系统
内生殖器	生殖腺	睾丸	卵巢
	生殖管道	附睾、输精管、射精管、男性尿道	输卵管、子宫、阴道
	附属腺	精囊腺、前列腺、尿道球腺	前庭大腺
外生殖器		阴囊、阴茎	女阴（阴阜、大阴唇、小阴唇、阴道前庭、阴蒂）

第一节 男性生殖系统

男性生殖系统（male reproductive system）的组成见表7-1（图6-1）。睾丸产生精子和分泌雄激素。睾丸产生的精子先储存于附睾内，当射精时经输精管、射精管和尿道排出体外。精囊、前列腺和尿道球腺的分泌物参与精液的组成，供给精子营养并有利于其活动。

一、内生殖器

（一）睾丸

1.位置与形态

睾丸（testis）（图7-1，图7-2）位于阴囊内，左、右各一，呈扁椭圆形，表面光滑，可分为上、下两端，前、后两缘，内、外侧两面。上端被附睾头遮盖，下端游离。前缘游离，后缘与附睾相连，有血管、淋巴管和神经出入。内侧面较平坦，外面较隆凸。

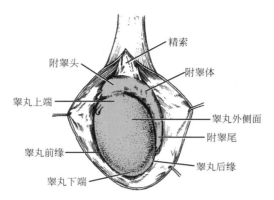

图 7-1 睾丸和附睾（左侧）

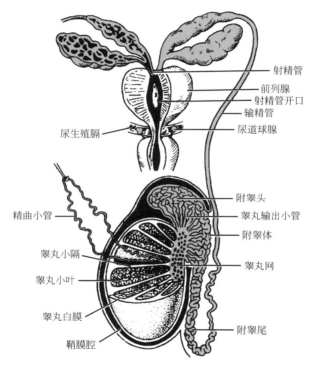

图 7-2 睾丸、附睾的结构及输精管道

2. 结构

睾丸表面有一层坚韧的**白膜**。白膜在睾丸后缘增厚伸入睾丸实质，形成**睾丸纵隔**。纵隔发出许多呈放射状的**睾丸小隔**连于白膜，将睾丸实质分成许多**睾丸小叶**。每个小叶内有 2～4 条盘曲的**精曲小管**，其上皮产生精子。精曲小管在近睾丸纵隔处汇合成短而直的**精直小管**，进入睾丸纵隔相互交织成**睾丸网**。睾丸网发出 12～15 条**睾丸输出小管**，经睾丸后缘上部进入附睾。

（二）输精管道

1. 附睾

附睾（epididymis）呈新月形，紧贴睾丸上端和后缘（图 7-1，图 7-2）。上端膨大为附睾头，中部为附睾体，下端较细为附睾尾。睾丸输出小管汇合成一条附睾管，附睾管迂回盘曲构成附睾体与尾，附睾尾向后上弯曲移行为输精管。精子由睾丸进入附睾管内贮存，获得运动能力，得到进一步成熟。

2. 输精管

输精管（ductus deferens）是附睾管的直接延续，全长约50cm（图7-2）。全程走行较长，可分成四部分：①**睾丸部**起于附睾尾，沿睾丸后缘上行，至睾丸上端；②**精索部**介于睾丸上端与腹股沟管浅环之间，位置表浅，容易触及，输精管结扎术常在此部进行；③**腹股沟部**位于腹股沟管内；④**盆部**为最长的一段，起自腹股沟管腹环处，沿盆侧壁行向后下，经输尿管末端的前方至膀胱底的后面，两侧输精管逐渐靠近并膨大成输精管壶腹。

3. 射精管

输精管壶腹末端变细，与精囊腺的排泄管合成**射精管**（ejaculatory duct），长约2cm，穿前列腺实质，开口于尿道前列腺部（图7-2）。

精索（spermatic cord）为位于睾丸上端和腹股沟管深环之间的一对柔软的圆索状结构。主要内容有输精管、睾丸动脉、蔓状静脉丛、输精管动静脉、淋巴管、神经及腹膜鞘突等。

精索表面有三层被膜，由浅至深依次为精索外筋膜、提睾肌和精索内筋膜。

（三）附属腺

包括精囊腺、前列腺和尿道球腺（图7-2）。

1. 精囊腺

精囊腺（seminal vesicle）简称**精囊**。位于膀胱底后方及输精管壶腹的外侧，为一对长椭圆形的囊状腺体，表面凹凸不平，其排泄管与输精管的末端汇合成射精管。精囊分泌的液体参与精液组成，并稀释精液有利于精子活动。

2. 前列腺

前列腺（prostate）为一栗子形的实质性器官，位于膀胱与尿生殖膈之间。其上端宽大称前列腺底，与膀胱颈相接，有尿道穿入。下端尖细称前列腺尖，与尿生殖膈相邻，尿道由此穿出。底与尖之间的部分称前列腺体。体的前方为耻骨联合，后方为直肠壶腹。体的后正中有一纵行浅沟称前列腺沟，在活体经直肠可触及，前列腺肥大时此沟消失。

前列腺可分为五叶：前叶、中叶、后叶和两侧叶（图7-3）。前叶很小，位于尿道前方；中叶呈楔形，位于尿道和射精管之间；两侧叶紧贴尿道的侧壁；后叶位于中叶和两个侧叶的后方。

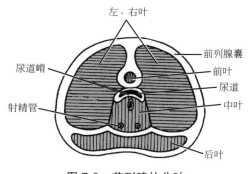

图7-3 前列腺的分叶

3. 尿道球腺

尿道球腺（bulbourethral gland）是一对豌豆大的球形腺体，位于会阴深横肌内，其导管开口于尿道球部，分泌物参与精液的组成。

精液由输精管道各部和附属腺的分泌物及大量精子组成。呈乳白色，弱碱性，适于精子的生存和活动。一次排精量约 2～5ml，含精子 3 亿～5 亿个。如果一次排出的精液中精子总数少于 6000 万个，则为少精症，可致男性不育症。

二、外生殖器

（一）阴囊

阴囊（scrotum）（图 7-4）为一皮肤囊袋，位于阴茎的后下方。阴囊由皮肤和肉膜组成。阴囊皮肤薄而柔软，有色素沉着，成人有少量阴毛。肉膜位于皮肤深面，是阴囊的浅筋膜，缺乏脂肪组织，含有少量平滑肌，平滑肌随外界温度变化而舒缩，以调节阴囊内的温度，有利于精子的生存和发育。肉膜在正中线向深处发出阴囊中隔，将阴囊腔分为左、右两部，各容纳一侧的睾丸和附睾等。

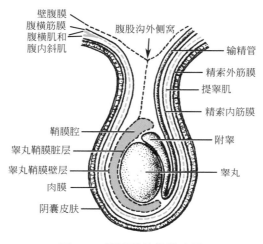

图 7-4　阴囊的结构模式图

（二）阴茎

阴茎（penis）悬于耻骨联合前下方，可分为头、体、根三部分。后端为阴茎根，固定于耻骨下支和坐骨支。中部为阴茎体，呈圆柱形。前端膨大为阴茎头（龟头），头的尖端有矢状位的尿道外口。

1.结构

阴茎由两条阴茎海绵体和一条尿道海绵体组成，每条海绵体被外面的坚厚的纤维膜（海绵体白膜）所包绕，其外共同包以筋膜和皮肤（图 7-5）。

阴茎海绵体位于阴茎的背侧，左右各一。其前端变细嵌入阴茎头，后端分开，形成左、右阴茎脚，分别附于耻骨下支和坐骨支。尿道海绵体位于阴茎海绵体的腹侧，尿道贯穿其全长，其前端膨大为阴茎头，后端膨大为尿道球。海绵体内部由许多海绵体小梁和腔隙构成，腔隙与血管相通，充血时，阴茎变粗变硬而勃起。

阴茎皮肤薄而柔软，富有伸展性。皮肤在阴茎颈处游离，向前延伸并返折成双层皮肤皱襞包绕阴茎头，称阴茎包皮。在阴茎头腹侧中线处，包皮与尿道外口相连的皮肤皱襞，称包皮系带。作包皮环切术时，注意勿伤及包皮系带，以免影响阴茎的勃起。

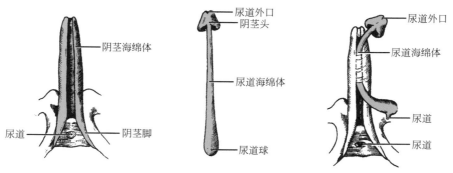

图 7-5　阴茎的形态和结构

2. 男性尿道

男性尿道（male urethra）起于膀胱的尿道内口，止于尿道外口，兼有排尿和排精的功能（图 7-6）。成年男性尿道长 16 ～ 22cm，管径平均为 5 ～ 7mm。全长分为三部分：**前列腺部**为尿道贯穿前列腺的部分，长约 3cm，管径较宽，其后壁上有射精管的开口。**膜部**为尿道贯穿尿生殖膈的部分，短而窄，长约 1.2 ～ 1.7cm，其周围有尿道括约肌（骨骼肌）环绕，可控制排尿。**海绵体部**为尿道贯穿尿道海绵体的部分，长约 15cm，尿道球内的尿道较宽阔，称尿道球部，尿道球腺管开口于此。在阴茎头内尿道扩大称尿道舟状窝。

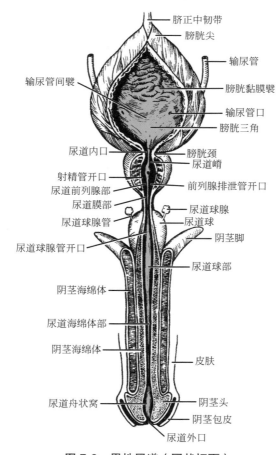

图 7-6　男性尿道（冠状切面）

临床上将前列腺部和膜部称为**后尿道**，海绵体部称为**前尿道**。

男性尿道全长有三处狭窄、三处扩大和两个弯曲（图 7-7）。三处狭窄分别为：**尿道内口**、**膜部和尿道外口**。三处扩大分别为：前列腺部、尿道球部和尿道舟状窝。两个弯曲：**耻骨下弯**，在耻骨联合下方，凹向前上方，此弯恒定无变化；**耻骨前弯**，在耻骨联合前下方，凹向后下方，如将阴茎向上提起，此弯曲可以消失。临床上男性尿道插入导尿管时，可采取此位。

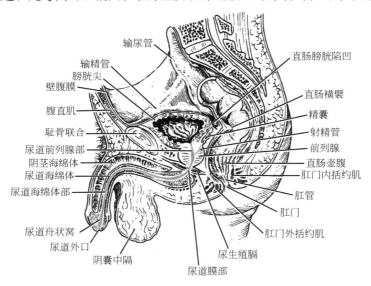

图 7-7　男性盆腔正中矢状断面

知识拓展

前列腺增生症

　　前列腺增生症是老年男性常见疾病之一，为前列腺的一种良性病变。小儿前列腺较小，腺体不明显，性成熟期腺体迅速生长发育成熟，一般在 50 岁左右腺组织开始逐渐萎缩。有些老年人腺体内结缔组织增生，即前列腺增生，其发病原因与人体内雄激素与雌激素的平衡失调有关，以中叶、侧叶增生明显，常突入膀胱或尿道内，压迫膀胱颈部或尿道，引起排尿困难和尿潴留。

第二节　女性生殖系统

女性生殖系统（female reproductive system）的组成见表 7-1。卵巢产生卵子和分泌雌性激素；输卵管是生殖细胞受精及输送受精卵至子宫的管道；子宫是形成月经、孕育胎儿的器官；阴道是性交器官，也是胎儿娩出的通道。

一、内生殖器

（一）卵巢

卵巢（ovary）（图 7-8，图 7-9）为成对的实质性器官，位于盆腔侧壁，髂内、外动脉夹角处的卵巢窝内。卵巢呈扁卵圆形，分为上、下两端，前、后两缘和内、外侧两面。上端借**卵巢悬韧带**连于盆壁。卵巢悬韧带内有卵巢动静脉、淋巴管和神经等。下端借**卵巢固有韧带**连于子宫底的两侧。前缘借卵巢系膜连于子宫阔韧带，中部略凹陷，称**卵巢门**，为卵巢血管、淋巴管和神经出入的部位。后缘游离。内侧面朝向盆腔。外侧面贴盆腔侧壁的卵巢窝。

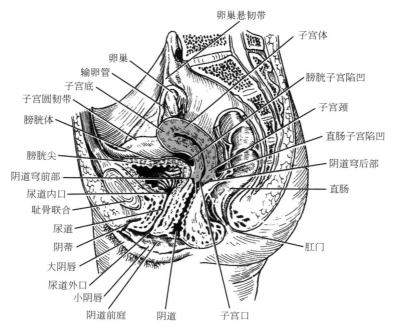

图 7-8　女性盆腔正中矢状断面

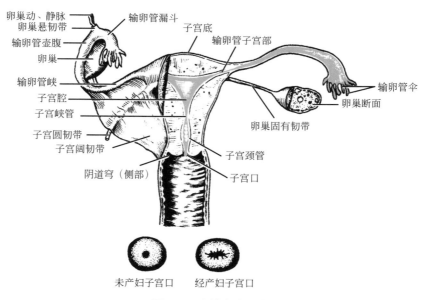

图 7-9　女性内生殖器

卵巢有明显的年龄变化。初生女婴卵巢较小，表面光滑；青春期（12～14 岁）开始，卵巢在垂体分泌的促性腺激素的作用下，每隔 28 天有 1 个卵泡发育成熟并排卵；性成熟期卵巢最大，由于多次排卵，表面变得凹凸不平；更年期卵巢功能逐渐减退，开始缩小；绝经期卵巢逐渐萎缩。

（二）输卵管

输卵管（uterine tube）（图 7-8，图 7-9）为一对弯曲的输送卵子的肌性管道，包在子宫阔韧带上缘内，连于子宫底两侧。其外侧端游离，开口于腹膜腔，内侧端连于子宫，开口于子宫腔。

输卵管长约 10～14cm，全长由外侧向内侧分为四部分：①**输卵管漏斗**为末端膨大的部分，呈漏斗状，以输卵管腹腔口开口于腹膜腔，漏斗末端的游离缘形成许多细长突起称**输卵管伞**，盖在卵巢的表面，是手术时识别输卵管的标志。②**输卵管壶腹**约占输卵管全长的 2/3，管径较粗，行程弯曲，卵子通常在此部受精，受精卵进入子宫着床发育。若受精卵因某种原因未能进入子宫，而在输卵管或腹膜腔内发育，称异位妊娠。③**输卵管峡**短而直，管壁较厚，管腔狭窄。输卵管结扎术常在此部进行。④**子宫部**为贯穿子宫壁的一段，以输卵管子宫口通子宫腔。

临床上，卵巢和输卵管统称为**子宫附件**。

（三）子宫

子宫（uterus）为一中空的肌性器官，是孕育胎儿、产生月经的器官。

1. 形态和分部

成年未产妇的子宫呈倒置的梨形，前后稍扁，长约 7～9cm，最大宽径约 4～5cm，厚约 2～3cm。子宫分底、体、颈三部分（图 7-9）。两侧输卵管子宫口以上圆凸的部分为**子宫底**；下段狭窄呈圆柱状的部分为**子宫颈**，是肿瘤的好发部位；底与颈之间的部分为**子宫体**。子宫颈下端伸入阴道内的部分称**子宫颈阴道部**；在阴道以上的部分称**子宫颈阴道上部**。子宫颈上端与子宫体连接部狭细称**子宫峡**，长约 1cm，妊娠末期可延长至 7～11cm，产科常在此处进行剖宫术。

子宫内腔分为两部分。子宫底与体围成的腔称**子宫腔**，呈底向上、尖向下的三角形；位于子宫颈内的腔称**子宫颈管**，呈梭形，上口通子宫腔，下口通阴道称**子宫口**，未产妇的子宫口为圆形，边缘光滑而整齐，分娩后呈横裂状。子宫口的前、后缘分别称前唇和后唇，后唇较长，位置也较高。

2. 子宫的位置

子宫位于盆腔中央，膀胱与直肠之间。成人子宫呈**前倾前屈位**。**前倾**即整个子宫向前倾斜，子宫长轴与阴道长轴之间形成的一个向前开放钝角。**前屈**是指子宫体与子宫颈之间形成的一个向前开放的钝角。当人体直立，膀胱空虚时，子宫体伏于膀胱上面，几乎与地面平行。

3. 子宫的固定装置

子宫的位置主要靠下述韧带维持（图 7-9，图 7-10）。

（1）**子宫阔韧带**　是连于子宫两侧与骨盆侧壁间的双层腹膜。其上缘游离，包绕输卵管。子宫阔韧带可限制子宫向两侧移位。

（2）**子宫圆韧带**　是由平滑肌和结缔组织构成的圆索状结构，起自输卵管与子宫连接处的下方，在阔韧带两层间行向前外，通过腹股沟管，止于阴阜和大阴唇皮下。子宫圆韧带是维持子宫前倾的主要结构。

（3）**子宫主韧带**　位于阔韧带的下部，自子宫颈两侧连于骨盆侧壁，由结缔组织和平滑肌构成。它是维持子宫颈的正常位置，防止子宫向下脱垂的主要结构。

（4）**子宫骶韧带**　起自子宫颈后面，向后绕过直肠两侧，止于骶骨前面，由结缔组织和平滑肌构成。有牵引子宫颈向后，维持子宫前屈位的作用。

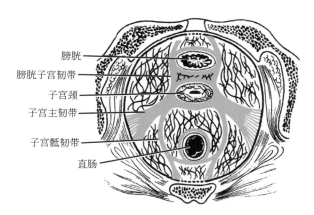

图 7-10　子宫的固定装置模式图

（四）阴道

阴道（vagina）（图 7-8，图 7-9）为前后略扁的肌性管道，富于伸展性，连接子宫和外生殖器，是女性的性交器官，也是排出月经和娩出胎儿的通道。阴道的下端以**阴道口**开口于阴道前庭。处女的阴道口周围附有**处女膜**。处女膜破裂后形成处女膜痕。阴道上端宽阔，包绕子宫颈阴道部，二者间形成的环行凹陷称**阴道穹**。阴道穹分为前、后部及两侧部，以阴道穹后部最深，并与直肠子宫陷凹仅隔阴道后壁和一层腹膜。当腹膜腔积液时，可经阴道穹后部进行穿刺或引流。

二、外生殖器

女性外生殖器又称**女阴**，包括以下结构（图 7-11）。

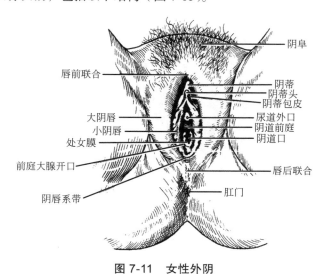

图 7-11　女性外阴

1. 阴阜

阴阜为耻骨联合前方的皮肤隆起，皮下富有脂肪。性成熟后，皮肤生有阴毛。

2. 大阴唇

大阴唇为一对纵长隆起的皮肤皱襞，性成熟后，皮肤富含色素并生有阴毛。两侧大阴唇前端和后端相互连合形成唇前和唇后连合。

3. 小阴唇

小阴唇为一对较薄的皮肤皱襞，左右各一，位于大阴唇内侧。表面光滑无阴毛。两侧小阴唇后端彼此连合形成**阴唇系带**。前端分叉，外侧者包绕阴蒂形成阴蒂包皮；内侧者在阴蒂下面与对侧部结合形成阴蒂系带，向上连于阴蒂。

4. 阴道前庭

阴道前庭是位于两侧小阴唇之间的裂隙，前部有尿道外口，后部有阴道口。

5. 阴蒂

阴蒂位于尿道外口的前方，由两个阴蒂海绵体组成，相当于男性的阴茎海绵体。后端以两个阴蒂脚固定于耻骨下支和坐骨支，两脚前端结合成阴蒂体，表面盖以阴蒂包皮，体的前端露于表面为阴蒂头，富有神经末梢，感觉敏锐。

6. 前庭球

前庭球相当于男性的尿道海绵体，呈蹄铁形。两侧部位于大阴唇的深面，前端位于阴蒂体与尿道外口之间的皮下。

【附】乳房

乳房（mamma）（附图 7-1，附图 7-2）为哺乳动物特有的结构。男性乳房不发达。女性乳房自青春期后开始发育，妊娠和哺乳期有分泌活动。

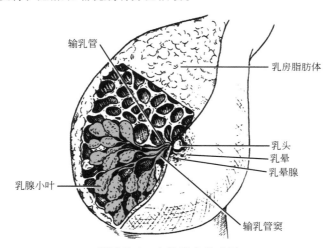

输乳管　乳房脂肪体　乳头　乳晕　乳晕腺　乳腺小叶　输乳管窦

附图 7-1　女性乳房模式图

1. 位置

乳房位于胸大肌及其筋膜的表面。第 3 肋至第 6 肋之间，内侧至胸骨旁线，外侧达腋中线。乳头平对第 4 肋间隙或第 5 肋。

2. 形态

成年未产妇的乳房呈半球形。中央的突起为**乳头**，其顶端有输乳管的开口。乳头周围颜色较深的环形区域，称**乳晕**，其深面含**乳晕腺**，可分泌脂性物质润滑乳头。乳头和乳晕的皮肤较薄弱，易于损伤。

3. 结构

乳房由皮肤、乳腺、脂肪组织和纤维结缔组织构成。乳腺被结缔组织分隔成 15～20 个**乳**

腺叶。每个乳腺叶连有一个排泄管，称**输乳管**。输乳管在近乳头处膨大成**输乳管窦**，其末端变细开口于乳头。由于输乳管和乳腺均以乳头为中心呈放射状排列，乳房手术时宜做放射状切口，以免损伤输乳管和乳腺组织。乳房皮肤与乳腺深面的胸肌筋膜之间连有许多结缔组织小束，称**乳房悬韧带**（又称 Cooper 韧带），有支持乳房的作用。

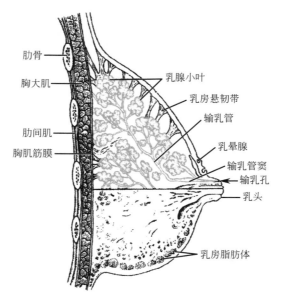

附图 7-2　女性乳房矢状切面

第三节　会　阴

　　会阴（perineum）（图 7-12，图 7-13）有广义和狭义之分。**狭义会阴**是指肛门与外生殖器之间狭小的区域，即临床上产科所指的会阴，女性分娩时应注意保护此区，以免造成会阴撕裂。**广义会阴**是指封闭小骨盆下口的所有软组织。其境界呈菱形，与骨盆下口一致。前界为耻骨联合下缘，后界为尾骨尖，两侧界为耻骨下支、坐骨支、坐骨结节和骶结节韧带。以两侧坐骨结节之间的连线为界，可将会阴分为前、后两个三角区，前为**尿生殖三角**，男性有尿道通过，女性有尿道和阴道通过；后为**肛门三角**，有肛管通过。两个三角被肌肉和筋膜共同构成的尿生殖膈和盆膈所封闭。

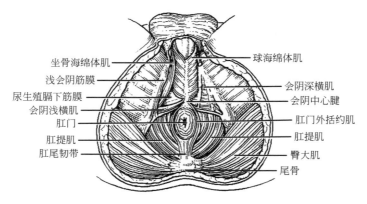

图 7-12　男性会阴肌（浅层）

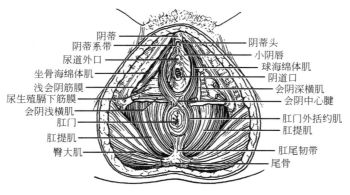

图 7-13　女性会阴肌（浅层）

会阴肌是指封闭小骨盆下口的诸肌，主要有**肛提肌**、**会阴浅横肌**、**会阴深横肌**、**尿道括约肌**等。肛提肌呈漏斗形，封闭小骨盆下口的大部分。肛提肌、尾骨肌及覆盖于二者上、下面的盆膈上、下筋膜共同构成**盆膈**，封闭肛三角，膈内有直肠通过。肛提肌承托盆腔器官，并对肛管、阴道有括约作用。会阴深横肌和尿道膜部括约肌及上、下面的尿生殖膈上、下筋膜共同形成**尿生殖膈**，封闭尿生殖三角，膈内男性有尿道、女性有尿道和阴道通过。

> **知识拓展**
>
> **异位妊娠**
>
> **异位妊娠**是指受精卵在子宫腔外着床发育的过程，亦称"宫外孕"。以输卵管妊娠最常见。常由于输卵管管腔或周围的炎症，引起管腔通畅不佳，阻碍受精卵正常输送，使其在输卵管内停留、着床、发育，导致输卵管妊娠流产或破裂。
>
> **人工受精**
>
> 人工受精是用人工的方法将精子或卵子取出，在人为条件下使其在体外结合受精，进行培养。当发育成胚卵时，再将其移植到母体子宫内继续发育，直至娩出。这种形式的体外胚胎发生称为体外受精－胚胎移植。由于体外受精和早期卵裂是在试管中进行的，所以又把由此产生的婴儿称作"试管婴儿"。

【思考题】

1. 简述精子的产生及排出途径。
2. 试述男性尿道的分部、狭窄和弯曲。
3. 试述子宫的位置、形态及固定装置。

（王　倩）

第八章　腹　　膜

◆ **掌握**：腹膜与腹膜腔的概念；腹膜与腹盆腔器官之间的关系；大网膜、小网膜、网膜孔和网膜囊的位置及组成。

◆ **熟悉**：腹膜形成的系膜与韧带；直肠膀胱陷凹、直肠子宫陷凹的位置及意义。

◆ **了解**：腹膜的功能。

　　腹膜（peritoneum）是由间皮和结缔组织构成的一层光滑浆膜，呈半透明状，被覆于腹、盆壁内面及腹、盆腔器官的表面。分为壁腹膜和脏腹膜两部分。被覆于腹、盆壁内面为壁腹膜，被覆于腹、盆腔器官表面的为脏腹膜。脏、壁腹膜相互移行，构成不规则潜在的浆膜腔隙，称为**腹膜腔**（peritoneal cavity）。男性腹膜腔为一密闭的腔隙。女性腹膜腔可借输卵管、子宫及阴道与外界相通，故女性腹膜腔感染的概率高于男性。

　　腹腔与腹膜腔在解剖学上是两个不同的概念。腹腔是指横膈膜以下、盆膈以上及体壁所围成的腔，可容纳腹腔和盆腔器官；腹膜腔则是套在腹腔内的潜在性浆膜腔隙，正常情况下仅含少量的浆液。腹膜具有分泌、吸收、保护、支持及修复等功能。

　　腹膜能产生少量浆液，具有润滑和减少器官间摩擦的作用，此外还能吸收腹膜腔内的液体和空气等。一般认为上腹部的腹膜吸收能力较强，对腹膜炎或手术后的患者多采用半卧位，以减少对有害物质的吸收。腹膜和腹膜腔内浆液中含有大量巨噬细胞，可吞噬细菌及有害物质，具有防御功能。腹膜修复和再生能力较强，可促进伤口愈合，也可造成肠袢粘连。

一、腹膜与器官的关系

　　根据器官被腹膜覆盖的范围不同，可将腹、盆腔器官分为三类（图 8-1，图 8-2）。

1. 腹膜内位器官

　　腹膜内位器官是指表面都被腹膜所覆盖的器官，包括胃、十二指肠上部、空肠、回肠、盲肠、阑尾、横结肠、乙状结肠、脾、卵巢和输卵管等。腹膜内位器官在腹腔内部的活动度比较大。

2. 腹膜间位器官

　　腹膜间位器官是指表面大部分被腹膜所包盖的器官，包括升结肠、降结肠、直肠上段、肝、胆囊、膀胱及子宫等。此类器官在腹、盆腔内也有一定的活动度。

3. 腹膜外位器官

　　腹膜外位器官是指一面或少部分被腹膜所包盖的器官，包括十二指肠降部、下部，以及直肠中下段、胰、肾上腺、肾、输尿管等。此类器官在腹腔和盆腔内的位置固定，几乎不能活动。

二、腹膜形成的结构

　　脏、壁腹膜移行围成腹膜腔时，在移行、转折处形成韧带、系膜、网膜及陷凹等结构。这些结构不仅对器官起着连接和固定的作用，还是血管和神经出入器官的途径。

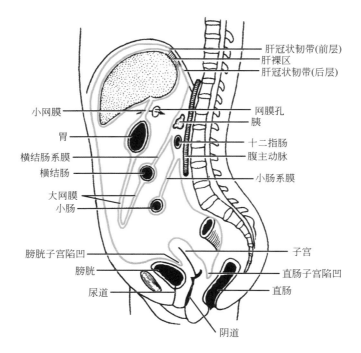

图 8-1　腹膜（正中矢状面，女性）

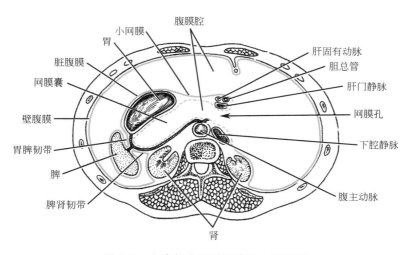

图 8-2　上腹部（平对网膜孔）横切面

（一）韧带

韧带是连于腹、盆壁与器官或相邻器官之间的腹膜结构，对器官有一定的固定作用。

1. 肝的韧带

肝的脏面有肝胃韧带和肝十二指肠韧带，膈面有镰状韧带、冠状韧带及三角韧带等。其中，**镰状韧带**是由位于膈与肝膈面的双层腹膜构成，呈矢状位，其游离缘内有由脐静脉闭锁形成的肝圆韧带。**冠状韧带**呈冠状位，连于膈和肝膈面之间，其右侧两层间相距较远，其间肝膈面借结缔组织与膈相连，无腹膜覆盖，称为肝裸区。**左、右三角韧带**分别由冠状韧带延伸至肝的左、右两端，前、后两层彼此融合、增厚而成。

2. 脾的韧带

脾的韧带包括连于脾门的胃脾韧带和脾肾韧带。

3. 胃的韧带

胃的韧带有肝胃韧带、胃脾韧带、胃结肠韧带和胃膈韧带。

（二）网膜

网膜（omentum）包括大网膜和小网膜。

1. 小网膜

小网膜是指肝门至胃小弯和十二指肠上部的双层腹膜结构，包括肝胃韧带和肝十二指肠韧带两部分（图 8-3）。

（1）**肝胃韧带**　连于肝门和胃小弯之间，内有胃左、右血管、神经、淋巴结和淋巴管等。

（2）**肝十二指肠韧带**　连于肝门和十二指肠上部之间，包含三个重要结构：胆总管、肝固有动脉和肝门静脉。

小网膜的右缘游离，其后方有**网膜孔**，经此孔可进入网膜囊。

2. 网膜囊

网膜囊位于小网膜和胃后方的扁窄间隙，又称为小腹膜腔，属于腹膜腔的一部分（图 8-2）。网膜囊以外的腹膜腔为大腹膜腔。其上壁为肝、膈下面的腹膜，下壁是大网膜前、后两层的连结处；前壁为小网膜、胃后壁腹膜和大网膜的胃结肠韧带，后壁为大网膜的后两层、横结肠及其系膜，以及覆盖于胰、左肾和左肾上腺前面的腹后壁腹膜；左壁是胃脾韧带和脾肾韧带及脾，右壁上部有网膜孔，该孔是网膜囊与大腹膜腔的通道。成人的网膜孔可容纳 1 ～ 2 指，手术时常经此孔探查胆道。

> ┌─ **知识拓展** ─┐
>
> **腹膜透析**
>
> **腹膜透析**是利用人体自身的腹膜作为透析膜的一种透析方式。通过灌入腹膜腔的透析液与腹膜另一侧的毛细血管内的血浆成分进行溶质和水分的交换，清除体内潴留的代谢产物和过多的水分，同时通过透析液补充机体所必需的物质。通过不断地更新腹透液，达到肾脏替代或支持治疗的目的。

3. 大网膜

大网膜为胃大弯与横结肠之间的四层腹膜形成的皱襞，呈围裙状，自胃大弯下垂，遮盖于小肠和结肠的前面（图 8-1，图 8-3）。由小网膜下行的两层腹膜覆盖胃的前后壁，自胃大弯和十二指肠起始部下降，形成大网膜的前两层，下降至脐平面稍下方，然后折返向上，形成大网膜的后两层，向上包绕横结肠。大网膜前两层与后两层之间的潜在性腔隙是网膜囊的下部。随着年龄增大，大网膜四层常粘连愈着成为一整体。自胃大弯下延的两层腹膜常与横结肠粘连愈着，这部分大网膜则称为胃结肠韧带。

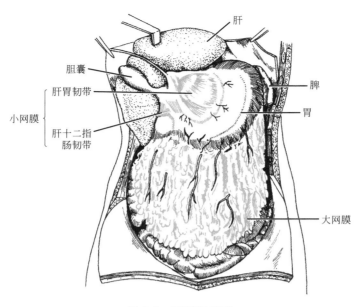

图 8-3　网膜示意图

（三）系膜

系膜（mesentery）是将肠管连于腹后壁的双层腹膜结构，内有血管、神经和淋巴结等。

系膜分为小肠系膜、阑尾系膜、横结肠系膜和乙状结肠系膜（图 8-4），分别与同名的肠管相互联系。其中小肠系膜最长，因此，空、回肠的活动度也较大，有利于食物的消化和吸收，但这一点也成为小肠容易发生扭转的因素之一。

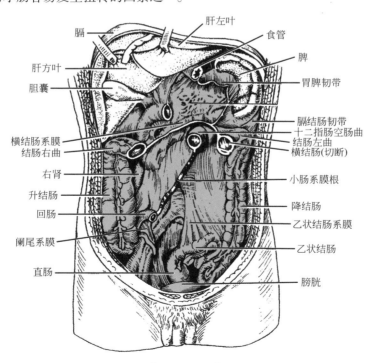

图 8-4　系膜

（四）陷凹

陷凹为腹膜腔在盆腔器官之间形成的一些较大的凹陷（图 8-1）。

1. 直肠膀胱陷凹

男性直肠与膀胱之间的腹膜间隙，直立时或者半卧位时是男性腹膜腔最低点。男性腹膜腔积液多聚存于此。

2. 膀胱子宫陷凹

女性膀胱与子宫之间的腹膜间隙。

3. 直肠子宫陷凹

女性直肠与子宫之间的腹膜间隙，直立时或者半卧位时是女性腹膜腔最低点。女性腹膜腔积液多聚存于此。

【思考题】

1. 如何区别腹腔与腹膜腔？
2. 腹膜形成的结构有哪些？
3. 男性和女性腹膜腔的最低点在哪里？

（许　骏）

第九章　内分泌系统

【学习目标】

◆ **掌握**：甲状腺、甲状旁腺、肾上腺和垂体的位置和形态。
◆ **了解**：内分泌腺、内分泌组织及激素的概念，内分泌器官的功能。

　　内分泌系统（endocrine system）为神经系统以外机体的另一重要调节系统，包括内分泌器官和内分泌组织。**内分泌器官**又称为**内分泌腺**（endocrine gland），为无管腺，包括甲状腺、甲状旁腺、肾上腺、垂体、胸腺及松果体等，其主要特点是腺体无导管、体积小、血供丰富（图9-1）。**内分泌组织**是以细胞团的形式分散存在于人体的多个器官或组织内，如胰腺内的胰岛、睾丸内的间质细胞、卵巢内的卵泡及黄体等。内分泌腺和内分泌组织的分泌物称为**激素**（hormone），作用于特定的器官或组织。激素的特点是在血液内的含量甚微、作用大、具有特异性，对人体的新陈代谢、生长发育、生殖等发挥重要的调节作用。

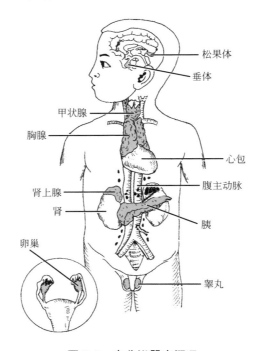

图9-1　内分泌器官概况

一、甲状腺

　　甲状腺（thyroid gland）位于颈前部，略呈"H"形，质地柔软，分为左、右两个侧叶，中间以峡部相连。侧叶贴于喉下部和气管上部两侧，向上达甲状软骨中部，向下至第6气管软骨环。峡部多位于第2～4气管软骨环的前面，甲状腺借其韧带固定于喉软骨上，吞咽时甲状腺可随喉的活动而上下移动（图9-2）。

甲状腺分泌的甲状腺素，可调节机体的基础代谢，维持机体正常生长发育。甲状腺素分泌不足时，成人患有黏液性水肿，婴幼儿易患呆小症；甲状腺素分泌过多时，可表现为突眼伴甲状腺肿大，临床上称为"甲状腺功能亢进"。

二、甲状旁腺

甲状旁腺（parathyroid gland），上下两对，棕黄色，蚕豆大小，多位于甲状腺侧叶后方的纤维囊上，有时也可包埋于甲状腺组织内（图9-3）。

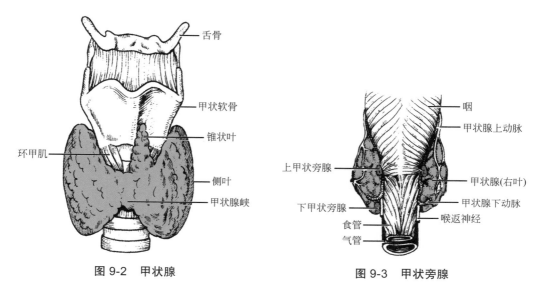

图 9-2　甲状腺

图 9-3　甲状旁腺

甲状旁腺分泌的甲状旁腺素，主要功能是调节体内钙磷代谢，维持血钙平衡。甲状旁腺功能不足时，可导致血钙降低，神经肌肉的应激性增高，出现手足搐搦。

三、肾上腺

肾上腺（suprarenal gland）位于肾的内上方，左、右各一，为腹膜外位器官，左侧肾上腺呈半月形，右侧呈三角形。肾上腺实质可分为浅部的皮质和深部的髓质两部分。

肾上腺皮质分泌的肾上腺皮质激素，可调节水、盐、糖及蛋白质的代谢，还可分泌性激素。肾上腺髓质分泌肾上腺素和去甲肾上腺素，能使心跳加快、心收缩力加强、小动脉收缩及血压升高。肾上腺属于人体的应激器官。

四、垂体

垂体（hypophysis）位于垂体窝内，外包硬脑膜，上端接漏斗连于下丘脑。可分为腺垂体和神经垂体（图9-4）。

腺垂体是机体内部最复杂最重要的内分泌腺，可分泌多种激素（生长激素、促甲状腺激素、促肾上腺皮质激素、催乳素等），其主要功能是促进机体的生长发育和影响其他内分泌腺。神经垂体无内分泌功能，暂时储存和释放抗利尿激素和催产素等。

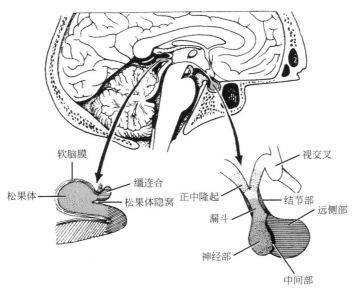

图 9-4 垂体和松果体

软脑膜
缰连合
松果体
松果体隐窝
视交叉
正中隆起
结节部
漏斗
远侧部
神经部
中间部

巨人症与侏儒症

巨人症系腺垂体分泌生长激素过多所致。青少年因骨骺未闭形成巨人症；青春期后骨骺已融合则形成肢端肥大症；少数青春期起病至成年后继续发展形成**巨人症**。青春期以前腺垂体功能减退，生长激素分泌缺乏或不足，或机体对生长激素不敏感所致的生长发育障碍可导致**侏儒症**。

五、胸腺

胸腺（thymus）位于胸骨柄的后方，贴附于心包的上方及出入心脏的大血管前方。胸腺呈锥体型，分为左右两叶。婴幼儿时期胸腺体积相对较大，青春期之后逐渐萎缩，成年人的胸腺被结缔组织替代。胸腺分泌胸腺素和促胸腺生成素，参与机体的免疫反应。

六、松果体

松果体（pineal body）位于背侧丘脑后上方（图 9-4），儿童期间发育旺盛，7 岁以后腺细胞逐渐萎缩，结缔组织开始增生。成年有颗粒样钙盐沉着，称为脑砂。分泌的褪黑素主要起到控制机体发育和性腺成熟的作用。

【思考题】

1.什么是内分泌器官？列举两例。
2.甲状腺位于何处？有哪几部分组成？

（许　骏）

第三篇

脉管系统

脉管系统（circulatory system）包括心血管系统和淋巴系统，是人体内连续而封闭的管道系统，分布于身体各部。心血管系统由心、动脉、毛细血管和静脉组成，其内有血液循环流动。淋巴系统由淋巴管道、淋巴器官和淋巴组织构成，呈盲端起于组织内的毛细淋巴管，回收部分组织液而成为淋巴液，沿淋巴管道回流，最后汇入大静脉回心。因此，淋巴系统常被视为静脉的辅助管道。

脉管系统主要是将消化系统吸收的营养物质和肺吸收的氧气运送给全身各器官、组织和细胞，供其新陈代谢之用；并将它们的代谢产物，如二氧化碳、尿素等，运送到肺、肾或皮肤等器官，排出体外，借以保证人体新陈代谢的正常进行。内分泌器官所分泌的激素也借脉管系统运送至相应的靶器官或靶细胞，以调节其生理功能。此外，脉管系统还具有重要的内分泌功能。心肌细胞及血管平滑肌能产生和分泌激素或生物活性物质，参与机体多种功能的调节。

第十章　心血管系统

第一节　心血管系统概述

【学习目标】

◆ **掌握**：血液循环、体循环及肺循环的概念；心的结构。
◆ **熟悉**：脉管系统的组成；心血管系统的组成；血管的结构特点。
◆ **了解**：血管吻合的形式。

一、心血管系统的组成

心血管系统（cardiovascular system）包括心、动脉、毛细血管和静脉。

1. 心

心（heart）是一中空的肌性器官，主要由心肌构成，是心血管系统的动力器官，借房间隔和室间隔分为互不相通的左、右两半，即左半心和右半心，每个半心又分为上方的心房和下方的心室，同侧的心房和心室之间借房室口相通。心房接收静脉，心室发出动脉。在房室口和动脉口处均有瓣膜，血液顺流时开启，逆流时关闭，以保证血液定向流动。

2. 动脉

动脉（artery）是导血离心的管道。可分为大动脉、中动脉及小动脉，最后移行为毛细血管。动脉管壁较厚，平滑肌发达，管腔断面呈圆形。大动脉的管壁有较大弹性，当心室射血时管腔被动扩张；当心室舒张时，管壁弹性回缩，推动血液继续向前流动。中、小动脉尤其是小动脉中膜平滑肌较发达，可在神经体液调节下收缩或舒张，以改变血管管腔的大小，从而影响局部血流量和血流阻力，借以维持和调节血压。

3. 静脉

静脉（vein）是导血回心的管道。按其管径大小也分为大静脉、中静脉、小静脉 3 种。小静脉起于毛细血管，在回心过程中逐级汇合成中静脉、大静脉，最后注入心房。静脉管壁薄，弹性小，管腔大，血流速度慢，血容量大。

4. 毛细血管

毛细血管（capillary）是连接动、静脉末梢间彼此吻合呈网状的微细血管，管径约 7～9μm。除软骨、角膜、毛发、牙釉质外，遍布全身各处。毛细血管的管壁极薄，通透性大，血流缓慢，是血液与组织液间进行物质交换的部位。

二、血液循环

血液由心室射出，经动脉、毛细血管、静脉返回心房，这种周而复始的循环流动称**血液循环**（blood circulation）。依其具体循环途径的不同，分为体循环和肺循环。两个循环同时进行，彼此首尾相连（图 10-1）。

1. 体循环（大循环）

当心室收缩时，含氧和营养物质的动脉血由左心室射入主动脉，再经各级动脉分支流向全身各部位毛细血管，血液在此与周围的组织、细胞进行物质交换，血液中的氧和营养物质被细胞和组织吸收利用，它们的代谢产物和二氧化碳等则进入血液。此时动脉血变为了静脉血，再经各级静脉，最后经上、下腔静脉返回右心房。如上路径的血液循环称**体循环**（systemic circulation）。体循环的特点是流程长、流经范围广，其主要功能是将含氧和营养物质的动脉血运送至全身各器官、组织和细胞，并将它们的代谢产物运回心。

2. 肺循环（小循环）

血液由右心室射出，经肺动脉干及其各级分支到达肺泡毛细血管网，在此进行气体交换，排出二氧化碳，吸入氧气，静脉血变为动脉血，再经肺静脉流回左心房。如上路径的血液循环称**肺循环**（pulmonary circulation）。肺循环的特点是流程短，血液只经过肺，其主要功能是气体交换。

三、血管吻合

血管的吻合形式具有多样性。除经动脉—毛细血管—静脉形式相通之外，在动脉与动脉之间，静脉与静脉之间，甚至动脉与静脉之间，可借吻合支或交通支彼此相连，形成**血管吻合**（vascular anastomosis）（图 10-2）。

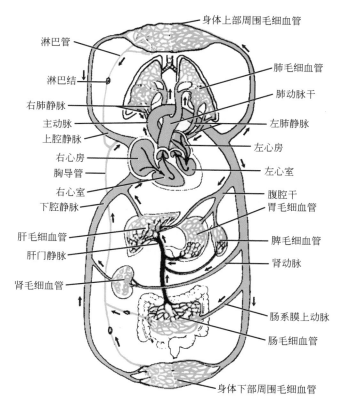

身体上部周围毛细血管

淋巴管

淋巴结

右肺静脉

主动脉

上腔静脉

右心房

胸导管

右心室

下腔静脉

肝毛细血管

肝门静脉

肾毛细血管

肺毛细血管

肺动脉干

左肺静脉

左心房

左心室

腹腔干

胃毛细血管

脾毛细血管

肾动脉

肠系膜上动脉

肠毛细血管

身体下部周围毛细血管

图 10-1　血液循环示意图

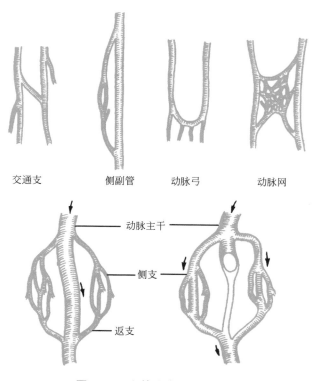

交通支　　　　侧副管　　　　动脉弓　　　　动脉网

动脉主干

侧支

返支

图 10-2　血管吻合及侧支循环

1.动脉吻合

人体内许多部位两条动脉干之间可借交通支相连，如脑底动脉之间形成的脑底动脉环，在经常活动或易受压部位，其邻近的多条动脉分支常互相吻合成动脉网如关节动脉网；在经常改变形态的器官，两动脉末端或其分支可直接吻合形成动脉弓，如手、胃肠的动脉弓等。这些吻合有缩短循环时间和调节血流量的作用。

有的血管干在行程过程中发出与其平行的侧副管。侧副管与同一主干远侧部所发出的返支相通形成**侧支吻合**（collateral anastomosis）。正常状态下，侧副管较细，但主干阻塞时，侧副管逐渐增粗，血流可经扩大的侧支吻合到达阻塞以下的血管主干，使血管受阻区的血液供应得到不同程度的代偿和恢复。这种通过侧支建立的循环称**侧支循环**（collateral circulation）。侧支循环的建立对于保证器官在病理状态下的血液供应有重要意义。

2.静脉吻合

静脉吻合远比动脉吻合丰富，除具有和动脉相似的吻合形式外，在浅静脉之间常吻合成静脉弓（网），深静脉之间吻合成静脉丛，以保证在器官扩大或腔壁受压时血流畅通。

3.动 - 静脉吻合

小动脉和小静脉之间借动静脉吻合直接相连，称为**动 - 静脉吻合**（arteriovenous anastomosis）。此吻合形式存在于体内的许多部位，如指尖、消化道黏膜、肾皮质、生殖勃起组织和甲状腺等处。这种吻合具有缩短循环途径、提高静脉压、调节局部血流量和局部温度的作用。

【思考题】

1.心血管系统组成有哪些结构？
2.什么是血液循环？大、小循环的途径是什么？

第二节 心

【学习目标】

◆ **掌握**：心的位置、外形；心各腔的结构；心传导系统的组成、功能；左、右冠状动脉的起始、行程、主要分支及分布。

◆ **熟悉**：心包的分部；心包腔的概念；心间隔。

◆ **了解**：心壁结构；心的体表投影；心的静脉。

一、心的位置和毗邻

心位于胸腔中纵隔，外裹心包，约 2/3 位于身体正中线的左侧，1/3 位于正中线的右侧。上方与出入心的大血管相连；下方邻接膈；两侧与纵隔胸膜、胸膜腔及肺相邻（图 10-3）；心前方大部分被肺和胸膜所遮盖，只有前下部一小三角形区未被遮盖，直接与胸骨体下部左半及左侧第 4～6 肋软骨相邻；后方平对第 5～8 胸椎并隔心包后壁与左主支气管、食管、左迷走神经和胸主动脉等相邻。临床上为了不伤及肺和胸膜，应在左侧第 4 肋间隙距胸骨左缘 0.5～1cm 处进针进行心内注射。

正常心的位置可因体型、年龄、性别、体位的不同有所改变。一侧胸膜腔压力的改变也可使心移位。

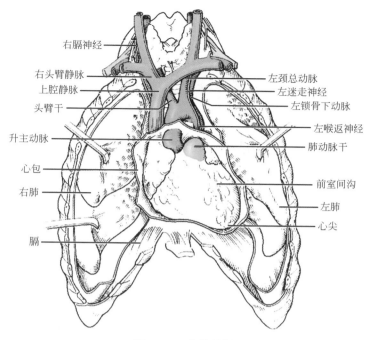

图 10-3　心的位置

二、心的外形

心呈前后略扁倒置的圆锥体，大小与本人拳头差不多。心的外形可分为一尖、一底、两面、三缘和三条沟（图 10-4，图 10-5）。

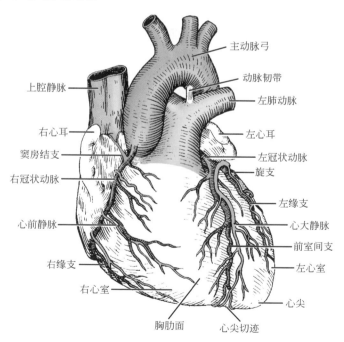

图 10-4　心的外形和血管（前面观）

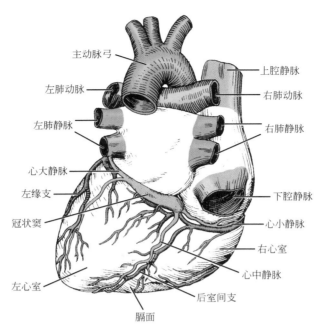

图 10-5　心的外形和血管（后面观）

心尖（cardiac apex）：圆钝，游离，朝向左前下方，由左心室构成。位于左侧第 5 肋间隙、左锁骨中线内侧 1～2cm 处，活体在此可触及心尖的搏动。

心底（cardiac base）：朝向右后上方，主要由左、右心房构成，并与出入心的大血管干相连。右心房上、下分别有上腔静脉和下腔静脉注入。左心房两侧有左、右肺上、下静脉注入。心的长轴自右后上方向左前下方倾斜，与人体正中矢状面约呈 45°角。

两面：**胸肋面**（sternocostal surface）又称前面，朝向前上方。大部分由右心房和右心室构成，左侧一小部分由左心耳和左心室构成。**膈面**（diaphragmatic surface）又称下面，朝向后下方，与膈相邻，由左、右心室构成。

三缘：心的右缘近似垂直，由右心房构成；左缘圆钝，斜向左下，由左心耳和左心室构成；心的下缘较锐利，接近水平位，介于膈面与胸肋面之间，由右心室和心尖构成。

三条沟：近心底处，有几乎呈环形的**冠状沟**（又称房室沟）（coronary sulcus），是心房与心室的表面分界标志；在胸肋面和膈面上，左、右心室之间分别有**前室间沟**（anterior interventricular groove）和**后室间沟**（posterior interventricular groove），自冠状沟向前下，为左、右心室在心表面的分界，两沟在心尖右侧的会合处稍凹陷，称心尖切迹。上述沟中有心的血管行经及脂肪组织填充，故轮廓不甚清楚。后室间沟与冠状沟交汇处称**房室交点**（crux）。

三、心腔结构

心有左心房、左心室、右心房、右心室四个腔。左、右心房间的房间隔和左、右心室间的室间隔将心腔分为互不相通的左、右两半。同侧心房和心室间借房室口相通。

1. 右心房

右心房（right atrium）是心腔中靠右上的部分，可分为前、后两部分，即固有心房和腔静脉窦。

（1）固有心房　构成右心房的前部，其向左前方突出的部分称**右心耳**（right auricle）。固有心房的内面粗糙，有许多平行排列的肌隆起，称梳状肌。梳状肌在右心耳内面，交错排列成网状，当心功能发生障碍时，心耳处血流缓慢，易淤滞形成血栓，栓子一旦脱落，可致血管堵塞。

（2）**腔静脉窦** 构成右心房的后部，内壁光滑，其上、下分别有上腔静脉口和下腔静脉口，身体上半部和下半部的静脉血分别经此二口流入右心房。下腔静脉口前方有右房室口，是右心房的出口，右心室的入口。下腔静脉口与右房室口之间有冠状窦口，心壁的静脉血经此口流入右心房。

右心房的后内侧壁为房间隔，房间隔下部的浅凹称为卵圆窝，它是胚胎时期卵圆孔闭合后的遗迹。如出生后卵圆孔未闭，则为一种先天性心脏病（图 10-6）。

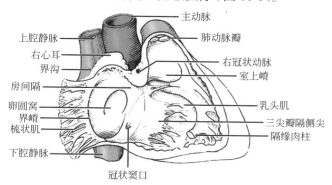

图 10-6　右心房和右心室内部结构

2. 右心室

右心室（right ventricle）构成胸肋面的大部，是最靠前的部分，壁厚 3 ～ 4mm。右心室腔呈尖端向下的锥体形，被位于右房室口与肺动脉口之间的弓形肌性隆起即室上嵴分成后下方的流入道（窦部）和前上方的流出道（漏斗部）两部分。

（1）**流入道** 从右房室口延伸至右心室尖，其内面的肌性隆起称肉柱，纵横交错。基底部附着于室壁，尖端突入室腔的锥状肌隆起称**乳头肌**（papillary muscles）。入口是**右房室口**（right atrioventricular orifice），口周围的纤维环上附有 3 个三角形的瓣膜，称**三尖瓣**（tricuspid valve）。每个乳头肌的尖端发出数条腱索分别连于相邻两个尖瓣上（图 10-7）。在功能上纤维环、三尖瓣、腱索和乳头肌是一个整体，称**三尖瓣复合体**（tricuspid valve complex）。室腔内还有 1 条从室间隔下部至前乳头肌根部的圆索状肌隆起，称隔缘肉柱（节制索），内含心传导系的纤维，故在右心室手术时，要注意勿损伤隔缘肉柱，以免发生传导阻滞。

（2）**流出道** 又称动脉圆锥或漏斗部，是右心室腔靠左上方的部分，向上逐渐变细，形似倒置的漏斗。其上端借肺动脉口通肺动脉干，口周围的纤维环上附有 3 个袋口向上的半月形瓣膜，称**肺动脉瓣**（pulmonary valve）（图 10-7）。每个瓣膜游离缘的中央有 1 个半月瓣小结，在右心室舒张时有利于肺动脉口的闭合。

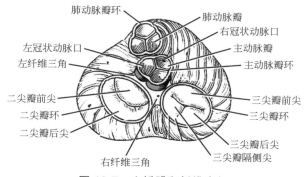

图 10-7　心瓣膜和纤维支架

3. 左心房

左心房（left atrium）是心腔最靠后的部分，构成心底的大部（图 10-8）。前部向右前突出的部分称左心耳，内有与右心耳相似的肌隆起，因其与二尖瓣邻近，为心外科常用的手术入路之一。左心房的后部较大，壁光滑，有 5 个口。后方两侧分别有左肺上、下静脉和右肺上、下静脉 4 个入口；1 个出口是前下方通向左心室的**左房室口**（left atrioventricular orifice）。

4. 左心室

左心室（left ventricle）位于右心室的左后方，室腔形似倒置的圆锥体（图 10-8）。左心室壁较厚，约为右心室壁的 3 倍，厚约 9 ~ 12mm。左心室的结构特点与右心室相似，室腔也分为流入道和流出道两部分，两者以二尖瓣前瓣为界。

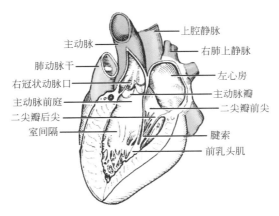

图 10-8　左心房和左心室内部结构

（1）**流入道**　又称为窦部，入口为左房室口，口周缘纤维环上附有 2 个近似三角形的瓣膜，称**二尖瓣**（bicuspid valve）或左房室瓣，前瓣较大，后瓣较小，二尖瓣游离缘借助腱索连于乳头肌上（图 10-7，图 10-8）。在功能上纤维环、二尖瓣、腱索、乳头肌是一个整体，称**二尖瓣复合体**（bicuspid valve complex）。

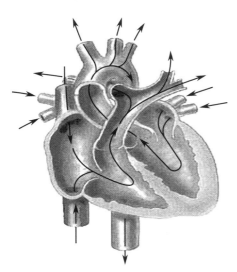

图 10-9　心腔血液流动方向

（2）**流出道**　又称主动脉前庭，为左心室前内侧的部分，室壁内面光滑无肉柱。流出道的出口为主动脉口，口周围的纤维环上也附有 3 个袋口向上的半月形瓣膜，称**主动脉瓣**（aortic valve），瓣膜游离缘中央也有半月瓣小结。瓣膜与主动脉壁之间的腔称主动脉窦，分别为左、右、后 3 个窦。左窦和右窦的主动脉壁上分别有左、右冠状动脉的开口（图 10-7，图 10-8）。

心如一个"血泵"，瓣膜类似泵的闸门，保证了心内血液的定向流动。左心房和右心房、左心室和右心室的收缩与舒张是同步的，但心房和心室的舒缩是交替进行的。心室收缩，二尖瓣和三尖瓣关闭，主动脉瓣和肺动脉瓣开放，血液由心室射入动脉；心室舒张，二尖瓣和三尖瓣开放，主动脉瓣和肺动脉瓣关闭，血液由心房进入心室（图 10-9）。

四、心的构造

（一）心的纤维支架

心纤维支架又称心纤维骨骼，位于房室口和主动脉口、肺动脉口周围，由致密结缔组织构成，为心肌和心瓣膜的附着处，包括左、右纤维三角、4个瓣纤维环（二尖瓣环、三尖瓣环、主动脉瓣环、肺动脉瓣环）和室间隔膜部等（图10-7）。

（二）心壁的构造

心壁由心内膜、心肌层和心外膜构成。

1. 心内膜

心内膜（endocardium）是衬贴于心腔内面的一层光滑的薄膜，与血管的内膜相延续。心的各瓣膜就是由心内膜折叠并夹一层致密结缔组织而构成的。

2. 心肌层

心肌层（myocardium）（图10-10）构成心壁的主体，由心肌细胞和结缔组织支架组成。心肌细胞包括普通心肌细胞和特殊分化的心肌细胞。普通心肌细胞构成心房肌和心室肌。心房肌较薄，心室肌肥厚，左心室肌最发达。心室肌有三层，其走行方向是浅层斜行、中层环行、深层纵行。特殊分化的心肌细胞构成心的传导系统。结缔组织在肺动脉口、主动脉口、左房室口和右房室口周围形成4个纤维环和左、右纤维三角，它们构成心壁的纤维支架（又称纤维骨骼）。心房肌和心室肌不相延续，分别附着于纤维支架上、下面。因此，心房、心室可以分别收缩。

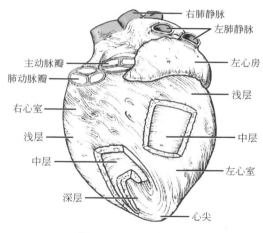

图 10-10　心壁肌层

3. 心外膜

心外膜（epicardium）被覆于心肌层和大血管根部的表面，是透明光滑的浆膜，为浆膜心包的脏层。

（三）心间隔

1. 房间隔（图10-11）

房间隔由两层心内膜夹少量心肌纤维和结缔组织构成，厚3～4mm，卵圆窝处最薄，厚约1mm。室间隔较厚，由心肌纤维和心内膜构成。

2. 室间隔（图 10-11）

室间隔可分为肌部和膜部两部分，大部分为肌部，仅室间隔上部紧靠主动脉口下方处，有一卵圆形较薄的部分，此处缺乏肌纤维，称膜部，是室间隔缺损的好发部位。

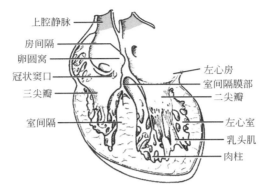

图 10-11　房间隔和室间隔

知识拓展

房间隔缺损

房间隔缺损是临床上常见的先天性心脏畸形，是原始房间隔在胚胎发育过程中出现异常，致左、右心房之间遗留孔隙。房间隔缺损可单独发生，也可与其他类型的心血管畸形并存，女性多见。由于心房水平存在血液分流，可引起相应的血流动力学异常。房间隔缺损患者多有体力缺乏、容易怠倦和呼吸困难，因此，对身体智力发育有一定影响，应及早手术。

五、心的传导系统

心的传导系统由特殊分化的心肌细胞组成，具有产生兴奋、传导冲动和维持心正常节律性搏动的功能。包括窦房结、房室结、房室束、左右束支和 Purkinje 纤维网（图 10-12）。

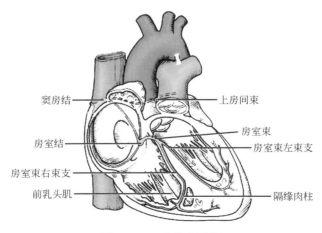

图 10-12　心传导系统

1.窦房结

窦房结（sinuatrial node）是心的正常起搏点，位于上腔静脉与右心房交界处的心外膜深面，略呈长椭圆形，从心表面用肉眼不易辨认。窦房结动脉一般沿结的长轴穿过。

2.房室结

房室结（atrioventricular node）呈扁椭圆形，位于冠状窦口与右房室口之间的心内膜深面。房室结的主要功能是将窦房结传来的冲动发生短暂的延搁后传向心室，保证心房肌收缩结束后心室肌才收缩。

3.房室束

房室束（atrioventricular bundle）又称 **His 束**，起自房室结，穿右纤维三角向前下行，沿室间隔膜部的后下缘至室间隔肌部的上缘分为左、右束支。

正常情况下，房室束是心房到心室兴奋传导的唯一通路。但是，少数人除房室束外尚存在副房室束，副房室束可使心室肌提前接受兴奋信号的刺激而收缩，产生心律失常。

4.左右束支

（1）**左束支**（left bundle branch） 沿室间隔左侧心内膜深面走行，约在室间隔上、中 1/3 交界处分为两支，分别至前、后乳头肌根部，分散交织成 Purkinje 纤维网，分布于左心室心肌细胞。

（2）**右束支**（right bundle branch） 起于房室束的末端，沿室间隔右侧心内膜深面下行，经节制索至右心室前乳头肌根部开始分散形成 Purkinje 纤维网，分布于右心室心肌细胞。

5. Purkinje 纤维网

左右束支的分支在心内膜下交织成网，形成心内膜下 Purkinje 纤维网，由该网发出的纤维进入心肌，在心肌内形成肌内 Purkinje 纤维网，其分支连接每个心肌细胞。

正常情况下，窦房结自动发出节律性冲动的频率比房室结高。窦房结发出的冲动传导至心房肌纤维，引起心房肌收缩。与此同时，冲动也传至房室结，房室结有延搁冲动传导的作用。当心房肌收缩结束，开始舒张时，房室结将冲动通过房室束、左右束支和 Purkinje 纤维网迅速传导至心室肌纤维，引起心室肌收缩。心室肌的收缩总是发生在心房肌收缩之后。因此，心房肌和心室肌收缩是不同步的。

六、心的血管

1.动脉

供应心的动脉来自升主动脉发出的左、右冠状动脉（图 10-13）。

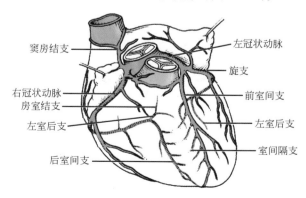

图 10-13　冠状动脉模式图

（1）**右冠状动脉**（right coronary artery） 起自主动脉右窦，经右心耳与肺动脉干根部之间沿冠状沟向右行，绕至房室交点处，分为后室间支和左室后支。

后室间支：沿后室间沟下行，沿途发出分支供应室间隔后下 1/3。

左室后支：自房室交点处分出，向左行，分支分布于左室后壁，并在房室交点处发出房室结支，营养房室结。

窦房结支：常自右冠状动脉起始段发出，营养窦房结。

右冠状动脉的分支分布于右心房、右心室、室间隔后 1/3、左室后壁、窦房结及房室结。右冠状动脉发生阻塞可引起后壁心肌梗死和房室传导阻滞。

（2）**左冠状动脉**（left coronary artery） 起自主动脉左窦，主干较短，行经左心耳与肺动脉干根部之间，随即分为前室间支和旋支。

前室间支：沿前室间沟下行，绕心尖切迹至后室间沟与后室间支吻合。前室间支在走行中分支分布于左室前壁、右室前壁一部分及室间隔前 2/3。前室间支阻塞常引起左室前壁及室间隔前部心肌梗死。

旋支：自主干分出后，沿冠状沟左行，绕至左心室膈面。沿途分支分布于左心室侧壁、后壁及左心房。少数也可发分支至窦房结或房室结。旋支发生阻塞常引起左心室侧壁及后壁心肌梗死。

2. 静脉

心壁的静脉绝大部分经冠状窦注入右心房（图 10-14）。

冠状窦（coronary sinus）位于心膈面的冠状沟内，左心房和左心室之间，其右端通过冠状窦口开口于右心房。主要属支如下。

心大静脉：在前室间沟内与前室间支伴行，向后上至冠状沟，注入冠状窦左端。

心中静脉：在后室间沟内与后室间支伴行，注入冠状窦右端。

心小静脉：在冠状沟内，与右冠状动脉伴行，向左注入冠状窦右端。

此外，还有位于心壁内的小静脉直接开口于各心腔（主要是右心房），称心最小静脉。起于右心室前壁跨过冠状沟注入右心房的静脉，称心前静脉。

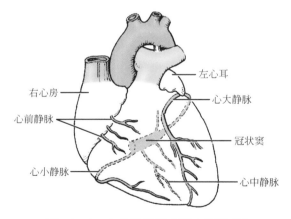

图 10-14 心的静脉模式图（前面观）

七、心包

心包（pericardium）是包裹心和出入心的大血管根部的纤维浆膜囊。分内、外两层，外层为纤维心包，内层为浆膜心包（图 10-15）。

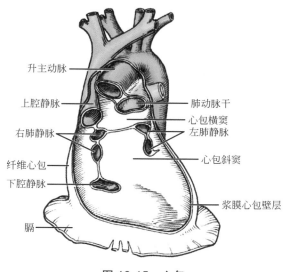

图 10-15　心包

　　纤维心包为坚韧的结缔组织囊，上方与出入心的大血管的外膜相续，下方与膈的中心腱愈着。

　　浆膜心包薄而光滑，分脏、壁两层。紧贴在心和出入心的大血管根部表面的浆膜为脏层。心表面的浆膜又称心外膜。在大血管根部移行为壁层，贴于纤维心包的内面。脏、壁两层之间的潜在腔隙称**心包腔**（pericardial cavity），内含少量浆液，起润滑作用。

　　心包腔在升主动脉、肺动脉干后壁与上腔静脉、左心房前壁之间的间隙称**心包横窦**。当心直视手术需阻断主动脉、肺动脉血流时，可通过横窦从前后钳夹两动脉。在左心房后壁、左右肺静脉、下腔静脉与心包后壁之间的间隙称**心包斜窦**。手术需阻断下腔静脉血流时，可经斜窦下部进行。

　　心包有 3 个主要功能：①固定心脏于正常位置，防止心脏过度扩张；②保护并减少心搏动时的摩擦；③作为一个屏障防止邻近部位的感染波及心脏。

知识拓展

心包积液

　　正常人体心包腔内有极少量液体，起润滑作用。心包积液是一种较常见的临床表现，引起的原因分为感染性和非感染性两大类。大多数心包积液顽固难治，难以彻底根除。明确病因，对疾病本身进行治疗，可使心包积液缓解或根治。患者以女性多见，发病年龄以更年期为多，症状多表现为气短、胸痛等。常常作为其他疾病的并发症而存在，如肿瘤、心力衰竭、风湿病等。

八、心的体表投影

　　心在胸前壁的体表投影可用下列四点连线来表示。

　　（1）左上点　在左侧第 2 肋软骨下缘，距胸骨左缘约 1.2cm。

　　（2）右上点　在右侧第 3 肋软骨上缘，距胸骨右缘 1.0cm。

　　（3）左下点　在左侧第 5 肋间隙，距前正中线 7 ～ 9cm 处（或左锁骨中线内侧 1 ～ 2cm 处），此点相当于心尖部。

（4）右下点　在右侧第6胸肋关节处。

左、右上点连线为心上界。左、右下点的连线为心下界。右上、下点之间略向右凸的弧形连线为心的右界。左上、下点之间略向左凸的弧形连线为心的左界。了解心外形的体表投影，对叩诊判断心界是否扩大具有临床诊断价值。

知识拓展

各心瓣膜的听诊区

各心瓣膜的听诊区见表10-1和图10-16。

表10-1　各心瓣膜的听诊区

名称	听诊部位
肺动脉瓣	胸骨左缘第2肋间
主动脉瓣	胸骨右缘第2肋间
三尖瓣	胸骨下端偏右
二尖瓣	心尖处

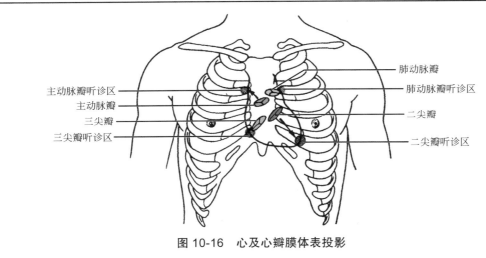

图 10-16　心及心瓣膜体表投影

【思考题】

1. 心有哪几个腔？血液在心腔内如何流动？保证血液定向流动的结构是什么？
2. 心的血液供应来源及分布范围如何？
3. 心的传导系统包括哪些结构？心的正常起搏点在哪？

（乔跃兵）

第三节　动　　脉

【学习目标】

◆ **掌握**：肺动脉干的起始、走行及分支；主动脉的起始、走行及分部；主动脉弓的三大分支；左、右颈总动脉的起始；颈外动脉的起始、主要分支分布；锁骨下动脉、腋动脉、肱动脉、桡动脉、尺动脉的起止、主要分支分布；胸主动脉的走行及壁支的分布；腹主动脉不成对脏支的分支分布；髂总动脉的起始及分支；髂外动脉、股动脉、腘动脉、胫前动脉、胫后动脉的起止、主要分支分布。

◆ **熟悉**：掌浅弓、掌深弓的组成、位置及主要分支分布；腹主动脉成对脏支的分布；髂内动脉壁支的分布；子宫动脉与输尿管的位置关系。

◆ **了解**：动脉的分布规律；动脉韧带的位置；颈动脉窦和颈动脉小球的位置、功能；腹主动脉壁支的分布；髂内动脉脏支的分布；足背动脉、足底内、外侧动脉的分布。

一、概述

动脉（artery）是把血液从心运送到全身各器官的血管。由左心室发出的主动脉及其各级分支运送动脉血；而由右心室发出的肺动脉干及其分支则运送静脉血。动脉干的分支，离开主干进入器官前的一段称为器官外动脉，入器官后称为器官内动脉。

器官外动脉分布具有以下基本规律：①动脉配布与人体结构是相适应的，人体左右对称，动脉分支亦有对称性；②躯干部在结构上有体壁和内脏之分，动脉亦分为脏支和壁支；③动脉常与静脉、神经伴行，构成血管神经束，有的还包有结缔组织鞘；④动脉在行程中，多位于身体的屈侧、深部或安全隐蔽的部位，如骨、肌和筋膜所形成的沟或管内；⑤动脉常以最短距离到达它所分布的器官；⑥动脉分布的形式与器官的形态有关。

器官内动脉分布与器官的构造有关，结构相似的器官其动脉分布状况也大致相同。在实质性器官有放射型、纵行型和集中型分布。有分叶结构的器官，如肝、肾、肺等，动脉自门进入器官，分支呈放射型分布，各分支的分布区与器官的分叶相当，常作为器官分叶或分段的基础。中空性或管状器官，其动脉呈纵行型、横行型或放射型分布。

二、肺循环的动脉

肺动脉干（pulmonary trunk）系一粗短的动脉干。起自右心室，在升主动脉前方向左后上方斜行，至主动脉弓下方分为左、右肺动脉。左肺动脉较短，在左主支气管前方左行，分两支进入左肺上、下叶。右肺动脉较长而粗，经升主动脉和上腔静脉后方向右行，至右肺门处分为3支进入右肺上、中、下叶。在肺动脉干分叉处稍左侧有一纤维性的**动脉韧带**（arterial ligament），连于主动脉弓下缘，是胚胎时期动脉导管闭锁后的遗迹。动脉导管若在出生后6个月尚未闭锁，则称动脉导管未闭，是常见先天性心脏病之一。

三、体循环的动脉

（一）主动脉

主动脉（aorta）是体循环的动脉主干，由左心室发出，起始段为**升主动脉**（ascending aorta），向右前上方斜行，达右侧第2胸肋关节高度移行为**主动脉弓**（aorta arch），继而弓形行向左后方，至第4胸椎体左侧下缘处向下移行为**胸主动脉**（thoracic aorta），沿脊柱左侧下行逐渐转至其前方，于第12胸椎高度穿膈的主动脉裂孔，移行为**腹主动脉**（abdominal aorta），沿脊柱左前方下降，至第4腰椎体下缘处分为**左、右髂总动脉**（图10-17）。

1. 升主动脉

升主动脉位于胸骨后方，起自左心室，升主动脉的起始处发出左、右冠状动脉，营养心。

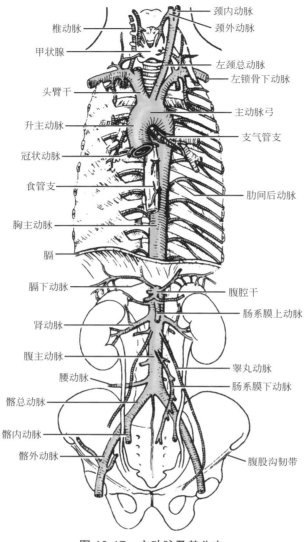

图 10-17　主动脉及其分支

图中标注：
颈内动脉、颈外动脉、椎动脉、甲状腺、左颈总动脉、左锁骨下动脉、头臂干、升主动脉、主动脉弓、支气管支、冠状动脉、食管支、肋间后动脉、胸主动脉、膈、膈下动脉、腹腔干、肾动脉、肠系膜上动脉、腹主动脉、腰动脉、睾丸动脉、肠系膜下动脉、髂总动脉、髂内动脉、髂外动脉、腹股沟韧带

2. 主动脉弓

主动脉弓的凸侧向上发出 3 个分支，自右向左依次为头臂干（无名动脉）、左颈总动脉和左锁骨下动脉。头臂干短而粗，在右胸锁关节后方分为右颈总动脉和右锁骨下动脉。主动脉弓壁外膜下有丰富的神经末梢，是压力感受器，能感受到血压的变化。主动脉弓下方靠近动脉韧带处有 2～3 个粟粒状小体，称主动脉小球，是化学感受器。

（二）颈总动脉和头颈部的动脉

颈总动脉（common carotid artery）是头颈部的动脉主干。右颈总动脉起自头臂干，左颈总动脉起自主动脉弓。两侧颈总动脉均在食管、气管和喉的外侧上升，至甲状软骨上缘高度分为颈内动脉和颈外动脉（图 10-18）。在颈总动脉分为颈内、外动脉处，有两个重要结构：颈动脉窦是颈总动脉末端和颈内动脉起始处的膨大部分。壁内有压力感受器，其功能与主动脉弓壁内的压力感受器相同，能感受血压的变化。颈动脉小球是颈总动脉分叉处后方的一个卵圆形小体，为化学感受器，功能类似主动脉小球，能感受血液中二氧化碳浓度的变化，反射性地调节呼吸运动。

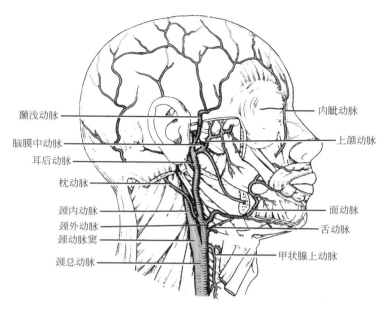

图 10-18　颈外动脉及其分支

1. 颈外动脉

颈外动脉（external carotid artery）初居颈内动脉前内侧，后经其前方转至外侧，进入腮腺至下颌颈处分为颞浅动脉和上颌动脉两终支。主要分支有：甲状腺上动脉、面动脉、颞浅动脉和上颌动脉等。

（1）**甲状腺上动脉**　起于颈外动脉起始部，行向前下分布于喉和甲状腺上部。

（2）**面动脉**　平舌骨大角稍上方，由颈外动脉发出，经下颌下腺深面至咬肌前缘，绕过下颌骨下缘至面部，经口角和鼻翼外侧上行，至内眦部改名为内眦动脉。面动脉分支营养下颌下腺、面部软组织等。面动脉在咬肌前缘绕下颌骨下缘处，位置表浅，活体可触及搏动，是面部出血时的压迫止血点（图 10-19）。

（3）**颞浅动脉**　经外耳门前方上行至颞部皮下，分支营养腮腺、颞部及颅顶部软组织等。在外耳门前方可触及颞浅动脉的搏动，此处是颞浅动脉出血时的压迫止血点（图 10-20）。

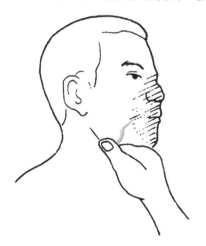

图 10-19　面动脉压迫止血点

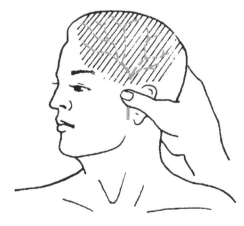

图 10-20　颞浅动脉压迫止血点

（4）**上颌动脉**　分支营养上颌牙、下颌牙、牙龈、咀嚼肌、颊、腭扁桃体等。其重要分支脑膜中动脉，向上经棘孔入颅内营养颅骨和硬脑膜。它的前支经过翼点内面，颞骨骨折易损伤此动脉，引起硬膜外血肿。

2. 颈内动脉

颈内动脉（internal carotid artery）由颈总动脉发出后上行到颅底，经颈动脉管入颅腔，营养脑和视器（详见第十六章　中枢神经系统）。

（三）锁骨下动脉和上肢的动脉

1. 锁骨下动脉（subclavian artery）

右锁骨下动脉起自头臂干，左锁骨下动脉起自主动脉弓。锁骨下动脉经胸廓上口至颈根部，穿斜角肌间隙到第1肋外缘续为腋动脉。锁骨下动脉的分支有椎动脉、胸廓内动脉、甲状颈干等，分布于胸部、背部及颈部等处（图10-21）。

（1）**椎动脉**　起于锁骨下动脉上壁，向上穿第6～1颈椎横突孔，经枕骨大孔入颅腔，分支分布于脑和脊髓。

（2）**胸廓内动脉**　起于锁骨下动脉下壁，向下经胸廓上口入胸腔，于胸骨外侧缘外侧约1.5cm处，沿第1～6肋软骨后面下行，沿途分支分布于胸前壁、心包、膈及乳房等处。其较大的终末支为腹壁上动脉，向下穿过膈肌，沿腹直肌后面下行，分布于腹直肌。

（3）**甲状颈干**　为一短干，发出后立即分为甲状腺下动脉、肩胛上动脉等数支。

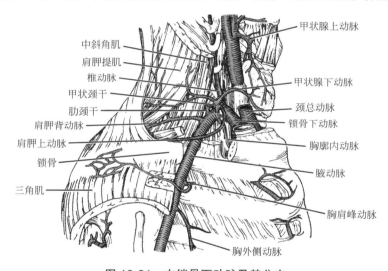

图 10-21　右锁骨下动脉及其分支

2. 上肢的动脉

（1）**腋动脉**　是锁骨下动脉的延续，经腋窝至背阔肌下缘处移行为肱动脉。腋动脉的主要分支有胸肩峰动脉、胸外侧动脉、肩胛下动脉（旋肩胛动脉、胸背动脉）、旋肱后动脉等，分布于肩部、背部、胸壁和乳房等处（图10-22）。

（2）**肱动脉**　是腋动脉的直接延续，沿肱二头肌内侧沟下行，至肘窝平桡骨颈高度分为桡动脉和尺动脉。肱动脉沿途发出分支分布于臂部和肘关节。在肘窝稍上方，肱动脉行走于肱二头肌肌腱的内侧，位置表浅，可触及其搏动，此处为测量血压时听诊的部位。上肢远侧部大出血时，可在臂中部的内侧将肱动脉压向肱骨止血（图10-23）。

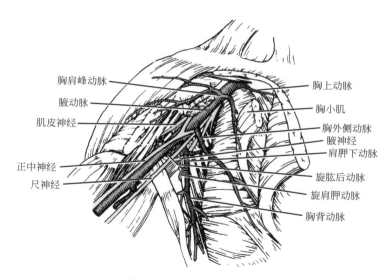

胸肩峰动脉
腋动脉
肌皮神经
正中神经
尺神经
胸上动脉
胸小肌
胸外侧动脉
腋神经
肩胛下动脉
旋肱后动脉
旋肩胛动脉
胸背动脉

图 10-22 腋动脉及其分支

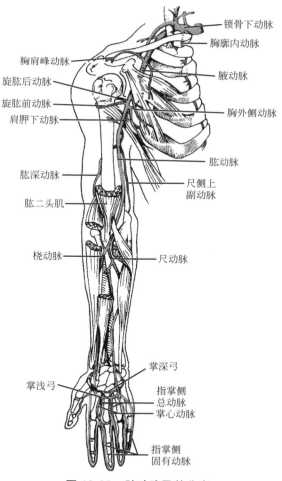

锁骨下动脉
胸廓内动脉
胸肩峰动脉
腋动脉
旋肱后动脉
旋肱前动脉
肩胛下动脉
胸外侧动脉
肱动脉
肱深动脉
尺侧上副动脉
肱二头肌
桡动脉
尺动脉
掌深弓
掌浅弓
指掌侧总动脉
掌心动脉
指掌侧固有动脉

图 10-23 肱动脉及其分支

（3）**桡动脉** 在肘窝起自肱动脉，在前臂前面桡侧肌之间下行，最后入手掌。桡动脉在前臂远端桡侧腕屈肌肌腱的外侧位置表浅，可扪及其搏动，为临床切脉的部位。

（4）**尺动脉** 于肘窝起自肱动脉，斜向内下，在前臂前面尺侧肌之间下行入手掌。尺动脉在行程中发出分支主要营养前臂尺侧肌、肘关节和尺桡骨。

（5）**掌浅弓和掌深弓** **掌浅弓**由尺动脉末端与桡动脉掌浅支吻合而成。位于掌腱膜深面，弓的凸缘约平掌骨中部。从掌浅弓发出 3 条指掌侧总动脉和 1 条小指尺掌侧动脉。**掌深弓**由桡动脉末端和尺动脉的掌深支吻合而成。位于屈指肌腱深面，弓的凸缘在掌浅弓近侧，约平腕掌关节高度。由弓发出 3 条掌心动脉，行至掌指关节附近，分别注入相应的指掌侧总动脉（图 10-24，图 10-25）。

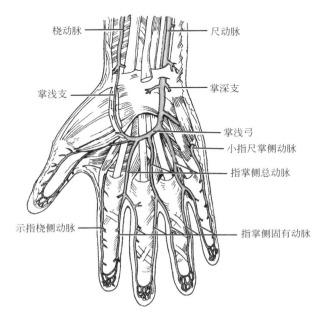

图 10-24　掌浅弓

（四）胸主动脉

胸主动脉是胸部的动脉主干（图 10-17），分支有壁支和脏支两种。

1. 壁支

胸主动脉的壁支有**肋间后动脉**、**肋下动脉**和**膈上动脉**。肋间后动脉共 9 对，走行在第 3 ～ 11 肋间隙；肋下动脉行于第 12 肋下缘处；膈上动脉有 2 ～ 3 支。它们分布于胸壁、腹壁上部、脊髓及膈等。

2. 脏支

胸主动脉的脏支主要有**食管动脉**和**支气管动脉**，分别营养食管和气管、主支气管及各级分支。

（五）腹主动脉

腹主动脉是腹部的动脉主干，也分壁支和脏支（图 10-17，图 10-26）。

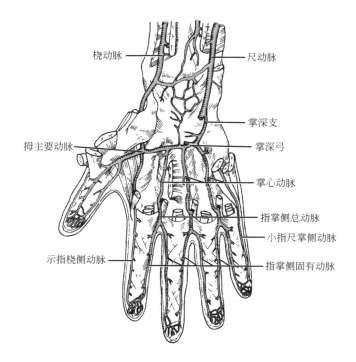

图 10-25　掌深弓

桡动脉　尺动脉　掌深支　掌深弓　拇主要动脉　掌心动脉　指掌侧总动脉　小指尺掌侧动脉　示指桡侧动脉　指掌侧固有动脉

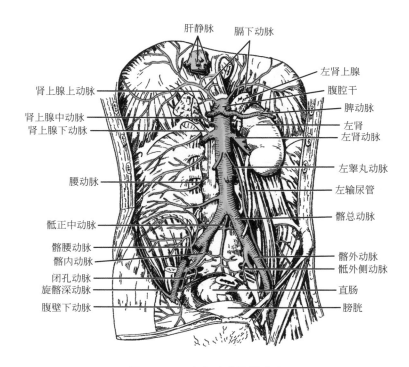

图 10-26　腹主动脉及其分支

肝静脉　膈下动脉　肾上腺上动脉　肾上腺中动脉　肾上腺下动脉　腰动脉　骶正中动脉　髂腰动脉　髂内动脉　闭孔动脉　旋髂深动脉　腹壁下动脉　左肾上腺　腹腔干　脾动脉　左肾　左肾动脉　左睾丸动脉　左输尿管　髂总动脉　髂外动脉　骶外侧动脉　直肠　膀胱

1. 壁支

壁支主要是 4 对**腰动脉**、1 对**膈下动脉**、1 条**骶正中动脉**，分布于腹后壁、脊髓、膈下面、肾上腺和盆腔后壁等处。

2. 脏支

脏支可分为不成对的和成对的两种。成对的脏支主要有**肾动脉**、**肾上腺中动脉**和**睾丸（或卵巢）动脉**；不成对的脏支有**腹腔干**、**肠系膜上动脉**和**脉系膜下动脉**。

（1）**腹腔干**　在膈主动脉裂孔稍下方由腹主动脉前壁发出，为一短干，立即分为**胃左动脉**、**肝总动脉**和**脾动脉** 3 大支（图 10-27）。

① **胃左动脉**：先行向左上方至贲门附近，再沿胃小弯向右走行，与胃右动脉吻合，沿途分支分布于食管、贲门和胃小弯侧胃壁。

② **肝总动脉**：由腹腔干分出后，沿胰头上缘向右行，至十二指肠上部的上方分为**肝固有动脉**和**胃十二指肠动脉**。a. 肝固有动脉，在肝十二指肠韧带内上行，至肝门处分为左、右支入左半肝和右半肝。右支在入肝门前发出胆囊动脉，分布于胆囊。肝固有动脉在起始段还发出**胃右动脉**，沿胃小弯左行，与胃左动脉吻合，分支分布于胃小弯侧的胃壁和十二指肠上部。b. **胃十二指肠动脉**，沿十二指肠上部后方下行，在幽门下缘处分为**胃网膜右动脉**和**胰十二指肠上动脉**。胃网膜右动脉沿胃大弯向左行，分布于胃大弯侧的胃壁和大网膜，并与胃网膜左动脉吻合。胰十二指肠上动脉在胰头与十二指肠降部之间下行，分布于胰头和十二指肠，并与胰十二指肠下动脉吻合。

③ **脾动脉**：沿胰上缘左行入脾门，沿途发出数支胰支分布于胰体和胰尾。脾动脉末端还发出**胃网膜左动脉**和**胃短动脉**。胃网膜左动脉沿胃大弯向右行，与胃网膜右动脉吻合，沿途分支分布于胃壁和大网膜；**胃短动脉**有 3 ～ 4 支，分布于胃底。

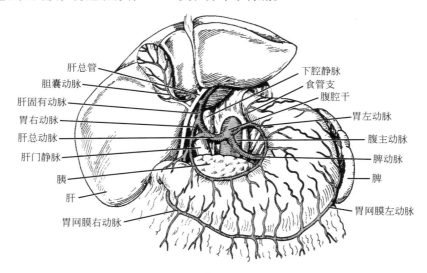

图 10-27　腹腔干及其分支

（2）**肠系膜上动脉**　在第 1 腰椎平面起自腹主动脉前壁，向下入小肠系膜内，分支分布于胰头以及十二指肠到横结肠的消化管。其分支有（图 10-28）：①**胰十二指肠下动脉**：分布到胰头和十二指肠，并与胰十二指肠上动脉吻合；②**空肠动脉和回肠动脉**：有 16 ～ 20 支，由肠系膜上动脉左侧壁发出，分布于空肠和回肠；③**回结肠动脉**：为肠系膜上动脉右侧壁的分支，向右下方走行，分支分布于回肠末端、盲肠和升结肠起始部，并发出阑尾动脉，经回肠末端后面进入阑尾系膜，沿阑尾系膜游离缘走行到阑尾尖，沿途分布分支于阑尾；④**右结肠动脉**：向右行分布到升结肠；⑤**中结肠动脉**：走行于横结肠系膜两层之间，分布于横结肠。

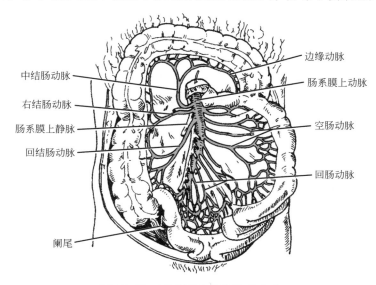

图 10-28　肠系膜上动脉及其分支

（3）**肠系膜下动脉**　约平第 3 腰椎处发自腹主动脉前壁，分布于结肠左曲到直肠上部的肠管。其分支有（图 10-29）：①**左结肠动脉**：分布到降结肠；②**乙状结肠动脉**：有 1 ～ 4 支，分布于乙状结肠；③**直肠上动脉**：分布于直肠上部，向下与直肠下动脉吻合。肠系膜上、下动脉的分支间互相吻合成弓状，由弓上发直行分支入肠壁。

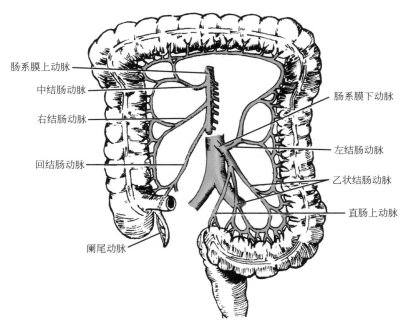

图 10-29　肠系膜下动脉及其分支

（4）**肾动脉**　约平第 2 腰椎平面发自腹主动脉侧壁，向外侧经肾门入肾。入肾前发出**肾上**

腺下动脉至肾上腺。

（5）**睾丸动脉** 在肾动脉起始处稍下方，发自腹主动脉前壁两侧，沿腰大肌前面斜向外下方走行，经腹股沟管，参与精索组成，下行至阴囊分布于睾丸和附睾。在女性称**卵巢动脉**，经卵巢悬韧带入盆腔，分布于卵巢和输卵管。

（六）髂总动脉和盆部、下肢的动脉

髂总动脉（common iliac artery）左右各一，在平第 4 腰椎高度自腹主动脉分出，沿腰大肌内侧行向外下方，至骶髂关节的前方分为**髂内动脉**和**髂外动脉**。

1.髂内动脉

为一短干，沿骨盆侧壁降入盆腔，发出壁支与脏支（图 10-30）。

（1）**壁支**

① **闭孔动脉**：穿闭孔出盆腔至大腿内侧，分布于大腿内侧群肌和髋关节。

② **臀上动脉和臀下动脉**：分别穿梨状肌上、下孔出盆腔，分布于臀部诸肌、髋关节和臀后部皮肤。

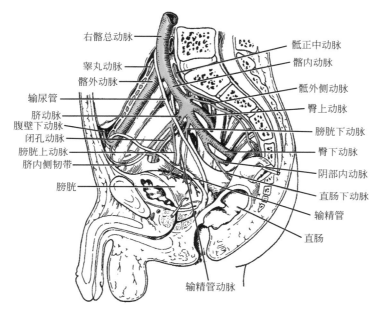

图 10-30 盆腔的动脉（男性）

（2）**脏支**

① **直肠下动脉**：分布于直肠下部，与直肠上动脉和肛动脉分支吻合。

② **子宫动脉**：从髂内动脉分出后，于子宫阔韧带两层间，向内下方走行，至子宫颈外侧2cm 处经输尿管前上方到达子宫颈，发 1 小支至阴道，主干沿子宫的侧缘上行至子宫底，分布于子宫、阴道、卵巢和输卵管（图 10-31）。在男性，相对应的是细长的**输精管动脉**。

③ **阴部内动脉**：从梨状肌下孔出盆腔，再经坐骨小孔入坐骨肛门窝，其分支分布于外生殖器、肛管、会阴肌和皮肤。

④ **膀胱下动脉**：分布于膀胱底和阴道。在男性分布于膀胱底、精囊和前列腺。

⑤ **脐动脉**：是胎儿时期的动脉干，出生后大部闭锁，其根部未闭锁，发出膀胱上动脉，分布于膀胱中、上部。

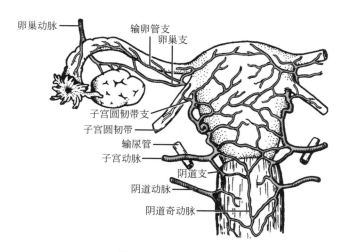

图 10-31　子宫动脉

2. 髂外动脉

髂外动脉沿腰大肌内侧缘下行，经腹股沟韧带中点的深面至股前部移行为股动脉。腹壁下动脉是髂外动脉的重要分支，向上进入腹直肌鞘内，分布于腹直肌（图 10-30）。

3. 下肢的动脉（图 10-32）

（1）**股动脉**　在腹股沟韧带中点下方续接髂外动脉，在股三角内下行，穿收肌管向后至腘窝，改名为腘动脉。股动脉沿途发出分支股深动脉分布于大腿肌和股骨。

（2）**腘动脉**　在腘窝深部下行，到腘窝下角分为胫前动脉和胫后动脉。腘动脉分支分布于膝关节及其周围肌。

（3）**胫后动脉**　走行于小腿后群肌浅、深两层之间下行至足底，分为足底内侧动脉和足底外侧动脉（图 10-33）。胫后动脉分支分布于小腿肌后群、外侧群和足底肌。足底外侧动脉与足背动脉的分支吻合成足底弓，由弓发出分支分布于足趾。

（4）**胫前动脉**　自腘动脉发出后，向前穿小腿骨间膜到小腿前群肌之间下行，至踝关节前方移行为足背动脉（图 10-32），在内、外踝连线中点处可扪及其搏动。胫前动脉和足背动脉分布于小腿肌前群和足背、足趾。

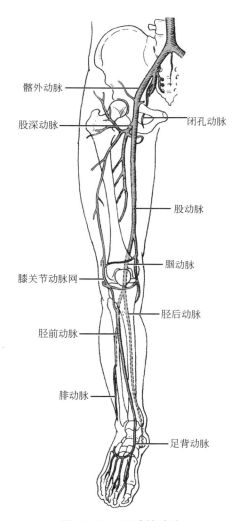

图 10-32　下肢的动脉

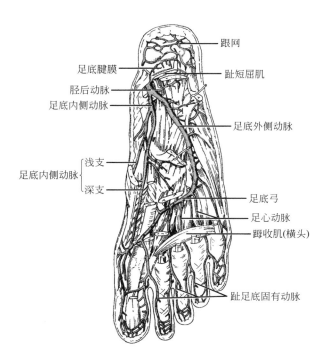

图 10-33　足底的动脉

（七）全身主要动脉的止血部位

1. 颈总动脉

胸锁乳突肌前缘，平环状软骨高度，可摸到颈总动脉的搏动，当头面部大出血时，可在此处将颈总动脉向后压迫到第 6 颈椎横突前结节，进行急救止血。

2. 面动脉

在下颌下缘与咬肌前缘交界处，可摸到面动脉搏动，在此处将面动脉压向下颌体，可进行面部临时性止血。

3. 颞浅动脉

在外耳门前方可摸到其搏动。在此压迫颞浅动脉，可进行颞部及颅顶临时性止血。

4. 锁骨下动脉

在锁骨上窝中点处将锁骨下动脉向后下方按压到第 1 肋骨上，可进行上肢临时性止血。

5. 肱动脉

在臂中部前内侧将肱动脉向后外方按压于肱骨上，可进行压迫点以下的上肢临时性止血。在肘窝，肱二头肌肌腱内侧可摸到肱动脉的搏动。

6. 桡动脉

在前臂远侧端桡侧腕屈肌肌腱的外侧可摸到桡动脉的搏动。

7. 股动脉

在腹股沟韧带中点下方可摸到股动脉的搏动，于此处将股动脉压向耻骨，可进行下肢的临时性止血。

8. 腘动脉

腘动脉位于腘窝深部。在腘窝处加垫、捆扎固定，可阻止小腿出血。

知识拓展

动脉粥样硬化

动脉粥样硬化（atherosclerosis，AS）是冠心病、脑梗死、外周血管病的主要原因。脂质代谢障碍为动脉粥样硬化的病变基础，其特点是受累动脉病变从内膜开始，一般先有脂质和复合糖类积聚、出血及血栓形成，进而纤维组织增生及钙质沉着，并有动脉中层的逐渐蜕变和钙化，导致动脉壁增厚变硬、血管腔狭窄。病变常累及大中肌性动脉，一旦发展到足以阻塞动脉腔时，则该动脉所供应的组织或器官将缺血或坏死。由于在动脉内膜积聚的脂质外观呈黄色粥样，因此称为动脉粥样硬化。

【思考题】

1. 试述分布到胃的动脉。
2. 一肝癌患者从股动脉切开插管做肝动脉插管化疗，试述导管经过哪些血管到达肝。

（毛健宝）

第四节　静　　脉

【学习目标】

◆ **掌握**：肺静脉的起止；上腔静脉的起止、回流范围；静脉角的概念；上肢浅静脉（头静脉、贵要静脉、肘正中静脉）的起止、行程；下腔静脉的起止、回流范围；下肢浅静脉（小隐静脉、大隐静脉）的起止、行程；肝门静脉的组成、起止及属支。

◆ **熟悉**：肝门静脉与上、下腔静脉系的交通。

◆ **了解**：静脉的分布、结构特点；面部危险三角的概念；颈外静脉的起止；奇静脉、半奇静脉、副半奇静脉的起止、属支；大隐静脉的属支。

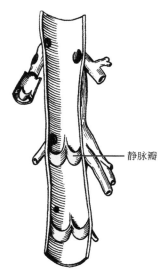

一、概述

静脉（vein）是运送血液回心的血管，起始于毛细血管，止于心房。与伴行的动脉比较，静脉有下列特点：①**静脉瓣**，有些静脉管腔内有静脉瓣，有防止血液逆流和保证血液向心流动的作用。以下肢深静脉较为典型（图10-34）。②体循环静脉分浅、深两类。**浅静脉**位于皮下筋膜内，又称**皮下静脉**。浅静脉位置表浅，临床上常将其用作静脉注射、输液和输血的部位。深静脉多与同名动脉伴行。③静脉之间有丰富的吻合。在某些部位形成**静脉网**或**静脉丛**。浅静脉之间、深静脉之间、浅深静脉之间都有吻合支相通。④静脉数量多，管径较粗，管腔较大，管壁薄而柔

静脉瓣

图 10-34　静脉瓣

软，弹性小，血流缓，压力低。⑤结构特殊的静脉包括**硬脑膜窦**和**板障静脉**。硬脑膜窦位于颅内，无平滑肌，无瓣膜，故外伤时出血难止。板障静脉位于板障内，借导血管连接头皮静脉和硬脑膜窦。

二、肺循环的静脉

肺静脉（pulmonary vein）每侧两条，分别为左上、左下肺静脉和右上、右下肺静脉。肺静脉起于肺内经肺门，向内穿过纤维心包，注入左心房。肺静脉将含氧量高的血液输送到左心房。

三、体循环的静脉

体循环的静脉包括**上腔静脉系**、**下腔静脉系**（含**肝门静脉系**）和**心静脉系**（见心的静脉）。

（一）上腔静脉系

上腔静脉系由上腔静脉及其属支组成，主要收集头、颈、胸部（心除外）和上肢的静脉血。**上腔静脉**（superior vena cava）为上腔静脉系的主干，是一条短而粗的静脉干，由**左**、**右头臂静脉**汇合而成，在升主动脉的右侧垂直下降，注入右心房。上腔静脉注入右心房前有奇静脉注入（图 10-35）。

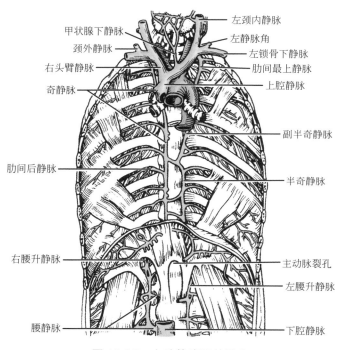

图 10-35 上腔静脉及其属支

1. 头颈部的静脉

主要有**颈内静脉**、**面静脉**、**颈外静脉**（图 10-36）。

（1）**颈内静脉**（internal jugular vein）　在颈静脉孔处连接颅内乙状窦，于颈根部与**锁骨下静脉**合成**头臂静脉**。汇合处所形成的夹角称**静脉角**。颈内静脉收集颅内、外和颈部器官的静脉血。颈内静脉在颅外的属支有面静脉等。

（2）**面静脉**（facial vein）　在眼内眦处起自**内眦静脉**，与面动脉伴行，收集面前部软组织的静脉血，注入颈内静脉。面静脉通过内眦静脉、眼静脉与颅内海绵窦相交通。

面静脉在口角以上的部分一般无静脉瓣。因此，面部尤其以鼻根至两侧口角的三角区内发生化脓性感染时，若处理不当（如挤压等），则有导致颅内感染的可能，故称为"**危险三角**"。

（3）**颈外静脉**（external jugular vein）　为颈部最大的浅静脉，由**下颌后静脉**的后支与**耳后静脉**及**枕静脉**汇合而成，沿胸锁乳突肌表面下降，注入锁骨下静脉。当右心衰竭时可引起颈静脉怒张。

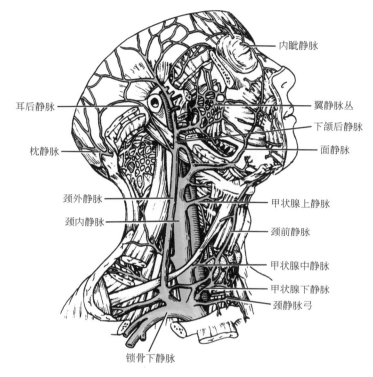

图 10-36　头颈部静脉

2. 上肢的静脉和锁骨下静脉

（1）上肢的深静脉与同名动脉伴行，最后经腋静脉、锁骨下静脉、头臂静脉、上腔静脉回流入右心房。

（2）上肢的浅静脉主要有**头静脉**、**贵要静脉**、**肘正中静脉**、前臂正中静脉（图 10-37）。

① **头静脉**：起自手背静脉网桡侧，沿前臂前面桡侧上行，在臂部沿肱二头肌外侧沟上行，最后注入腋静脉或锁骨下静脉。

② **贵要静脉**：起自手背静脉网尺侧，逐渐转至前臂前面，沿尺侧上行，在臂部沿肱二头肌内侧沟上升，至臂中部穿深筋膜注入肱静脉或腋静脉。

③ **肘正中静脉**：位于肘窝部的皮下。连接头静脉和贵要静脉，由于肘正中静脉位置较固定，是静脉穿刺或插管的常用部位。

3. 胸部的静脉

胸部较大的静脉是**奇静脉**（azygos vein）。奇静脉起自右**腰升静脉**，沿脊柱胸段的右前上升，至第 4 胸椎体高度向前弯曲，跨过右肺根上方注入上腔静脉。奇静脉收集右**肋间后静脉**、食管

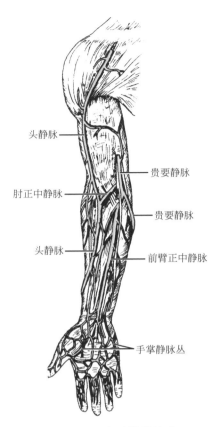

图 10-37　上肢的浅静脉

和主支气管等器官以及起自左腰升静脉的**半奇静脉**及**副半奇静脉**的静脉血（图 10-35）。

（二）下腔静脉系

下腔静脉系由下腔静脉及其属支组成，主要收集下肢、盆部和腹部的静脉血。**下腔静脉**（inferior vena cava）是下腔静脉系的主干，为人体最大的静脉，在第 5 腰椎水平由左、右**髂总静脉**汇合而成，沿腹主动脉的右侧上升，经肝的后缘，穿膈的腔静脉孔进入胸腔，注入右心房（图 10-38）。

1. 盆部的静脉

盆部静脉与同名动脉伴行，收集同名动脉分布区域的静脉血。

盆腔器官的静脉在各器官周围或壁内构成丰富的静脉丛，如**直肠静脉丛**、**子宫静脉丛**和**膀胱静脉丛**等，经相应静脉汇入髂内静脉。

2. 下肢的静脉

（1）下肢的深静脉　与同名动脉伴行，最后汇入股静脉。股静脉位于股动脉内侧，临床上常在此处作静脉穿刺。股静脉上行达腹股沟韧带中点的深面，移行为髂外静脉，继而与髂内静脉汇合成髂总静脉（图 10-38）。

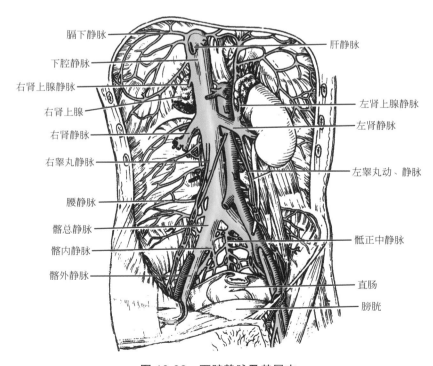

图 10-38　下腔静脉及其属支

（2）下肢的浅静脉　主要有**大隐静脉**、**小隐静脉**（图10-39）。

①**大隐静脉**：起于足背静脉弓内侧端，经内踝前方，沿小腿和大腿的内侧上行，继而转至大腿前面上行。在腹股沟韧带下方穿隐静脉裂孔注入**股静脉**。大隐静脉高位有五条属支：**旋髂浅静脉**、**腹壁浅静脉**、**股内侧浅静脉**、**股外侧浅静脉**、**阴部外静脉**。大隐静脉在内踝前方，位置表浅，临床上常在此处做大隐静脉穿刺或切开术。

②**小隐静脉**：起自足背静脉弓外侧端，经外踝后方，沿小腿后面上行至腘窝，穿深筋膜注入**腘静脉**。

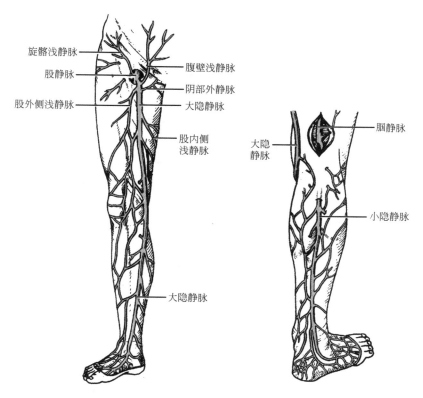

图 10-39　下肢的浅静脉

3.腹部的静脉

腹部的静脉直接或间接注入下腔静脉。壁支有4对**腰静脉**，每侧的腰静脉有纵支相连，构成**左**、**右腰升静脉**。脏支主要有**睾丸（卵巢）静脉**、**肾静脉**、**肝静脉**、**肝门静脉系**。

（1）**睾丸静脉**　起自睾丸和附睾，右睾丸静脉以锐角注入下腔静脉。左睾丸静脉以直角注入左肾静脉，左睾丸静脉常因回流不畅易引起静脉曲张。在女性此静脉为卵巢静脉。

（2）**肾静脉**　从肾门横行向内侧注入下腔静脉。左肾静脉略长。

（3）**肝静脉**　肝内的小叶下静脉逐步汇合，最后合成2～3条肝静脉，从肝的后缘出肝，注入下腔静脉。肝静脉收集由肝门静脉及肝固有动脉进入肝内的血液（图10-38）。

（4）**肝门静脉系**　由**肝门静脉**（hepatic portal vein）及其属支组成。

肝门静脉是一条短而粗的静脉干，由**肠系膜上静脉**和**脾静脉**在胰头后方汇合而成，**肠系膜下静脉**通常注入**脾静脉**（图10-40）。肝门静脉收集食管腹段、胃、小肠、大肠（除直肠下部）、胰、胆囊和脾等的静脉血，向右上方经肝门入肝。

肝门静脉的主要属支有：①**肠系膜上静脉**：与同名动脉伴行，主要收集同名动脉分布区域的静脉血；②**脾静脉**：与同名动脉伴行，除收集同名动脉分布区域的静脉血外，还收纳肠系膜下静脉的静脉血；③**肠系膜下静脉**：与同名动脉伴行，收集同名动脉分布区域的静脉血，注入脾静脉；④**胃左静脉**：与同名动脉伴行，收集同名动脉分布区域的静脉血，注入肝门静脉；⑤**胃右静脉**：与同名动脉伴行，收集同名动脉分布区域的动脉血，注入肝门静脉；⑥**附脐静脉**：为数条细小静脉，起于脐周静脉网，沿肝圆韧带走行，注入肝门静脉。

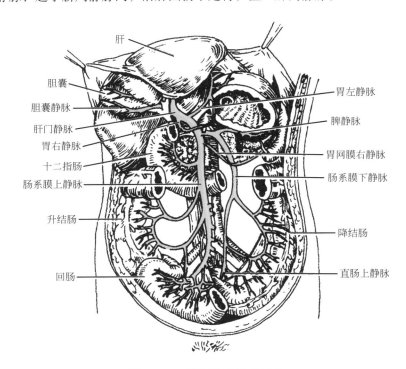

图 10-40　肝门静脉及其属支

（5）肝门静脉系与上、下腔静脉系间的吻合及肝门静脉侧支循环　肝门静脉的属支与上、下腔静脉系之间具有丰富的吻合，主要有 3 条途径（图 10-41）。

① 通过**食管静脉丛**形成肝门静脉系与上腔静脉系间的吻合。其交通途径为：肝门静脉→胃左静脉→食管静脉丛→食管静脉→奇静脉→上腔静脉。

② 通过**直肠静脉丛**形成肝门静脉系与下腔静脉系间的吻合。其交通途径为：肝门静脉→脾静脉→肠系膜下静脉→直肠上静脉→直肠静脉丛→直肠下静脉、肛静脉→髂内静脉→髂总静脉→下腔静脉。

③ 通过**脐周静脉网**形成肝门静脉系与上、下腔静脉系间的吻合。其交通途径为：

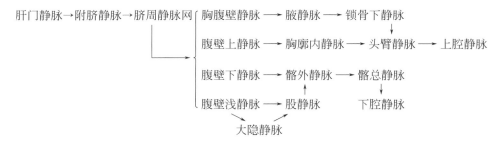

在正常情况下，肝门静脉系与上、下腔静脉系之间的交通支细小，血流量少。肝硬化、肝肿瘤等疾病时，可引起门静脉高压，导致肝门静脉回流受阻，此时肝门静脉系的血液经上述交通途径形成侧支循环，通过上、下腔静脉系回流。由于血流量增多，交通支变得粗大、弯曲，出现静脉曲张，进而引起一系列临床表现，如呕血、便血等。

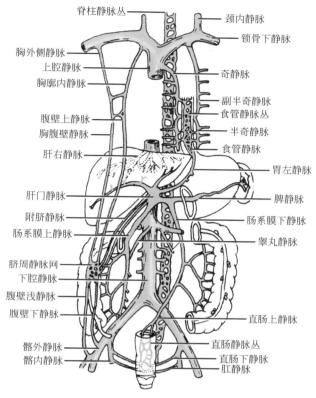

图 10-41　肝门静脉系与上、下腔静脉系之间的交通

知识拓展

门静脉高压

门静脉高压是一组由门静脉压力持久增高引起的症候群。大多数由肝硬化引起，少数继发于门静脉主干或肝静脉梗阻以及原因不明的其他因素。当门静脉血不能顺利通过肝回流入下腔静脉就会引起门静脉压力增高。表现为门-体静脉间交通支开放，大量门静脉血在未进入肝前就直接经交通支进入体循环，从而出现腹壁和食管静脉扩张、脾大和脾功能亢进、肝功能失代偿和腹水等。最为严重的是食管和胃连接处的静脉扩张，一旦破裂就会引起严重的急性上消化道出血危及生命。

【思考题】

1. 大隐静脉血栓脱落，引起肺栓塞，试述血栓是如何到达肺部的？
2. 肝硬化患者为什么会引起脾大？

（毛健宝）

第十一章 淋巴系统

第一节 淋巴系统的组成及功能

淋巴系统（lymphatic system）由**淋巴管道、淋巴器官**和**淋巴组织**组成（图 11-1）。淋巴管道

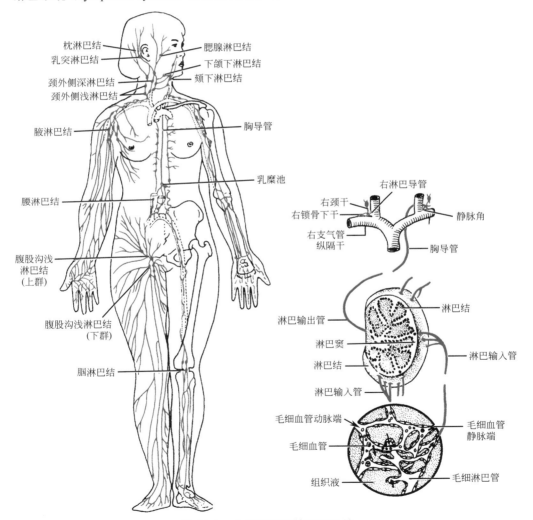

枕淋巴结
乳突淋巴结
颈外侧深淋巴结
颈外侧浅淋巴结
腋淋巴结
腰淋巴结
腹股沟浅淋巴结（上群）
腹股沟浅淋巴结（下群）
腘淋巴结

腮腺淋巴结
下颌下淋巴结
颏下淋巴结
胸导管
乳糜池

右淋巴导管
右颈干
右锁骨下干
右支气管纵隔干
静脉角
胸导管

淋巴输出管
淋巴窦
淋巴结
淋巴输入管
淋巴输入管
淋巴结

毛细血管动脉端
毛细血管
组织液

毛细血管静脉端
毛细淋巴管

图 11-1 全身的淋巴管和淋巴结

可分为**毛细淋巴管**、**淋巴管**、**淋巴干**和**淋巴导管**。淋巴器官包括**淋巴结、脾、胸腺**和**扁桃体**等。淋巴组织是含有大量淋巴细胞的网状组织，主要分布于消化管和呼吸道等处的管壁中。

血液经动脉运行到毛细血管动脉端时，一部分血浆经过毛细血管壁滤出，进入组织间隙形成组织液。组织液与细胞进行物质交换后，大部分回流入毛细血管静脉端，小部分则进入毛细淋巴管成为淋巴。淋巴在淋巴管道内向心流动，最后归入静脉，因此，淋巴系统是静脉的辅助管道。此外，淋巴器官和淋巴组织具有产生淋巴细胞，过滤淋巴和进行免疫应答的功能。

第二节　淋巴管道

一、毛细淋巴管

毛细淋巴管（lymphatic capillary）（图 11-1）是淋巴管道的起始部分，以膨大的盲端起于组织间隙，管壁由单层扁平细胞构成。毛细淋巴管的通透性比较大，蛋白质以及癌细胞、细菌等较易进入。毛细淋巴管分布广泛，除脑、脊髓以及无血管的结构外，几乎遍布全身。

二、淋巴管

淋巴管（lymphatic vessel）由毛细淋巴管汇合而成。其结构与静脉相似，有丰富的瓣膜，淋巴管在向心的行程中，一般都经过 1 个或多个淋巴结。淋巴管分**浅淋巴管**和**深淋巴管**。浅淋巴管行于皮下，深淋巴管与深部的血管伴行，二者之间有小支相交通。

三、淋巴干

淋巴管逐渐汇合成较大的**淋巴干**（lymphatic trunk）。全身共有九条淋巴干：**左、右颈干，左、右锁骨下干，左、右支气管纵隔干，左、右腰干**和**1 条肠干**（图 11-2）。

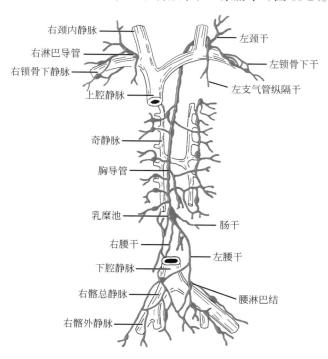

右颈内静脉
右淋巴导管
右锁骨下静脉
上腔静脉
奇静脉
胸导管
乳糜池
右腰干
下腔静脉
右髂总静脉
右髂外静脉

左颈干
左锁骨下干
左支气管纵隔干
肠干
左腰干
腰淋巴结

图 11-2　淋巴干和淋巴导管

四、淋巴导管

九条淋巴干分别汇成左、右两条大的淋巴导管，即**胸导管**和**右淋巴导管**（图 11-2）。**胸导管**（thoracic duct）是全身最大的淋巴管道，长约 30～40cm，通常在第 1 腰椎前方由肠干和左、右腰干汇合而成，其起始部膨大，**称乳糜池**。继而经膈的主动脉裂孔入胸腔后纵隔，上行到左颈根部，接纳左颈干、左锁骨下干和左支气管纵隔干，即收集下半身及左侧上半身的淋巴，注入**左静脉角**。

右淋巴导管（right lymphatic duct）长约 1.5cm，由右颈干、右锁骨下干和右支气管纵隔干汇合而成，收集右侧上半身的淋巴，注入**右静脉角**。

第三节　淋巴器官和淋巴组织

一、淋巴器官

淋巴器官包括淋巴结、脾、胸腺和扁桃体。

1. 淋巴结

淋巴结（lymph node）一般为灰红色的圆形或椭圆形小体，它的一侧隆凸，有数条**输入淋巴管**进入，另一侧向内凹陷为**淋巴结门**，除有一条**输出淋巴管**发出外，还有血管、神经出入（图 11-1）。淋巴结有滤过淋巴、产生淋巴细胞和进行免疫应答的功能。

淋巴结一般多成群分布于人体的一定部位，并接受一定器官或一定部位的淋巴，故称**局部淋巴结**。当某器官或部位发生病变时，细菌、毒素、寄生虫或肿瘤细胞可沿淋巴管进入相应的局部淋巴结，此时淋巴结发生细胞增殖等病理变化，致淋巴结增大。因此，局部淋巴结增大常反映其引流范围存在病变。了解淋巴结群的位置及其引流范围，具有一定的临床意义。

2. 脾

脾（Spleen）是人体最大的淋巴器官，位于左季肋区，第 9～11 肋的深面，其长轴与第 10 肋一致（图 11-3）。正常脾在肋弓下不能触及。活体脾为暗红色，扁椭圆形，质软较脆，故在左季肋区受暴力打击时易导致脾破裂。

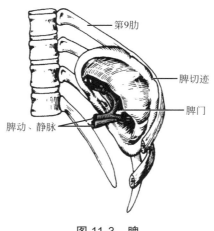

第9肋

脾切迹

脾门

脾动、静脉

图 11-3　脾

脾分为内、外两面，上、下两缘和前、后两端。内面凹陷为脏面，与胃底、左肾、左肾上腺和胰尾等相邻，脏面近中央处有**脾门**，是血管、神经等出入之处。外面平滑隆凸为膈面，贴于膈穹下面。上缘前部有 2～3 个脾切迹，是临床上触诊脾的重要标志。

脾为腹膜内位器官。在脾附近的韧带或大网膜内，常可见到暗红色、大小不等、数目不同的**副脾**（出现率 10%～40%）。

脾的主要功能是储血、造血及参与机体免疫应答等。

3. 胸腺

胸腺（thymus）位于胸腔内上纵隔前部，位于胸骨柄的后方（图 11-4）。胸腺可分为左、右两叶，色灰红，质柔软。幼儿的胸腺发达，至青春期重约 25～40g，以后逐渐萎缩退化，被脂肪组织所替代。胸腺是中枢淋巴器官，兼有内分泌功能，其主要功能是产生 T 细胞和分泌胸腺素等。

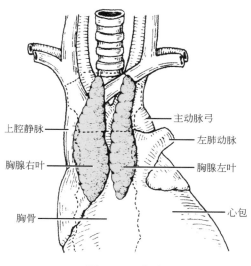

图 11-4　胸腺

二、淋巴组织

淋巴组织分为**弥散淋巴组织**和**淋巴小结**两类。除淋巴器官外，消化道、呼吸道等的黏膜内含有丰富的淋巴组织，起着防御屏障的作用。

弥散淋巴组织　主要位于消化道和呼吸道的黏膜固有层。

淋巴小结　包括小肠黏膜固有层内的孤立淋巴滤泡和集合淋巴滤泡以及阑尾壁内的淋巴小结等。

第四节　人体各部的主要淋巴结

一、头颈部的淋巴管和淋巴结

头颈部的淋巴结群主要有下颌下淋巴结、颏下淋巴结、耳淋巴结、枕淋巴结、颈外侧浅淋巴结、颈外侧深淋巴结（图 11-5）。

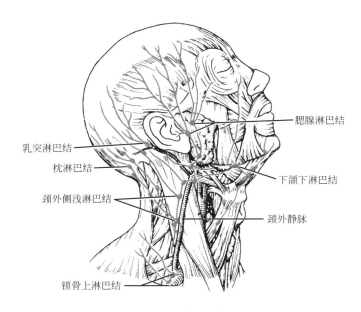

图 11-5　头颈部的淋巴管和淋巴结

　　下颌下淋巴结位于下颌下腺附近。收纳面部淋巴，其输出管注入颈外侧深淋巴结。**颈外侧浅淋巴结**沿颈外静脉排列。收纳耳后部、枕部及颈浅部的淋巴，其输出管注入颈外侧深淋巴结。**颈外侧深淋巴结**沿颈内静脉排列，其中，位于锁骨上窝的几个淋巴结，又称**锁骨上淋巴结**。在胃癌、食管癌患者，癌细胞可通过胸导管经左颈干逆流转移到左锁骨上淋巴结，引起该淋巴结增大。颈外侧深淋巴结直接或间接地收集头颈部淋巴，输出管汇成颈干。左颈干注入胸导管，右颈干注入右淋巴导管。

二、上肢的淋巴管和淋巴结

　　上肢淋巴结主要有**滑车上淋巴结**（即**肘淋巴结**）和**腋淋巴结**（图 11-6）。

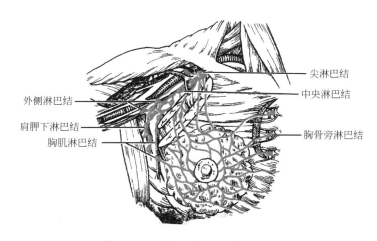

图 11-6　腋淋巴结和乳房淋巴管

　　滑车上淋巴结位于肘窝和肱骨内上髁附近，又称**肘淋巴结**，收纳手和前臂尺侧半的浅、深淋巴管，其输出管伴肱血管上行注入腋淋巴结。**腋淋巴结**位于腋窝内，可分为五群：**外侧淋巴结、胸肌淋巴结、肩胛下淋巴结、中央淋巴结、尖淋巴结**，收纳上肢、胸壁和乳房等处的浅、深淋巴管。其输出管汇成锁骨下干，左锁骨下干注入胸导管，右锁骨下干注入右淋巴导管。乳腺癌常转移到腋淋巴结。

乳房的淋巴引流：

① 乳房外侧部和中央部的淋巴管汇入胸肌淋巴结。

② 乳房上部的淋巴管汇入尖淋巴结。

③ 乳房内侧部的淋巴管汇入胸骨旁淋巴结。

④ 内侧部浅层的淋巴管与对侧乳房相交通。

⑤ 内下部的淋巴管汇入腹上壁与肝的淋巴管相交通。

三、胸部的淋巴管和淋巴结

胸部的淋巴结主要有**支气管肺门淋巴结**（又称**肺门淋巴结**），位于肺门处，其输出管注入气管杈周围的气管、支气管淋巴结，后者的输出管注入气管旁淋巴结（图 11-7）。**气管旁淋巴结**的输出管汇入支气管纵隔干。左支气管纵隔干注入胸导管，右支气管纵隔干注入右淋巴导管。

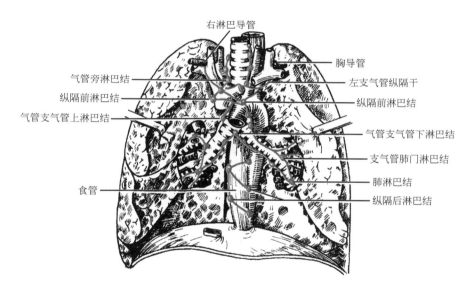

图 11-7　胸腔器官淋巴结

四、腹部的淋巴管和淋巴结

腹部的淋巴结主要有**腰淋巴结、腹腔淋巴结、肠系膜上淋巴结**和**肠系膜下淋巴结**等。

腰淋巴结在腹主动脉及下腔静脉的周围，接纳髂总淋巴结的输出管、腹后壁的淋巴管以及腹腔成对器官的淋巴管。其输出管汇成左、右腰干，注入乳糜池。**腹腔淋巴结、肠系膜上淋巴结**和**肠系膜下淋巴结**分别位于腹腔干、肠系膜上动脉和肠系膜下动脉根部周围，它们分别收纳同名动脉分布区的淋巴管，输出管汇成肠干，注入乳糜池（图 11-8，图 11-9）。

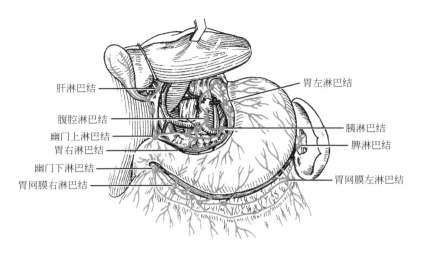

图 11-8 沿腹腔干及其分支排列的淋巴管和淋巴结

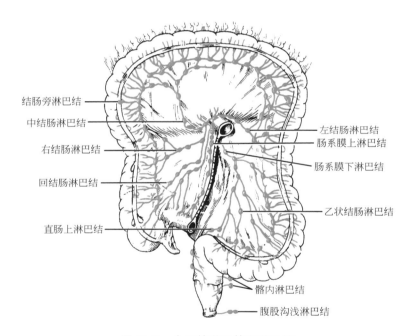

图 11-9 大肠的淋巴管和淋巴结

五、盆部的淋巴管和淋巴结

盆部的淋巴结沿髂内、髂外和髂总动、静脉排列，分别称**髂内淋巴结**、**髂外淋巴结**和**髂总淋巴结**（图 11-10）。它们分别收纳同名动脉分布区的淋巴管，最后经髂总淋巴结的输出管注入腰淋巴结。腰淋巴结的输出管汇成左、右腰干，注入乳糜池。

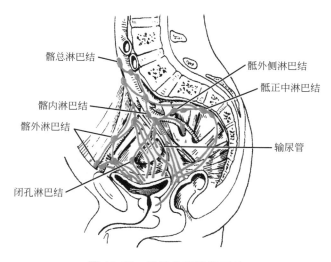

图 11-10　男性盆部的淋巴结

六、下肢的淋巴管和淋巴结

下肢的淋巴结主要有**腘淋巴结**、**腹股沟浅淋巴结**、**腹股沟深淋巴结**等（图 11-1）。

腘淋巴结位于腘窝内，收纳足外侧缘、小腿后外侧部的浅淋巴管及小腿、足的深淋巴管，其输出管注入腹股沟深淋巴结。**腹股沟浅淋巴结**位于腹股沟皮下，收纳腹前壁下部、外生殖器和下肢的浅淋巴管，其输出管注入腹股沟深淋巴结。**腹股沟深淋巴结**沿股静脉根部排列，收纳腹股沟浅淋巴结的输出管及下肢的深淋巴管，其输出管注入髂外淋巴结。

> **知识拓展**
>
> ### 急性淋巴结炎
>
> 多数继发于其他化脓性感染病源，由于化脓菌侵犯淋巴结所引起的局部淋巴结增大。早期淋巴结增大、疼痛和压痛，可活动；后期多个淋巴结粘连成硬块，不易推动。此时表现皮肤常红、肿、压痛明显，并有畏寒、发热、头痛、乏力等全身症状，如得不到及时控制，可形成脓肿。因此，需要早期发现，早诊断、早治疗是本病的关键。

【思考题】

1. 乳房的淋巴是如何引流的？
2. 试述胸导管、右淋巴导管的收集范围和注入部位。

（毛健宝）

第四篇

感 觉 器

【学习目标】

◆ **掌握**：眼球壁外膜、中膜、内膜的组成、结构；视神经盘、黄斑及中央凹的概念；眼的折光装置；眼外肌的名称、作用；前庭蜗器的组成；外耳道的位置、分部、弯曲及鼓膜的位置、分部；位置觉和听觉感受器的名称、位置及作用。

◆ **熟悉**：视器的组成；眼球的内容物；房水的循环途径；鼓室的位置、六个壁及毗邻结构；听小骨的名称、位置及排列；咽鼓管的分部、交通、功能及幼儿咽鼓管的特点；乳突窦和乳突小房的位置。

◆ **了解**：感受器、感觉器的概念；眼睑、结膜、泪器的形态、结构及功能；眼的血管；内耳的位置、分部及各部形态结构；声波的传导途径；视器、前庭蜗器的常见疾病。

感受器（receptor）是指能够接受机体内、外环境的各种刺激，并将刺激转变为神经冲动的特殊装置。产生的神经冲动经感觉神经传至中枢神经系统，再由中枢神经系统发出指令经运动神经传至效应器对刺激做出应答。感受器的种类繁多，根据其所在部位、接受刺激的来源不同可分为三类：分布于皮肤、黏膜、视器（眼）、前庭蜗器（耳）等处，能够感受外界环境刺激的**外感受器**；分布于内脏器官和心血管等处，能够感受体内物理和化学刺激的**内感受器**；分布于肌、肌腱、关节和内耳等处，能够感受机体运动和平衡变化刺激的**本体感受器**。根据分化程度，感受器可分为**一般感受器**和**特殊感受器**两类，前者分布于全身各部，如痛、温、触、压觉感受器；后者分布在头部，包括视、听、嗅、味觉和平衡觉感受器。感觉器（sensory organ）又称**感觉器官**，由特殊感受器及其附属结构共同组成，如视器、前庭蜗器。

第十二章 视 器

视器（visual organ）即眼，由眼球（eye ball）和眼副器（accessory organs of eye）共同组成（图 12-1）。**眼球**包括眼球壁和眼球内容物，能够接受光波刺激并将刺激转变为神经冲动。**眼副器**包括眼睑、结膜、泪器、眼外肌、眶脂体和眶筋膜等，对眼球起支持、保护和运动作用。

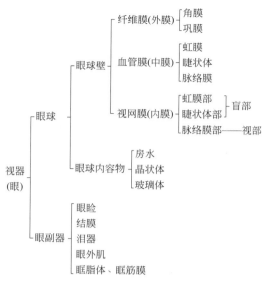

图 12-1　视器

第一节　眼　　球

眼球（eyeball）近似球形，位于眼眶前部（图 12-2）。眼球借筋膜与眶壁相连，后部借视神经连于间脑。当眼平视前方时，眼球前面正中点称**前极**，后面正中点称**后极**。前、后极的连线称**眼轴**。前、后极连线的中点，沿眼球表面所做的环形线称中纬线，也称赤道。经瞳孔中央至视网膜中央凹的连线，称为**视轴**。眼轴和视轴呈锐角交叉（图 12-3）。

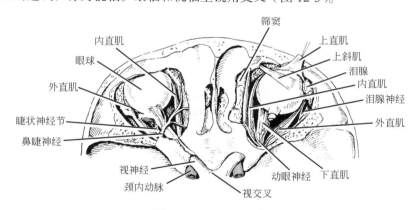

图 12-2　眼眶、眼球

眼球由眼球壁和眼球内容物组成。

一、眼球壁

从外向内分为 3 层，即纤维膜、血管膜和视网膜（图 12-3）。

（一）纤维膜

纤维膜又称**外膜**，由致密结缔组织构成，具有支持和保护的作用。由前向后分为角膜和巩膜 2 部分。

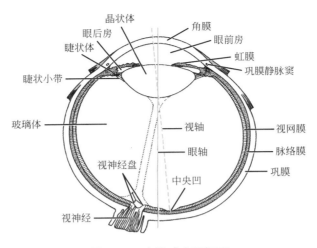

图 12-3　右眼球水平切面

1. 角膜

角膜（cornea）占纤维膜前 1/6，曲度较大，外凸内凹，无色透明，具有屈光作用，无血管，但感觉神经末梢丰富，感觉敏锐，因此，角膜病变时疼痛剧烈。角膜炎或角膜溃疡可致角膜浑浊，使角膜失去透明性，影响视觉。

2. 巩膜

巩膜（sclera）占纤维膜后 5/6，乳白色不透明，厚而坚韧，有维持眼球外形和保护眼球内容物的作用。在巩膜与角膜交界处深部，靠近角膜缘的巩膜实质内有环形的**巩膜静脉窦**，是房水流出的通道（图 12-4）。巩膜前部露于眼裂的部分，正常呈乳白色，黄色常是黄疸的重要体征，老年人的巩膜可因脂肪物质沉着略呈黄色。

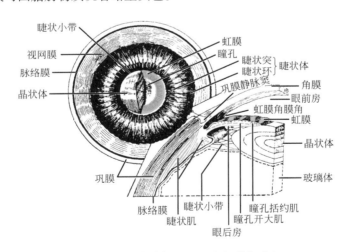

图 12-4　眼球前部后面观及虹膜角膜角

（二）血管膜

血管膜又称**中膜**，富有血管和色素，呈棕黑色，有营养和遮光作用。由前向后分为虹膜、睫状体和脉络膜 3 部分（图 12-3）。

1. 虹膜

虹膜位于血管膜的最前部，呈冠状位的圆盘形薄膜，中央有圆形的孔称为**瞳孔**，是光线进入眼球的通道（图 12-4）。虹膜的颜色具有人种差异，黄种人多呈棕黑色，白种人由于色素较少多呈蓝色、黄色等。正常人双侧瞳孔等大等圆，并随光线的强弱变化开大或缩小。瞳孔的大小变化由两种平滑肌收缩产生，一种是围绕瞳孔呈环形排列的**瞳孔括约肌**，收缩时可使瞳孔缩小；另一种呈放射状排列的为**瞳孔开大肌**，可使瞳孔开大。角膜和晶状体之间的空间称为**眼房**，虹膜之前称为**眼前房**，虹膜之后称为**眼后房**，眼前房和眼后房经瞳孔相通。在眼前房，虹膜和角膜交界处形成环形的**虹膜角膜角**，又称**前房角**。

2. 睫状体

睫状体是血管膜中部最肥厚的部分，位于巩膜和角膜移行处的内面，连于虹膜后方环形增厚的部分，在水平切面上呈三角形。睫状体前部有向内突起的皱襞，称**睫状突**，从睫状突上发出细丝状的**睫状小带**，连于晶状体（图 12-4）。睫状体内所含平滑肌称**睫状肌**。睫状体可调节晶状体的曲度并能产生房水。

3. 脉络膜

脉络膜占血管膜后 2/3，其外面与巩膜结合较疏松，内面与视网膜的色素上皮层紧密相贴。脉络膜富含血管和色素，具有营养眼球内组织和吸收分散光线、避免扰乱视觉的作用。

（三）视网膜

视网膜（retina）又称**内膜**，衬于中膜的内面，由前向后分为**虹膜部**、**睫状体部**、**脉络膜部** 3 部分。前两部分，分别贴附于虹膜和睫状体的内面，薄而无感光作用，称为**盲部**。脉络膜部范围最大，贴附于脉络膜内面，具有感光功能，能够接受光波刺激并将刺激转化为神经冲动，因此又称**视部**。在眼球后极，视神经起始处有一圆盘状的隆起，称**视神经盘**（optic disc），视神经盘中央凹陷，有视神经和视网膜中央动、静脉穿过，无感光细胞，故称**生理性盲点**（图 12-5）。在视神经盘颞侧偏下方约 3.5mm 处有一淡黄色斑块，称**黄斑**，直径约 1.8～2mm，黄斑中央凹陷称为**中央凹**，是视觉**最敏锐**处（图 12-3，图 12-5）。临床上可行眼底镜检查直接观察到上述结构，并根据病理改变诊断眼部疾病。

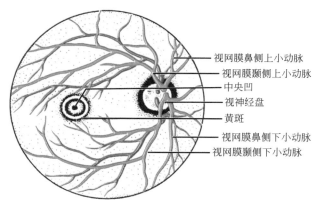

视网膜鼻侧上小动脉
视网膜颞侧上小动脉
中央凹
视神经盘
黄斑
视网膜鼻侧下小动脉
视网膜颞侧下小动脉

图 12-5　右眼眼底

视网膜视部分为内、外两层，两层之间存在间隙，是造成视网膜脱落的解剖学基础。视网膜视部外层为**色素上皮层**，由单层色素上皮细胞构成，能够吸收光线，保护感光细胞免受过强光线刺激。视网膜视部内层为**神经层**，由外向内由 3 层神经细胞组成（图 12-6）。外层为感光细胞层，紧邻色素上皮层，包括**视锥细胞**和**视杆细胞**两类感光细胞。视锥细胞能感受强光和颜色刺激，在白天或明亮处视物时起主要作用；视杆细胞能感受弱光刺激，但不能辨色，在夜间或暗处视物时起主要作用。中间层为**双极细胞层**，是外层感光细胞层和内层节细胞层间的联络神经元。内层为**节细胞层**，轴突在视神经盘处聚集，穿眼球壁构成视神经。

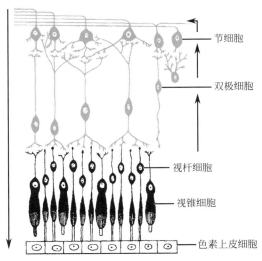

节细胞

双极细胞

视杆细胞

视锥细胞

色素上皮细胞

图 12-6　视网膜视部细胞示意图

二、眼球内容物

眼球内容物包括房水、晶状体、玻璃体（图 12-3），都是无色透明，无血管，有折光作用的结构，与角膜一起称为眼的**屈光系统**又称**折光装置**。

1. 房水

房水为充满于眼房内无色透明的液体，由睫状体产生。房水产生后自眼后房经瞳孔流入眼前房，再经虹膜角膜角（前房角）渗入巩膜静脉窦，最后回流至眼静脉进入血液循环。房水不断生成，又不断回流入静脉，房水量保持在动态平衡状态，称为**房水循环**。房水具有营养角膜、晶状体、玻璃体和维持眼内压的功能。当房水循环受阻时，可引起眼压增高，导致视功能损伤。

> **知识拓展**
>
> **青 光 眼**
>
> **青光眼**是眼内压间断或持续升高的一种常见眼病。由于前房角粘连、狭窄或睫状肌功能紊乱等原因造成房水回流受阻，房水在眼房内积滞引起眼压升高压迫视网膜，导致视功能损伤，即为青光眼。

2. 晶状体

晶状体位于虹膜与玻璃体之间，呈双面凸透镜状，无色透明，具有弹性，不含血管和神经。晶状体周缘借睫状小带连于睫状体，通过睫状肌的收缩、舒张改变自身曲度（图 12-3，图 12-4）。如视近物时，睫状肌收缩，睫状小带松弛，晶状体由于自身弹性回位曲度增大，屈光力增强，使光线恰能聚焦在视网膜上；反之，视远物时，睫状肌松弛，睫状小带拉伸紧张，晶状体变扁平，曲度减小，使光线聚焦在视网膜上。

随着年龄的增长，晶状体弹性逐渐减弱甚至硬化，出现视近物模糊，即为老视，俗称老花眼，是人体功能退化的一种表现。若某些病理原因导致晶状体混浊，临床上称为白内障。

3.玻璃体

玻璃体充填于晶状体和视网膜之间，为无色透明的胶状物质，表面覆有玻璃体囊。玻璃体具有折光和支撑视网膜的作用。玻璃体损伤易致视网膜脱落。若玻璃体混浊，眼前可见飘动的小黑影，临床上称为**飞蚊症**。

当眼轴过长或眼球屈光度过大，看远物时物像落在视网膜前方，导致视物不清，称**近视**；反之，当眼轴过短或眼球屈光度过小，看近物时物像落在视网膜后方，导致视物不清，称为**远视**。

> **知识拓展**
>
> 白　内　障
>
> 　　由于老化、局部营养障碍、外伤、遗传等原因，引起晶状体代谢紊乱，导致晶状体混浊，称为白内障。白内障患者视物时光线无法通过浑浊的晶状体投射在视网膜上，出现视物模糊。多见于40岁以上患者，且随年龄的增长发病率逐渐升高。

第二节　眼　副　器

眼副器（accessory organs of eye）包括眼睑、结膜、泪器、眼外肌、眶脂体和眶筋膜等，对眼球起保护、运动和支持作用。

一、眼睑

眼睑俗称**眼皮**，位于眼球的前方，分为上睑和下睑，具有保护眼球的作用。上、下睑之间的裂隙称**睑裂**。睑裂的两端，上、下睑结合处分别为**内眦**和**外眦**。睑的游离缘称为**睑缘**，有弯曲向前的睫毛，有防止灰尘进入眼内和减弱强光照射的作用。睫毛根部有睫毛腺，近睑缘处有睑缘腺。

眼睑由浅入深分5层（图12-7）。①皮肤：薄而柔软；②皮下组织：疏松，缺乏脂肪组织，易发生皮下水肿；③肌层：主要为眼轮匝肌和上睑提肌；④**睑板**：呈半月形，由致密结缔组织形成，支撑眼睑（图12-8），内有**睑板腺**，与睑缘垂直排列，导管开口于睑缘，分泌油脂样物质，有润滑睑缘和防止泪液外溢的作用；⑤睑结膜：贴附于眼睑最内面，富含血管。

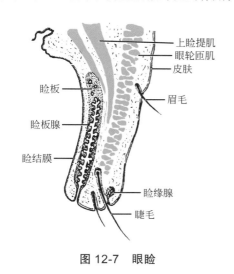

图 12-7　眼睑

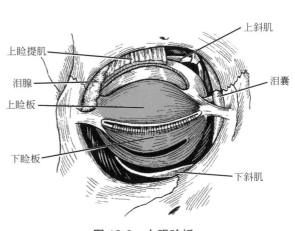

图 12-8　右眼睑板

睑腺炎与睑板腺囊肿

　　睑腺炎又称麦粒肿，是指睑缘腺及睫毛毛囊发生的急性炎症；睑板腺囊肿又称霰粒肿，当睑板腺的导管阻塞，分泌物潴留，最终导致睑板腺慢性炎性肉芽肿。两者均为临床上常见眼病。

二、结膜

　　结膜为一层富含血管的透明薄膜，按所在部位不同可分为 3 部分，覆盖于上、下睑内面的为**睑结膜**；覆盖于眼球巩膜前面的为**球结膜**；睑结膜和球结膜移行处为**结膜穹窿**，其反折移行处分别形成**结膜上穹**和**结膜下穹**（图 12-9）。睑结膜富含血管，呈红色或淡红色，贫血时呈苍白色。睑裂闭合时整个结膜围成**结膜囊**。沙眼和结膜炎是结膜的常见病。

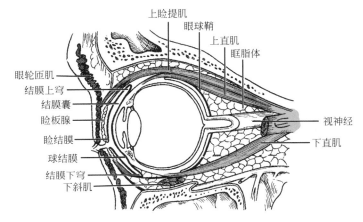

图 12-9　右眼矢状切面

三、泪器

　　泪器由泪腺和泪道组成，泪道又包括泪点、泪小管、泪囊和鼻泪管（图 12-10）。

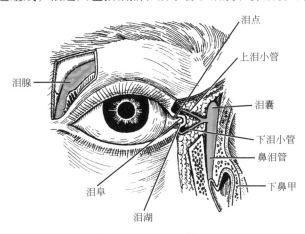

图 12-10　泪器

（一）泪腺

泪腺位于眶上壁前外侧部的泪腺窝内，可分泌泪液，排泄管开口于结膜上穹的外侧部。泪液借眨眼活动涂抹于眼球表面，多余泪液流向内眦，经泪道流入鼻腔。泪液有湿润角膜和冲洗异物的作用。

（二）泪道

1. 泪点

在上、下睑缘近内眦处各有一小孔，称泪点，是泪小管的开口。

2. 泪囊

泪囊位于眶内侧壁的泪囊窝内，上端为盲端，向下移行为鼻泪管。

3. 泪小管

泪小管位于眼睑内眦端，起自泪点，为连接泪点与泪囊的小管，分为上泪小管、下泪小管，起始处与眼睑垂直分别向上、向下走行，然后水平向内开口于泪囊。进行泪道冲洗时，应注意泪小管的走行特点。

4. 鼻泪管

鼻泪管位于骨性鼻泪管内，上接泪囊，下端开口于下鼻道。当泪道狭窄或阻塞时，泪液流通不畅，可引起溢泪症。

四、眼外肌

每眼各有七块**眼外肌**，包括一块运动上睑的**上睑提肌**和六块运动眼球的直肌和斜肌，分别为上直肌、下直肌、内直肌、外直肌、上斜肌和下斜肌（图 12-11）。除上睑提肌和下斜肌外其余各肌均起自视神经孔周围的**总腱环**。

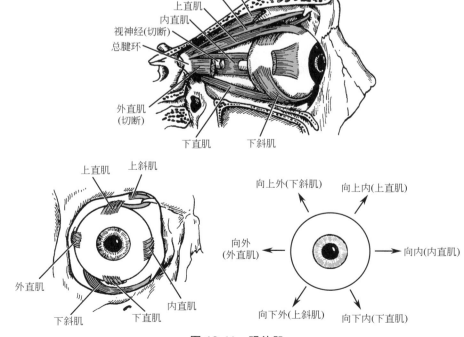

图 12-11　眼外肌

（1）**上睑提肌**　起自视神经孔上方，向前止于上眼睑，可提上眼睑，开大睑裂。

（2）四块直肌　起自总腱环，在眼球赤道前方分别止于巩膜的上面、下面、内面、外面；**内直肌**和**外直肌**可使眼球向内侧和外侧转动；**上直肌**和**下直肌**可使眼球向内上和内下转动（图12-11）。

（3）两块斜肌　**上斜肌**起自总腱环，以细肌腱经眶内上壁的滑车转向后外，在上直肌下面止于眼球赤道的后方，可使眼球向外下方转动；下斜肌起自眶下壁的内侧，止于眼球下面赤道后方，可使眼球向外上方转动（图12-11）。

双侧眼外肌协调运动是眼球正常运动的基础，如向外侧视时，是一侧外直肌和对侧内直肌同时收缩完成的。如运动眼球的某块肌麻痹或瘫痪时可引起眼球偏斜，称斜视。

此外，眶脂体为充填于眼球、眼外肌与眶骨膜之间的脂肪组织，起支持和保护作用。眶筋膜又称眼球鞘（图12-9），包裹眼球大部，是眶脂体与眼球之间薄而致密的纤维膜，与眼球之间存在间隙，有利于眼球的灵活运动。

第三节　眼的血管

一、动脉

眼的血液供应主要来自眼动脉，眼动脉起于颈内动脉，伴视神经进入眶腔（图12-12）。在眶腔内发出分支营养眼球、泪腺、眼外肌和眼睑等，其中最重要的一条分支为**视网膜中央动脉**。

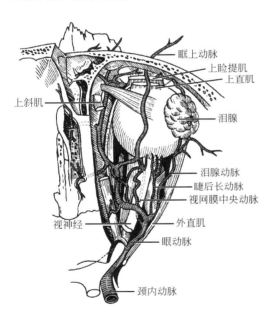

图 12-12　眼的动脉

此动脉在眼球后方穿入视神经，在视神经中央走行，至视神经盘处分为上、下2支，继而再分为**视网膜颞侧上、下动脉**和**视网膜鼻侧上、下动脉** 4支小动脉（图12-5），分别分布于视网膜颞侧上、颞侧下、鼻侧上、鼻侧下四个扇形区域。视网膜中央动脉属于终动脉，阻塞时可致眼全盲。

二、静脉

眼球内的静脉主要有与视网膜中央动脉相伴行的**视网膜中央静脉**，收集范围与动脉分布范围一致。眼球外的静脉主要有眼上、下静脉，**眼上静脉**向前与内眦静脉吻合，向后经眶上裂注入海绵窦。眼下静脉收集眼肌、泪囊、眼睑的静脉血，向后分为两支，一支经眶上裂注入眼上静脉，另一支经眶下裂注入翼静脉丛，并与海绵窦相交通。眼静脉无静脉瓣，血液可向任何方向回流，与面静脉、海绵窦形成血管吻合，如面部感染可经眼静脉进入颅内引起颅内感染。

【思考题】

1. 试述眼球壁的组成。
2. 简述房水的产生及循环途径。
3. 简述眼外肌的名称及作用。

（孔祥照）

第十三章　前庭蜗器

前庭蜗器（vestibulocochlear organ）又称**耳**（ear），包括能够感受头部位置及变速运动刺激的**前庭器（位觉器、平衡器）**和感受声波刺激的**蜗器（听器）**两部分。二者功能虽不同，但结构关系密切。

前庭蜗器按部位可分为**外耳**（external ear）、**中耳**（middle ear）和**内耳**（internal ear）（图 13-1，图 13-2）。外耳和中耳是声波的收集和传导装置，是前庭蜗器的附属结构。内耳含位置觉感受器和听觉感受器。

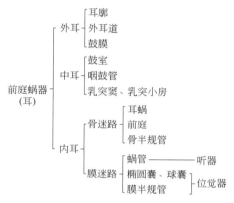

图 13-1　耳的构成

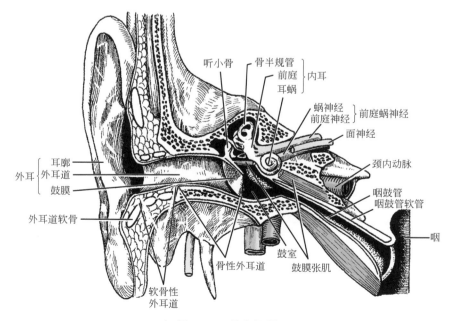

图 13-2　前庭蜗器

第一节　外　耳

外耳（external ear）包括耳郭、外耳道和鼓膜三部分（图 13-2），具有收集和传导声波的作用。

一、耳郭

耳郭（auricle）位于头部的两侧，凸面向后，凹面朝前外侧（图 13-3）。耳郭表面被覆皮肤，皮下组织少，上 2/3 由软骨构成支架，下 1/3 无软骨的部分称为**耳垂**，是临床常用采血部位。耳郭经**外耳门**与外耳道相通，外耳门前方的突起称**耳屏**。

二、外耳道

外耳道（external acoustic meatus）是外耳门至鼓膜的弯曲管道，成人长约 2.0～2.5cm。外侧 1/3 为**软骨部**，与耳郭软骨延续，内侧 2/3 为**骨部**（图 13-2）。从外向内，外耳道呈斜行的"S"状弯曲，先弯向前上，水平转向后，最后再转前方。检查成人外耳道、鼓膜时，可将耳郭拉向后上方，即可拉直外耳道，窥视鼓膜。婴幼儿外耳道狭小，短且直，检查时应将耳郭拉向后下方。外耳道表面有一薄层皮肤覆盖，含有毛囊、皮脂腺及**耵聍腺**。耵聍腺分泌的黏稠液体为耵聍。由于皮肤与软骨膜和骨膜结合致密，故炎症肿胀时疼痛剧烈。

三、鼓膜

鼓膜（tympanic membrane）位于外耳道底，是外耳和中耳的分界。鼓膜为椭圆形半透明薄膜，向前下外倾斜约 45°。婴幼儿鼓膜更为倾斜，几乎呈水平位。鼓膜边缘附着于颞骨，中央凹陷称**鼓膜脐**，为听小骨中的锤骨柄末端附着处（图 13-2，图 13-4）。鼓膜前上 1/4 薄而松弛称**松弛部**，活体呈淡红色，后下 3/4 厚而紧张称**紧张部**，活体呈灰白色。紧张部的前下方有一三角形反光区称为**光锥**，临床上，通过耳镜检查可观察到光锥，如中耳的一些疾病可引起光锥的形态改变甚至消失。

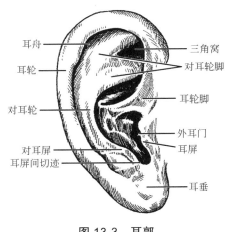

图 13-3　耳郭

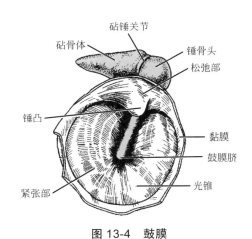

图 13-4　鼓膜

> **知识拓展**
>
> ### 鼓膜穿孔
>
> 由于炎症（如急、慢性中耳炎）或外伤（如挖耳、颞骨骨折、掌击面部、潜水）等原因造成的鼓膜损伤，严重时可致鼓膜穿孔。鼓膜穿孔的患者常出现听力下降、耳痛、液体流出等症状，如损伤范围较小一般可自愈，较严重的损伤则需手术治疗。

第二节　中　耳

中耳（middle ear）包括鼓室、咽鼓管、乳突窦和乳突小房（图 13-2），大部分在颞骨内，具有传导声波、增强声波振动的作用。

一、鼓室

鼓室（tympanic cavity）为颞骨岩部内一个形态不规则的含气腔隙，位于鼓膜与内耳之间。腔内有听小骨、韧带、肌等结构，表面覆有黏膜，与咽鼓管、乳突窦和乳突小房的黏膜相延续。

1. 鼓室壁

（1）**外侧壁**　为**鼓膜壁**，由鼓膜构成鼓室外侧壁的大部分（图 13-5）。

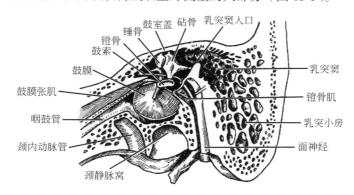

图 13-5　鼓室外侧壁

（2）**内侧壁**　为**迷路壁**，即内耳的外侧壁，有前庭窗（被镫骨底封闭）和蜗窗（被第二鼓膜封闭）（图 13-6，图 13-7）。在前庭窗后上方有一弓形隆起，称为面神经管凸，内有面神经走行。

（3）**上壁**　为**盖壁**，是颞骨的鼓室盖，与颅中窝相邻。

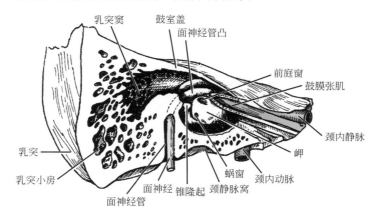

图 13-6　鼓室内侧壁

（4）**下壁**　为**颈静脉壁**，与颈内静脉起始部相邻。

（5）**前壁**　为**颈动脉壁**，与颈动脉管后壁相邻，有咽鼓管的开口。

（6）**后壁**　为**乳突壁**，上部有乳突窦的入口，由此向后经乳突窦与乳突小房相通。

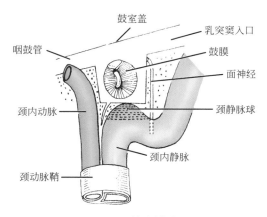

图 13-7 鼓室模式图

2. 听小骨

每侧耳的鼓室内各有三块听小骨，由外向内依次为**锤骨**、**砧骨**和**镫骨**（图 13-8）。锤骨形如鼓槌，是听小骨中最大者，附于鼓膜内面，锤骨柄末端附着于鼓膜脐。镫骨形似马镫，底封闭内耳前庭窗。三块听小骨间的排列方式犹如杠杆系统，借关节、韧带相连构成**听小骨链**。当声波由耳郭收集后经外耳道传至鼓膜引起鼓膜振动时，可借听小骨链的运动将声波传入内耳，同时具有增大声波振动的作用。

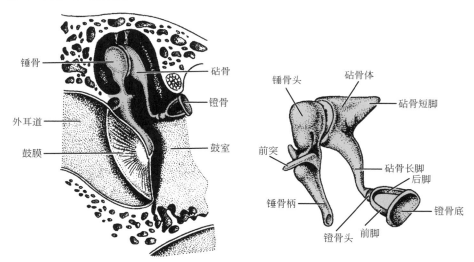

图 13-8 听小骨

二、咽鼓管

咽鼓管为连通鼓室与鼻咽部的管道，斜向前内下方，长约 3.5 ～ 4.0cm，作用是使鼓室内的气压与外界大气压相等，以保持鼓室内、外两面的压力平衡（图 13-2，图 13-5，图 13-6）。咽鼓管由后外侧的**骨部**和前内侧的**软骨部**构成，外侧端开口于鼓室前壁，内侧端开口于**咽鼓管咽口**。咽鼓管咽口平时处于关闭状态，仅在吞咽运动或张大口时暂时开放。咽鼓管内面覆盖黏膜，并与鼓室和咽的黏膜相延续。婴幼儿咽鼓管较成人粗短而水平，管腔大，故咽部感染易沿咽鼓管侵入鼓室，因此婴幼儿更易发生中耳炎。

三、乳突窦和乳突小房

乳突窦为颞骨内一较大的含气空腔，位于鼓室后壁后上方（图 13-5，图 13-6）。经乳突窦口开口于鼓室，沟通鼓室与乳突小房。**乳突小房**为颞骨乳突内的许多含气小腔，这些小腔相互交通，向前开口于乳突窦。乳突窦和乳突小房内衬与鼓室相延续的黏膜，故中耳炎时炎症可蔓延至乳突窦、乳突小房，引起乳突炎。

> **知识拓展**
>
> 中　耳　炎
>
> 　　**中耳炎**是指发生于鼓室、咽鼓管、乳突窦及乳突小房全部或部分结构的炎性病变，好发于儿童。中耳炎化脓后，脓液易蓄积于鼓室下部，并可侵及黏膜和各壁而发生合并症：如脓液向外侵及鼓膜可引起鼓膜穿孔，侵及颈内静脉引起颈内静脉血栓，侵及乳突窦和乳突小房则引起乳突炎，侵及鼓室内侧壁可引起化脓性迷路炎，侵犯面神经管可损伤面神经，侵及鼓室盖可引起颅内感染。如果鼓室内的黏膜发生粘连，致使听骨链硬化还会发生传导性耳聋。

第三节　内　耳

　　内耳（internal ear）又称**迷路**，为前庭蜗器的主要部分，位于颞骨岩部内，由骨迷路和膜迷路构成。骨迷路由骨质围成，膜迷路为套在骨迷路内的一封闭膜性管道，两者之间的间隙充满外淋巴，膜迷路内充满内淋巴，且内、外淋巴互不相通。

一、骨迷路

　　骨迷路包括前庭、骨半规管和耳蜗（图 13-9，图 13-10）。

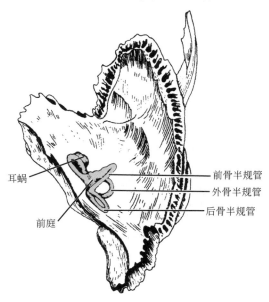

耳蜗
前庭
前骨半规管
外骨半规管
后骨半规管

图 13-9　颞骨岩部及内耳的投影

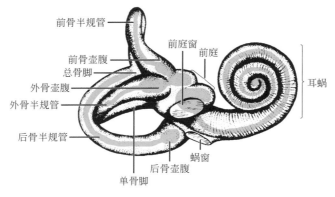

图 13-10　骨迷路

1. 前庭

前庭位于骨迷路中部，外侧壁有前庭窗和蜗窗，分别由镫骨底和第二鼓膜封闭，内侧壁为内耳道的底，后部有骨半规管的 5 个开口，前部借一大孔与耳蜗的前庭阶相通。

2. 骨半规管

骨半规管由 3 个相互垂直的半环形骨性小管组成。按其位置可分为**前骨半规管**、**后骨半规管**和**外骨半规管**。每个半规管都有两个脚连于前庭，较细的为单脚，膨大的为壶腹骨脚。因前骨半规管与后骨半规管的单脚合成一个**总骨脚**，因此，3 个骨半规管只有 5 个口开口于前庭的后壁。

3. 耳蜗

耳蜗位于前庭的前方，形似蜗牛壳（图 13-11）。尖朝向前外侧，称**蜗顶**，底朝向后内侧称为**蜗底**，耳蜗的中轴称**蜗轴**，呈圆锥形。耳蜗由一条**蜗螺旋管**围绕蜗轴旋转约两圈半构成。蜗轴向蜗螺旋管内伸出**骨螺旋板**，并与耳蜗腔内的膜迷路的蜗管相连，将蜗螺旋管分为上、下两部分管道，近蜗顶侧为**前庭阶**，起自前庭；近蜗底侧为**鼓阶**。前庭阶和鼓阶借蜗顶处的**蜗孔**相通。前庭阶与前庭窗相连，被镫骨底封闭；鼓阶与蜗窗相接，被第二鼓膜封闭。前庭阶和鼓阶内均充满外淋巴，蜗孔是唯一通道。

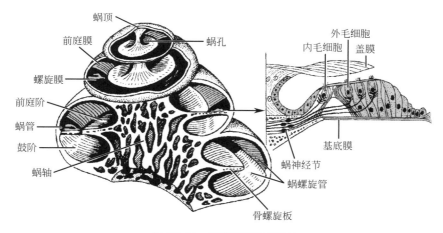

图 13-11　耳蜗切面示意图

二、膜迷路

膜迷路为套在骨迷路内封闭的膜性管和囊，由椭圆囊、球囊、膜半规管和蜗管组成（图 13-12）。

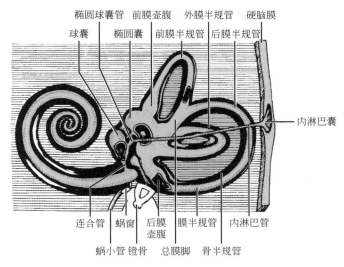

椭圆球囊管　前膜壶腹　外膜半规管　硬脑膜
球囊　　椭圆囊　前膜半规管　后膜半规管

内淋巴囊

连合管　蜗窗　后膜　膜半规管　内淋巴管
　　　　　　壶腹
蜗小管 镫骨　　总膜脚　骨半规管

图 13-12　膜迷路

1. 椭圆囊和球囊

椭圆囊和球囊位于前庭内。**椭圆囊**位于后上方，有 5 个孔与 3 个膜半规管相通，向前以椭圆球囊管连于球囊；**球囊**位于椭圆囊的前下方，借连合管与蜗管相通。椭圆囊上端的底部及前壁、球囊的前上壁黏膜呈斑块状隆起，分别称**椭圆囊斑**和**球囊斑**，均为位置觉感受器，能够感受直线变速运动的刺激。

2. 膜半规管

膜半规管位于骨半规管内，形态与骨半规管相似，套于同名骨半规管内，膜半规管也有两脚，膨大的脚为**膜壶腹**。膜壶腹壁上的隆起称为**壶腹嵴**，是位置觉感受器，能感受旋转变速运动的刺激。3 个膜半规管内的壶腹嵴相互垂直可分别将人体在三维空间中的运动变化刺激转变为神经冲动。

3. 蜗管

蜗管位于蜗螺旋管内，也盘绕蜗轴约两圈半，蜗管为一条盲管，顶端为盲端，终止于蜗顶。横切面上呈三角形（图 13-11）。按蜗顶为上、蜗底为下的方位描述，上壁为蜗管**前庭壁**（又称**前庭膜**），分隔前庭阶与蜗管；外侧壁为增厚的骨膜；下壁为蜗管**鼓壁**（又称**螺旋膜**、**基底膜**），与鼓阶相隔。在螺旋膜上有**螺旋器**（又称 **Corti 器**），为听觉感受器，可感受声波的刺激（图 13-13）。

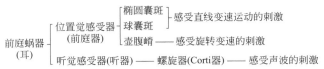

图 13-13　前庭蜗器

三、声音的传导

声波传入内耳有两种途径，一种为空气传导，一种为骨传导，正常情况下以空气传导为主。

1. 空气传导

耳郭收集声波经外耳道传至鼓膜，引起鼓膜振动，继而听小骨链随之运动，将振动传至前庭窗，引起前庭阶内外淋巴的流动。外淋巴波动经蜗管前庭壁引起蜗管内淋巴的波动，内淋巴波动刺激螺旋器，后者可将刺激转变为神经冲动，经蜗神经传入中枢产生听觉。前庭阶外淋巴波动也经蜗孔传至鼓阶外淋巴，鼓阶外淋巴波动使蜗窗的第二鼓膜向相反方向振动，具有缓冲淋巴液振动的作用（图 13-14，图 13-15）。当鼓膜穿孔时，外耳道的空气振动可以直接波及第二鼓膜，引起鼓阶内的外淋巴波动，使基底膜振动以兴奋螺旋器。通过这条途径也能产生一定程度的听觉。

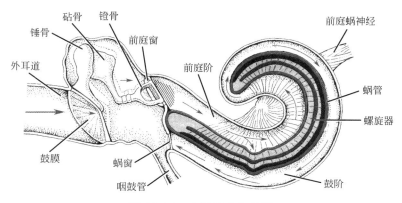

图 13-14　声波的空气传导

蜗孔 ⟶ 鼓阶外淋巴 ⟶ 蜗窗第二鼓膜

声波 ⟶ 外耳道 ⟶ 鼓膜 ⟶ 听小骨链 ⟶ 前庭窗 ⟶ 前庭阶外淋巴 ⟶ 前庭壁 ⟶ 蜗管内淋巴

⟶ 螺旋器 ⟶ 蜗神经 ⟶ 大脑皮质听觉中枢

图 13-15　声波的空气传导路径

2. 骨传导

骨传导是指声波经颅骨传入内耳的过程。声波和鼓膜的振动可直接作用于颅骨和骨迷路，使耳蜗内的外淋巴和内淋巴波动，从而引起基底膜上的螺旋器兴奋，产生较弱的听觉。

知识拓展

耳　聋

根据引起耳聋的原因不同可将耳聋分为两类，即传导性耳聋和神经性耳聋。所谓传导性耳聋是指由外耳和中耳的疾病引起空气传导途径受阻而引起的耳聋，由于骨传导可以起到一定的代偿作用，故不会产生完全性耳聋。神经性耳聋是指由内耳、蜗神经、听觉传导通路受阻或听觉中枢疾病引起的耳聋，是完全性耳聋。

【思考题】

1. 试述前庭蜗器的组成。
2. 简述耳的特殊感受器的名称、位置及作用。
3. 试述声波的空气传导途径。

（孔祥照）

第五篇

神经系统

第十四章　神经系统总论

【学习目标】

◆ **掌握**：神经系统的常用术语。
◆ **熟悉**：神经系统的分部和基本结构。
◆ **了解**：反射的概念和反射弧的组成；神经元的分类。

神经系统（nervous system）包括脑、脊髓以及与其相连遍布全身的周围神经（图 14-1）。神经系统的主要功能是接受机体内外环境各种刺激，做出适宜的反应，在体内起主导作用。一方面它直接或间接地调节体内各系统的活动，使人体成为统一的整体；另一方面通过各种感受器接受外界刺激，引起反应，使其与外界环境保持平衡。人类神经系统与其他脊椎动物相比在形态结构模式上是相似的，但由于人类长期劳动和社会生活，促进了大脑的高度发展，不仅具有与其他动物相似的感觉和运动中枢，而且大脑还成为更高级的语言文字、思维意识活动的物质基础。这使人类不仅能够适应和认识世界，而且可以能动地改造世界。

一、神经系统的分部

神经系统分为**中枢部（中枢神经系统）**（central nervous system）和**周围部（周围神经系统）**（peripheral nervous system）。中枢神经系统包括**脑**和**脊髓**，分别位于颅腔和椎管内。周围神经系统一端连于脑和脊髓，另一端连于身体各部的感受器或效应器。按其连接部位可分为**脑神经**和**脊神经**，分别连于脑和脊髓。按其分布范围的不同，可分为**躯体神经**和**内脏神经**，躯体神经分布于体表、骨、关节和骨骼肌，内脏神经分布于内脏、心血管、平滑肌和腺体。躯体神经和内脏神经均含有感觉和运动两种纤维，因此，躯体神经又分为躯体感觉神经和躯体运动神经，内脏神经又分为内脏感觉神经和内脏运动神经。为了方便叙述，一般把周围神经系统分为脑神经、脊神经和内脏神经三部分。

神经系统概况见图 14-1。

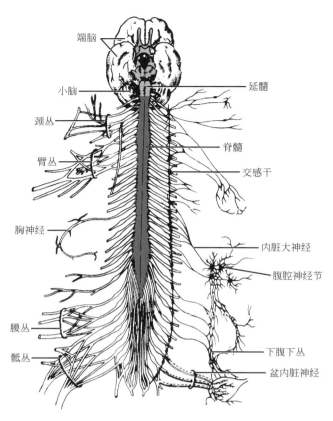

图 14-1　神经系统概况

二、神经系统的基本结构

神经系统由神经组织构成。神经组织包括**神经元**和**神经胶质**。神经元是高度分化的细胞，具有感受刺激和传导神经冲动的功能。神经胶质具有支持、营养和保护作用。

（一）神经元

神经元（neuron）又称神经细胞，是神经系统的基本结构和功能单位。

1. 神经元的构造

不同的神经元，其大小、形态有很大差异。但其结构均由细胞体和突起两部分构成。细胞体是神经元的代谢中心，具有一般细胞具备的细胞膜、细胞质、细胞核结构，还含有神经细胞所特有的尼氏体和神经原纤维。突起分为树突和轴突，树突一般有一个到多个，较短且反复分支，逐渐变细而终止。轴突通常只有一条，粗细长短不一，常发出侧支，是神经元的主要传导装置，能将信号从其起始部传到末端（图 14-2）。

2. 神经元的分类

分类依据有多种。

（1）根据神经元突起的数目可分为三类（图 14-3）　①假单极神经元：自细胞体发出一个突起，很快呈"T"形分为二支，一支称为周围突，分布于周围感受器；另一支称为中枢突，入脑和脊髓。②双极神经元：自细胞体发出两个突起，一个称为树突，另一个称为轴突。③多极神经元：具有多个树突和一个轴突。

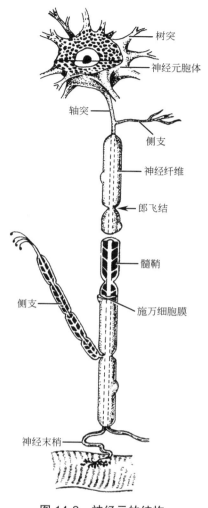

图 14-2　神经元的结构

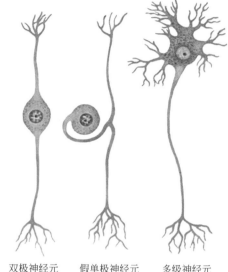

双极神经元　　假单极神经元　　多级神经元

图 14-3　神经元的分类

（2）根据神经元的功能和传导方向可分为三类　①感觉神经元：将感受器接受内外环境的刺激产生的神经冲动传向中枢部，又称为传入神经元；②运动神经元：将神经冲动自中枢传向外周效应器，以产生各种生命活动，又称为传出神经元；③联络神经元：又称为中间神经元，在中枢内介于感觉神经元和运动神经元之间，起联络作用。

（3）根据神经元合成、分泌神经递质的不同可分为四类　①胆碱能神经元；②单胺能神经元；③氨基酸能神经元；④肽能神经元。它们含有不同的神经递质，广泛存在于中枢神经系统和周围神经系统。

3. 突触

突触是神经元与神经元之间或神经元与非神经元之间的接触区域，是化学信息传递的基本结构。狭义的突触，仅限于神经元之间的接触区域。突触的接触形式主要有：轴 - 体、轴 - 轴、轴 - 树三种，另外还有树 - 树、体 - 体突触。

突触可分为**化学突触**和**电突触**。人体神经系统内大部分突触是化学突触，其结构包括三部分（图 14-4）：**突触前部**、**突触间隙**、**突触后部**。突触前部有突触前膜和突触小泡，小泡内含有高浓度的神经递质。当冲动传导到突触前膜时，小泡内的神经递质被释放到突触间隙。突触后部有突触后膜，后膜上有受体，可与间隙内的神经递质结合，将其携带至突触后神经元，完成化学信息的传递。

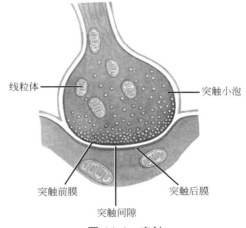

图 14-4　突触

（二）神经胶质

神经胶质又称为神经胶质细胞，是神经系统的间质或支持细胞，其数量是神经细胞的10～50倍，一般没有接受刺激，传导冲动的功能。中枢神经系统内的神经胶质细胞主要有星形胶质细胞、少突胶质细胞、小胶质细胞、室管膜细胞。周围神经系统内的神经胶质细胞主要是施万细胞。

三、神经系统的活动方式

神经系统的基本活动方式是**反射**（reflex）。反射是神经系统在调节机体的活动中，对内、外环境的各种刺激所作出的反应。完成反射的结构基础是反射弧，由五部分组成：感受器→传入神经→中枢→传出神经→效应器（图 14-5）。反射弧中任何一个环节发生障碍，反射活动都无法进行。临床医生经常用检查反射的方法来协助某些疾病的诊断。

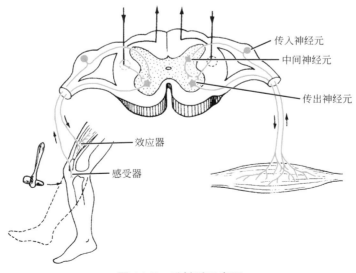

图 14-5　反射弧示意图

四、神经系统的常用术语

在神经系统中，神经元的胞体和突起在不同部位有不同的组合编排方式，故用以下专门的术语来表示。

1. 灰质和白质

在中枢神经系统内，神经元的胞体及其树突聚集的部位，因富含血管在新鲜时色泽灰暗，称为**灰质**（gray matter），如脊髓灰质。在大脑和小脑表面的灰质成层分布，又称为**皮质**（cortex）。在中枢神经系统内，神经纤维聚集的部位，因多数纤维有髓鞘，新鲜标本色泽亮白，称为**白质**（white matter），如脊髓白质。位于大脑和小脑的白质，又称为**髓质**（medulla）。

2. 神经核和神经节

在中枢神经系统内，除皮质外，形态和功能相似的神经元胞体聚集之处，呈团块或柱状，称为**神经核**（nucleus）。在周围神经系统内，则称为**神经节**（ganglion）。

3. 纤维束和神经

在中枢神经系统内，起止、行程和功能基本相同的神经纤维集合成束，称为**纤维束**（fasciculus）。在周围神经系统内，神经纤维聚集成粗细不等的条索状结构，称为**神经**（nerve）。

4. 网状结构

在中枢神经系统内，神经纤维交织成网状，其间散有大小不等的神经元或灰质团块，形成灰、白质混杂排列的结构，称为**网状结构**。

【思考题】

1. 护理工作中，手指经常被针刺破出血，疼痛难忍。请问手被针刺的瞬间，是缩回还是继续被刺？如何用所学知识解释这种现象？

2. 请同学做膝跳反射，试着寻找反射弧的 5 个部分。一旦其中一个环节损伤，反射活动是否消失？

（郭庆河）

第十五章　周围神经系统

周围神经系统（peripheral nervous system）是指中枢神经系统以外的神经成分，通常分为脑神经、脊神经和内脏神经三部分。

第一节　脊　神　经

【学习目标】

- **掌握**：脊神经的构成及分部；颈丛分支分布及皮支的浅出部位；臂丛的主要分支（肌皮神经、腋神经、正中神经、尺神经、桡神经）、分布及发出部位；胸神经前支在胸腹壁的节段性分布特点；腰丛的主要分支（股神经）、走行及分布；骶丛的主要分支（坐骨神经）、走行及分布；梨状肌上、下孔穿行的结构；胫神经、腓总神经的分支分布。
- **熟悉**：脊神经的纤维成分及主要分布；熟悉髂腹下神经、髂腹股沟神经、闭孔神经、臀上神经、臀下神经、阴部神经、股后皮神经的分布；腋神经、正中神经、尺神经、桡神经、胫神经及腓总神经损伤后的临床表现。
- **了解**：颈丛、臂丛、腰丛及骶丛的组成和位置。

一、概述

（一）脊神经的构成

脊神经（spinal nerves）共 31 对，包括 8 对颈神经，12 对胸神经，5 对腰神经，5 对骶神经和 1 对尾神经。每对脊神经（图 15-1）均借前根和后根与脊髓相连，前根属运动性，由运动纤维组成；后根属感觉性，由感觉纤维组成，二者在椎间孔处汇合成脊神经，因此，每对脊神经都属于混合神经。在椎间孔附近，脊神经后根上有一椭圆形膨大的**脊神经节**（spinal ganglion），内含假单极神经元的胞体。

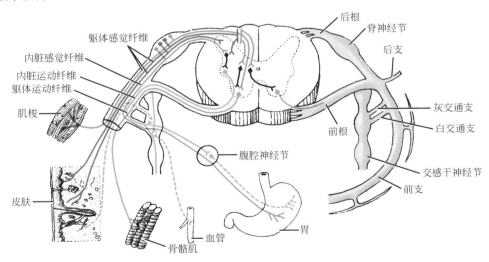

图 15-1　脊神经组成和分布模式图

（二）脊神经的纤维成分

根据分布和功能不同，脊神经的纤维成分可分为以下四种。

（1）躯体感觉纤维　分布于皮肤、骨骼肌、肌腱和关节等处，将躯体感觉冲动传入中枢。

（2）内脏感觉纤维　分布于内脏、心血管和腺体等处，将各种内脏感觉冲动传入中枢。

（3）躯体运动纤维　分布于骨骼肌，支配骨骼肌的随意运动。

（4）内脏运动纤维　分布于内脏、心血管和腺体，支配平滑肌、心肌的收缩运动和控制腺体的分泌。

二、脊神经的分支及分布

脊神经本干很短，离开椎间孔后立即分为4支：**前支、后支、脊膜支和交通支**。前支是脊神经干发出的最粗大分支，为混合性，分布于躯干前外侧和四肢的皮肤和肌肉。人类脊神经前支除胸神经前支仍保持原有的节段性走行和分布外，其余的前支分别交织形成脊神经丛（即颈丛、臂丛、腰丛和骶丛），再由各丛发出分支分布于躯干和四肢的肌肉与皮肤。**后支**为混合性，较细，经相邻椎骨横突之间或骶后孔向后走行，分布于项、背、腰和骶部的深层肌和皮肤。**脊膜支**细小，出椎间孔后立即返回椎管，主要分布于脊髓被膜、血管壁、骨膜、韧带、椎间盘等处。**交通支**连于脊神经与交感干之间，较细，可分为白交通支和灰交通支。

（一）颈丛

1. 颈丛的组成和位置

颈丛（cervical plexus）由第1～4颈神经前支组成，位于胸锁乳突肌上部的深面。

2. 颈丛的主要分支分布

颈丛分支包括皮支和肌支。**皮支**较集中于胸锁乳突肌后缘中点附近浅出，呈放射状分布于枕部、耳部、颈前部、胸壁上部和肩部的皮肤。其穿出位置常是颈部浅层结构浸润麻醉的阻滞点。主要有**枕小神经、耳大神经、颈横神经、锁骨上神经**（图15-2）。**肌支**分布于舌骨下肌群、颈部深层肌、肩胛提肌和膈。主要为**膈神经**（phrenic nerve），为混合性神经，自颈丛发出后，沿前斜角肌前面向下行走，在锁骨下动、静脉之间经胸廓上口进入胸腔，再经肺根前方，心包外侧面下行至膈。其运动纤维支配膈肌，感觉纤维分布于胸膜、心包及膈下面中央部的腹膜。右膈神经的感觉纤维还分布于肝、胆囊表面的腹膜（图15-3）。

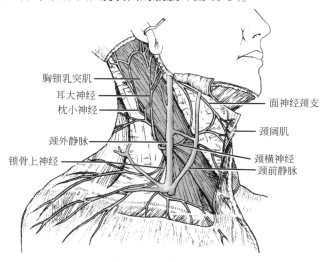

图 15-2　颈丛皮支

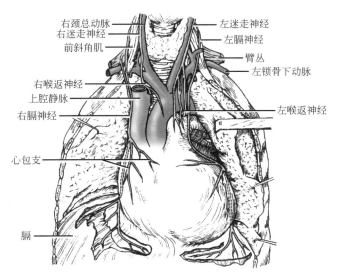

图 15-3　膈神经

（二）臂丛

1. 臂丛的组成和位置

臂丛（brachial plexus）由第 5 ～ 8 颈神经前支和第 1 胸神经前支大部分组成。自斜角肌间隙穿出，经锁骨后方进入腋窝。臂丛在腋窝围绕腋动脉内侧、外侧和后方，形成内侧束、外侧束和后束（图 15-4）。臂丛在锁骨中点后方走行时比较集中，且位置表浅，临床上常在此处做臂丛神经阻滞麻醉。

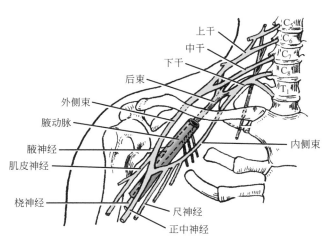

图 15-4　臂丛组成模式图

2.臂丛的主要分支

臂丛的分支较多，主要分布于颈深肌、背浅肌（斜方肌除外）、部分胸肌及肩、臂、前臂、手的肌肉和皮肤（图 15-5，图 15-6）。

（1）**胸长神经**　由臂丛的锁骨上部发出，支配前锯肌。该神经损伤后可致前锯肌瘫痪，使肩胛骨内侧缘翘起，出现"翼状肩"。

（2）**胸背神经**　由臂丛后束发出，支配背阔肌。

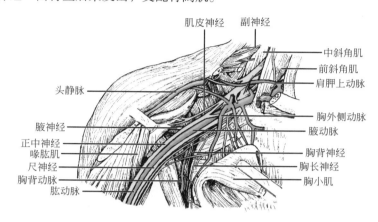

图 15-5　臂丛及其分支

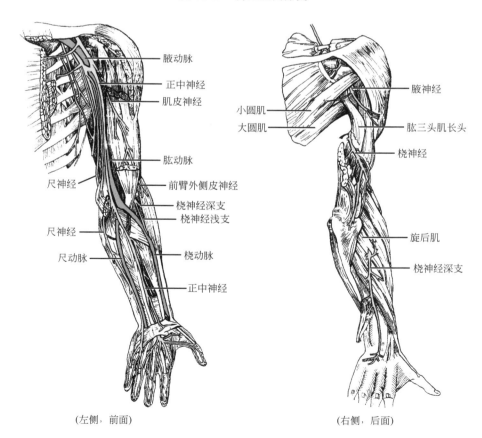

(左侧，前面)　　　　　　　　(右侧，后面)

图 15-6　上肢的神经

（3）**肌皮神经**（musculocutaneous nerve）　由臂丛外侧束发出，向外下斜穿喙肱肌，经肱二头肌与肱肌之间下行，发出肌支支配上述三肌。肌皮神经下行至肘关节外侧时发出前臂外侧皮神经，穿出深筋膜分布于前臂外侧皮肤。

（4）**正中神经**（median nerve）　由内、外侧束的两根合成，沿肱二头肌内侧沟，伴肱动脉下行至肘窝，穿过旋前圆肌，在指浅、深屈肌之间，沿前臂正中下行，至腕上方行于桡侧腕屈肌腱与掌长肌腱之间，向下经腕管至手掌。

在臂部，正中神经一般无分支。在前臂，发出肌支支配除肱桡肌、尺侧腕屈肌和指深屈肌尺侧半以外的所有前臂前群肌。在手掌，发出肌支支配鱼际肌（拇收肌除外）及第1、2蚓状肌，皮支分布于手掌桡侧2/3、桡侧三个半指掌面及其中节和远节背面的皮肤（图15-6～图15-9）。

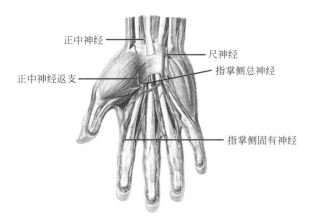

图 15-7　手掌面的神经

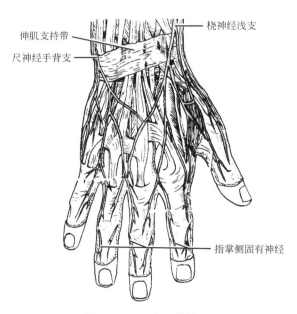

图 15-8　手背面的神经

（5）**尺神经**（ulnar nerve）　由臂丛内侧束发出，沿肱二头肌内侧沟伴肱动脉下行至臂中部转向后下，经尺神经沟进入前臂前面内侧，伴随尺动脉下行，至腕关节上方发出手背支进入手背。主干继续下行，经豌豆骨桡侧，分浅、深两支进入手掌。尺神经在前臂发出肌支支配尺侧腕屈肌和指深屈肌尺侧半，在手掌发出深支（肌支）支配小鱼际肌、拇收肌、骨间肌及第3、4蚓状肌。浅支（皮支）分布于手掌尺侧1/3的皮肤和尺侧一个半手指掌面的皮肤。手背支（皮支）分布于手背尺侧半和尺侧两个半手指背面的皮肤（图15-6～图15-9）。尺神经损伤主要表现为屈腕能力减弱，小鱼际肌、骨间肌萎缩，拇指不能内收，第4、5指远节不能屈，掌指关节过伸，指间关节过屈，各指不能互相靠拢，掌骨间隙出现深沟，状如**"爪形"**，并伴有手掌、手背内侧缘皮肤及小指感觉障碍（图15-10）。

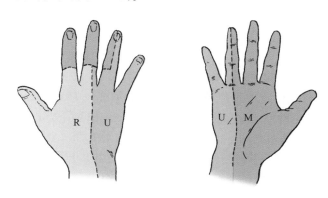

图 15-9　手部皮肤的神经分布

M—正中神经；U—尺神经；R—桡神经

（6）**桡神经**（radial nerve）　由臂丛后束发出，是臂丛分支中最粗大的一支。先于肱动脉后方，继而伴肱深动脉，紧贴肱骨后面桡神经沟向下外行走，至肱骨外上髁前方分为浅、深两支，至前臂背侧和手背。桡神经发肌支支配臂和前臂后群肌和肱桡肌，皮支分布于臂和前臂后面皮肤，手背皮支分布于手背桡侧半和桡侧两个半手指背面的皮肤（图15-6，图15-8，图15-9）。桡神经损伤主要表现为不能伸肘、腕和指，前臂旋后功能减弱，抬前臂呈**"垂腕"**征，并伴有前臂后面皮肤及手背桡侧半皮肤感觉迟钝，"虎口"区皮肤感觉障碍明显（图15-10）。

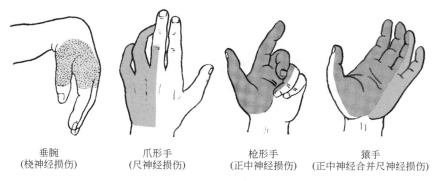

垂腕　　　　　爪形手　　　　　枪形手　　　　　　猿手
（桡神经损伤）　（尺神经损伤）　（正中神经损伤）　（正中神经合并尺神经损伤）

图 15-10　桡、尺、正中神经损伤后的手形

（7）**腋神经**（axillary nerve）　由臂丛后束发出，伴旋肱后动脉，绕肱骨外科颈后面至三角肌深面，发出肌支支配三角肌和小圆肌，皮支分布于肩部及臂上1/3外侧面的皮肤（图15-6）。腋神经损伤可致三角肌瘫痪，肩关节外展无力，肩部、臂上部皮肤感觉障碍，肩部失去圆隆的外形，外观呈**"方形"**。

腕管综合征

　　腕管综合征又称"正中神经卡压综合征""迟发性正中神经麻痹""鼠标手""键盘腕"，系反复劳动、持续移位和振动引起腕管区域发生肿胀或结构损伤，导致腕管内的正中神经受到压迫，出现拇指、示指和中指掌面的特异性疼痛与感觉异常症状（刺痛、灼痛、麻木感），伴有拇指、示指不能屈曲，拇指不能对掌，鱼际肌萎缩，手掌平坦如"猿手"。该病多见于中年女性，有原发性、继发性和外伤性 3 种类型。

（三）胸神经前支

　　胸神经共 12 对，除第 1 胸神经前支大部分参加臂丛，第 12 胸神经前支小部分参加腰丛外，其余前支均单独走行。其中，第 1 胸神经前支小部分和第 2～11 胸神经前支称**肋间神经**，走行于相应肋间隙中，第 12 胸神经前支称**肋下神经**，走行于第 12 肋下方。

　　肋间神经于肋间内、外肌之间，伴肋间后血管沿肋沟前行，至腋前线附近发出**外侧皮支**，之后主干继续前行。上 6 对肋间神经行至胸骨外侧缘附近浅出皮下，称**前皮支**；下 5 对肋间神经及肋下神经离开肋弓斜向下内，于腹横肌与腹内斜肌之间，进入腹直肌鞘，并于白线附近浅出皮下，成为前皮支。皮支分布于胸腹壁的皮肤及壁胸膜、壁腹膜。肋间神经和肋下神经的肌支主要支配肋间肌及腹前外侧壁肌。

　　胸神经前支在胸、腹壁皮肤的分布具有明显的节段性，由上向下按顺序依次排列。如：T_2 相当胸骨角平面，T_4 相当乳头平面，T_6 相当剑突平面，T_8 相当肋弓最低点平面，T_{10} 相当脐平面，T_{12} 则相当于脐与耻骨联合连线中点平面（图 15-11）。临床上，常以节段性分布区来确定硬膜外麻醉的麻醉平面。当脊髓损伤时，还可以根据出现的感觉障碍平面来推断脊髓损伤的节段。

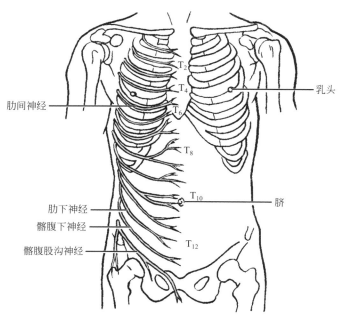

图 15-11　胸神经皮支的节段性分布

（四）腰丛

1. 腰丛的组成和位置

腰丛（lumbar plexus）由第 12 胸神经前支一部分、第 1～3 腰神经前支及第 4 腰神经前支的一部分组成，位于腰大肌深面（图 15-12）。

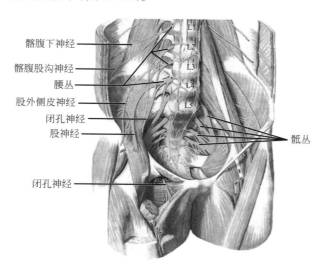

图 15-12　腰丛和骶丛

2. 腰丛的主要分支

腰丛的主要分支有**皮支**和**肌支**，肌支主要分布于髂腰肌、腰方肌、腹前外侧壁肌和大腿肌的前群、内侧群；皮支分布于下腹部、腹股沟部、会阴部、大腿前面和内侧面的皮肤（图 15-13）。

（1）髂腹下神经　自腰大肌外侧缘穿出并向下外行走，经腹内斜肌与腹横肌之间到腹前壁，在腹股沟管浅环上方 3cm 处穿腹外斜肌腱膜至皮下。沿途发出分支分布于腹前外侧壁下部各肌以及臀外侧、腹股沟区和下腹部的皮肤。

（2）髂腹股沟神经　自腰大肌外侧缘穿出，行于髂腹下神经的下方，穿经腹股沟管，伴随精索或子宫圆韧带出浅环，分支分布于腹前外侧壁下部的皮肤和肌肉，以及腹股沟部、阴囊或大阴唇皮肤。

（3）股外侧皮神经　自腰大肌外侧缘穿出后，经腹股沟韧带深面至股部，分布于大腿外侧面的皮肤。

（4）**股神经**（femoral nerve）　是腰丛中最大的分支，自腰大肌外侧缘穿出，经腰大肌和髂肌之间下行，经腹股沟韧带中点深面的稍外侧、股动脉外侧进入股三角。发出肌支支配耻骨肌、股四头肌和缝匠肌，皮支分布于大腿前面和膝关节前面的皮肤。其最长的皮支为隐神经，向下伴大隐静脉分布于小腿内侧面及足内侧缘的皮肤。

（5）闭孔神经　自腰大肌内侧缘穿出，贴小骨盆内侧壁行向前下，经闭孔至大腿内侧，分布于大腿内侧的皮肤和肌肉。

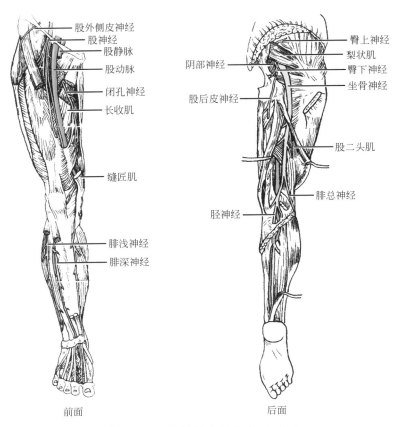

图 15-13　下肢的神经（前、后面）

（五）骶丛

1.骶丛的组成和位置

骶丛（sacral plexus）由第 4 腰神经前支一部分、第 5 腰神经前支及全部骶神经、尾神经前支组成。骶丛是全身最大的脊神经丛，位于盆腔内，骶骨和梨状肌的前面（图 15-12）。

2.骶丛的分支

骶丛发出短小的肌支支配梨状肌、闭孔内肌等，发出以下主要分支（图 15-13）。

（1）**臀上神经**（superior gluteal nerve）　伴臀上血管，经梨状肌上孔出盆腔，支配臀中、小肌和阔筋膜张肌。

（2）**臀下神经**（inferior gluteal nerve）　伴臀下血管，经梨状肌下孔出盆腔，支配臀大肌。

（3）**股后皮神经**　经梨状肌下孔出盆腔，在臀大肌下缘浅出，分布于臀下部、股后部和腘窝的皮肤。

（4）**阴部神经**　伴阴部血管，经梨状肌下孔出盆腔，绕坐骨棘经坐骨小孔进入坐骨肛门窝，分布于会阴部、外生殖器、肛门周围的肌肉和皮肤。

（5）**坐骨神经**（sciatic nerve）　是全身最粗大、最长的神经，经梨状肌下孔出盆腔，在臀大肌深面，经过坐骨结节与股骨大转子之间下行至大腿后面，经股二头肌深面至腘窝上方分为胫神经和腓总神经。其主干在大腿后面发出肌支支配大腿后群肌（图 15-13）。

① **胫神经**（tibial nerve）：系坐骨神经本干的直接延续，伴腘血管下行，经腘窝至小腿后面，继而伴胫后血管下行于浅、深两层肌之间，至内踝后方分为足底内侧神经和足底外侧神经（图 15-14）。胫神经支配小腿后面的皮肤和肌肉以及足底的皮肤和肌肉。胫神经损伤主要表现为小腿后群肌瘫痪无力，足不能跖屈，不能以足尖站立，并伴有足底皮肤感觉障碍。由于小腿前、外侧肌群的过度牵拉，使足呈背屈、外翻状态，出现"仰趾足"畸形（图 15-15）。

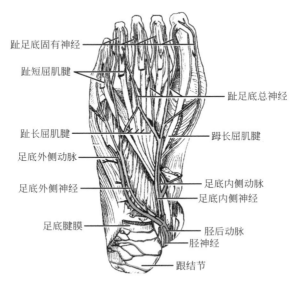

图 15-14　足底的神经

② **腓总神经**（common peroneal nerve）：由坐骨神经分出后，沿腘窝上外侧缘走向外下方，绕腓骨头外下方至小腿前面，分为腓浅神经和腓深神经。a. 腓浅神经：向下行于小腿肌前群与外侧群之间，至小腿中、下 1/3 交界处浅出皮下，分支支配小腿前外侧面的皮肤和肌肉以及足背和第 2～5 趾背的皮肤。b. 腓深神经：向下行于小腿的前群肌之间，并与胫前动脉伴行，分支支配小腿前群肌、足背肌和第 1、2 趾相邻缘的皮肤。腓总神经损伤主要表现为足不能背屈，不能伸趾，足下垂并内翻，出现"**马蹄内翻足**"畸形（图 15-15），行走时呈"跨阈步态"。并伴有小腿前外侧，足背及趾背皮肤感觉障碍。

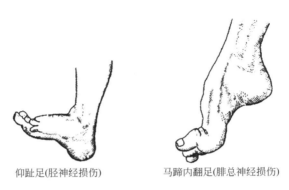

仰趾足(胫神经损伤)　　　　马蹄内翻足(腓总神经损伤)

图 15-15　足畸形

坐骨神经痛

坐骨神经痛是指坐骨神经及其分布区域疼痛为主的临床综合征。疼痛常从腰部、臀部向股后，小腿后外侧及足外侧放射，坐骨神经痛是一种常见的临床症状，可由多种疾病引起。根据病因不同分为原发性和继发性坐骨神经痛，前者即坐骨神经炎，多由感染或中毒等直接损害所致，极少见；继发性坐骨神经痛最常见病因是腰椎间盘脱出，还有椎管狭窄、肿瘤、结核、妊娠子宫压迫等，临床上较多见。其治疗方法分为手术疗法和非手术疗法，治疗原则是去除病因和对症处理。

【思考题】

1. 张某，男，15 岁。因骑自行车摔倒致右臂受伤而入院。体格检查：右臂中部肿胀明显，皮肤有破损，局部压痛明显，上肢活动受限，患者腕关节、指间关节不能伸，拇指伸、外展受限，前臂不能旋后，呈"垂腕"畸形；手背虎口处感觉障碍。X 线检查示：肱骨干中段见骨折线。

问题：

① 请给出明确的临床诊断。

② 诊断依据是什么?

③ 请用解剖学知识分析。

2. 李某，男，50 岁，从事高空作业。因不小心从高处摔下而入院。经查：患者面色苍白，神志淡漠，意识清醒，瞳孔对光反射存在，上肢活动正常，下肢活动受限，脐平面以下感觉异常，BP 90/65mmHg，P 80 次 / 分，心肺未见异常。X 线显示第 7 胸椎压缩性骨折。

问题：

① 第 7 胸椎压缩性骨折可能会压迫到哪一节脊髓?

② 为何会出现脐平面以下感觉异常?

第二节 脑 神 经

【学习目标】

◆ **掌握：** 脑神经的名称、序号、连脑部位及出入颅的部位。

◆ **熟悉：** 脑神经的行程、主要分支及分布。

◆ **了解：** 脑神经的分类；脑神经损伤后主要临床表现。

一、概述

脑神经（cranial nerves）共 12 对，与脑相连，主要分布于头颈部，部分脑神经分布到胸、腹部器官，通常根据其与脑的连接部位从头端向尾端用罗马数字排序，分别是：Ⅰ嗅神经、Ⅱ视神经、Ⅲ动眼神经、Ⅳ滑车神经、Ⅴ三叉神经、Ⅵ展神经、Ⅶ面神经、Ⅷ前庭蜗神经、Ⅸ舌咽神经、Ⅹ迷走神经、Ⅺ副神经和Ⅻ舌下神经。为了方便记忆，前人总结了如下口诀："一嗅二视三动眼，四滑五叉六外展。七面八蜗九舌咽，十迷和副舌下全"。

脑神经的纤维成分可概括为四种。①**躯体感觉纤维**：分布于头部的皮肤、肌、腱、口鼻大部分黏膜、视器和前庭蜗器；②**内脏感觉纤维**：分布于头、颈、胸、腹的器官以及味蕾和嗅器；③**躯体运动纤维**：支配头颈部骨骼肌；④**内脏运动纤维**：支配心肌、平滑肌和腺体。根据每对脑神经所含有的纤维成分不同，将12对脑神经分为**感觉性神经**（Ⅰ、Ⅱ、Ⅷ）、**运动性神经**（Ⅲ、Ⅳ、Ⅵ、Ⅺ、Ⅻ）和**混合性神经**（Ⅴ、Ⅶ、Ⅸ、Ⅹ）三类（图 15-16，表 15-1）。

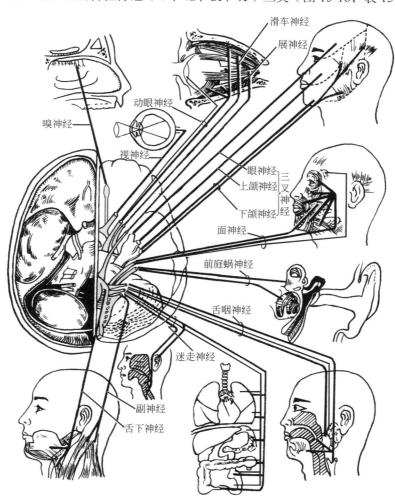

图 15-16　脑神经概况

表15-1　脑神经名称、性质、连脑部位及出入颅腔部位

顺序名称	性质	连脑部位	出入颅腔部位
Ⅰ 嗅神经	感觉性	端脑	筛孔
Ⅱ 视神经	感觉性	间脑	视神经管
Ⅲ 动眼神经	运动性	中脑	眶上裂
Ⅳ 滑车神经	运动性	中脑	眶上裂

顺序名称	性质	连脑部位	出入颅腔部位
V 三叉神经	混合性	脑桥	
眼神经	感觉性		眶上裂
上颌神经	感觉性		圆孔
下颌神经	混合性		卵圆孔
VI 展神经	运动性	脑桥	眶上裂
VII 面神经	混合性	脑桥	内耳门→茎乳孔
VIII 前庭蜗神经	感觉性	脑桥	内耳门
IX 舌咽神经	混合性	延髓	颈静脉孔
X 迷走神经	混合性	延髓	颈静脉孔
XI 副神经	运动性	延髓	颈静脉孔
XII 舌下神经	运动性	延髓	舌下神经管

二、感觉性脑神经

（一）嗅神经

嗅神经（olfactory nerve）由内脏感觉纤维构成，分布于鼻黏膜的嗅区。由嗅细胞的中枢突聚集而成，向上穿筛孔入颅腔，终于嗅球，传导嗅觉冲动（图 15-17）。颅前窝骨折，可损伤嗅神经导致嗅觉障碍。

（二）视神经

视神经（optic nerve）由躯体感觉纤维构成，分布于眼球的视网膜。由视网膜节细胞的轴突穿过视神经盘后聚集而成，经视神经管入颅腔，连于下丘脑的视交叉，向后经视束止于外侧膝状体，传导视觉冲动（图 15-18）。

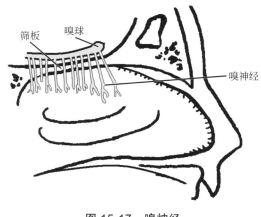

图 15-17　嗅神经

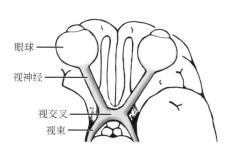

图 15-18　视神经

（三）前庭蜗神经

前庭蜗神经（vestibulocochlear nerve）又称位听神经，由躯体感觉纤维构成。包括前庭神经和蜗神经（图 15-19）。

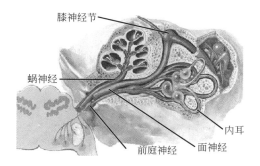

图 15-19　前庭蜗神经

1. 前庭神经

前庭神经（vestibular nerve）传导平衡觉冲动。起自前庭神经节，其周围突分布于内耳中的前庭器（壶腹嵴、球囊斑和椭圆囊斑），中枢突组成前庭神经与蜗神经伴行，经内耳门入颅，终止于前庭神经核。

2. 蜗神经

蜗神经（cochlear nerve）传导听觉。起自蜗神经节（螺旋神经节），其周围突分布于内耳中的听觉感受器（螺旋器），中枢突组成蜗神经与前庭神经伴行，经内耳门入颅，终止于蜗神经核。

三、运动性脑神经

（一）动眼神经

动眼神经（oculomotor nerve）由躯体运动和内脏运动（副交感）两种纤维构成。躯体运动纤维起于动眼神经核；内脏运动纤维起于动眼神经副核。动眼神经自脚间窝出脑，经海绵窦外侧壁向前行，穿眶上裂入眶分上、下两支。上支支配上直肌和上睑提肌，下支支配下直肌、内直肌和下斜肌。内脏运动纤维（副交感）随下支走行，以一小支分出进入睫状神经节内交换神经元，节后纤维进入眼球，支配睫状肌和瞳孔括约肌，参与调节瞳孔对光反射（图 15-20，图 15-21）。

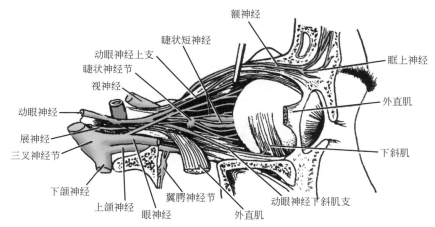

图 15-20　眶内的神经（侧面观）

（二）滑车神经

滑车神经（trochlear nerve）由躯体运动纤维构成，起于滑车神经核，于中脑背面下丘下方出脑，绕过大脑脚外侧前行，经海绵窦外侧壁向前，穿眶上裂入眶，支配上斜肌（图15-21）。

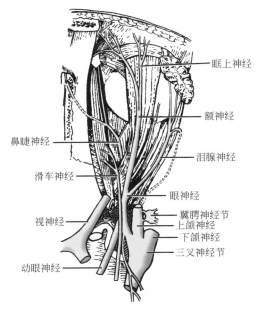

图 15-21　眶内的神经（上面观）

（三）展神经

展神经（abducent nerve）由躯体运动纤维构成，起于展神经核，自延髓脑桥沟出脑，穿海绵窦，经眶上裂入眶，支配外直肌（图15-20）。

（四）副神经

副神经（accessory nerve）由躯体运动纤维构成，起于疑核和副神经核，从延髓出脑，经颈静脉孔出颅后分为内、外两支：内支加入迷走神经支配咽喉肌；外支向后外斜穿胸锁乳突肌至斜方肌，支配上述二肌（图15-22）。

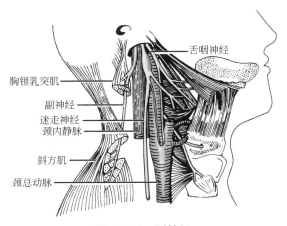

图 15-22　副神经

（五）舌下神经

舌下神经（hypoglossal nerve）由躯体运动纤维构成，起于舌下神经核，在延髓前外侧沟出脑，经舌下神经管出颅，沿颈内动、静脉之间呈弓形向前下行走，至舌骨舌肌浅面，弯向前内穿颏舌肌进入舌内，支配全部舌内肌和大部舌外肌（图15-23）。

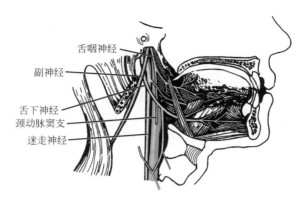

图15-23　舌下神经和舌咽神经

一侧舌下神经损伤，可致患侧舌肌瘫痪，伸舌时，舌尖偏向患侧。

四、混合性脑神经

（一）三叉神经

三叉神经（trigeminal nerve）为最粗大的混合性脑神经，含躯体感觉和躯体运动两种纤维，分别组成粗大的感觉根和细小的运动根。躯体感觉纤维胞体位于三叉神经节，该神经节位于颞骨岩部的三叉神经压迹处，内含有假单极神经元，其中枢突进入脑桥，终止于三叉神经脊束核和三叉神经脑桥核；周围突组成三叉神经的三大分支：眼神经、上颌神经、下颌神经，分布于面部皮肤、眼及眶内、口鼻腔及鼻旁窦的黏膜、牙、硬脑膜等，传导痛、温、触等浅感觉。躯体运动纤维起自脑桥的三叉神经运动核，组成细小的运动根编入下颌神经，支配咀嚼肌的运动（图15-24）。

1. 眼神经

眼神经（ophthalmic nerve）只含躯体感觉性纤维。向前穿行海绵窦外侧壁，经眶上裂入眶（图15-24、图15-25），主要分支有**额神经、鼻睫神经、泪腺神经**，分布于睑裂以上额顶部皮肤、眶腔及内容物、部分鼻及鼻旁窦黏膜等处。

额神经最粗大，在上睑提肌上方前行，分数支，其中眶上神经经眶上切迹（孔）浅出，分布于额部皮肤（图15-25）。

2. 上颌神经

上颌神经（maxillary nerve）只含躯体感觉性纤维。经圆孔出颅后进入翼腭窝，向前经眶上裂入眶，延续为眶下神经。**眶下神经**经眶下沟、眶下管、眶下孔至面部，分支分布于睑裂与口裂之间的皮肤（图15-24）。眶下神经在眶下管内发出**上牙槽前、中神经**与上颌神经本干于上颌骨体后方发出的**上牙槽后神经**，一起在上颌骨内相互吻合形成**上牙槽神经丛**，再由丛分支分布于上颌牙齿、牙龈及上颌窦黏膜和鼻腔黏膜（图15-25）。

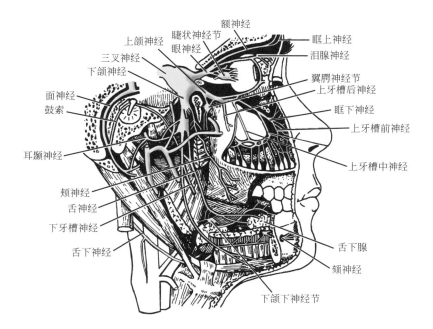

图 15-24　三叉神经

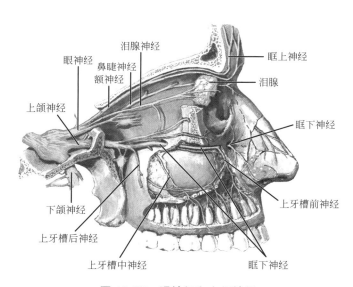

图 15-25　眼神经和上颌神经

3. 下颌神经

下颌神经（mandibular nerve）为混合神经，是三叉神经 3 支中最粗大的分支，含有躯体感觉纤维和躯体运动纤维。下颌神经经卵圆孔出颅后至颞下窝分成数支。躯体运动纤维支配咀嚼肌等；躯体感觉纤维分布于下颌的牙齿、牙龈、颊和舌前 2/3 的黏膜以及耳颞部和口裂以下的皮肤。其主要分支有：①**耳颞神经**，两根夹持脑膜中动脉后合成一干，分布于腮腺和耳郭、外耳道及颞区皮肤等；②**颊神经**，分布于颊部皮肤、黏膜及颊侧牙龈等；③**舌神经**，呈弓状越下颌下腺上方向前至舌，分布于下颌下腺、舌下腺、口腔底及舌前 2/3 黏膜等；④**下牙槽神经**，经下颌孔入下颌管，分支分布于下颌骨、下颌诸牙及牙龈，其终支从颏孔穿出，称颏神经，分布于颏部皮肤及下唇的黏膜（图 15-26）。

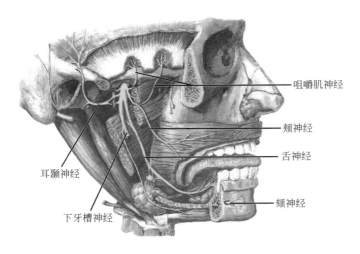

图 15-26　下颌神经

三叉神经皮支分布范围见图 15-27。

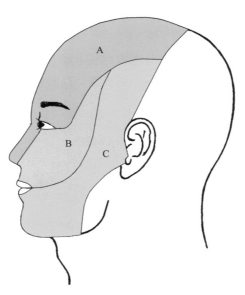

图 15-27　三叉神经皮支分布范围

A—眼神经；B—上颌神经；C—下颌神经

三叉神经损伤可导致：①感觉障碍，患侧头面部皮肤和口腔、鼻腔、舌黏膜一般感觉丧失，角膜反射消失；②运动障碍，患侧咀嚼肌瘫痪和萎缩，张口时下颌偏向患侧。

三叉神经痛

三叉神经痛是指三叉神经分布区域内阵发性剧烈疼痛，包括前额、头皮、眼、鼻、唇、脸颊、上颌、下颌在内的面部神经痛。患者面部某个区域可能特别敏感，稍加触碰即引起疼痛发作，如上下唇、鼻翼外侧、舌侧缘等，这些区域称为"触发点"。此外，在三叉神经的皮支穿出骨孔处，常有压痛点。发作期间面部的机械刺激，如说话、进食、洗脸、刷牙、甚至微风拂面皆可诱发，患者不敢大声说话或进食，严重影响生活，甚至导致营养不良，有的产生消极情绪。三叉神经痛发病年龄从 10 ～ 90 岁发病均有报告，近来儿童发病有所增加，最多是 40 岁以上中老年人。男女比例为 2 : 3。据有关资料统计：目前，发病率为千分之二左右。临床上对症状严重、药物治疗无效的患者，可考虑进行三叉神经阻断术。

（二）面神经

面神经（facial nerve）含有四种纤维成分。①躯体运动纤维：支配面肌；②内脏运动（副交感）纤维：控制下颌下腺、舌下腺、泪腺等的分泌；③内脏感觉纤维：其胞体位于面神经干上的膝神经节内，周围突分布至舌前 2/3 的味蕾，中枢突至脑干内孤束核的上部。④躯体感觉纤维：传导耳部的皮肤感觉。

面神经从延髓脑桥沟出脑，经内耳门入内耳道，再入面神经管，后经茎乳孔出颅，向前穿过腮腺至面部。其主要分支如下。

1.面神经管内分支

（1）**鼓索** 面神经出茎乳孔之前发出，含有内脏运动（副交感）纤维和内脏感觉纤维，内脏运动纤维（副交感纤维）分布于下颌下腺、舌下腺，控制腺体分泌；内脏感觉纤维随舌神经分布至舌前 2/3 的味蕾，传导味觉（图 15-28）。

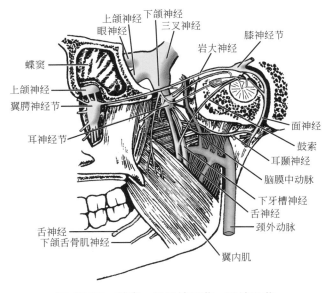

图 15-28　鼓索、翼腭神经节、耳神经节

（2）岩大神经　含有内脏运动（副交感）纤维，分布于泪腺，控制腺体分泌（图 15-28）。

2. 面神经的颅外分支

面神经出茎乳孔后，向前穿腮腺，在腮腺内分数支交织成丛，后在腮腺前缘呈放射状发出五支，即颞支、颧支、颊支、下颌缘支和颈支，支配表情肌和颈阔肌（图 15-29）。

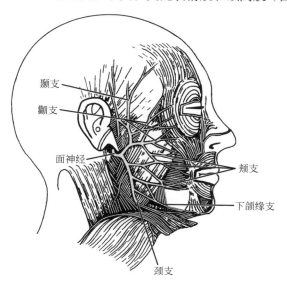

图 15-29　面神经的颅外分支

面神经麻痹

面神经麻痹即面瘫，是面神经损伤导致以面部表情肌群运动功能障碍为主要特征的一种疾病。它是一种常见病、多发病，不受年龄限制。一般症状是口眼歪斜，患者往往连最基本的抬眉、闭眼、鼓腮等动作都无法完成。面瘫可分为中枢性和周围性。中枢性面瘫大多是由于脑血管疾病导致的供血不足、脑梗死、脑出血等阻断了皮质核束的传导功能，从而出现病灶对侧下部面肌瘫痪，表现为：病灶对侧鼻唇沟消失，口角低垂并向病灶侧偏斜，流涎，不能做鼓腮、漏齿等；周围性面瘫大多是损伤到面神经，导致病灶侧表情肌全部瘫痪，表现为病灶侧额纹消失，不能闭眼，鼻唇沟变平或消失，口角下垂等。有时还会出现舌前 2/3 味觉障碍、泪腺和下颌下腺、舌下腺的分泌障碍，导致眼结膜、鼻腔、口腔黏膜干燥等症状。

（三）舌咽神经

舌咽神经（glossopharyngeal nerve）含有四种纤维成分。①躯体运动纤维：起于延髓，支配茎突咽肌；②内脏运动（副交感）纤维：也起于延髓，在耳神经节内换元，后者发纤维支配腮腺分泌；③内脏感觉纤维：分布于咽、舌后 1/3、咽鼓管和鼓室等处黏膜及颈动脉窦和颈动脉小球，其胞体位于下神经节；④躯体感觉纤维：分布于耳后皮肤，其胞体位于上神经节。

舌咽神经自橄榄后沟出延髓，经颈静脉孔出颅，其主干先在颈内动、静脉之间下行，然后弓形向前，经舌骨舌肌深面至舌根，其主要分支有：①舌支，为舌咽神经的终支，分布于舌后 1/3 黏膜和味蕾，司舌黏膜一般感觉和味觉；②咽支，分布于茎突咽肌和咽黏膜；③颈动脉窦支，为 1～2 条纤细的分支，沿颈内动脉下降，至颈总动脉分叉处，分布于颈动脉窦和颈动脉小球，把颈动脉窦的压力变化和颈动脉小球接受的化学刺激冲动传入脑，以调节血压和呼吸（图 15-23）。

（四）迷走神经

迷走神经（vagus nerve）迷走神经是行程最长、分布最广的脑神经，含有四种纤维成分。①内脏运动（副交感）纤维：是迷走神经的最主要成分，纤维随主干分支分布于颈、胸、腹部的多种器官，在相应器官壁内或器官旁一些小的副交感神经节中换元后，节后纤维支配心肌、平滑肌的运动及腺体的分泌；②内脏感觉纤维：神经胞体位于下神经节，周围突分布于咽、喉黏膜和胸、腹腔器官的黏膜，中枢突至脑干的孤束核；③躯体感觉纤维：分布于耳郭和外耳道皮肤等处，其胞体位于上神经节，中枢突至三叉神经脊束核；④躯体运动纤维：支配喉肌及大部分咽肌的运动。

迷走神经自橄榄后沟离开延髓，经颈静脉孔出颅。经颈部、胸部最后到达腹部（图 15-30）。

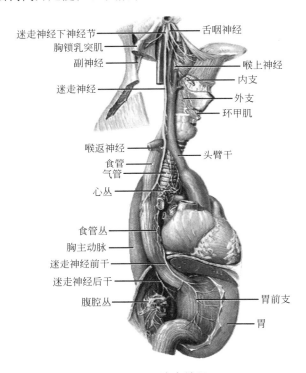

图 15-30　迷走神经

在颈部，迷走神经主干走在颈动脉鞘内，在颈内静脉与颈内动脉或颈总动脉之间的后方下行，经胸廓上口入胸腔。迷走神经在颈部的最主要分支是**喉上神经**，分内、外两支，内支穿甲状舌骨膜入喉，分布于声门裂以上的喉黏膜；外支与甲状腺上动脉伴行，支配环甲肌。迷走神经在颈部还发出心支，加入心丛。

在胸腔，左迷走神经（图 15-31）经主动脉弓前方，至肺根后方，下行于食管前面，形成食管前丛；右迷走神经（图 15-32）经锁骨下动脉前方，至肺根后方，下行于食管后面。左、右迷走神经与食管一起经膈的食管裂孔入腹腔。迷走神经在胸部，除发心支、支气管支、食管支加入心丛、肺丛和食管丛外，主要的分支有**喉返神经**。左侧喉返神经勾绕主动脉弓，右侧勾绕右锁骨下动脉返回颈部，均沿气管与食管间的沟内上行入喉，其终支称喉下神经，肌支支配除环甲肌以外的所有喉肌；感觉纤维分布于声门裂以下的喉黏膜。喉返神经在甲状腺侧叶深面上行时，与甲状腺下动脉相交。甲状腺手术结扎甲状腺上、下动脉时，应注意勿损伤与其邻近的喉上神经和喉返神经。

在腹腔，左迷走神经分支至胃前壁和肝（图15-31）；右迷走神经有分支至胃后壁并发出腹腔支（图15-32），加入腹腔丛，与交感神经一起，沿血管分支分布于肝、胆、胰、脾、肾、肾上腺及结肠左曲以上的消化管。

迷走神经损伤可出现内脏运动障碍、心率加快、腺体分泌障碍、发音困难、声音嘶哑、吞咽障碍及内脏感觉障碍等。

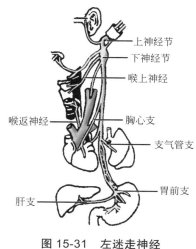

图15-31　左迷走神经

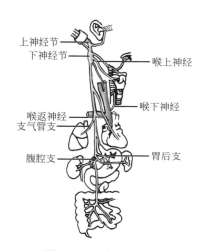

图15-32　右迷走神经

【思考题】

1. 俗话说"牙疼不是病，疼起来真要命"，请问牙疼所涉及的脑神经是哪一对？并用所学知识分析上牙疼和下牙疼的感觉冲动传入途径是否相同？

2. "吃遍天下美食佳肴，体验世间五味杂陈"，请问这主要涉及哪个器官？分布于该器官的脑神经有哪几对？

3. 面神经在面神经管内损伤和在面神经管外损伤的临床表现有何不同？

第三节　内脏神经

【学习目标】

◆ **掌握**：交感神经、副交感神经低级中枢的位置。交感干的位置、组成及分部。

◆ **熟悉**：内脏神经的组成；内脏运动神经与躯体运动神经的主要区别。

◆ **了解**：内脏神经的分布及功能；内脏感觉的特点；牵涉痛的概念。

内脏神经（visceral nerve）是指分布于内脏、心血管和腺体的神经，与躯体神经一样，可分为内脏感觉神经和内脏运动神经。内脏运动神经主要控制和调节内脏、心血管的运动和腺体的分泌活动，是不随意的、不受人的意志控制，故又称为自主神经或植物神经（图 15-33）。

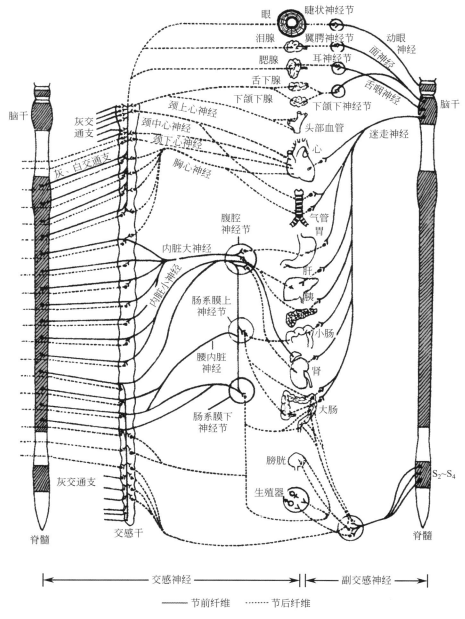

图 15-33　内脏运动神经概况

一、内脏运动神经

内脏运动神经（visceral motor nerve）包括交感神经和副交感神经两类，它们与躯体运动神经在结构和功能上有较大差异（表 15-2）。

表15-2　内脏运动神经与躯体运动神经比较

项目	躯体运动神经	内脏运动神经
低级中枢	脑干内躯体运动核和脊髓灰质前角	脑干内的内脏运动核 脊髓T_1～L_3灰质侧角、$S_{2～4}$骶副交感核
效应器	骨骼肌	平滑肌、心肌和腺体
纤维成分	1种	2种：交感神经和副交感神经
低级中枢-效应器	1级神经元	2级神经元：节前神经元和节后神经元
纤维种类	有髓神经纤维	薄髓或无髓神经纤维
神经纤维分布形式	神经干	神经丛
随意性	随意	不随意

（一）交感神经

交感神经（sympathetic nerve）由中枢部和周围部构成。

1. 中枢部

中枢部位于脊髓 T_1 ～ L_3 节段灰质的侧角，为交感神经节前神经元的胞体所在部位，其轴突称为节前纤维。

2. 周围部

周围部由交感神经节、节前纤维和节后纤维等组成。

（1）交感神经节　根据所在位置可分为椎旁节和椎前节。①**椎旁节**：位于脊柱的两旁，每侧椎旁节约有 19 ～ 24 个，借节间支互相连结成串珠状的交感干。交感干上达颅底，下至尾骨前方汇合于奇神经节，分颈、胸、腰、骶、尾 5 部分。②**椎前节**：位于脊柱的前方，包括腹腔神经节、主动脉肾神经节、肠系膜上神经节和肠系膜下神经节等，分列于同名动脉的根部（图 15-34）。

（2）节前纤维　由节前神经元发出，随脊神经出椎间孔，经白交通支进入交感干。进入交感干的节前纤维有三种去向：①终止于相应的椎旁节，并交换神经元；②在交感干内上升或下降，终止于上位或下位的椎旁节，并交换神经元；③穿过椎旁节，至椎前节内交换神经元。

（3）节后纤维　由节后神经元发出，离开节后神经元后也有三种去向：①经

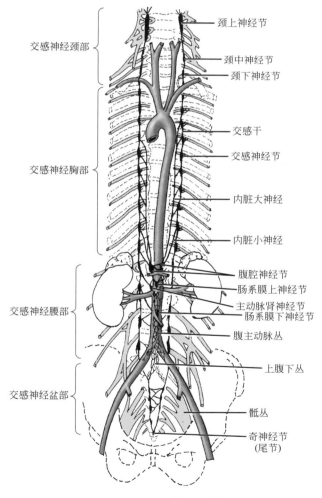

颈上神经节

颈中神经节

颈下神经节

交感神经颈部

交感干

交感神经节

交感神经胸部

内脏大神经

内脏小神经

腹腔神经节

肠系膜上神经节

主动脉肾神经节

肠系膜下神经节

腹主动脉丛

交感神经腰部

上腹下丛

交感神经盆部

骶丛

奇神经节（尾节）

图 15-34　交感干与交感神经节

灰交通支返回脊神经，随脊神经的分支分布到全身的血管、汗腺和竖毛肌；②攀附血管形成血管神经丛，并随血管的分支而分布于所支配的器官；③直接到达所支配的器官。

3. 交感神经分布概况

（1）来自胸髓1～5节段侧角的节前纤维，更换神经元后，其节后纤维支配头、颈、胸腔器官和上肢的血管、汗腺、竖毛肌。

（2）来自胸髓5～12节段侧角的节前纤维，穿过相应的椎旁节，组成内脏大、小神经，终止于腹腔神经节、主动脉肾神经节和肠系膜上神经节，更换神经元后，其节后纤维支配肝、胰、脾、肾等实质器官和结肠左曲以上的消化管。

（3）来自腰髓1～3节段侧角的节前纤维，更换神经元后，其节后纤维支配结肠左曲以下的消化管、盆腔器官和下肢的血管、汗腺、竖毛肌（图15-35）。

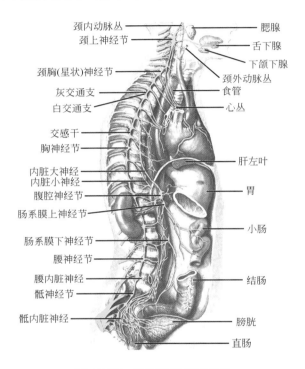

图 15-35　交感神经系统概况

（二）副交感神经

副交感神经（parasympathetic nerve）也包括中枢部和周围部。

1. 中枢部

中枢部位于脑干的脑神经内脏运动核和骶髓第2～4节段的骶副交感核。

2. 周围部

周围部包括副交感神经节、节前纤维和节后纤维等。副交感神经节多位于所支配器官的附近或器官壁内，称器官旁节和器官内节，其发出的纤维称为节后纤维。

3. 副交感神经的分布

根据中枢的位置，分为颅部副交感神经和骶部副交感神经。

（1）颅部副交感神经　由脑干内的内脏运动核所发出的节前纤维构成，分别伴随动眼神经、面神经、舌咽神经和迷走神经走行，到达相应的神经节交换神经元，发出节后纤维至效应器。①由动眼神经副核发出的节前纤维，随动眼神经走行至睫状神经节换元，节后纤维进入眼球壁，支配瞳孔括约肌和睫状肌；②由上泌涎核发出的节前纤维，随面神经走行，一部分至翼腭神经节换元，其节后纤维分布于泪腺、口腔、鼻腔黏膜的腺体，管理腺体的分泌活动。另一部分并入舌神经至下颌下神经节换元，其节后纤维分布于下颌下腺、舌下腺，管理腺体的分泌活动；③由下泌涎核发出的节前纤维，随舌咽神经走行至耳神经节换元，其节后纤维伴耳颞神经分布于腮腺，管理腮腺的分泌；④由迷走神经背核发出的节前纤维，随迷走神经走行至颈、胸、腹部的器官旁节或器官内节换元，其节后纤维分布于颈、胸、腹部器官（降结肠、乙状结肠和盆腔器官等除外），管理器官的活动和腺体的分泌。

（2）骶部副交感神经　由骶髓第 2～4 节段的骶副交感核发出的节前纤维，随骶神经前支出骶前孔，随后离开骶神经组成盆内脏神经加入盆丛，并随盆丛分支分布到盆腔器官的器官旁节或器官内节更换神经元，其节后纤维分布于结肠左曲以下的消化管、盆腔器官，管理器官的活动和腺体的分泌。

（三）交感神经与副交感神经的主要区别

交感神经和副交感神经常共同支配同一个器官，形成对内脏器官的双重神经支配。但二者在神经来源、形态结构、分布范围和功能上又有明显的区别（见表15-3）。

表15-3　交感神经和副交感神经的区别

项目	交感神经	副交感神经
低级中枢	脊髓胸1～腰3节侧角	脑干内的副交感核
		骶髓2～4节的骶副交感核
神经节位置	椎旁节和椎前节	器官旁节和器官内节
节前、后纤维的比较	节前纤维短	节前纤维长
	节后纤维长	节后纤维短
分布范围	广泛，全身血管及胸、腹、盆腔器官的平滑肌、心肌、腺体和竖毛肌、瞳孔开大肌	局限，大部分血管、汗腺、竖毛肌和肾上腺髓质无副交感神经分布
对主要器官的作用	心率加快，心肌收缩力增强，支气管扩张，冠状动脉扩张，胃肠运动减弱，瞳孔开大，汗腺分泌	心率减慢，心肌收缩力减弱，支气管收缩，冠状动脉收缩，胃肠运动增强，瞳孔缩小

（四）内脏神经丛

交感神经、副交感神经和内脏感觉神经在分布到所支配器官的过程中，常互相交织构成内脏神经丛，再由这些神经丛发出分支，到达所支配的器官。主要的内脏神经丛如下。

1. 心丛

心丛由两侧交感干发出的心支和迷走神经发出的心支共同组成，分支分布于心肌。

2. 肺丛

肺丛由迷走神经的支气管支和交感干的胸$_{2～5}$节的分支组成，分支分布于肺。

3. 腹腔丛

腹腔丛是最大的内脏神经丛，由内脏大神经、内脏小神经和迷走神经后干的腹腔支以及腰上部交感神经节的分支共同构成，丛内主要含有腹腔神经节、肠系膜上神经节、主动脉肾神经节等。来自内脏大、小神经的节前纤维在丛内神经节交换神经元，来自迷走神经的副交感节前纤维到所分布器官的器官旁节或壁内节交换神经元，其节后纤维伴随腹腔干、肾动脉和肠系膜上动脉的分支，分布于腹腔内肝、胰、脾、肾、肾上腺及结肠左曲以上的消化管（图 15-36）。

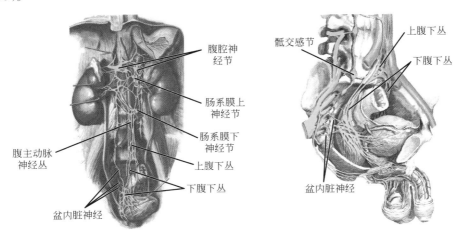

图 15-36　内脏神经丛

4. 腹主动脉丛

腹主动脉丛是腹腔丛向下的延续部分，有第 1 ~ 2 腰交感神经节的分支加入。其分支分布于结肠左曲以下的消化管和下肢的血管、汗腺、竖毛肌。

5. 腹下丛

腹下丛可分为上腹下丛和下腹下丛（盆丛），主要分布于盆腔各器官。

二、内脏感觉神经

内脏感觉神经是指分布于内脏、心血管和腺体等处，能传导由内脏感受器接受的各种刺激转变而来的内脏感觉冲动到内脏感觉中枢，以产生内脏感觉的神经。内脏感觉中枢可以通过内脏运动神经直接调节内脏活动，也可通过体液间接调节内脏活动。

（一）内脏感觉的传入通路

内脏感觉神经元属于假单极神经元，其胞体位于脑神经节和脊神经节内，其周围突为粗细不等的有髓或无髓神经纤维。脑神经节（包括膝神经节、舌咽神经下节、迷走神经下节）的周围突伴随面神经、舌咽神经、迷走神经分布于内脏器官，中枢突随上述神经进入脑干，止于孤束核。脊神经节的周围突随交感神经和骶部副交感神经分布于内脏器官，中枢突随交感神经和盆内脏神经进入脊髓，止于脊髓灰质的后角。在中枢内，内脏感觉神经一方面可将冲动借中间神经元传至内脏运动神经元，来完成内脏 - 内脏反射；或传至躯体运动神经元，来完成内脏 - 躯体反射；另一方面可将冲动经过一定的途径传至大脑皮质，产生内脏感觉。

（二）内脏感觉的特点

内脏感觉神经与躯体感觉神经在形态结构上虽然大致相同，但仍有很大不同，具有以下特点。

① 痛阈较高：内脏感觉纤维数量少，且多较纤细，痛阈较高，一般强度的刺激不引起主观感觉，较强烈的刺激如胃的饥饿刺激、膀胱充盈的膨胀刺激，才可产生内脏感觉。

② 内脏对牵拉、膨胀、痉挛、缺血、炎症等刺激较敏感，但对切割、烧灼等刺激不敏感。

③ 内脏感觉弥散、模糊，定位不准确。内脏感觉传入途径分散，一个器官的感觉冲动可经多条脊神经传入中枢，而一条脊神经又可传导多个器官的感觉冲动。因此，内脏感觉往往是弥散性的，而且定位也不准确。

（三）牵涉痛

当某些内脏器官发生病变时，常在体表的一定部位产生感觉过敏或疼痛的现象称为牵涉痛。牵涉痛可发生在患病器官附近皮肤，也可发生在患病器官较远部位皮肤。例如，肝胆疾病时，常在肝区和右肩部皮肤感到疼痛；心绞痛时，常在左胸前区和左臂内侧皮肤感到疼痛等。

牵涉痛的产生机制不详，一般认为，病变器官的感觉纤维和被牵涉皮肤的感觉纤维都进入同一个脊髓节段的后角，导致患病器官传来的冲动扩散到邻近的躯体感觉神经元，并经同一上行传导束传至大脑皮质，当内脏痛信息传到大脑时会误认为来自皮肤，从而产生相应皮肤的牵涉痛。因此，了解各内脏器官病变时牵涉痛的发生部位，对临床诊断疾病具有一定的指导意义（图 15-37）。

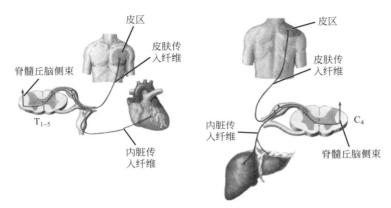

图 15-37　牵涉痛

知识拓展

心　绞　痛

心绞痛以发作性胸痛为主要临床表现，疼痛的特点如下：①发作部位主要体现在胸骨体上段或中段之后，可波及心前区。常放射至左肩、左臂内侧达无名指和小指。②发作性质常为压迫、发闷或紧缩性，也可有烧灼感，但不尖锐，偶伴濒死的恐惧感觉。③发作诱因多见于体力劳动、情绪激动、饱食、寒冷、吸烟等。④发作持续时间一般为3～5min，舌下含服硝酸甘油几分钟内可缓解。可一日发作多次，也可多日发作一次。

【思考题】

1. 阑尾炎所致腹痛，其最主要的临床征象是什么？是何种性质的感觉？其感觉有何特点？

2. 王某，女，40 岁，体型肥胖喜欢高脂饮食，因某日进食油腻晚餐后半夜发病，主要表现为右上腹持续性疼痛、阵发性加剧，可向右肩背放射，常伴发热、恶心呕吐，但寒战少见，黄疸轻。腹部检查发现右上腹饱满，胆囊区腹肌紧张、明显压痛、反跳痛。

问题：该女患者所患何病？该病主要涉及哪个器官？该器官位于何处？形态如何？

（郭庆河）

第十六章　中枢神经系统

中枢神经系统（central nervous system）包括脑和脊髓。其结构、功能复杂，通过周围神经与机体各部位建立联系，接受来自感受器的各种信息，并对其进行加工整合，再通过周围神经作出反应，从而调控机体活动，适应内、外环境的各种变化。

第一节　脊　　髓

【学习目标】

　◆ **掌握**：脊髓的位置、外形。

　◆ **熟悉**：脊髓节段和椎骨的对应关系；脊髓灰质（前角、后角、侧角）主要核团；脊髓白质的薄束、楔束、脊髓丘脑束、皮质脊髓束。

　◆ **了解**：脊髓的功能。

一、脊髓的位置和外形

脊髓（spinal cord）位于椎管内，全长 42～45cm，上端在枕骨大孔处与延髓相接，下端在成人约平第 1 腰椎体下缘（新生儿可达第 3 腰椎下缘）。脊髓呈前后略扁的圆柱状（图 16-1）。全长粗细不等，有 2 处膨大。**颈膨大**自第 4 颈节至第 1 胸节，有分布到上肢的神经附着；**腰骶膨大**自第 2 腰节至第 3 骶节，有分布到下肢的神经附着。腰骶膨大以下逐渐变细，呈圆锥状，称**脊髓圆锥**。脊髓圆锥向下延伸出一条无神经组织的细丝，称**终丝**，止于尾骨背面。

脊髓表面有 6 条纵行的沟或裂（图 16-2）。前面正中的深沟，称**前正中裂**；后面正中的浅沟，称**后正中沟**。前正中裂两侧有 2 条浅沟，称**前外侧沟**，沟内依次有 31 对脊神经前根附着。后正中沟两侧有 2 条**后外侧沟**，沟内依次有 31 对脊神经后根附着。每条脊神经后根上有一膨大，称**脊神经节**，内含假单极神经元。每一脊髓节段的前、后根在椎间孔处合并成 1 条脊神经，从相应的椎间孔穿出。因椎管长于脊髓，各脊神经根距相应的椎间孔距离自上而下逐渐增大，使脊神经根在椎管内自上而下渐进倾斜，腰、骶、尾神经根在穿出相应椎间孔前，在椎管内几乎垂直下行，这些神经根在脊髓圆锥下方，围绕终丝形成**马尾**。成年人因第 1 腰椎体以下已无脊髓，故临床上常在第 3、4 或第 4、5 腰椎棘突之间进行穿刺，不致损伤脊髓。

脊髓在外形上无明显的节段性，通常把每一对脊神经前、后根根丝附着的一段脊髓，称一个**脊髓节段**（图 16-2，图 16-3）。脊神经有 31 对，故脊髓分 31 个节段，包括颈髓（C）8 节、胸髓（T）12 节、腰髓（L）5 节、骶髓（S）5 节、尾髓（Co）1 节。

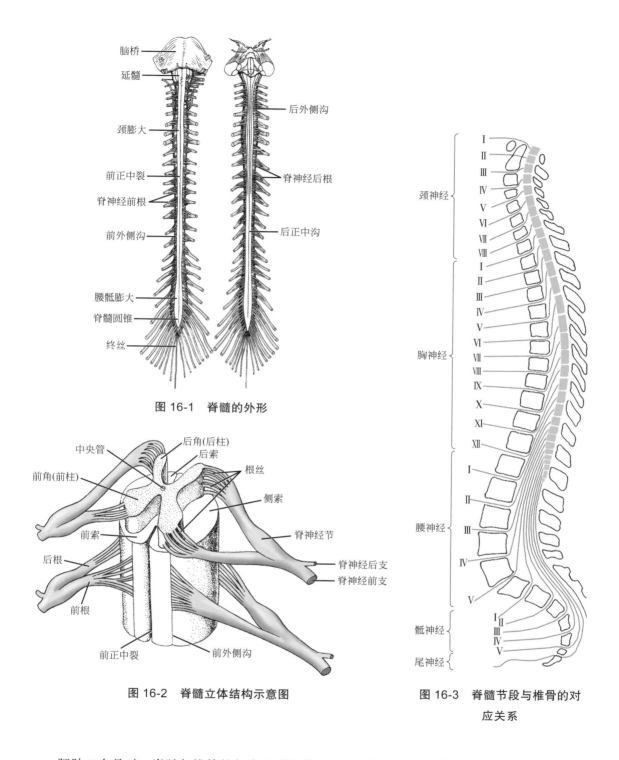

图 16-1　脊髓的外形

图 16-2　脊髓立体结构示意图

图 16-3　脊髓节段与椎骨的对应关系

　　胚胎 3 个月时，脊髓与椎管的长度几乎相等。从胚胎第 4 个月开始，脊髓的生长速度较脊柱缓慢，脊髓上端与脑相连，位置固定，致使脊髓节段的位置由上而下逐渐高于相应的椎骨。

了解脊髓节段与椎骨的对应关系，对确定脊髓病变的部位和临床治疗有重要的实用价值，其大致的推算方法见表16-1。

表16-1　脊髓节段与椎骨的对应关系

脊髓节段	对应椎骨	推算举例
$C_{1\sim4}$	与相应椎骨同高	第 3 颈节平对第 3 颈椎体
$C_5\sim T_4$	比相应椎骨高 1 个椎体	第 2 胸节平对第 1 胸椎体
$T_{5\sim8}$	比相应椎骨高 2 个椎体	第 7 胸节平对第 5 胸椎体
$T_{9\sim12}$	比相应椎骨高 3 个椎体	第 10 胸节平对第 7 胸椎体
$L_{1\sim5}$	平对第 10～12 胸椎体	——
$S_{1\sim5}$、Co	平对第 1 腰椎体	——

二、脊髓的内部结构

脊髓各节段内部结构大致相似（图 16-4）。在脊髓的横切面上，主要由灰质和白质构成。灰质位于内部，白质位于周围，灰质中央可见纵贯脊髓全长的**中央管**，向上通第四脑室。

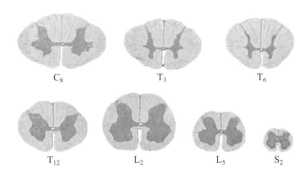

图 16-4　不同节段脊髓横切面

（一）灰质

灰质（gray matter）在横切面上呈"H"形。每侧的灰质前部扩大为**前角**，后部狭细为**后角**。在胸髓和 1～3 节腰髓，前、后角之间向外突出为侧角。中央管周围连接两侧灰质的部分，称为**灰质连合**（图 16-5）。其中多数神经元的胞体组合成群，在纵切面上各群细胞纵贯成细胞柱。

1. 前角（前柱）

前角短宽，有成群排列的运动神经元（前角运动细胞）。其轴突组成脊神经前根中的躯体运动纤维，支配骨骼肌的随意运动。当前角运动细胞的胞体或轴突受损时，出现弛缓性瘫痪。

2. 侧角（侧柱）

侧角见于 $T_1\sim L_3$ 脊髓节段，其内含有交感神经元，是交感神经的低级中枢。其轴突出脊髓构成脊神经前根中内脏运动的交感神经成分。在 $S_{2\sim4}$ 节段，相当于侧角部位，是骶部副交感神经的节前神经元胞体组成的**骶副交感核**，是副交感神经的低级中枢，其轴突出脊髓，构成脊神经前根中内脏运动的副交感神经成分，纤维组成盆内脏神经。

脊髓灰质炎

脊髓灰质炎俗称小儿麻痹症，是一种急性病毒性传染病，由病毒侵入血液循环系统引起，部分病毒可侵入神经系统。患者多为 1～6 岁儿童，主要症状是发热、全身不适，严重时肢体疼痛，发生瘫痪。患儿由于脊髓前角运动神经元受损，与之有关的肌肉失去了神经的调节作用而发生萎缩，同时皮下脂肪、肌腱及骨骼肌萎缩，使肢体变细。

3. 后角（后柱）

后角细长，主要是联络神经元胞体。接受脊神经后根进入脊髓的感觉纤维，其轴突可进入对侧形成上行纤维束，将脊神经后根传入的神经冲动传导至脑，也可参与脊髓节段间的联系。

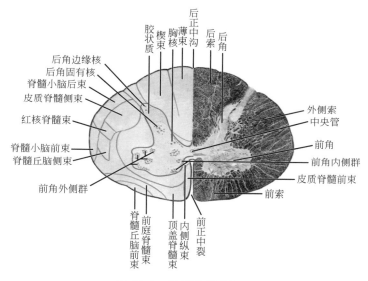

图 16-5 脊髓颈段横切面

（二）白质

白质（white matter）由上、下行的纤维束构成，借脊髓表面的纵沟分为三个索：前正中裂与前外侧沟之间为**前索**，前、后外侧沟之间为**外侧索**，后外侧沟与后正中沟之间为**后索**。在中央管的前方有纤维横行越边，称为**白质前连合**。向上传导神经冲动的纤维束称**上行（感觉）纤维束**，向下传导神经冲动的纤维束称**下行（运动）纤维束**。

1. 上行（感觉）纤维束

（1）**薄束**（fasciculus gracilis）和**楔束**（fasciculus cuneatus）（图 16-5） 位于后索内，这两束是后根内侧部纤维进入脊髓后在同侧后索内直接上行构成的。薄束起自同侧 T_5 节以下的脊神经节细胞；楔束起自同侧 T_4 节以上的脊神经节细胞。这些脊神经节细胞的周围突分布至肌、腱、关节和皮肤的感受器；中枢突经后根内侧部进入脊髓后索上行，止于延髓的薄束核和楔束核。薄束、楔束分别传导身体下半部和上半部的本体感觉（肌、腱、关节的位置和运动觉以及振动觉）和精细触觉（如辨别两点之间距离和物体的纹理粗细），最后传入对侧大脑皮质。后索病变或损伤，患者患侧伤面水平以下本体感觉和精细触觉丧失。

（2）**脊髓丘脑束**（spinothalamic tract）（图 16-5） 位于外侧索的前半和前索中，是传导躯干和四肢浅感觉（痛温觉、粗触觉）的二级神经纤维。此束主要起于脊髓后角，纤维大部分经白质前连合斜越至对侧外侧索（**脊髓丘脑侧束**）和前索（**脊髓丘脑前束**）上行经脑干，止于背侧丘脑，脊髓丘脑侧束传导痛温觉冲动，脊髓丘脑前束传导粗触觉冲动，两束上行至延髓合并为脊髓丘系，脊髓内一侧脊髓丘脑束损伤时，患者对侧伤面水平 1～2 节以下痛温觉丧失。

2. 下行（运动）纤维束

（1）**皮质脊髓束**（corticospinal tract）（图 16-5） 起于大脑皮质中央前回中、上部，中央旁小叶前部和其他一些皮质区，下行至延髓下端，大部分纤维经锥体交叉越边，至对侧脊髓的外侧索后半下行，称为**皮质脊髓侧束**，其纤维贯穿脊髓全长，陆续止于其同侧脊髓前角运动神经元，控制四肢骨骼肌的随意运动；少数没有交叉的纤维下行于同侧脊髓前索，居前正中裂两侧，为**皮质脊髓前束**，其纤维一般不超过胸节，止于双侧脊髓前角运动神经元，控制躯干肌的随意运动。在脊髓内一侧皮质脊髓侧束受损，同侧伤面水平以下出现肌张力升高，腱反射亢进，无明显肌萎缩，出现病理反射，如巴宾斯基征等，为痉挛性瘫痪。

（2）**其他下行纤维束**（图 16-5） **红核脊髓束**起自中脑对侧的红核。在脊髓内下行于外侧索皮质脊髓侧束的前方，经中继后止于前角运动细胞，其功能为兴奋屈肌运动神经元和抑制伸肌运动神经元。**前庭脊髓束**位于前索前沿，起自同侧前庭神经外侧核，能兴奋伸肌运动神经元和抑制屈肌运动神经元。**顶盖脊髓束**位于前索，起自对侧上丘，参与完成视、听反射。**内侧纵束**位于前索、前正中裂底的两侧，起于双侧前庭神经核，下行到颈髓，主要参与完成与身体平衡有关的反射。

三、脊髓的功能

（一）传导功能

脊髓经上行纤维束将躯干四肢的感觉信息传至脑，同时，脊髓又通过下行纤维束将脑发出的运动冲动传至效应器。脊髓是脑与周围神经联系的重要中继站。

（二）反射功能

脊髓灰质内有多种反射中枢，可完成一些简单的反射活动，如腱反射、排便和排尿反射等。

┌─ **知识拓展** ───┐

脊髓半横断综合征

　　脊髓半横断综合征又称 Brown-sequard 综合征，是脊髓病损等原因引起病损平面以下同侧肢体上运动神经元瘫、深感觉消失、精细触觉障碍、血管舒缩功能障碍、对侧肢体痛温觉消失、双侧触觉保留的临床综合征。

└──┘

第二节　脑

【学习目标】

◆ **掌握**：脑的分部，脑干的分部和外形，各脑神经核性质、功能；端脑的外形、分叶及重要的沟回；大脑皮质的功能定位。

◆ **熟悉**：脑干内主要上、下行纤维束的名称、位置、相关中继核及功能；间脑的位置和分部；小脑的外形、分叶及主要功能；第四脑室、第三脑室及侧脑室的位置；端脑的内部结构。

◆ **了解**：脑干网状结构的概念及功能；小脑的内部结构及病变表现。

脑（brain or encephalon）可分为端脑、间脑、中脑、脑桥、延髓和小脑6个部分（图16-6，图16-7）。人脑的平均重量约1400g，有明显的个体差异。人脑的发展特别是大脑皮质的发展与劳动、语言和思维有关。大脑皮质的高度发展，成为控制其他脑部和脊髓活动的最高级中枢。

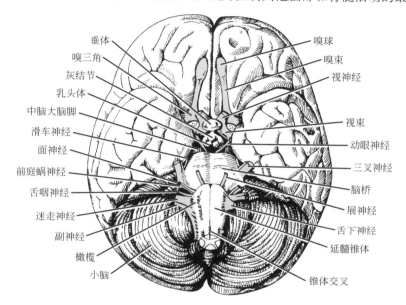

图16-6 脑的底面

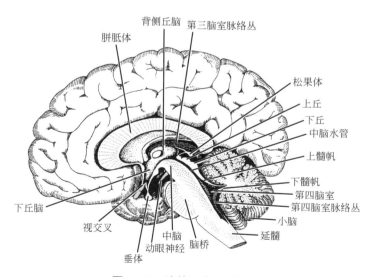

图16-7 脑的正中矢状切面

一、脑干

脑干（brain stem）位于颅后窝，自下而上由延髓、脑桥和中脑3部分组成。它向上延续为间脑，向下于枕骨大孔处与脊髓相接。延髓和脑桥的背面与小脑相连（图 16-7，图 16-8），它们之间的室腔为第四脑室。

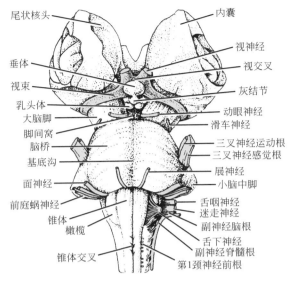

图 16-8　脑干外形（腹侧面）

（一）脑干的外形

1. 腹侧面

延髓与脑桥之间以一横行的浅沟即**延髓脑桥沟**分界，脑桥与中脑之间则以脑桥上缘为界，中脑上界为视束，借此与间脑分界（图 16-8）。

（1）**延髓**（medulla oblongata）　位于脑干的最下部，呈倒置的锥体形，上接脑桥，下连脊髓。其腹侧面上有与脊髓相连续的沟和裂，即前正中裂和前外侧沟。在前正中裂两侧，各有一纵行隆起，称为**锥体**，其内主要有皮质脊髓束通过。在锥体下端延髓与脊髓交界处，皮质脊髓束的大部分纤维越过中线，左、右交叉，称为**锥体交叉**，在表面可见其斜行的交叉纤维。锥体的外侧有卵圆形隆起称**橄榄**，内有下橄榄核。橄榄与锥体之间的前外侧沟中有舌下神经（Ⅻ）根出脑。橄榄后外侧，自上而下依次有**舌咽神经、迷走神经**和**副神经**的根丝。

（2）**脑桥**（pons）　位于脑干的中部，其腹侧面显著膨隆称**脑桥基底部**。在正中线上有一条纵行的浅沟称**基底沟**，容纳基底动脉。基底部向两侧延伸逐渐缩细形成**小脑中脚（脑桥臂）**，与小脑相连。脑桥基底与小脑中脚移行处有粗大的**三叉神经根**出入；延髓脑桥沟内，自内向外依次有**展神经、面神经**和**前庭蜗神经**出入。

（3）**中脑**（midbrain）　位于脑干上部，腹侧面有一对粗大的柱状隆起称**大脑脚**，其内有下行传导束通过。两脚之间的深凹称**脚间窝**。**动眼神经**从脚间窝出脑。

2. 背侧面

在脑干背侧面上，延髓、脑桥、中脑之间无明显的分界标志（图 16-9）。

（1）**延髓**　背侧面的下半部形似脊髓。后正中沟两侧有相对应的两个膨大，分别称为**薄束结节**和**楔束结节**，其深面含有薄束核和楔束核。在楔束结节的外上方，由进入小脑的纤维构成隆起，称为**小脑下脚**。延髓背侧面的上半部，中央管背移并敞开，构成菱形窝的下半部。

（2）**脑桥**　背侧面形成菱形窝的上半部。两侧是左、右**小脑上脚**和**小脑中脚**。两侧小脑上脚之间所夹的薄层白质板，称为**上（前）髓帆**，参与构成第四脑室顶。

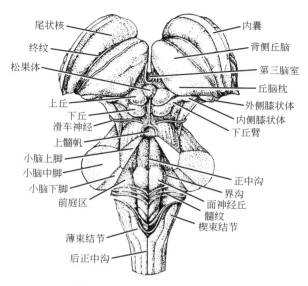

图 16-9　脑干外形（背侧面）

（3）**第四脑室**（fourth ventricle）　是位于延髓、脑桥和小脑之间的室腔，室内有脑脊液，向上经中脑水管通第三脑室，向下通延髓和脊髓的中央管。第四脑室可分为顶、侧壁和底 3 部分。

第四脑室顶（图 16-10）朝向小脑，呈帐篷形，前部由小脑上脚及上髓帆形成，后部由下（后）髓帆和第四脑室脉络组织形成。上、下髓帆伸入小脑，以锐角相会合。下髓帆向下续于第四脑室脉络组织，后者由室管膜上皮、软脑膜及血管组成。脉络组织的部分血管反复分支成丛，带着软脑膜和室管膜上皮突入室腔，形成**第四脑室脉络丛**，是产生脑脊液的地方。第四脑室的两个侧角延伸到小脑下脚背侧，称第四脑室**外侧隐窝**。

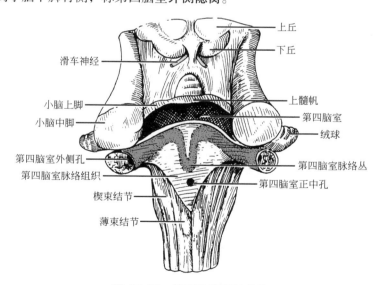

图 16-10　第四脑室顶的结构

第四脑室底即**菱形窝**（图 16-9），由脑桥背侧面和延髓上半部背侧面构成，其外上界为左、右小脑上脚，外下界为左、右小脑下脚、薄束结节和楔束结节。髓纹为由菱形窝的外侧角横行至中线的纤维，作为延髓和脑桥在背面的分界线。在窝的正中线上有一纵行的**正中沟**，将菱形窝分为左右两半。每侧又被纵行的界沟分为内、外侧两部分，内侧部位于正中沟与界沟之间，称为**内侧隆起**；界沟以外的部分是三角形的**前庭区**。在内侧隆起上，髓纹以下可见两个小三角区，靠内上方的为**舌下神经三角**，内隐舌下神经核；靠外下方的称迷走神经三角，内隐迷走神经背核。在髓纹的上方，内侧隆起上有一圆形隆凸，为**面神经丘**，内隐展神经核。

第四脑室有 3 个孔，不成对的第四脑室正中孔，位于第四脑室下角的上方。外侧孔成对，位于第四脑室的左、右外侧隐窝的尖端。第四脑室借这些孔与蛛网膜下隙相通。

（4）**中脑** 背侧面有 4 个圆形隆起，上方的一对为**上丘**，下方的一对为**下丘**，分别为视、听反射的中枢。自上、下丘的外侧，各有一条向前外伸出的隆起，分别称为**上丘臂**和**下丘臂**，分别连于间脑的外侧膝状体和内侧膝状体。在下丘下方与上髓帆之间有**滑车神经**根出脑，它是唯一自脑干背侧出脑的脑神经。

（二）脑干的内部结构

脑干结构比脊髓复杂，其主要变化是：①灰质不再连贯成柱，而成为许多分离断续的核团；②很多纤维束在脑干内交叉传导，打乱了脊髓灰、白质的界限；③脊髓灰质中的运动性核团（前角和侧角）和感觉性核团（后角）在位置上是腹背关系。脑干内，由于中央管后壁开放向两侧展开，原腹背方向排列的脊髓灰质变成内、外方向排列的室底灰质，以第四脑室底的界沟为界，界沟内侧，即中线两侧，为运动性核团；界沟外侧为感觉性核团；④脑干中央的网状结构范围比脊髓者扩大。

脑干内部结构包括灰质、白质和网状结构。

1. 灰质

脑干灰质不像脊髓灰质那样是连续的细胞柱，而是以神经核的形式存在。脑干的神经核分为两种，一种是直接与第 3～12 对脑神经相关联的，称**脑神经核**；另一种是不与脑神经相连，但参与组成各种神经传导通路或反射通路的，称**非脑神经核**或**传导中继核**。

（1）**脑神经核** 脑干内存在四种性质的脑神经核。①躯体运动核，支配骨骼肌的运动；②内脏运动核，支配平滑肌、心肌和腺体活动；③内脏感觉核，接受内脏感觉和味觉的传入纤维；④躯体感觉核，接受头面部皮肤和黏膜的传入纤维（图 16-11，表 16-2，表 16-3）。

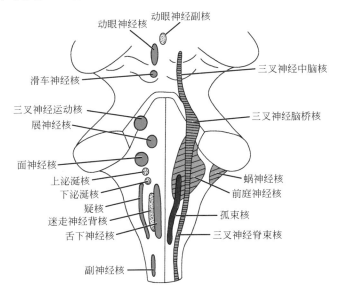

图 16-11 脑神经核在脑干后面的投影

表16-2　Ⅲ～Ⅻ对脑神经核的名称及在脑干内的位置

名称	内侧			外侧	
脑神经核	躯体运动核	内脏运动核（副交感核）		内脏感觉核	躯体感觉核
中脑	动眼神经核（Ⅲ）滑车神经核（Ⅳ）	动眼神经副核（Ⅲ）	界沟		三叉神经中脑核（Ⅴ）
脑桥	三叉神经运动核（Ⅴ）展神经核（Ⅵ）面神经核（Ⅶ）	上泌涎核（Ⅶ）			三叉神经脑桥核（Ⅴ）前庭神经核（Ⅷ）蜗神经核（Ⅷ）
延髓	舌下神经核（Ⅻ）	下泌涎核（Ⅸ）		孤束核（Ⅶ Ⅸ Ⅹ）	三叉神经脊束核（Ⅴ Ⅸ Ⅹ）
	疑核（Ⅸ Ⅹ Ⅺ）	迷走神经背核（Ⅹ）			
	副神经核（Ⅺ）				

表16-3　Ⅲ～Ⅻ对脑神经核的性质、相关脑神经及连脑部位、功能

名称	性质	相关神经	连脑部位	功能
动眼神经核	躯体运动	动眼神经（Ⅲ）	大脑脚内侧（脚间窝）	支配上睑提肌、上直肌、内直肌、下直肌和下斜肌的运动
动眼神经副核	内脏运动（副交感）			支配睫状肌、瞳孔括约肌的运动
滑车神经核	躯体运动	滑车神经（Ⅳ）	中脑背侧面下丘下方	支配上斜肌的运动
三叉神经运动核	躯体运动	三叉神经（Ⅴ）	脑桥基底与小脑中脚移行处	支配咀嚼肌运动
三叉神经脑桥核 三叉神经脊束核	躯体感觉			接受面、口腔、鼻腔、眼等处皮肤、黏膜的躯体感觉冲动
三叉神经中脑核				接受咀嚼肌、面肌、牙齿等的本体感觉冲动
展神经核	躯体运动	展神经（Ⅵ）	延髓脑桥沟内侧部	支配外直肌的运动
面神经核	躯体运动	面神经（Ⅶ）	延髓脑桥沟外侧部	支配面肌（表情肌）运动
上泌涎核	内脏运动（副交感）			控制泪腺、下颌下腺、舌下腺的分泌
孤束核	内脏感觉			接受舌前2/3味觉冲动
前庭神经核	躯体感觉	前庭蜗神经（Ⅷ）	延髓脑桥沟最外侧部	接受内耳壶腹嵴、球囊斑、椭圆囊斑的平衡觉冲动
蜗神经核				接受内耳螺旋器的听觉冲动

名称	性质	相关神经	连脑部位	功能
疑核	躯体运动	舌咽神经（IX）	橄榄后方上份	支配茎突咽肌的运动
下泌涎核	内脏运动（副交感）			控制腮腺的分泌
孤束核	内脏感觉			接受舌后1/3味觉和咽的一般内脏感觉冲动
三叉神经脊束核	躯体感觉			接受耳后皮肤感觉冲动
疑核	躯体运动	迷走神经（X）	橄榄后方中份	支配咽喉肌的运动
迷走神经背核	内脏运动（副交感）			控制大部分胸腹腔脏器的活动
孤束核	内脏感觉			接受颈、胸、腹部器官的内脏感觉冲动
三叉神经脊束核	躯体感觉			硬脑膜、耳郭和外耳道皮肤感觉冲动
副神经核	躯体运动	副神经（XI）	橄榄后方下份	支配胸锁乳突肌和斜方肌的运动
舌下神经核	躯体运动	舌下神经（XII）	锥体与橄榄间（延髓前外侧沟）	支配舌肌运动

（2）非脑神经核（传导中继核）　①薄束核和楔束核（图16-12）：分别位于延髓薄束结节和楔束结节深方。它们分别是薄束和楔束的终止核。此两核发出的纤维弓形走向中央管腹侧，左、右交叉，称为内侧丘系交叉，交叉后的纤维在中线两侧上行成为内侧丘系；②红核和黑质（图16-13）：红核主要位于中脑上丘节段，传出纤维主要形成对侧的红核脊髓束，影响前角运动神经元的活动。黑质位于中脑被盖和大脑脚底之间。黑质细胞大多含有黑色素，是脑内合成多巴胺的主要核团。由于某些原因使黑质细胞变性，多巴胺合成减少，是引起震颤麻痹（Parkinson病）的主要病因。在正常生理状态下，黑质是调节运动的重要中枢。

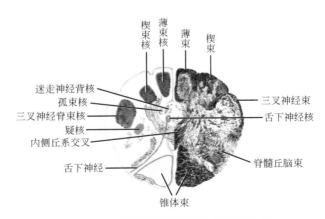

图 16-12　延髓横切面（经内侧丘系交叉）

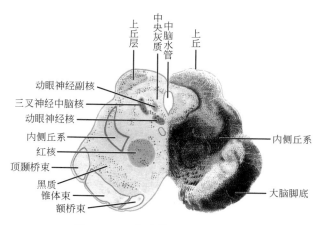

图 16-13　中脑横切面（经上丘）

图中标注：
上丘层　中央灰质　中脑水管　上丘
动眼神经副核
三叉神经中脑核
动眼神经核
内侧丘系
红核
顶颞桥束
黑质
锥体束
额桥束
内侧丘系
大脑脚底

2. 白质

（1）上行（感觉）传导束

① **内侧丘系**：由延髓薄束核和楔束核发出的纤维，向前内侧呈弓状绕过中央管的腹侧，左右互相交叉形成**内侧丘系交叉**，交叉后向上走行称**内侧丘系**，终于背侧丘脑的腹后外侧核，传导对侧躯干和四肢的本体感觉和精细触觉冲动。

② **三叉丘系**：由三叉神经脑桥核和三叉神经脊束核发出纤维交叉至对侧，上行组成三叉丘系，在脑桥和中脑被盖其位置与内侧丘系毗邻，向上止于背侧丘脑腹后内侧核，传导对侧头面部的痛觉、温度觉和触觉冲动。

③ **脊髓丘系**：脊髓内的脊髓丘脑前束和脊髓丘脑侧束上升至延髓中部后，即合并成一束，称脊髓丘系，向上终于背侧丘脑的腹后外侧核，传导对侧躯干和四肢的痛、温觉和粗触觉冲动。

④ **外侧丘系**：蜗神经核发出的大部分纤维在脑桥被盖腹侧左右交叉形成**斜方体**，斜方体的纤维折向上行，称外侧丘系；小部分纤维加入同侧外侧丘系。止于间脑的内侧膝状体，传导双耳的听觉信息。

（2）下行（运动）传导束

锥体束（pyramidal tract）由大脑皮质发出控制骨骼肌随意运动的下行纤维组成，为一巨大的纤维束，途经内囊、中脑大脑脚下行。锥体束分为皮质核束和皮质脊髓束。**皮质核束**在下行过程中分散走行，陆续止于脑干内的各脑神经躯体运动核。**皮质脊髓束**在延髓腹侧中线两侧形成锥体，其大部分纤维在锥体下端处越过前正中裂左右互相交叉，形成**锥体交叉**。交叉后的纤维在对侧脊髓外侧索内下行，组成**皮质脊髓侧束**；小部分不交叉的纤维，在同侧脊髓前索内下行，形成**皮质脊髓前束**。

临床上，一侧锥体束损伤时，引起对侧肢体随意运动障碍，并有对侧下部面肌和舌肌瘫痪，而其他脑神经运动核的功能不出现障碍。

下行传导束还有：①皮质脑桥束，起自大脑皮质，向下行经中脑的大脑脚底、脑桥基底部，止于脑桥核；②红核脊髓束，自红核发出后，立即在被盖腹侧部中线处交叉下行；③顶盖脊髓束和内侧纵束（都经脑干中缝两侧走行）等。

3. 脑干网状结构

脑干内除神经核和纤维束以外的区域，由纵横交错的纤维和散在其中大小不等的细胞构成，称**网状结构**。网状结构与中枢神经各部之间均有广泛的纤维联系。

脑干网状结构可维持大脑皮质的觉醒状态；通过上、下行网状激动系统调节躯体、内脏活动等。

4. 脑干的功能

（1）**传导功能** 脑干内的上、下行纤维束是脊髓与脑各部分相联系的重要通路，具有传导神经冲动的功能。

（2）**反射中枢** 脑干内有多个低级反射中枢，如中脑有瞳孔对光反射中枢，脑桥有角膜反射中枢，延髓网状结构有调节心血管活动和呼吸运动的生命中枢。延髓病变可造成呼吸、心跳停止，危及生命。

知识拓展

大脑脚底综合征

大脑脚底综合征又称 Weber 综合征。单侧损伤，可由大脑后动脉的分支栓塞引发，患者表现为对侧上、下肢痉挛性瘫痪（锥体束损伤）；同侧除外直肌和上斜肌外的所有眼肌麻痹（动眼神经根损伤），还会出现瞳孔开大，上睑下垂，外斜视。

二、小脑

小脑（cerebellum）位于颅后窝，借 3 对小脑脚分别与中脑、脑桥和延髓相连。

（一）小脑的外形

小脑中间部窄细称**小脑蚓**，两侧部膨大称**小脑半球**（图 16-14）。小脑上面平坦，贴近小脑

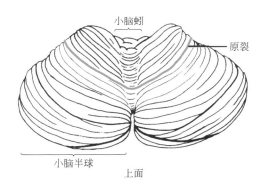

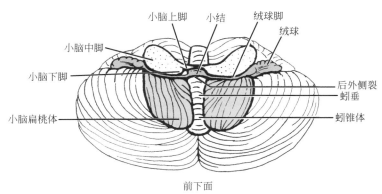

图 16-14　小脑的外形

幕，上面前1/3与后2/3交界处有一横行深沟称**原裂**。下面中部凹陷，容纳延髓，近枕骨大孔处，小脑半球下端前内侧部较为膨出，**称小脑扁桃体**。当颅内压升高时，小脑扁桃体可嵌入枕骨大孔，形成小脑扁桃体疝（又称枕骨大孔疝），压迫延髓，导致呼吸、循环障碍，危及生命。

（二）小脑的分叶

根据小脑的发生、功能和纤维联系，可把小脑分为三叶（图16-15）。

1. 绒球小结叶

绒球小结叶在小脑的下面前部，包括半球上的绒球和小脑蚓中的小结，两者间有绒球脚相连。在种系发生上，绒球小结叶出现最早，又称**原（古）小脑**。

2. 前叶

前叶为小脑上面原裂以前的部分。

3. 后叶

后叶为原裂以后的部分，占小脑的大部分。

前叶和后叶合称为小脑体，由内侧向外侧分为三个纵区，即蚓部、中间部和外侧部。蚓部和中间部在种系发生上晚于绒球小结叶，称**旧小脑**；小脑的外侧部在进化过程中出现最晚，称**新小脑**。

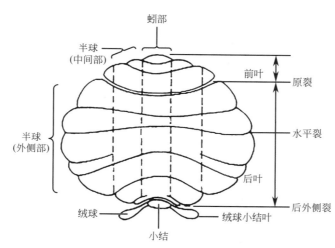

图 16-15　小脑皮质平面示意图

（三）小脑的内部结构

小脑表面薄层灰质，称**小脑皮质**，深面的白质称小脑髓质。髓质内埋有灰质核团，称为**小脑核**。

1. 小脑核

小脑核有四对，包括**齿状核、顶核、栓状核**和**球状核**（图16-16）。其中**齿状核**最大，位于小脑半球的髓质内，接受来自新小脑皮质的纤维，发出纤维经小脑上脚，在中脑交叉后终止于对侧中脑的红核以及背侧丘脑的腹中间核和腹前核。

2. 小脑的纤维联系

小脑的传入纤维主要有**前庭小脑纤维、脊髓小脑纤维、脑桥小脑纤维**等。由小脑核发纤维出小脑。这些纤维分别经小脑上、中、下脚出入小脑。

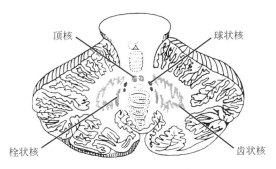

图 16-16 小脑的水平切面

（四）小脑的功能

小脑是一个重要的躯体运动调节中枢。其功能是维持身体平衡（原小脑）、调节肌张力（旧小脑）和协调骨骼肌的随意运动（新小脑）。原小脑损伤，患者平衡失调，站立不稳，眼球震颤。新小脑伴旧小脑病变，患者主要表现为肌张力降低；运动不协调（共济失调），如不能准确用手指鼻；意向性震颤等。

三、间脑

间脑（diencephalon）（图 16-7，图 16-17）位于两侧大脑半球与中脑之间，除腹面的小部分露于表面以外，大部分被大脑半球所掩盖，间脑的外侧壁与大脑半球愈合，间脑和端脑之间的边界不清。间脑分为背侧丘脑、上丘脑、后丘脑、底丘脑和下丘脑五部分，内部的室腔为第三脑室。

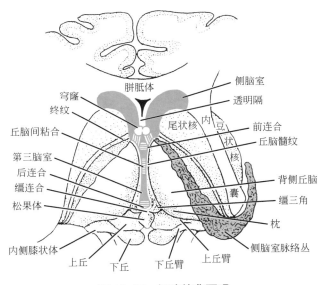

图 16-17 间脑的背面观

（一）背侧丘脑

背侧丘脑（dorsal thalamus）又称丘脑，为两个卵圆形的灰质团块，外侧面与内囊相接，背面和内侧面游离，中间被第三脑室隔开。丘脑中央有一由灰质形成的丘脑间黏合。背侧丘脑被一"Y"字形的**内髓板**，分成三个核群（图 16-18），分别是内侧核群、外侧核群和前核群。其中外侧核群又分为腹侧和背侧两部分，腹侧部又分为**腹前核、腹中间核（腹外侧核）和腹后核**。腹后核又分为**腹后内侧核和腹后外侧核**。**腹后外侧核**接受内侧丘系和脊髓丘系，发出的纤维参与组成丘脑中央辐射，主要终止于大脑皮质中央后回，传导躯干和四肢的感觉冲动。**腹后内侧核**接受三叉丘系和孤束核发出的味觉纤维，发出纤维参与组成丘脑中央辐射，终止于中央后回的下 1/3，主要传导头面部的感觉冲动。

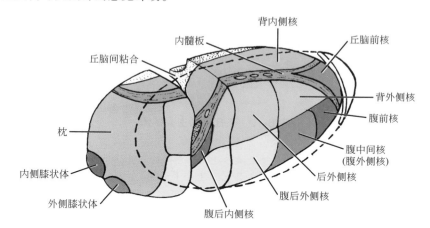

图 16-18　右背侧丘脑核团的立体观

背侧丘脑的主要功能：①感觉传导路的皮质下中继站，是大脑皮质的信息进入门户；②复杂的调节中枢，可以实现对躯体运动的调节，同时也参与对情感、记忆等多种生理活动的调节。背侧丘脑受损害时，常见的症状是感觉丧失、过敏和失常，并可伴有剧烈的自发性疼痛。

（二）上丘脑

上丘脑（epithalamus）位于第三脑室顶部的周围。主要包括**丘脑髓纹、缰三角、缰连合和松果体**（图 16-17）。**丘脑髓纹**为丘脑背侧面和内侧面交界处的一束纵行纤维，后端扩大为**缰三角**。左、右缰三角间为**缰连合**，其后方连有**松果体**。

（三）后丘脑

后丘脑（metathalamus）位于丘脑枕下外方的两个小隆起，即内侧膝状体和外侧膝状体，**内侧膝状体**接受下丘（经下丘臂）来的听觉纤维，发出纤维形成听辐射，投射至大脑皮质的听觉中枢。**外侧膝状体**接受视束纤维，发出纤维形成视辐射，投射至大脑皮质的视觉中枢。

（四）下丘脑

下丘脑（hypothalamus）位于下丘脑沟以下，构成第三脑室侧壁的下份和底壁。在脑底面，下丘脑由前向后可见到**视交叉、灰结节和乳头体**（图 16-6）。灰结节向下移行为**漏斗**。漏斗的下端连**垂体**（hypophysis）。

1. 下丘脑的主要核团

下丘脑的核团较多，大多界限不清。主要有：①**视上核**，跨越视交叉的背外方；②**室旁核**，位于视上核的上方，紧贴第三脑室侧壁。此两核的细胞较大，分泌催产素和加压素，经它们的轴突运送至垂体后叶；③**漏斗核**，位于第三脑室壁最下方，靠近漏斗处；④**乳头体核**，位于乳头体内（图 16-19）。

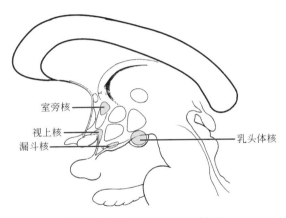

图 16-19　下丘脑的主要核团

2. 下丘脑的纤维联系

　　下丘脑的纤维联系广泛而复杂，简述如下。①下丘脑的主要传入纤维虽有粗大而清晰的，如起于海马，止于乳头体核的**穹窿**等，但以弥散走行者多；②下丘脑的主要传出纤维：**乳头丘脑束**，自乳头体核至丘脑前核，后者与大脑皮质的扣带回有往返的纤维联系；③下丘脑与垂体的联系（图 16-20）：下丘脑的一些神经元兼有传导冲动和分泌激素的功能。视上核、室旁核分泌催产素和加压素，沿**视上垂体束**和**室旁垂体束**输送至垂体后叶，经血管吸收再运送至靶器官。漏斗核分泌能影响垂体前叶细胞分泌活动的激素（释放因子或抑制因子），经其轴突形成的**结节漏斗束**送至漏斗起始部，再经垂体门脉系运输至垂体前叶，影响垂体前叶各种激素的分泌。

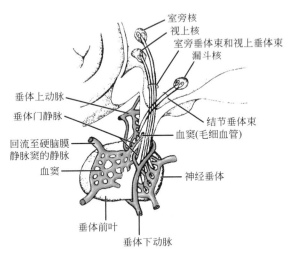

图 16-20　下丘脑与垂体的关系

3. 下丘脑的功能

　　下丘脑的功能包括：①神经内分泌中心，通过下丘脑与垂体间的联系，将神经调节与体液调节融为一体；②自主神经调节，下丘脑是调节交感与副交感活动的主要皮质下中枢；③食物摄入调节，通过下丘脑饱食中枢和摄食中枢，对摄食行为进行调节；④体温调节和人体昼夜节律调节等。

（五）第三脑室

第三脑室（third ventricle）是背侧丘脑和下丘脑间的矢状腔隙，其前部借两个室间孔与左右侧脑室相通，后方通中脑水管，顶部为第三脑室脉络组织，底部为视交叉、灰结节和乳头体。

四、端脑

端脑（telencephalon）是脑的最发达部分，被**大脑纵裂**分为左、右两个大脑半球，两半球借**胼胝体**相连。大脑半球和小脑之间有**大脑横裂**，大脑半球内的腔隙为侧脑室。

（一）端脑的外形

大脑半球表面凹凸不平，布满深浅不同的沟，沟间隆起的部分是大脑回。每个半球分为三个面，即宽广隆凸的上外侧面，两半球相对的内侧面和狭窄的下面，上外侧面与内侧面交界处为上缘，上外侧面与下面交界处是下缘。

1. 大脑半球的分叶

大脑半球以三条深而恒定的大脑沟为标记，分为5个大脑叶（图16-21，图16-22）。三条沟是：①**中央沟**起自半球上缘中点稍后方，向前下斜行于半球上外侧面；②**外侧沟**起自半球下面，转向上外侧面，由前下方行向后上方；③**顶枕沟**位于半球内侧面的后部，从前下方行向后上方，并绕半球上缘转向上外侧面。中央沟前方、外侧沟上方的部分是**额叶**；中央沟后方和外侧沟上方的部分为**顶叶**；外侧沟下方的部分为**颞叶**；顶枕沟以后较小的部分为**枕叶**。**岛叶**藏于外侧沟深面。

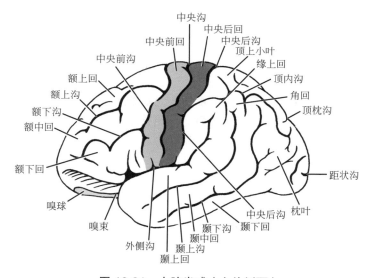

图 16-21　大脑半球（上外侧面）

2. 大脑半球的重要沟回

（1）上外侧面（图16-21）　在额叶上有与中央沟相平行的中央前沟，两沟间为**中央前回**。自中央前沟有两条水平向前走行的沟，为**额上沟**和**额下沟**。两沟将额叶上外侧面分为额上回、额中回和额下回。在顶叶，中央沟后方有一条与其平行的**中央后沟**。此沟中部向后发出与上缘平行的沟为**顶内沟**。中央后沟以后是中央后回，顶内沟以上是**顶上小叶**；以下是**顶下小叶**。顶下小叶包括两个回，围绕外侧沟后端的**缘上回**，围绕颞上沟末端的**角回**。在颞叶，颞上沟与外侧沟大致平行，两者间的部分称**颞上回**。自颞上回转入外侧沟的下壁上，有2～3个短而横行的脑回，称为

颞横回。颞下沟与颞上沟大致平行，二者间的部分称**颞中回**，颞下沟以下的部分称**颞下回**。

（2）**内侧面**（图16-22）　中央前回和中央后回延伸至内侧面的部分为**中央旁小叶**，在中部有前后方向呈弓状的**胼胝体**。胼胝体下方有弓形纤维束称**穹窿**，其与胼胝体间的薄板称**透明隔**，胼胝体上方与之平行的沟称**扣带沟**，其间是**扣带回**。自顶枕沟前下向枕极的弓形沟称**距状沟**，顶枕沟与距状沟之间的三角区称**楔叶**。距状沟以下为**舌回**。

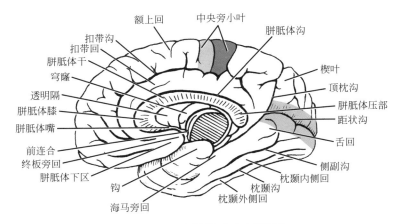

图16-22　大脑半球（内侧面）

（3）**下面**（图16-6）　额叶下面有一条白质带称**嗅束**，其前端膨大为**嗅球**，后端扩展为**嗅三角**。枕叶和颞叶下面内侧有**海马旁回**，其前端膨大向后弯成钩形，称为**钩**。在海马旁回外侧一部分皮质卷入侧脑室下角，形成**海马**。海马内侧有窄条状灰质，称**齿状回**，海马和齿状回合称**海马结构**。

（二）端脑的内部结构

端脑的内部结构由浅入深依次为：**大脑皮质、大脑髓质、基底核**和**侧脑室**。大脑半球表层的灰质为**大脑皮质**，其深面的白质称**大脑髓质**，在髓质深部若干灰质团块为**基底核**，端脑内部的室腔为**侧脑室**。

1.侧脑室

侧脑室（lateral ventricle）位于大脑半球深面的腔隙，内含脑脊液。侧脑室左右各一，呈"C"形，可分为**中央部**（顶叶内）、**前角**（额叶内）、**后角**（枕叶内）、**下角**（颞叶内）四部（图16-23）。在前角与中央部交界处有室间孔使侧脑室与第三脑室相通。在中央部和下角有侧脑室脉络丛，是产生脑脊液的主要部位。

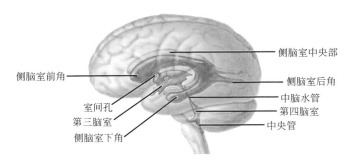

图16-23　侧脑室投影图

2. 基底核

基底核（basal nuclei）（图 16-24）是位于大脑半球髓质深方四对灰质核团的总称，包括**尾状核、豆状核、屏状核**和**杏仁体**。

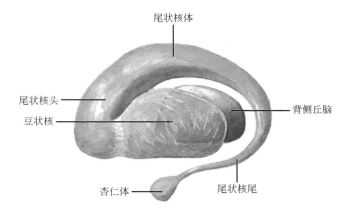

图 16-24　基底核与背侧丘脑

① **尾状核**：前后方向弯曲，在背侧丘脑上外侧，可分为头、体、尾三部分。全长与侧脑室相邻，尾状核头前端膨大，体部稍细，尾部延伸到侧脑室下角。

② **豆状核**：位于背侧丘脑的外侧，其前端的腹侧部与尾状核头相连。在切面上，豆状核呈三角形，被两个白质板分隔成三部，外侧部最大称**壳**，内侧两部称**苍白球**。豆状核与尾状核合称**纹状体**（corpus striatum）。尾状核和壳是种系发生上较新的结构，合称**新纹状体**；苍白球较古老，称**旧纹状体**。

纹状体是锥体外系的重要组成部分，其主要功能是维持肌张力和协调骨骼肌的运动。

病变后的主要表现是运动不正常和肌张力的改变。其中一类主要表现为运动减少，肌张力过高，如震颤麻痹（Parkinson 病）患者。另一类表现为运动过多、肌张力低下，如舞蹈病。

3. 大脑髓质

大脑髓质由大量神经纤维组成，纤维可分为三类。①**联络纤维**：是联系同侧半球内各部分皮质的纤维；②**连合纤维**（图 16-25）：是连接左右大脑半球的纤维，包括胼胝体、前连合和穹窿连合。**胼胝体**（corpus callosum）位于大脑纵裂的底，为最大的连合纤维束，胼胝体纤维在半球内呈放射状投向新皮质广大区域。在脑的正中矢状切面上，呈弓形，它的后部称压部，

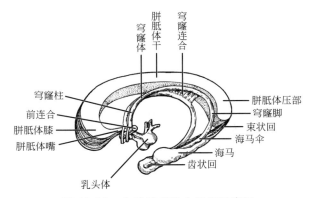

图 16-25　大脑半球连合纤维示意图

中间的大部称为干，前端弯曲称膝，再向后下为薄层的嘴。嘴向下连于第三脑室前壁的终板。

③**投射纤维**：由连接大脑皮质和皮质下结构的上、下行纤维构成。这些纤维绝大部分经过尾状核、背侧丘脑与豆状核之间，形成一宽厚的白质层，称**内囊**（图16-26，图16-27）。内囊在大脑的水平切面上，左右略呈">< "形。前部位于豆状核与尾状核之间，称**内囊前肢**，有上行至额叶的丘脑前辐射和下行的额桥束通过；后部位于豆状核与背侧丘脑之间，称**内囊后肢**，靠内侧的主要是上行的传导束，由前向后依次为丘脑中央辐射、听辐射和视辐射。靠外侧的主要是下行传导束，即皮质脊髓束；前、后肢相交处称**内囊膝**，主要有皮质核束经此下行。

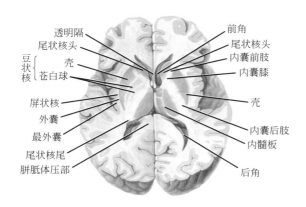

图 16-26　脑的水平切面

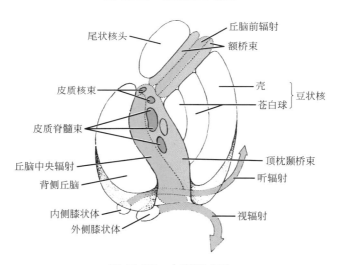

图 16-27　内囊模式图

内囊是投射纤维高度集中的区域，所以此处的病灶即使不大，也可以导致严重的后果。如一侧供应内囊的动脉破裂或栓塞时，致使内囊膝和后肢受损，导致对侧半身深、浅感觉障碍（丘脑中央辐射受损，偏身感觉障碍），对侧半身随意运动障碍（锥体束受损，偏瘫），双眼对侧半视野缺失（视辐射受损，偏盲），即临床所谓的**"三偏"综合征**。

4. 大脑皮质

大脑皮质（cerebral cortex）是中枢神经系统发育中最复杂、最完善部位，是语言、意识和思维的物质基础，是运动、感觉最高中枢。按种系发生的早晚，大脑皮质分为形成海马和齿状回的**原皮质**、嗅脑的**旧皮质**和其余大部的**新皮质**。大脑皮质各区有其不同的主要功能。大脑皮质按功能定位可分为若干运动区、感觉区和参与语言功能的区域。除感觉和运动区外，其余区域可称为联络区，感觉分析的高级加工是在联络区完成的。下面仅介绍大脑皮质的几个主要功能区。

（1）**第Ⅰ躯体运动区**　位于中央前回和中央旁小叶前部（图16-21，图16-22）。此区控制骨骼肌随意运动。主要接受中央后回和丘脑腹外侧核、腹前核发来的纤维，发出纤维组成锥体束，至脑干躯体运动核和脊髓前角运动神经元。该区对骨骼肌运动的管理有一定的局部定位关系。特点是：①身体各部在此区的投影犹如倒置的人形，但头部正立（图16-28）。中央前回最上部和中央旁小叶前部与下肢的运动有关；中部与躯干和上肢运动有关；下部与面、舌、咽、喉的运动有关；②左右交叉支配，一侧运动区支配对侧肢体运动，但一些与联合运动有关的肌受双侧运动区支配，如面上部肌、眼球外肌、咽喉肌、咀嚼肌、呼吸肌等；③身体各代表区的大小与该部功能的重要程度和复杂性有关，如头和手的运动很精细，占的面积比较大。

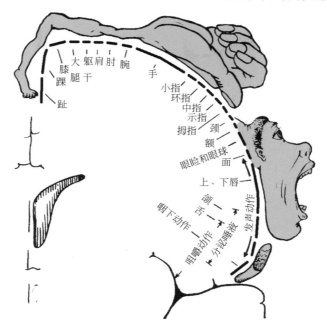

图16-28　人体各部在躯体运动区定位

（2）**第Ⅰ躯体感觉区**　位于中央后回和中央旁小叶的后部（图16-21，图16-22）。接受丘脑腹后核传来的对侧半身痛、温、触、压觉以及位置觉和运动觉等。身体各部投影与躯体运动区相似，特点为：①倒置的人形，头部正立；②左右交叉；③身体各代表区投影大小取决于该部感觉敏感程度，与体形大小无关，如手指、唇、舌、足的投影区较大（图16-29）。

（3）**视区**（图16-22）　位于枕叶内侧面距状沟两侧的皮质，接受外侧膝状体发来的视辐射纤维。一侧视区皮质接受同侧视网膜的颞侧和对侧视网膜的鼻侧半传来的信息，即接受双眼对侧半视野的物像，故损伤一侧视区，可引起双眼视野对侧半同向性偏盲。

（4）**听区**　位于颞横回。内侧膝状体发出的听辐射投射至此。因一侧听区接受来自两耳的听觉冲动，故一侧听区受损，仅有轻度双侧听力障碍，不致引起全聋。

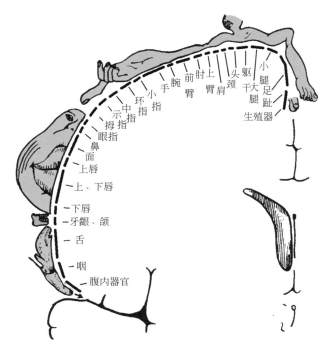

图 16-29　人体各部在第Ⅰ躯体感觉区定位

（5）**语言区**　包括说话、听话、书写和阅读四个语言中枢（图 16-30）。①**运动性语言中枢（说话中枢）**：在额下回后部。若此中枢受损，患者虽能发音，与发音、说话有关的肌肉也未瘫痪，但患者却丧失了说话的能力，临床上称为运动性失语症。②**听觉性语言中枢（听话中枢）**：在颞上回后部。此处受损后，患者能听到别人谈话的声音，但不能理解谈话的意思，故往往答非所问，自己讲话常错、乱而不自知，临床上称为感觉性失语症。③**视觉性语言中枢（阅读中枢）**：位于顶下小叶的角回。若此区受损，患者视觉虽无障碍，但患者不能理解过去已认识的文字符号的意义，不能阅读，临床上称为失读症。④**书写中枢**：在额中回的后部。若此部受损，患者失掉书写的能力，但手的运动功能仍然保存，临床上称为失写症。

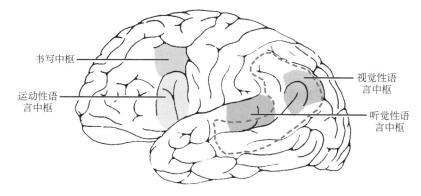

图 16-30　左侧大脑半球的语言中枢

人类大脑左、右半球的功能基本相同，但各有其特化方面，如：优势半球与从事语言文字符号方面的特化功能有关；而非优势半球与从事于空间感觉、美术、音乐等方面的特化功能有关。

5. 边缘系统

在半球的内侧面，围绕胼胝体的隔区（位于终板前方）、扣带回和海马旁回，以及海马和齿状回等，合称为边缘叶。边缘叶再加上与它联系密切的皮质和皮质下结构（如杏仁体、隔区下的隔核、下丘脑、背侧丘脑的前核群、中脑被盖等），共同组成**边缘系统**（limbic system）。

由于这部分脑与嗅觉和内脏活动关系密切，故也称**内脏脑**。此外，边缘系统还与记忆、情绪反应和性活动等有关。

> **知识拓展**
>
> ### 帕金森病
>
> 帕金森病又称震颤麻痹，200 多年前由英国医生 James Parkinson 首先描述。发病多见于中老年人。患者主要表现为肌肉强直、运动迟缓、随意运动减少和震颤等。典型患者可伴有面部表情呆板和手的静止震颤（搓丸样动作），同时还可伴有认知障碍及抑郁等精神症状。现认为此病是由于中脑黑质病变导致纹状体内多巴胺类神经递质不足所致。目前除针对脑内多巴胺类递质不足的药物治疗外，还开展了多种类型的细胞移植研究，但还没有收到满意的临床效果。

【思考题】

1. 脊髓半离断的患者会损伤脊髓的哪些结构，出现哪些相应的临床表现？
2. 脑梗死常发生于内囊及基底核所在部位，造成内囊损伤，思考内囊损伤会出现哪些临床症状？为什么？

（刘　扬）

第十七章　脑和脊髓的被膜、血管和脑脊液循环

【学习目标】

◆ **掌握：** 脑和脊髓的被膜；硬膜外隙、蛛网膜下隙的概念；大脑动脉环的位置、组成及功能意义。

◆ **熟悉：** 脑和脊髓的动脉；脑室系统、脑脊液产生和循环途径。

◆ **了解：** 脑和脊髓的静脉。

第一节　脑和脊髓的被膜

脑和脊髓的表面包有三层膜，由外向内依次为硬膜、蛛网膜和软膜，具有支持、保护脑和脊髓的作用。

一、硬膜

硬膜（dura mater）为厚而坚韧的结缔组织膜，分为硬脊膜和硬脑膜。

（一）硬脊膜

硬脊膜（spinal dura mater）呈管状包绕脊髓和脊神经根，自椎间孔处变薄延为脊神经的外膜。上端附于枕骨大孔周缘，并与硬脑膜相续；下端在第2骶椎以下包裹终丝，末端附于尾骨。硬脊膜与椎管内面骨膜之间的腔隙，称**硬膜外隙**（epidural space），内含脊神经根、淋巴管、静脉丛及脂肪和疏松结缔组织。此隙不与颅内相通，略呈负压。临床上进行硬膜外麻醉，就是将药物注入此隙，以阻滞脊神经的传导（图 17-1）。

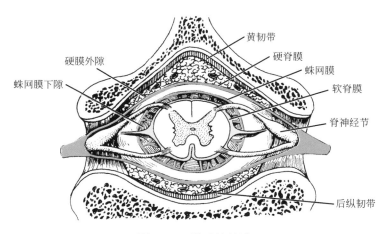

图 17-1　脊髓的被膜

（二）硬脑膜

硬脑膜（cerebral dura mater）（图 17-2）坚韧有光泽的双层膜。外层为颅骨内面骨膜，内层为硬膜，两层之间有硬脑膜的神经和血管走行。在颅顶，硬脑膜与颅盖骨连结疏松，在颅底硬脑膜与颅骨连结紧密。因而，颅顶外伤时，易损伤硬脑膜血管，可形成硬脑膜外血肿；颅底骨折时，易将硬脑膜及深面的蛛网膜一起撕裂，使脑脊液外漏。硬脑膜内层在某些部位折叠形成不同形态的板状结构，伸入各脑部之间：深入大脑纵裂者，称**大脑镰**；伸入大脑和小脑之间者，称**小脑幕**。小脑幕前缘游离，呈一弧形切迹，称**小脑幕切迹**。当颅内压增高时，幕上的海马旁回钩可被挤入小脑幕切迹下，形成小脑幕切迹疝。

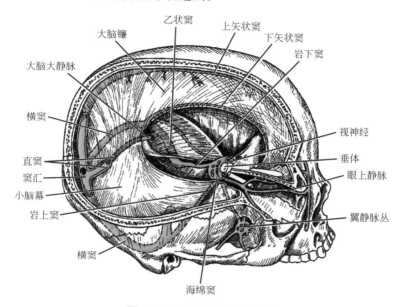

图 17-2 硬脑膜及硬脑膜窦

硬脑膜在某些部位两层分开，内衬内皮细胞，形成**硬脑膜窦**（sinuses of dura mater）（图 17-2），收纳脑的静脉血。其中重要的窦有：位于大脑镰上缘的**上矢状窦**；位于大脑镰下缘的**下矢状窦**；位于小脑幕后缘的**横窦**，其外侧端向前延续为**乙状窦**，乙状窦向前下经颈静脉孔接颈内静脉；位于大脑镰和小脑幕连接处的**直窦**；位于横窦、上矢状窦和直窦的汇合处的**窦汇**；在颅中窝蝶骨体的两侧有**海绵窦**，海绵窦内有颈内动脉、展神经、动眼神经、滑车神经及三叉神经的眼神经和上颌神经通过。因此，海绵窦病变时，可波及这些血管、神经而出现相应的临床症状（海绵窦综合征）。此外，海绵窦向前借眼静脉与面静脉交通，故面部感染可经此途径蔓延至颅内。硬脑膜窦的血液注流关系及与颅外静脉的交通途径如图 17-3 所示。

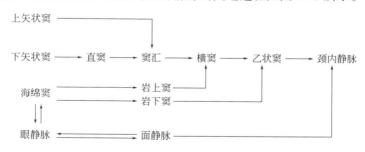

图 17-3 硬脑膜窦血液的流注

二、蛛网膜

蛛网膜（arachnoid mater）（图 17-1，图 17-4）为半透明的薄膜。蛛网膜与软膜之间的腔隙，称**蛛网膜下隙**（subarachnoid space），内含脑脊液。蛛网膜下隙的某些部分扩大形成蛛网膜下池，位于小脑和延髓之间的称**小脑延髓池**；位于脊髓下端与第 2 骶椎平面之间的称**终池**。终池内有马尾、终丝和脑脊液，临床抽取脑脊液或注入药物时，常在此处进行穿刺。脑的蛛网膜在上矢状窦的两侧形成许多颗粒状的突起，突入窦内，称**蛛网膜粒**（图 17-4）。脑脊液通过蛛网膜粒渗入上矢状窦，进入静脉。

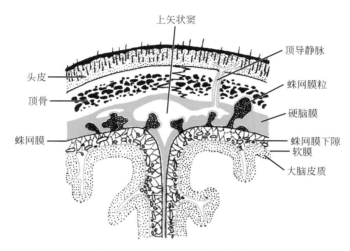

图 17-4 蛛网膜粒及硬脑膜窦

三、软膜

软膜（pia mater）（图 17-1，图 17-4）薄而富含血管，分为软脊膜和软脑膜，分别紧贴于脊髓和脑的表面，并深入其沟和裂中。软脊膜在脊髓圆锥以下形成终丝。

软脑膜的血管在脑室的某些部位反复分支，形成毛细血管**丛**。这些毛细血管丛和覆盖在它表面的软脑膜及室管膜上皮共同突入脑室，形成**脉络丛**，脉络丛是产生脑脊液的主要结构。

第二节 脑和脊髓的血管

一、脑的血管

（一）脑的动脉

脑的动脉来源于颈内动脉和椎动脉（图 17-5）。以顶枕沟为界，颈内动脉供应大脑半球前 2/3 和部分间脑，椎动脉供应大脑半球后 1/3、部分间脑、脑干和小脑。二者都发出皮质支和中央支。皮质支供应大脑和小脑的皮质及浅层髓质；中央支供应间脑、基底核及内囊等。

1. 颈内动脉

颈内动脉起自颈总动脉，自颈动脉管入颅后，向前穿过海绵窦而分支，至视交叉外侧发出眼动脉，其余分支均分布于脑，主要分支如下。

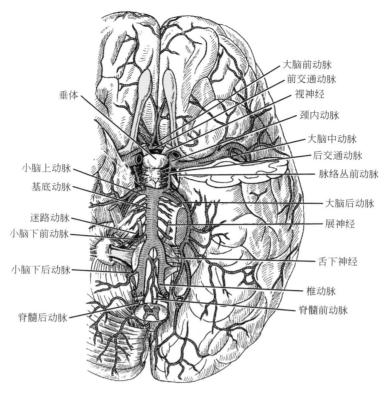

图 17-5　脑的动脉（底面）

（1）**大脑前动脉**（anterior cerebral artery）（图 17-6）　斜经视交叉上方，进入大脑纵裂，沿胼胝体上方后行。皮质支分布于顶枕沟以前的半球内侧面、额叶底面的一部分和额、顶叶外侧面的上缘。大脑前动脉起始部发出一些细小的中央支经前穿质入脑实质，供应豆状核、尾状核前部和内囊前肢。两侧大脑前动脉借**前交通动脉**相连。

（2）**大脑中动脉**（middle cerebral artery）（图 17-6）　是颈内动脉的直接延续，进入大脑外侧沟向后行，沿途发出皮质支分布于大脑半球上外侧面大部分和岛叶。其起始处发出一些细小的中央支（又称**豆纹动脉**）（图 17-7）垂直向上穿入脑实质，分布于尾状核、豆状核、内囊膝和后肢的前部。豆纹动脉在动脉硬化和高血压时容易破裂，又名出血动脉，从而导致脑出血。

（3）**后交通动脉**　于视束下面行向后，与大脑后动脉吻合，是颈内动脉系与椎 - 基底动脉系的吻合支。

2. 椎动脉

椎动脉起自锁骨下动脉，向上依次穿第 6 至第 1 颈椎横突孔，经枕骨大孔入颅腔，沿延髓腹侧上行，至脑桥下缘，左、右椎动脉汇合成一条**基底动脉**。基底动脉沿脑桥基底沟上行，至脑桥上缘分为左、右大脑后动脉。

大脑后动脉（posterior cerebral artery）是基底动脉的终支，绕大脑脚向后，行向颞叶和枕叶的内侧面。皮质支分布于颞叶底面、内侧面及枕叶；中央支由根部发出，穿入脑实质，供应丘脑、内侧膝状体、下丘脑和底丘脑等处。

椎动脉在合成基底动脉前，还先后发出脊髓前、后动脉和小脑下后动脉，分别营养脊髓、小脑下面后部和延髓后外侧部。基底动脉沿途发出数支分别营养小脑下面前部、内耳、脑桥基底部和小脑上部。

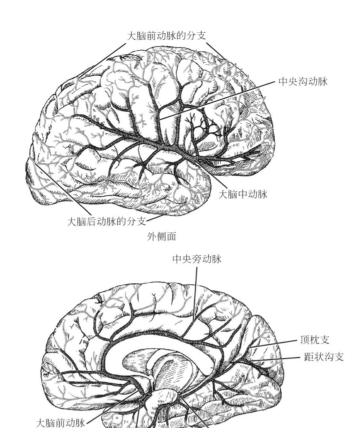

图 17-6　脑的动脉（外侧面和内侧面）

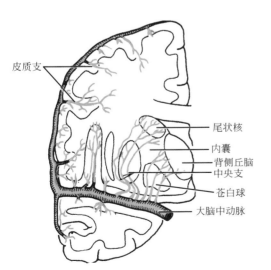

图 17-7　大脑中动脉的中央支和皮质支

3. 大脑动脉环

大脑动脉环（cerebral arterial circle）（图 17-5）位于大脑底面，环绕视交叉、灰结节和乳头体，由大脑前动脉、颈内动脉和大脑后动脉，借前、后交通动脉相互吻合组成，又称 **Willis 环**。此环使颈内动脉系与椎 - 基底动脉系相交通。

（二）脑的静脉

脑的静脉壁薄无瓣膜，不与动脉伴行，可分浅、深静脉，都注入硬脑膜窦（图 17-8）。

浅静脉引流皮质和皮质下髓质的血液，主要有**大脑上静脉**、**大脑中静脉**和**大脑下静脉**，三者相互吻合成网，分别注入上矢状窦、海绵窦和横窦等；深静脉收集大脑髓质、基底核、间脑和脑室脉络丛等处的静脉血，在胼胝体下方注入**大脑大静脉**（Galen 静脉），再向后注入直窦。

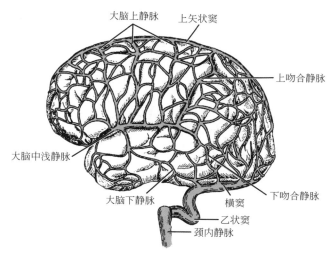

图 17-8　大脑浅静脉

二、脊髓的血管

（一）脊髓的动脉

脊髓的动脉来自椎动脉和节段性动脉（由颈升动脉、肋间后动脉、腰动脉等发出）（图 17-9）。椎动脉发出**脊髓前动脉**和**脊髓后动脉**，在下行过程中，先不断得到节段性动脉分支的增补，并在脊髓的表面借吻合支相交通，以保证脊髓足够的血液供应。

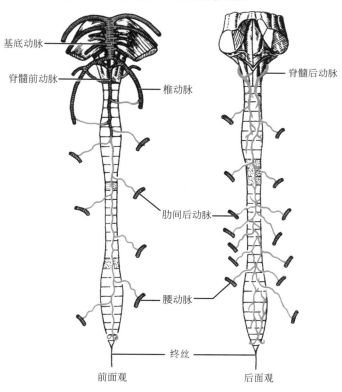

图 17-9　脊髓的动脉

（二）脊髓的静脉

脊髓的静脉与动脉伴行，较动脉多而粗。收集脊髓内的小静脉，最后汇集成脊髓前、后静脉，通过前、后根静脉注入硬膜外隙的椎内静脉丛。

> **知识拓展**
>
> ### 大脑动脉环
>
> 大脑动脉环是脑底部的动脉吻合。正常情况下，大脑动脉环两侧的血液不相混合，而是作为一种代偿的潜在装置。当此环的某一动脉血流减少或阻断时，通过此环使血流重新分配和代偿，以维持脑的血液供应。据统计，大脑动脉环完全者仅占54%，变异较多，异常的动脉环易出现动脉瘤，前交通动脉和大脑前动脉的连接处是动脉瘤的好发部位。

第三节　脑脊液及其循环

脑脊液（cerebral spinal fluid，CSF）是一种无色透明的液体，由脑室脉络丛产生，充满于脑室、脊髓中央管和蛛网膜下隙内。脑脊液对中枢神经系统起缓冲、保护、营养、运输代谢产物及调节颅内压的作用。成人总量约150ml，它处于不断产生、循环和回流的相对平衡状态，脑脊液循环模式如图17-10所示。

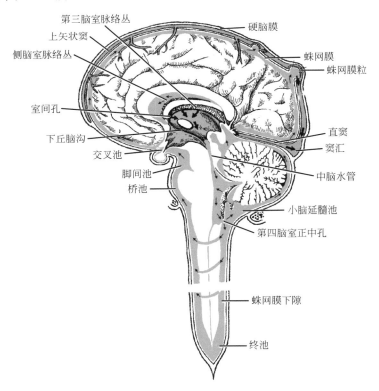

图 17-10　脑脊液循环模式图

第四节　脑　屏　障

脑屏障（brain barrier）（图 17-11）是指血液或脑脊液与脑组织之间，有选择性地限制某些物质进入脑组织一些结构。具有维持中枢神经内环境稳定，防止有害物质进入脑组织的作用。脑屏障由 3 部分组成。

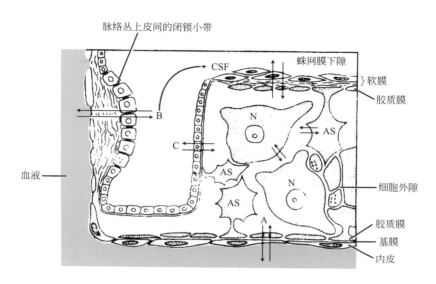

图 17-11　脑屏障的结构和位置关系

A—血 - 脑屏障；B—血 - 脑脊液屏障；C—脑脊液 - 脑屏障；

AS—星形胶质细胞；N—神经元；CSF—脑脊液

一、血 - 脑屏障

血 - 脑屏障位于血液与脑、脊髓的神经细胞之间。血 - 脑屏障是由毛细血管的内皮、内皮细胞之间的紧密连接、毛细血管内皮的基膜和神经胶质细胞突起形成的胶质膜构成。

二、血 - 脑脊液屏障

血 - 脑脊液屏障位于脑室脉络丛的血液与脑脊液之间。其结构基础主要是脉络丛上皮细胞之间有闭锁小带相连。

三、脑脊液 - 脑屏障

脑脊液 - 脑屏障位于脑室和蛛网膜下隙的脑脊液与脑、脊髓的神经细胞之间。由室管膜上皮、软脑膜和软膜下胶质膜构成。该屏障不能有效地限制大分子通过。

脑屏障的存在能够保证中枢神经细胞的功能正常进行。若脑屏障受损，如外伤、炎症或血管病变时，会导致脑水肿、脑出血、免疫异常等严重后果。

脑 积 水

脑积水是由于颅脑疾病使得脑脊液分泌过多或（和）循环、吸收障碍而致颅内脑脊液量增加，从而引起脑室内压力增高的一种病症。按发病原因分为先天性脑积水和后天性脑积水。其典型症状为头痛、呕吐、视物模糊，视神经盘水肿，偶伴复视、眩晕及癫痫发作。患者神经功能障碍与脑积水严重程度正相关，未经治疗的先天性脑积水，约半数患儿死亡，应积极诊治。

【思考题】

试述脑脊液的产生部位及循环途径。

（王 倩）

第十八章　神经系统的传导通路

【学习目标】

◆ **掌握**：本体感觉、痛温觉和粗触觉传导通路以及锥体系。
◆ **熟悉**：视觉传导通路。
◆ **了解**：听觉传导通路；锥体外系；各传导路的损伤症状。

感受器接受机体内、外环境的各种刺激，并将其转换为神经冲动，经一系列神经元传至大脑皮质产生感觉；感觉信息被分析综合后，大脑皮质发出神经冲动下行，经特定的神经元传至效应器，做出相应的反应。这些传导某些特定的信息，由特定的神经元经突触而形成的神经元链称为**神经传导通路**。其中，从感受器到大脑皮质的神经元链，称**感觉（上行）传导通路**；从大脑皮质到效应器的神经元链，称**运动（下行）传导通路**。临床上，依据神经传导通路特点，结合患者的体征，可对神经系统的相关疾病作出定位诊断。

一、感觉传导通路

（一）躯干和四肢的本体感觉和精细触觉传导通路

本体感觉又称深感觉，是指来自肌腱、关节、肌等处的位置觉、运动觉、震动觉。其传导通路还传导皮肤的精细触觉（如辨别两点距离和物体的纹理粗细等）。该传导路由3级神经元组成（图18-1）。

第1级神经元：胞体位于脊神经节内，其周围突分布于肌腱、关节、肌等处的本体感觉和皮肤精细触觉感受器，中枢突经脊神经后根进入脊髓后索。其中，来自第5胸节以下的纤维组成薄束行于后索内侧，来自第4胸节以上的纤维行于薄束的外侧组成楔束。两束上行，分别止于延髓的薄束核和楔束核。

第2级神经元：胞体位于薄束核和楔束核，此两核发出的纤维向前绕过脊髓灰质的腹侧，在中线交叉形成内侧丘系交叉，交叉后上行纤维组内侧丘系，经脑桥、中脑，最后止于丘脑腹后外侧核。

第3级神经元：胞体位于丘脑腹后外侧核，其发出的纤维组成丘脑中央辐射，经内囊后肢投射到中央后回中、上部和中央旁小叶的后部。

（二）躯干和四肢的痛温觉、粗触觉和压觉传导通路

该传导通路又称浅感觉传导通路，传导皮肤、黏膜的痛觉、温度觉、粗触觉和压觉，由3级神经元组成（图18-2）。

第1级神经元：胞体位于脊神经节内，其周围突分布于躯干和四肢皮肤内的感受器，中枢突经后根入脊髓。其中，传导痛温觉的纤维经后根入脊髓的背外侧束，传导粗略触觉和压觉的纤维经后根入脊髓后索，二者均上升1～2节后进入脊髓灰质后角。

第2级神经元：胞体主要位于脊髓后角的固有核，发出的纤维经白质前连合交叉至对侧的外侧索和前索组成脊髓丘脑侧束和脊髓丘脑前束（合称脊髓丘脑束），上行止于丘脑腹后外侧核。

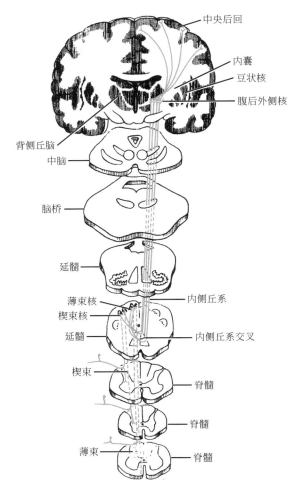

中央后回
内囊
豆状核
腹后外侧核
背侧丘脑
中脑
脑桥
延髓
薄束核
楔束核
内侧丘系
延髓
内侧丘系交叉
楔束
脊髓
脊髓
薄束
脊髓

图 18-1　躯干和四肢的本体感觉和精细触觉传导通路

第3级神经元：胞体在丘脑腹后外侧核，其纤维组成丘脑中央辐射，经内囊后肢，投射到中央后回中、上部和中央旁小叶后部。

（三）头面部的痛温觉和触压觉传导通路

第1级神经元：胞体位于三叉神经节内，其周围突经三叉神经分布于头面部的皮肤和口鼻黏膜等处相关感受器，中枢突经三叉神经根入脑桥。传导痛温觉的纤维止于三叉神经脊束核，传导触压觉的纤维止于三叉神经脑桥核。

第2级神经元：胞体位于三叉神经脊束核和脑桥核内，发出的纤维交叉至对侧形成三叉丘系，在内侧丘系背侧上行，止于丘脑腹后内侧核。

第3级神经元：胞体位于丘脑腹后内侧核，发出的纤维组成丘脑中央辐射，经内囊后肢，投射到中央后回的下部。

（四）视觉传导通路和瞳孔对光反射通路

1. 视觉传导通路

视觉传导通路（图 18-3）由 3 级神经元组成。

第1级神经元：为视网膜上的双极细胞，接受来自视网膜最外层的视锥细胞和视杆细胞感受光刺激的神经冲动，并再传给节细胞。

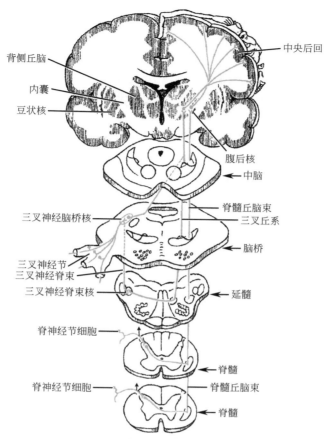

图 18-2 躯干和四肢的痛温觉和粗触觉、压觉传导通路

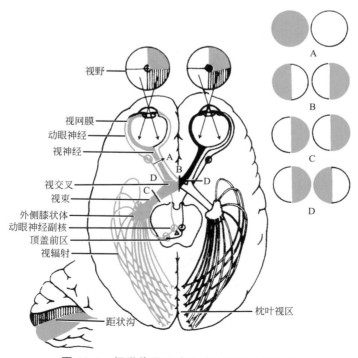

图 18-3 视觉传导通路及瞳孔对光反射通路

第 2 级神经元：为节细胞，其轴突在视神经盘处汇集成视神经，穿视神经管入颅后形成视交叉，延为视束，视束向后绕大脑脚终于外侧膝状体。在视交叉中，来自两眼视网膜鼻侧半的纤维交叉，加入对侧视束；来自视网膜颞侧半的纤维不交叉，进入同侧视束。因此，每侧视束含有来自同侧视网膜颞侧半的纤维和来自对侧视网膜鼻侧半的纤维。

第 3 级神经元：胞体位于外侧膝状体内，其发出纤维组成**视辐射**，经内囊后肢投射到大脑距状沟两侧的皮质（视区）。

视野是指眼球固定向前平视时所能看到的空间范围。视觉传导通路的不同部位损伤表现为不同的视野缺损：一侧视神经损伤，同侧视野全盲；视交叉中部损伤，双眼颞侧视野偏盲；一侧视交叉外侧部不交叉纤维损伤，同侧眼鼻侧视野偏盲；一侧视束、外侧膝状体、视辐射或视觉中枢损伤，致双眼对侧半视野同向性偏盲（图 18-3）。

2. 瞳孔对光反射通路

光照一侧瞳孔，引起两眼瞳孔缩小的反应称**瞳孔对光反射**（图 18-3）。光照侧的反应为直接对光发射，光未照侧的反应为间接对光反射。其通路为：一侧眼接受光刺激→视网膜→视神经→视交叉→视束→上丘臂→顶盖前区→两侧动眼神经副核→动眼神经→睫状神经节→节后纤维→瞳孔括约肌收缩→两侧瞳孔缩小。

（五）听觉传导通路

第 1 级神经元为蜗神经节内的双极神经元，其周围突分布于内耳的螺旋器，中枢突组成蜗神经，与前庭神经一起组成前庭蜗神经入脑，止于蜗神经核（图 18-4）。第 2 级神经元在蜗神经

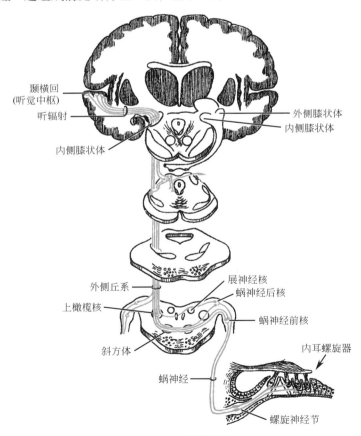

图 18-4　听觉传导通路

核。它发出的纤维大部分在脑桥内经交叉形成斜方体，然后折向上行形成外侧丘系；少数不交叉的纤维进入同侧外侧丘系。外侧丘系主要止于下丘。第 3 级神经元在下丘内，其发出的纤维经下丘臂止于内侧膝状体。第 4 级神经元在内侧膝状体内，发出的纤维组成听辐射，经内囊后肢止于大脑皮质颞横回（听觉区）。

听觉的反射中枢在下丘。下丘发出的纤维至上丘，上丘发出的纤维经顶盖脊髓束止于脊髓前角运动细胞完成听觉反射。由于听觉冲动是双侧传导的，所以一侧外侧丘系、听辐射或听区损伤时，不会产生明显的听觉障碍。

知识拓展

瞳孔对光反射的临床意义

瞳孔对光反射消失，可能预示病危。一侧视神经损伤时，信息传入中断，光照患侧眼时，两侧瞳孔均不缩小；但光照健侧眼时，两侧瞳孔都缩小（患侧直接对光反射消失，间接对光反射存在）。一侧动眼神经损伤时，由于信息传出中断，无论光照哪一侧眼，患侧眼的瞳孔都无反应（患侧直接及间接对光反射均消失）。

二、运动传导通路

大脑皮质对躯体运动的调节是通过锥体系和锥体外系来实现的，两者在功能上互相协调、互相配合，共同完成各种复杂的随意运动。

（一）锥体系

锥体系（pyramidal system）由上、下运动神经元组成。**上运动神经元**胞体位于中央前回和中央旁小叶前部的锥体细胞，其轴突组成锥体束，其中大部分纤维下行入脊髓，称皮质脊髓束；部分纤维终于脑神经躯体运动核，称皮质核束。**下运动神经元**胞体位于脑神经躯体运动核和脊髓前角运动神经元，它们的轴突分别参与组成脑神经和脊神经，支配骨骼肌的随意运动。

1. 皮质脊髓束

皮质脊髓束（图 18-5）由中央前回上、中部和中央旁小叶前部的锥体细胞的轴突组成，下行经内囊后肢、大脑脚、脑桥基底部至延髓锥体，在锥体的下端，大部分纤维交叉，形成**锥体交叉**，交叉后的纤维在对侧脊髓外侧索下行，称**皮质脊髓侧束**，逐节止于前角运动神经元，主要支配四肢肌。在延髓锥体内未交叉的小部分纤维，在同侧脊髓前索内下行，称**皮质脊髓前束**，该束中大部分纤维逐节经白质前连合交叉止于对侧前角运动神经元，有一小部分纤维不交叉止于同侧前角运动神经元。皮质脊

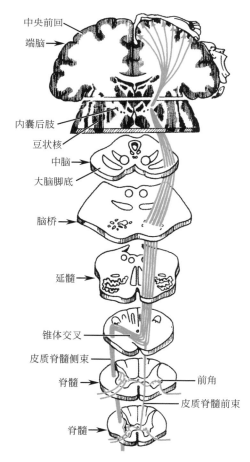

图 18-5　皮质脊髓束

图中标注（自上而下）：中央前回、端脑、内囊后肢、豆状核、中脑、大脑脚底、脑桥、延髓、锥体交叉、皮质脊髓侧束、脊髓、前角、皮质脊髓前束、脊髓

髓前束主要支配躯干肌。因此，躯干肌接受双侧皮质脊髓束的支配，故一侧损伤主要引起对侧肢体瘫痪，躯干肌运动无明显影响。

2. 皮质核束

皮质核束（图 18-6）由中央前回下部的锥体细胞的轴突组成，经内囊膝至大脑脚底内侧，在脑干陆续发出纤维终于脑神经运动核（面神经核、动眼神经核、滑车神经核、展神经核、三叉神经运动核、疑核和副神经脊髓核）。在这些神经核中，除面神经核下部（支配睑裂以下面肌）和舌下神经核（支配舌肌）只接受对侧皮质核束的纤维外，其余神经核均接受双侧皮质核束的纤维。

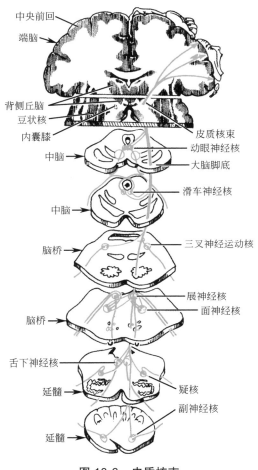

中央前回
端脑
背侧丘脑
豆状核
内囊膝
皮质核束
中脑
动眼神经核
大脑脚底
中脑
滑车神经核
脑桥
三叉神经运动核
展神经核
面神经核
脑桥
舌下神经核
延髓
疑核
副神经核
延髓

图 18-6 皮质核束

锥体系的任何部位损伤都可引起其支配区的随意运动障碍，即瘫痪。临床上分为两类：①上运动神经元损伤（核上瘫），呈痉挛性瘫痪（硬瘫）；②下运动神经元损伤（核下瘫），呈弛缓性瘫痪（软瘫）。

（二）锥体外系

锥体外系是指锥体系以外的调节躯体运动的传导通路的总称，其结构十分复杂，是多突触组成的神经元链。其主要功能是调节肌张力、协调肌的运动、维持体态姿势和进行习惯性运动

（如走路时上肢的摆动）、保持身体的平衡以及反馈调节锥体系所发动的随意始动运动。主要的锥体外系通路如下。

1. 皮质 - 纹状体系（图 18-7）

大脑额、顶、枕、颞叶皮质的纤维及锥体束的侧支，经内囊终于新纹状体，再发出纤维止于苍白球。苍白球发出的传出纤维穿过内囊，止于背侧丘脑的腹前核和腹外侧核。这两核发出的纤维投射到额叶皮质的躯体运动区。这一环路对发出锥体束的大脑皮质躯体运动区有重要的反馈调节作用。另外，新纹状体和黑质间还有往返的纤维联系形成环路。黑质合成多巴胺递质，向尾状核与壳运输。当黑质变性后，纹状体内的多巴胺含量降低，与震颤麻痹（Parkinson 病）的发生有关。

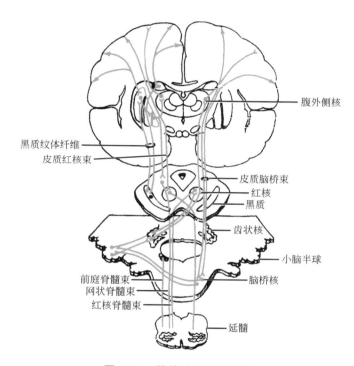

图 18-7　锥体外系主要通路

2. 皮质 - 脑桥 - 小脑系（图 18-7）

皮质脑桥束分为额桥束和顶枕颞桥束。额桥束由起始于大脑皮质额叶的纤维组成，经内囊前肢、大脑底内侧下行。顶枕颞桥束由起始于顶、枕、颞叶的纤维组成，经内囊后肢、大脑底外侧下行。上述纤维束均进入脑桥，止于脑桥核。脑桥核发出的纤维，交叉至对侧小脑中脚进入新小脑。新小脑皮质发出的纤维经齿状核组成小脑上脚，纤维交叉后终于对侧的红核与丘脑腹前核和腹外侧核。由红核发出的纤维交叉后组成红核脊髓束下行，止于脊髓前角运动神经元。由丘脑腹前核和腹外侧核发出的纤维投射至大脑皮质运动区，形成皮质 - 脑桥 - 小脑 - 皮质环路，小脑借此对大脑皮质发出的冲动进行反馈调节。

上、下运动神经元损伤的区别

上、下运动神经元损伤的区别见表18-1。

表18-1　上、下运动神经元损伤的区别

症状与体征	上运动神经元损伤	下运动神经元损伤
瘫痪范围	较广泛	较局限
瘫痪特点	痉挛性瘫痪（硬瘫）	弛缓性瘫痪（软瘫）
肌张力	增高	降低
深反射	亢进	消失
浅反射	减弱或消失	消失
病理反射	出现（阳性）	不出现（阴性）
早期肌萎缩	不明显	明显

【思考题】

试述皮质脊髓束的传导路径。

（王　倩）

第二部分

组织胚胎学

第十九章　组织胚胎学绪论

【学习目标】

- **掌握**：组织学的研究内容、意义和学习方法。
- **熟悉**：组织学常用技术的原理和应用。
- **了解**：胚胎学的研究内容和意义。

一、组织学与胚胎学的研究内容及其在医学中的地位

组织学与胚胎学是医学的基础学科。

组织学（histology）是研究正常机体的微细结构及其相关功能的科学。组织学的研究内容包括细胞、组织、器官与系统。**细胞**（cell）是机体结构和功能的基本单位。人体具有多种不同形态结构的细胞，执行着多样的功能活动。**组织**（tissue）是由形态相似、功能相近的细胞群和细胞外基质构成。细胞外基质是由细胞所产生的分布在细胞与细胞之间的物质，其构成了细胞生存的微环境。人体组织可分为四种基本类型，故称基本组织，即上皮组织、结缔组织、肌组织和神经组织。每种组织具有各自的形态结构和功能特点。**器官**（organ）是由四种基本组织以不同的种类、数量和方式组合而成，具有一定的形态结构，可执行特定的生理功能。**系统**（system）是由若干功能相关的器官构成，能够完成连续的生理活动，如消化系统是由口腔、咽、食管、胃、小肠、大肠以及肝、胰等器官构成，执行消化和吸收的功能。

胚胎学（embryology）是研究生物个体发生、发育及其机制与规律的科学，其研究内容包括生殖细胞的发生、受精、胚胎发育、胚胎与母体的关系及先天性畸形等。

组织学与胚胎学是一门重要的医学基础课程，与基础和临床各学科都有一定的关系。组织学与生理学、病理学、免疫学、妇产科学、儿科学的关系尤为密切，是学好这些课程的必备基础。胚胎学的内容有助于医学生更深入地理解解剖学、组织学、病理学、遗传学等学科中的某些内容。此外，胚胎学的内容还在疾病预防、计划生育、优生优育等方面具有重要的指导作用。

二、组织学与胚胎学的研究技术

随着现代科学技术的不断进步，组织学与胚胎学的研究方法和技术也得到了迅速的发展，其原理涉及物理学、影像学、化学、免疫学、生物化学、分子生物学等学科。下面仅就常用的研究技术做简要介绍。

（一）普通光学显微镜技术

光学显微镜（light microscope，LM）简称光镜。应用普通光镜观察人体微细结构是组织学最常用的研究技术，可以将被观察的物体放大 1000～1500 倍。光镜下所见的形态结构，称光镜结构（微细结构）。为了易于观察，需要对被观察的组织、细胞进行一系列的技术处理，这一过程称为标本制作技术。

石蜡切片技术是经典而最常用的技术，其制备程序大致包括取材、固定、脱水、包埋、切片、染色和封片。

1. 取材与固定

取新鲜组织块，放入固定液中固定，以保持细胞、组织的正常形态结构，常用的固定液为10%的甲醛溶液。

2. 脱水与包埋

固定后的组织块经逐渐递增的乙醇脱水，再用二甲苯置换出组织块中的乙醇，然后将组织块包埋于石蜡中，使石蜡浸入到组织与细胞内，制成组织蜡块。

3. 切片与染色

用切片机将组织蜡块切成 5 ～ 10μm 的薄片，贴于载玻片上，经二甲苯脱蜡后进行染色。

最常用的是**苏木精 - 伊红染色法**，简称 **HE 染色法**。**苏木精**（hematoxylin）是碱性染料，可将细胞内的酸性物质染成紫蓝色，如细胞核内的染色质及胞质内的核糖体；**伊红**（eosin）是酸性染料，可将细胞内的碱性物质染成粉红色，如细胞质和细胞外基质中的成分等。易被碱性染料着色的性质称为**嗜碱性**；易被酸性染料着色的性质称为**嗜酸性**；对碱性染料和酸性染料的亲和力都比较弱的现象称中性（图 19-1）。

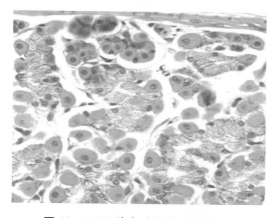

图 19-1　HE 染色（胃底腺光镜图）

除 HE 染色法外，还有其他一些染色方法。①**特殊染色**：特异性地显示某种成分或结构的染色方法。例如：用硝酸银将网状纤维和神经细胞染成黑色（银染法）（图 19-2）；用醛复红将弹性纤维染成紫色等。②**活体染色**：如为了显示巨噬细胞，先将无毒的台盼蓝溶液注入动物活体内，再取材制成标本进行观察，巨噬细胞内因吞噬了大量蓝色的台盼蓝颗粒而很容易被辨认。

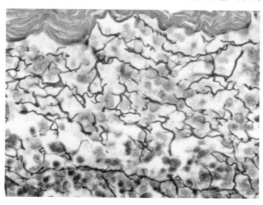

图 19-2　硝酸银染色

染色过程中还有一种有趣的现象，即**异染性**。如用蓝色的碱性染料甲苯胺蓝染肥大细胞时，细胞内的嗜碱性颗粒被染成紫红色，而非蓝色，这种变色现象称为异染性。

4. 封片

染色后的切片经脱水、透明后，滴加树胶、放盖玻片，密封保存。

石蜡切片技术是组织学最常用的技术，除此之外，针对不同的组织材料和需求，还有一些其他的制片技术。①火棉胶切片：在制作眼球、脑这类较大组织块的切片时，常用火棉胶代替石蜡进行包埋；②冷冻切片：新鲜组织块经液氮冷冻，再用恒冷箱切片机进行切片，适用于酶的研究和快速病理诊断；③涂片：将血液、骨髓或其他游离细胞均匀地涂于载玻片上，制成涂片标本；④铺片：将柔软组织（如肠系膜）拉展成薄膜铺在载玻片上，制成铺片标本；⑤磨片：将坚硬组织（骨、牙等）磨成薄片贴于载玻片上，制成磨片标本。

（二）电子显微镜技术

电子显微镜（electron microscopy，EM）简称电镜，是用电子束代替可见光，用电磁透镜替代光学透镜，将放大的图像呈现于荧光屏上。可将物体放大几万倍到几十万倍。电子显微镜下显示的结构，称电镜结构（超微结构）。电镜分为**透射电镜**和**扫描电镜**。透射电镜用于观察细胞内部的超微结构。电镜下见到的结构若被染成黑色或深灰色，称之为电子密度高；若被染成浅灰色，称之为电子密度低（图19-3）。扫描电镜用于观察组织细胞的表面形貌，图像具有立体感（图19-4）。

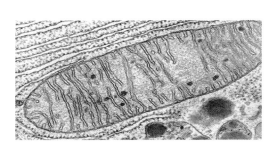

图 19-3　线粒体透射电镜图

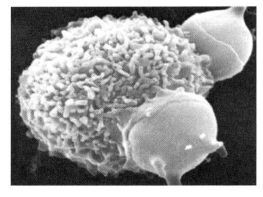

图 19-4　巨噬细胞扫描电镜图

用光学显微镜和电子显微镜观察标本时，常用的长度计量单位是微米（μm）和纳米（nm）。光学显微镜的分辨率可以达到 0.2μm，电子显微镜的分辨率则提高到 0.2nm。石蜡切片的厚度一般为 5 ～ 10μm；透射电镜观察的切片为超薄切片，厚度为 50 ～ 80nm。

1 微米（μm）=1/1000 毫米（mm）

1 纳米（nm）=1/1000 微米（μm）

（三）一般组织化学技术

一般组织化学技术的基本原理是利用某种化学试剂与组织细胞内的待检物质发生化学反应，在组织原位形成有色沉淀物，通过观察该产物，从而对组织细胞内的某些化学成分进行定性、定位和定量的研究。例如，过碘酸 - 希夫反应（PAS 反应）是显示多糖的组织化学反应，多糖存在的部位形成紫红色的反应物（图 19-5）。

（四）免疫组织化学技术

免疫组织化学技术是应用抗原与抗体特异性结合的原理，检测组织内多肽和蛋白质等具有抗原性的物质的存在与分布的技术。主要操作步骤为：将欲检测的某多肽或蛋白质作为抗原注

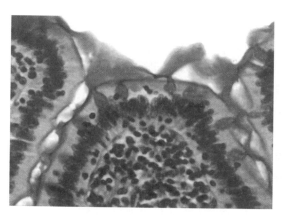

图 19-5   PAS 反应示小肠上皮杯状细胞的黏原颗粒（紫红色）

入另一种动物体内，获取相应抗体；使抗体与标记物结合，常用的标记物有荧光素、辣根过氧化物酶、胶体金等；将标记抗体与组织切片孵育，抗体与组织切片中的相应抗原发生特异性结合；观察抗体上的标记物而获知欲检测的肽或蛋白质的存在与否及分布部位。

（五）原位杂交技术

原位杂交技术是分子生物学理论和技术与形态科学相结合的技术。其原理是用带有标记物的已知碱基顺序的 DNA 和 RNA 序列片段作为核酸探针，与细胞内待测的 DNA 和 RNA 按碱基配对的原则，进行特异性原位结合，即杂交。然后通过对标记物的显示和检测，而获知目的 DNA 和 RNA 的有无及相对量。

（六）体外培养技术和组织工程

体外培养技术是将活的组织或细胞在体外模拟体内的条件下进行培养的技术。此技术可对培养的细胞进行形态学观察、功能测试和基因修饰等，还可通过对培养的细胞施加物理、化学或生物因素，来观察其对细胞的影响。

组织工程是利用细胞培养技术在体外模拟构建机体组织或器官的技术，可用于人体组织器官损伤、缺失时的修复或替代。目前正在研究构建的组织器官主要有皮肤、血管、软骨、骨、肌腱、角膜等，其中组织工程皮肤已成为商品应用于临床。

> **知识拓展**
>
> #### 组织工程中的种子细胞
>
> 组织工程的研究内容主要包括种子细胞、生物材料支架、组织器官三维构建及移植应用四个方面。理想种子细胞的标准是：来源广，数量充足；容易培养，黏附力大，增殖力强，可大量扩增；遗传背景稳定，具备特定的生物学功能；纯度高，具备特定功能的细胞占主导；免疫排斥反应极小或无免疫排斥反应；分子结构和功能与再生组织的正常细胞相似；临床上易取得，供体损伤小，具有实用性。干细胞是最重要的组织工程种子细胞。

三、组织学与胚胎学的学习方法

组织学与胚胎学属于医学形态学科，所涉及的内容比较抽象，掌握正确的学习方法至关重要。建议同学们在学习时注意以下几个方面。

1. 全面了解与重点掌握相结合

在全面了解人体各系统的器官组成及功能的基础上，重点掌握各系统中主要器官的结构，尤其是构成该器官的特异性微细结构和主要细胞，并将这些结构与该器官的功能紧密结合起来。

2. 理论与实践相结合

组织学与胚胎学的学习切忌机械记忆，应重视实验环节，在实验中通过观察、分析、比较，联系生活和临床实际，达到对理论知识理解和掌握的目的。

3. 结构与功能相结合

任何细胞、组织的结构都有其相应的功能，任何细胞、组织的功能也都有与之相适应的结构基础。例如，细胞含有丰富的粗面内质网和发达的高尔基复合体，其蛋白质合成功能一定旺盛。因此，坚持结构与功能相结合，有利于加深理解，融会贯通。

4. 平面与立体相结合

切片和照片所显示的是细胞、组织和器官的断面，而任何细胞、组织和器官的结构都是三维立体的，同一结构因切的部位不同会呈现不同的形态。要学会通过平面结构的观察，建立起对其真实的立体结构的认识（图 19-6）。

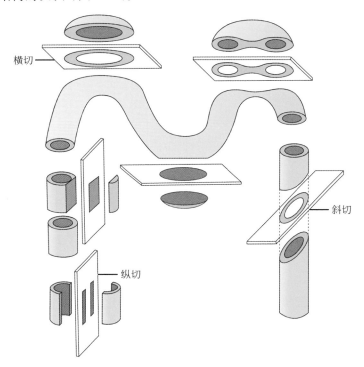

图 19-6　组织学切片不同切面示意图

【思考题】

1. 组织学、胚胎学的研究内容各是什么？
2. 什么是 HE 染色法？染色结果如何？

（张国境）

第二十章　上皮组织

【学习目标】

◆ **掌握**：上皮组织的一般特点；被覆上皮的分类、结构特点和功能。
◆ **熟悉**：上皮细胞游离面、基底面的特化结构。
◆ **了解**：腺上皮和腺；细胞侧面的连接结构。

　　上皮组织（epithelial tissue）由密集排列的上皮细胞和极少量的细胞外基质所组成。上皮细胞具有明显的**极性**，极性是指上皮细胞的不同表面在结构和功能上存在明显的差异。朝向体表或有腔器官腔面的一面称**游离面**；与游离面相对的朝向深部结缔组织的一面称**基底面**；而上皮细胞之间的连接面为侧面。上皮细胞的基底面附着于基膜上，并借此膜与结缔组织相连。上皮组织内大都无血管，细胞所需的营养由结缔组织内的血管透过基膜供给。上皮组织内可有丰富的感觉神经末梢。

　　上皮组织主要分为被覆上皮和腺上皮两大类。被覆上皮具有保护、吸收、分泌和排泄等功能，腺上皮具有分泌功能。

一、被覆上皮

　　被覆上皮覆盖于身体表面或衬贴在体腔和有腔器官的内表面。根据其构成细胞的层数和细胞的形状，被覆上皮可分为六种类型（表20-1）。

表20-1　被覆上皮的类型和主要分布

上皮类型		主要分布
单层上皮	单层扁平上皮	内皮：心脏、血管和淋巴管
		间皮：胸膜、腹膜和心包膜
		其他：肺泡和肾小囊
	单层立方上皮	甲状腺滤泡、肾小管
	单层柱状上皮	胃、肠、胆囊、子宫和输卵管
	假复层纤毛柱状上皮	呼吸管道
复层上皮	复层扁平上皮	未角化的：口腔、食管和阴道
		角化的：皮肤表皮
	变移上皮	肾盏、肾盂、输尿管和膀胱

1. 单层扁平上皮

　　单层扁平上皮由一层很薄的扁平细胞组成。从上皮表面观察，细胞呈不规则形或多边形，细胞边缘呈锯齿状或波浪状，互相嵌合；细胞核呈椭圆形，位于细胞中央。从上皮的垂直切面观察，细胞扁薄，细胞核呈扁圆形，胞质很少，含核的部分略厚（图20-1，图20-2）。衬贴在心脏、血管和淋巴管腔面的单层扁平上皮称为**内皮**（endothelium）。内皮极薄，游离面光滑，利于血液和淋巴液的流动及物质通透。分布在胸膜、腹膜和心包膜表面的单层扁平上皮称**间皮**（mesothelium）。间皮表面湿润光滑，可减少器官之间的摩擦，利于器官之间的运动。

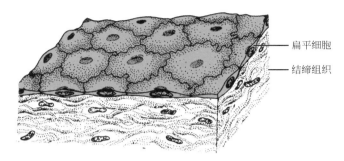

图 20-1　单层扁平上皮模式图

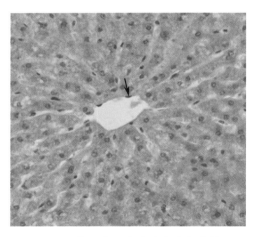

图 20-2　单层扁平上皮（内皮）光镜图

2. 单层立方上皮

单层立方上皮由一层立方形的细胞组成。从上皮表面观察，细胞呈六角形或多角形；从上皮的垂直切面观察，细胞大致呈立方形，细胞核圆形，位于中央（图 20-3，图 20-4）。这种上皮常见于肾小管、甲状腺滤泡等处，具有分泌和吸收功能。

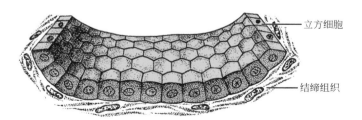

图 20-3　单层立方上皮模式图

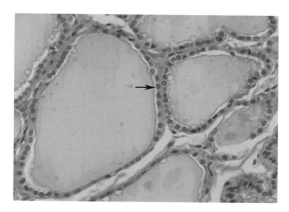

图 20-4　单层立方上皮（甲状腺）光镜图

3. 单层柱状上皮

单层柱状上皮由一层棱柱状细胞组成。从表面观察，细胞呈六角形或多角形；从垂直切面观察，细胞呈长柱状，细胞核长椭圆形，多位于细胞近基底部。此种上皮主要分布在胃、肠、胆囊、子宫和输卵管等器官的腔面，具有吸收和分泌的功能。在肠的单层柱状上皮中，柱状细胞之间有散在的杯状细胞。杯状细胞形似高脚酒杯，底部狭窄，含深染的核，顶部膨大，充满黏原颗粒，颗粒内含有黏蛋白，与水结合形成黏液，以润滑和保护上皮（图 20-5，图 20-6）。

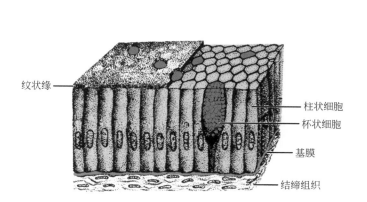

图 20-5　单层柱状上皮模式图

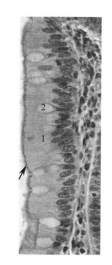

图 20-6　单层柱状上皮（小肠）光镜图
1—柱状细胞；2—杯状细胞；↑ 纹状缘

4. 假复层纤毛柱状上皮

假复层纤毛柱状上皮由柱状细胞、梭形细胞、锥形细胞和杯状细胞组成。柱状细胞较多，游离面有纤毛，可以定向摆动。4 种细胞中只有柱状细胞和杯状细胞的顶端到达上皮的游离面。由于细胞高矮不等，细胞核的位置深浅不一，故从垂直切面观察似复层上皮，但所有细胞的基底面都附着于基膜上，实为一层细胞，故仍属单层上皮（图 20-7，图 20-8）。这种上皮主要分布在呼吸道的腔面，具有保护和分泌等作用。

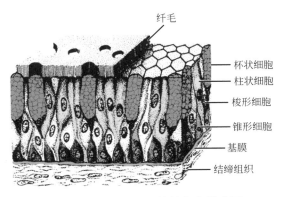

图 20-7 假复层纤毛柱状上皮模式图

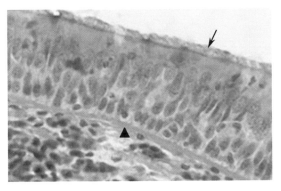

图 20-8 假复层纤毛柱状上皮（气管）光镜图

▲ 基膜； ↑ 纤毛

5. 复层扁平上皮

复层扁平上皮又称复层鳞状上皮，由多层细胞组成。基底层细胞紧靠基膜，为一层矮柱状细胞，胞质呈强嗜碱性，具有旺盛的增殖分化能力，部分新生细胞向浅层迁移补充脱落的细胞。中间层由深至浅为多边形和梭形细胞；表层由数层扁平细胞组成。上皮的基底面与深部结缔组织的连接处凹凸不平，增加了两者之间的接触面积，既保证了上皮组织的营养供应，又使连接更加牢固。根据表层细胞是否角化，复层扁平上皮分为两种。若表层细胞的核消失，胞质充满角蛋白，细胞干硬并不断脱落，称为角化的复层扁平上皮，如皮肤的表皮；若表层细胞有核，含角蛋白少，称为未角化的复层扁平上皮，如分布于口腔、食管等处的复层扁平上皮（图 20-9，图 20-10）。复层扁平上皮具有耐摩擦和阻止异物侵入等作用，受损伤后有很强的再生修复能力。

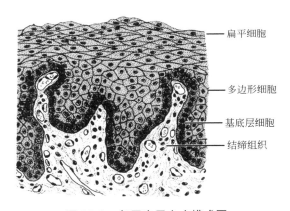

图 20-9 复层扁平上皮模式图

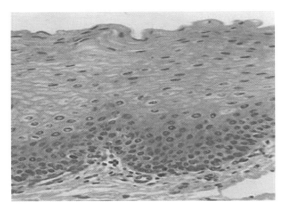

图 20-10 复层扁平上皮（食管）光镜图

6. 变移上皮

变移上皮主要分布在肾盂、肾盏、输尿管、膀胱等处，由多层细胞构成，其细胞排列也可分为表层、中间层和基底层。表层细胞呈大立方形，由于一个表层细胞可覆盖几个中间层细胞，故称盖细胞；中间层细胞呈多边形；基底层细胞为矮柱状（图 20-11）。变移上皮的特点是细胞形状和层数可随器官功能状态而变化。如膀胱空虚时，上皮变厚，细胞层数变多，细胞变大；膀胱充盈时，上皮变薄，细胞层数减少，细胞形状变扁。

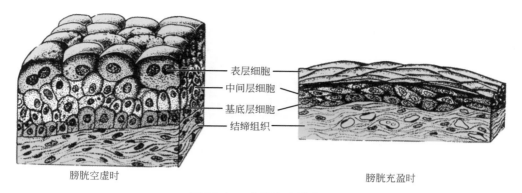

图 20-11 变移上皮模式图

膀胱空虚时   膀胱充盈时

表层细胞
中间层细胞
基底层细胞
结缔组织

二、腺上皮和腺

由腺细胞组成的以分泌功能为主的上皮称为**腺上皮**。以腺上皮为主要成分构成的器官称为**腺**。腺分为**外分泌腺**和**内分泌腺**两类，外分泌腺的分泌物经导管排至体表或器官腔内，如汗腺、唾液腺等；内分泌腺没有导管，分泌物直接释放入血液，如甲状腺、肾上腺等。本章只介绍外分泌腺的一般结构。

外分泌腺一般由分泌部和导管两部分构成（图 20-12）。

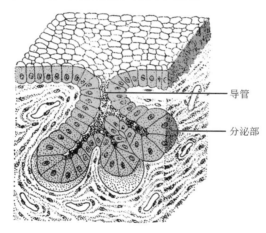

导管
分泌部

图 20-12 外分泌腺的一般结构模式图

1. 分泌部

分泌部由一层腺细胞组成，中央有腔。形状为管状、泡状或管泡状。泡状和管泡状的分泌部常称为腺泡。组成腺泡的腺细胞可分为浆液性细胞和黏液性细胞两种类型。

（1）浆液性细胞 细胞呈锥体形，核呈圆形，位于细胞近基底部；基底部胞质具强嗜碱性，顶部胞质富含嗜酸性的酶原颗粒。

（2）黏液性细胞 细胞呈锥体形，核呈扁圆形，位于细胞基底部；胞质内充满粗大的黏原颗粒，HE 染色切片中，因黏原颗粒常被溶解，致使胞质着色很浅，呈空泡状。

由浆液性细胞组成的腺泡称浆液性腺泡；由黏液性细胞组成的腺泡称黏液性腺泡；由这两种腺细胞共同组成的腺泡称混合性腺泡，大部分混合性腺泡主要由黏液性细胞组成，少量浆液性细胞位于腺泡的底部，在切片中呈半月形结构，称浆半月（图 20-13）。

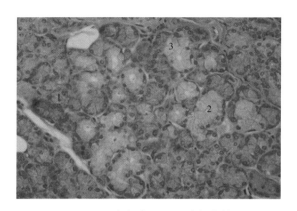

图 20-13　腺泡（下颌下腺）光镜图

1—浆液性腺泡；2—黏液性腺泡；3—混合性腺泡

　　分泌部完全由浆液性腺泡构成的腺体称浆液性腺，如腮腺；完全由黏液性腺泡构成的腺体称黏液性腺，如十二指肠腺；由三种腺泡共同构成的腺体称混合性腺，如下颌下腺。

2. 导管

　　导管与分泌部直接相连，由单层或复层上皮构成，可将分泌物排至体表或器官腔内。有的导管还兼具分泌或吸收水和电解质的功能。

三、上皮细胞表面的特化结构

　　在上皮细胞的游离面、基底面和侧面常有一些特化结构形成，以适应其不同的功能。这些结构也可见于其他组织的细胞。

（一）上皮细胞的游离面

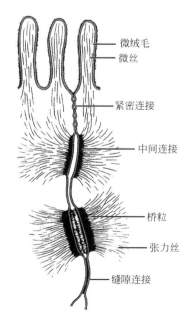

图 20-14　微绒毛与细胞连接模式图

（图中标注：微绒毛、微丝、紧密连接、中间连接、桥粒、张力丝、缝隙连接）

1. 微绒毛

　　微绒毛（microvillus）是上皮细胞游离面的细胞膜和细胞质共同伸出的微细指状突起，在电镜下才能清晰辨认。微绒毛表面是细胞膜，内部为细胞质，胞质中有许多纵行的微丝，可使微绒毛产生伸缩活动。微绒毛的作用是扩大细胞的表面积，有利于细胞的吸收功能。光镜下所见小肠柱状细胞游离面的纹状缘即是由密集的微绒毛排列而成（图 20-14）。

2. 纤毛

　　纤毛（cilium）是上皮细胞游离面伸出的能定向摆动的突起。纤毛比微绒毛粗而长，在光镜下可辨认。电镜下可见纤毛表面为细胞膜，内部为细胞质，胞质中有纵行排列的微管，微管与纤毛的摆动有关。纤毛的定向摆动有助于将吸入的灰尘和细菌排出，具有保护作用（图 20-8）。

（二）上皮细胞的侧面

　　在相邻上皮细胞的侧面形成的一些特化结构，称为细胞连接。细胞连接能够加强细胞间的机械联系，对维持组织结构的完整性和协调性有重要意义。根据其结构和功能特点，可分为紧密连接、中间连接、桥粒和缝隙连接四种类型（图20-14）。细胞连接也可见于其他细胞间。

1. 紧密连接（封闭连接）

紧密连接位于相邻上皮细胞的侧面顶端。在电镜下，此处相邻细胞膜形成点状融合，融合处细胞间隙消失，非融合处有极窄的细胞间隙。紧密连接可阻挡物质穿过细胞间隙，具有屏障作用。

2. 中间连接（黏合带）

中间连接多位于紧密连接下方。在电镜下，细胞间隙内有丝状物连接相邻细胞的膜，膜的胞质内面有薄层致密物和微丝。中间连接具有黏着、保持细胞形状和传递细胞收缩力的作用。

3. 桥粒（黏着斑）

桥粒位于中间连接的深部。细胞间隙内有丝状物；细胞间隙中央有一条致密的中间线，由丝状物交织而成。细胞膜的胞质面各有一个较厚的致密物质构成的附着板，胞质中有许多张力丝附着于板上，并常折成袢状返回胞质，起固定和支持作用。桥粒是最牢固的细胞连接，在易受摩擦的部位较发达，如皮肤、食管等处的复层扁平上皮中分布较多。

4. 缝隙连接（通讯连接）

缝隙连接是相邻细胞间直接连通的管道，借助这些管道，细胞间可传递化学信息和电冲动。缝隙连接除了存在于上皮细胞间外，还存在于心肌纤维、平滑肌纤维等细胞之间。

（三）上皮细胞的基底面

1. 基膜

基膜位于上皮细胞基底面与深部结缔组织之间，是由上皮组织和结缔组织共同形成的一层薄膜。在电镜下，基膜分为两部分，靠近上皮的部分为**基板**，由上皮细胞分泌产生；与结缔组织相连的部分为**网板**，由结缔组织细胞分泌产生（图20-15）。

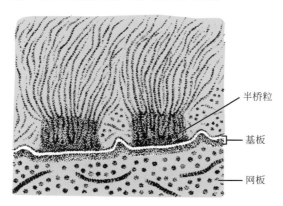

图 20-15　基膜和半桥粒超微结构模式图

基膜是一种半透膜，有利于上皮细胞与深部结缔组织之间进行物质交换，还具有支持、连接和固着的作用。

2. 质膜内褶

质膜内褶是上皮细胞基底面的细胞膜折向胞质所形成的许多内褶，内褶间有与其平行排列的线粒体。质膜内褶扩大了细胞基底部的表面积，有利于水和电解质的迅速转运，线粒体为此提供能量（图 20-16）。

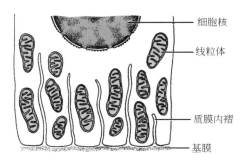

图 20-16　质膜内褶超微结构模式图

3.半桥粒

半桥粒位于上皮细胞的基底面，为桥粒结构的一半。主要作用是将上皮细胞固定在基膜上（图 20-15）。

知识拓展

鳞状上皮化生

子宫颈阴道部为鳞状上皮和柱状上皮的交界处，暴露于阴道的柱状上皮因受阴道酸性条件影响，其未分化的储备细胞开始增生，并逐渐转化为鳞状上皮，继之柱状上皮脱落，而被复层鳞状上皮所代替，此过程称鳞状上皮化生。化生的鳞状上皮一般为大小形态一致的未成熟鳞状细胞，无明显的表层、中间层和基底层三层之分，也无核深染、异型或异常分裂相。化生的鳞状上皮既不同于子宫颈阴道部的正常鳞状上皮，又不同于不典型增生。鳞状上皮化生不属于癌前病变。

【思考题】

1.上皮组织有哪些特点?
2.简述被覆上皮的分类、结构特点及分布。
3.上皮细胞游离面、基底面有哪些特化结构? 各有何功能?

（张国境）

第二十一章 结缔组织

【学习目标】

◆ **掌握：** 疏松结缔组织、软骨组织、骨组织、血细胞的结构和功能。

◆ **熟悉：** 结缔组织的特点；软骨的类型。

◆ **了解：** 致密结缔组织、脂肪组织、网状组织、软骨膜、长骨的结构和功能；固有结缔组织、软骨、骨的概念；骨、血细胞的发生；血液的组成。

结缔组织（connective tissue）是人体内分布最广泛的一种组织，由胚胎时期的间充质演化而来。成体的结缔组织内仍保留少量未分化的间充质细胞。结缔组织由细胞和细胞外基质组成，细胞外基质包括纤维和基质。其特点是细胞成分较少，纤维和基质相对较多，细胞无极性，分散在大量的细胞外基质中。广义的结缔组织包括固有结缔组织、软骨组织、骨组织、血液和淋巴。结缔组织具有连接、支持、保护、运输、营养及防御等功能。

第一节 固有结缔组织

固有结缔组织包括疏松结缔组织、致密结缔组织、脂肪组织和网状组织。

一、疏松结缔组织

疏松结缔组织（loose connective tissue）结构疏松，形似蜂窝，又称蜂窝组织。疏松结缔组织的结构特点是细胞数量少，但种类多，纤维和基质含量丰富。其在体内广泛分布于细胞、组织以及器官之间，起连接、支持、营养、防御、保护和修复等功能（图 21-1）。

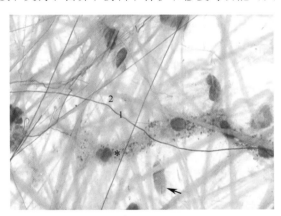

图 21-1　疏松结缔组织（大鼠肠系膜铺片，腹腔注射台盼蓝，醛复红染色）光镜图

1—弹性纤维；2—胶原纤维；* 巨噬细胞；↑ 成纤维细胞核

（一）细胞

疏松结缔组织有成纤维细胞、巨噬细胞、浆细胞、肥大细胞、脂肪细胞、未分化的间充质细胞及白细胞等。

1. 成纤维细胞

成纤维细胞（fibroblast）是疏松结缔组织中最常见的一种细胞。细胞呈星状，有突起，细胞核较大，椭圆形，染色浅（图21-1），核仁明显，胞质弱嗜碱性。电镜下，胞质内有丰富的粗面内质网和发达的高尔基复合体。成纤维细胞可产生结缔组织中的纤维和基质。

成纤维细胞功能处于静止状态时，称**纤维细胞**（fibrocyte）。细胞较小，呈长梭形；胞核小而着色深；胞质少，呈嗜酸性。电镜下，细胞器不发达。在创伤等情况下，纤维细胞可转变为成纤维细胞，形成纤维和分泌基质，促进伤口愈合。

2. 巨噬细胞

巨噬细胞（macrophage）又称**组织细胞**（histocyte），分布广泛，形态多样，一般为圆形、椭圆形，功能活跃者常伸出较长伪足而成不规则形；胞核较小，圆形或椭圆形，着色较深；胞质丰富，多为嗜酸性，可含有异物颗粒（图21-1）。透射电镜下，胞质内含有大量溶酶体、吞饮小泡、吞噬体和残余体，以及高尔基复合体和少量线粒体等。

巨噬细胞是血液中的单核细胞进入组织后形成的，属于单核吞噬细胞系统（见第二十六章），主要的功能为：吞噬作用，分为特异性吞噬和非特异性吞噬，特异性吞噬需要有抗体等识别因子的介导才能进行（如吞噬细菌、病毒等），非特异性吞噬则无需识别因子的介导（如吞噬粉尘、衰老死亡的细胞等）；抗原提呈作用（见第二十六章）；分泌功能，可分泌包括溶菌酶、补体及多种细胞因子在内的上百种生物活性物质。机体某些部位有细菌产物及炎性蛋白时，能刺激巨噬细胞使之产生活跃的变形运动，聚集于这些部位，这种现象称巨噬细胞的趋化性，有利于巨噬细胞发挥防御作用。

3. 浆细胞

浆细胞（plasma cell）在一般的疏松结缔组织内很少，而在病原体容易入侵的部位（如消化管、呼吸道的黏膜）及慢性炎症部位较多。细胞呈圆形或卵圆形，核圆形，多偏居细胞一侧，异染色质沿核膜内面呈辐射状排列，似车轮。胞质丰富，嗜碱性，核旁有一浅染区（图21-2）。电镜下，浆细胞胞质内含有大量平行排列的粗面内质网。核旁浅染区内有发达的高尔基复合体。

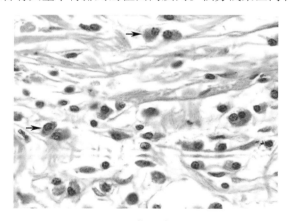

图 21-2　浆细胞光镜图

↑ 浆细胞

浆细胞由 B 淋巴细胞受到抗原刺激后增殖、分化而来，主要的功能为合成及分泌免疫球蛋白，即抗体，特异性结合抗原，参与体液免疫。

4. 肥大细胞

肥大细胞（mast cell）分布很广，多分布在机体与外界抗原接触较多的地方，如皮肤、消化管和呼吸道管壁结缔组织内。肥大细胞较多，常沿小血管和小淋巴管分布。细胞较大，呈圆形或卵圆形，胞核小而圆，居中。胞质内充满粗大的嗜碱性分泌颗粒（图 21-3），该颗粒具有异染性，可被醛复红染料染成紫色。肥大细胞的分泌颗粒内含有组胺、中性粒细胞趋化因子和嗜酸性粒细胞趋化因子等。此外，肥大细胞胞质还含有白三烯。

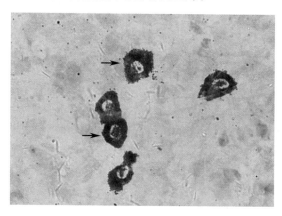

图 21-3　肥大细胞（大鼠肠系膜铺片，甲苯胺蓝染色）光镜图

↑　肥大细胞

肥大细胞通过释放多种物质启动针对病原体的炎症反应。在少数人，肥大细胞会大量释放内含物，其中的组胺和白三烯可引发血管扩张及通透性升高、支气管平滑肌痉挛等过敏反应。

知识拓展

变应性鼻炎

变应性鼻炎可发生于儿童、青少年和成人。反复打喷嚏、流鼻涕是变应性鼻炎的常见症状。过敏原（如花粉、螨、霉菌和宠物皮毛等）和刺激性气体（如油漆、油烟、杀虫剂等）均可诱发肥大细胞释放白三烯和组胺，引发过敏反应。组胺和白三烯可使毛细血管及微静脉的通透性增加，血液中液体成分渗出，这是过敏性鼻炎患者鼻黏膜水肿、分泌物增多、鼻呼吸阻力增加的重要物质基础。

5. 脂肪细胞

脂肪细胞（fat cell）单个存在或成群分布。细胞体积大，呈圆形或椭圆形，胞质内充满脂滴，常将胞核挤向一侧，细胞核呈扁圆形，着色深。HE 染色切片中，脂滴被溶解，细胞呈空泡状。脂肪细胞的主要功能是合成和贮存脂肪。

6. 未分化的间充质细胞

未分化的间充质细胞（undifferentiated mesenchymal cell）是成体疏松结缔组织内的干细胞，形态似纤维细胞。它们保持着间充质细胞的分化潜能，在炎症及创伤修复时大量增殖，可分化为成纤维细胞等多种细胞。

7. 白细胞

血液中的白细胞（leukocyte）包括中性粒细胞、嗜酸性粒细胞、淋巴细胞等，受趋化因子的吸引，常以变形运动穿出毛细血管和微静脉，游走到疏松结缔组织内，参与免疫应答和炎症反应，行使防御功能。

（二）细胞外基质

细胞外基质包括纤维和基质。

1. 纤维

纤维（fiber）纵横交织，包埋于无定形基质中，分为胶原纤维、弹性纤维和网状纤维三种类型。

（1）**胶原纤维**（collagenous fiber） 数量最多，新鲜时呈白色，又称白纤维。光镜下，纤维粗细不等，直径 1 ～ 12μm，呈波浪状，HE 染色呈嗜酸性，着粉红色（图 21-1）。电镜下，每条胶原纤维由胶原原纤维构成。胶原原纤维直径为 20 ～ 200nm，呈现出 64nm 明、暗交替的周期性横纹。胶原纤维的特点为韧性大，抗拉力强。

（2）**弹性纤维**（elastic fiber） 新鲜时呈黄色，又称黄纤维。光镜下，纤维较细，直径 0.2 ～ 1.0μm，可分支并交织成网，末端常卷曲。在 HE 染色切片中，着色淡红，不易与胶原纤维区分；用醛复红能将其染成紫色（图 21-1），以此与胶原纤维区分。弹性纤维韧性差，弹性好，随着年龄的增长，弹性会逐渐减弱。

胶原纤维和弹性纤维纵横交织于疏松结缔组织中，使其既有韧性，又有弹性。有利于组织和器官保持形态及位置的相对恒定。

（3）**网状纤维**（reticular fiber） 较细，直径 0.2 ～ 1.0μm，分支多，交织成网。HE 染色切片上不易分辨。用银染法显示，网状纤维呈黑色，故又称**嗜银纤维**（argyrophilic fiber）。网状纤维多分布在网状组织（见后述）及基膜的网板等处。

2. 基质

基质（ground substance）是一种无定形的胶状物质，充填于纤维和细胞之间，其化学成分主要为蛋白聚糖。

（1）**蛋白聚糖**（proteoglycan） 是基质的主要成分，是由氨基聚糖与蛋白质结合成的大分子复合物，其中氨基聚糖主要包括透明质酸。透明质酸是一种曲折盘绕的长链大分子，可长达 2.5μm，由它构成蛋白聚糖的主干，其他氨基聚糖则通过蛋白质结合在透明质酸长链分子上。由此构成的蛋白聚糖曲折盘绕，形成多微孔的筛状结构，称为**分子筛**（molecular sieve）。该分子筛只允许小于其微孔的水和营养物、代谢产物、激素、气体分子等通过，对大于其微孔的大分子物质，如细菌等则不能通过，使基质成为限制细菌等扩散的防御屏障。溶血性链球菌和癌细胞等能产生透明质酸酶，破坏分子筛，致使感染和肿瘤浸润扩散。临床治疗需要时，可将注射液加透明质酸酶注射于皮下组织，使透明质酸溶解，以利于药物的吸收和扩散。

知识拓展

透明质酸酶

透明质酸酶（hyaluronidase）又称玻璃酸酶，是能特异性分解细胞外基质成分——透明质酸的一种蛋白水解酶，可促进其他注射药物的吸收和分布，用于皮下输液及皮下尿道造影术之中（改善造影剂硫酸钡的再吸收）。此外，透明质酸酶还常常在眼科手术（如白内障手术）中与局部麻醉药合用，与局部麻醉药合用时，可加快后者的起效时间，减少局部浸润所致的肿胀；此外，还可能促进局部麻醉药在体内的扩散和分布，增加局部麻醉药在体内的吸收。由于水杨酸盐、可的松、促肾上腺皮质激素、雌激素或抗组胺药等会降低透明质酸酶的药效，因此，与上述药物合用时，需加大透明质酸酶剂量才能维持其药效。呋塞米、苯二氮䓬类药物和苯妥英不可与透明质酸酶合用。临床试验中最常见报道的不良事件为局部注射部位反应。

（2）**组织液**（tissue fluid） 基质内含有从毛细血管动脉端渗出的液体，即组织液。生理状态下，基质内的组织液可回流入血液或成为淋巴，始终不断地循环更新，维持了细胞代谢所需的内环境。当组织液渗出与回流的动态平衡遭到破坏时，将导致组织水肿或脱水。

二、致密结缔组织

致密结缔组织（dense connective tissue）也由细胞、纤维和基质组成，其纤维成分较多，且排列致密，细胞和基质成分较少。致密结缔组织分布在真皮和肌腱等处，起支持和连接等功能。根据纤维的排列方式，可分为以下两种类型。

（一）规则致密结缔组织

规则致密结缔组织分为两种。一种以胶原纤维为主，分布在肌腱等处。大量密集的胶原纤维平行排列成束，其间有很少的基质和细胞。纤维束之间的细胞是一种形态特殊的成纤维细胞，称为腱细胞（图 21-4）。

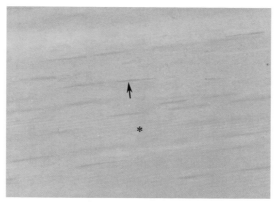

图 21-4　规则致密结缔组织（肌腱）光镜图

* 胶原纤维；↑ 腱细胞

（二）不规则致密结缔组织

不规则致密结缔组织见于真皮、硬脑膜、巩膜及许多内脏器官的被膜等，其特点是粗大的胶原纤维束呈不规则排列，纤维之间含少量基质和成纤维细胞（图 21-5）。

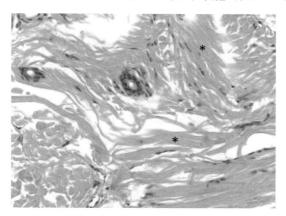

图 21-5　不规则致密结缔组织（皮肤真皮）光镜图

* 胶原纤维

三、脂肪组织

脂肪组织（adipose tissue）是一种以脂肪细胞为主的结缔组织，光镜下，许多脂肪细胞聚集在一起，被疏松结缔组织和血管分隔成脂肪小叶。脂肪组织（图21-6）主要分布在皮下组织、网膜和肠系膜等处，是体内最大的贮能库，参与能量代谢，并具有产生热量、维持体温、缓冲保护和支持填充等作用。

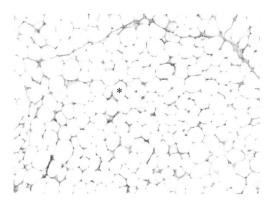

图 21-6　脂肪组织光镜图

* 脂肪细胞

四、网状组织

网状组织（reticular tissue）是造血组织和淋巴组织的基本组成成分，由网状细胞和细胞外基质构成。网状细胞有突起，呈星状，相邻细胞的突起相互连接成网（图21-7），胞核较大、圆或卵圆形，着色浅，胞质丰富。网状纤维由网状细胞产生，HE 染色不易分辨，银染呈黑色，分支交错，连接成网，并可深陷于网状细胞的胞体和突起内，成为网状细胞依附的支架。网状组织为血细胞发生与发育和淋巴细胞发育提供适宜的微环境。

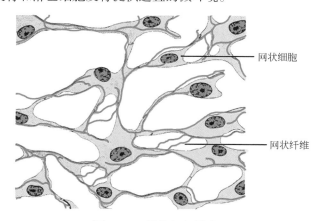

图 21-7　网状组织模式图

第二节　软骨组织与软骨

软骨（cartilage）是运动系统的重要组成部分，由软骨组织和软骨膜构成。

一、软骨组织

软骨组织（cartilage tissue）是固态的结缔组织，由细胞和细胞外基质构成。细胞外基质也称软骨基质，包括纤维和基质。软骨组织内无血管、淋巴管和神经。

（一）软骨组织的细胞

软骨组织除大量软骨细胞外，还有作为其前体细胞的骨祖细胞和成软骨细胞。其中，软骨细胞位于软骨组织内部，另外两种分布在软骨表面。

1. 骨祖细胞

骨祖细胞（osteoprogenitor cell）是软骨组织的干细胞，位于软骨组织和软骨膜的交界面，其形态似软骨膜中的纤维细胞，不易分辨。胚胎时期，骨祖细胞可分化为成软骨细胞和成骨细胞。

2. 成软骨细胞

成软骨细胞（chondroblast）由骨祖细胞增殖分化而成，位置更接近于软骨组织，胞体呈扁圆形，较小。成软骨细胞可分泌软骨基质并被包埋其中。

3. 软骨细胞

软骨细胞（chondrocyte）包埋在软骨基质中，其所在的腔隙称**软骨陷窝**（cartilage lacuna）。生活状态时，软骨细胞充满于软骨陷窝，而在固定后的切片标本中，由于软骨细胞的收缩，在软骨细胞和软骨基质之间出现空隙，即为暴露的软骨陷窝。幼稚的软骨细胞常位于软骨组织的周边，单个分布，细胞较小，呈扁圆形。从软骨的边缘到中央，细胞逐渐成熟，体积增大，呈圆形或椭圆形，核小而圆，胞质弱嗜碱性，且多为2～8个细胞聚集在一起，因其由同一个软骨细胞分裂、增殖而来，故称**同源细胞群**（isogenous group）（图21-8）。电镜下可见胞质内含有丰富的粗面内质网和高尔基复合体。软骨细胞具有产生软骨基质的能力。

（二）软骨基质

软骨基质（cartilage matrix）是软骨组织的细胞产生的细胞外基质，由纤维和无定型基质组成。无定型基质的主要成分为蛋白聚糖和水。陷窝周围基质中含较多嗜碱性的氨基聚糖，形似囊状包围软骨细胞，故此区域称**软骨囊**（cartilage capsule）。纤维包埋于基质中，其种类和含量因软骨类型而异（见后述）。

> **知识拓展**
>
> **软骨肉瘤**
>
> 软骨肉瘤是成软骨性的恶性肿瘤，特点是肿瘤细胞产生软骨，有透明软骨的分化。好发于成人和老年人，男性稍多于女性，发病部位以骨盆最多见，其次为股骨上端、肱骨上端和肋骨。发病缓慢，以疼痛和肿胀为主，开始为隐痛，以后逐渐加重。治疗以手术疗法为主，对放疗不敏感。

二、软骨膜

软骨表面（除关节软骨外）被覆薄层的致密结缔组织，称**软骨膜**（perichondrium）。软骨膜中含有血管、淋巴管和神经，为软骨提供营养。

三、软骨的类型

根据软骨基质中所含纤维的不同，可将软骨分为透明软骨、纤维软骨和弹性软骨三种类型。

（一）透明软骨

透明软骨（hyaline cartilage）包括肋软骨、关节软骨、呼吸道软骨等。纤维成分主要是胶原原纤维。由于胶原原纤维很细，且折光率与基质基本相同，因此，在 HE 染色切片上不易分辨（图 21-8）。基质中含大量水分，使软骨在新鲜时呈乳白略带淡蓝色，半透明。

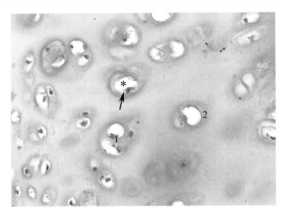

图 21-8　透明软骨（气管）光镜图

1—同源细胞群；2—软骨囊；* 软骨陷窝；↑ 软骨细胞

（二）纤维软骨

纤维软骨（fibrous cartilage）分布于椎间盘、关节盘及耻骨联合等处。其结构特点是有大量平行或交叉排列的胶原纤维束，故韧性大。软骨细胞较小，单个或成行分布于纤维束之间，基质较少。纤维软骨新鲜时呈不透明的乳白色（图 21-9）。

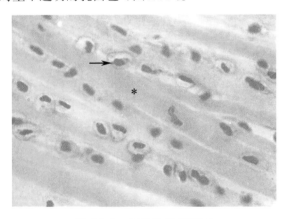

图 21-9　纤维软骨光镜图

* 胶原纤维束；↑ 软骨细胞

（三）弹性软骨

弹性软骨（elastic cartilage）分布于耳郭、外耳道、咽喉及会厌等处。其结构特点是有大量交织成网的弹性纤维，在软骨中部更为密集（图 21-10），因而具有较强的弹性。弹性软骨新鲜时呈不透明的黄色。

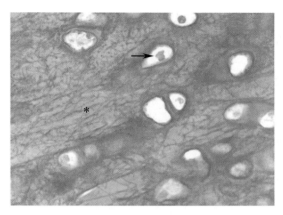

图 21-10　弹性软骨（耳郭，醛复红染色）光镜图

↑ 软骨细胞核；* 弹性纤维

第三节　骨组织与骨

骨是由骨组织、骨膜和骨髓等构成的坚硬器官。骨具有参与运动、保护器官和支撑体重的作用；此外，骨髓还是血细胞发生的部位。骨组织是构成全身骨骼的主要组成部分。

一、骨组织

骨组织（osseous tissue）是坚硬的结缔组织，由细胞和钙化的细胞外基质（即骨基质）构成。骨组织的细胞依据形态和功能不同可分四种：骨祖细胞、成骨细胞、骨细胞和破骨细胞。其中，骨细胞最多，位于骨基质内部，其余三种细胞位于骨组织边缘。骨基质由有机成分和无机成分构成。

（一）骨基质

骨基质（bone matrix）是钙化的细胞外基质，简称骨质，包括有机成分和无机成分。

1. 有机成分

有机成分包括大量的胶原纤维和少量的无定形基质。胶原纤维占有机成分的 90%；无定形基质的主要成分是蛋白聚糖，呈无定形凝胶状，具有黏合纤维的作用。

2. 无机成分

无机成分主要以钙和磷为主，又称骨盐，占干骨重量的 65% ～ 75%。骨盐的主要存在形式是羟基磷灰石结晶，并且与有机成分紧密结合，使骨质既坚硬又有韧性。

在最初形成时，细胞外基质无骨盐沉积，称**类骨质**（osteoid），后经钙化转变为骨质。钙化是无机盐有序地沉积于类骨质的过程。

骨质中胶原纤维平行排列，借助基质黏合在一起，并有骨盐沉积，形成板层状结构，称**骨板**（bone lamella）。骨板成层排列，同一层骨板内的纤维相互平行，相邻骨板的纤维则相互垂直，这种结构形式有效的增加了骨的强度。骨细胞则位于骨板之间或同一层骨板的内部。

（二）骨组织的细胞

1. 骨祖细胞

骨祖细胞（osteoprogenitor cell）又称骨原细胞，分布于骨组织与骨膜的交界面。细胞呈梭形，较小，胞质少，核椭圆形或细长形，着色浅淡，不易识别（图 21-11）。骨祖细胞是骨组织中的干细胞，例如当骨折修复时，骨祖细胞增殖活跃，不断分化为成骨细胞。

2. 成骨细胞

成骨细胞（osteoblast）分布在骨祖细胞的深面，通常单层排列，呈立方形或矮柱状（图 21-11）。细胞核大而圆，胞质嗜碱性，在电镜下可见大量的粗面内质网和高尔基复合体。成骨细胞具有活跃的分泌功能，可合成和分泌**类骨质**。成骨细胞产生类骨质后，自身被包埋其中，分泌能力逐渐减弱，转变为骨细胞。

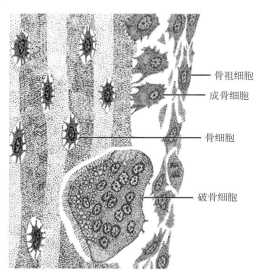

骨祖细胞
成骨细胞
骨细胞
破骨细胞

图 21-11　骨组织的细胞模式图

3. 骨细胞

骨细胞（osteocyte）多突起，突起细而长。胞体较小，呈扁椭圆形，细胞器少。骨细胞胞体所在的腔隙称为**骨陷窝**（bone lacuna），突起占据的空间称**骨小管**（bone canaliculus）。相邻骨细胞的突起以缝隙连接相连，骨小管在此处也彼此相通（图 21-11，图 21-12）。骨陷窝和骨小管内含少量组织液，可营养骨细胞并输送代谢产物。骨细胞具有一定的溶骨及成骨作用，参与钙、磷平衡的调节。

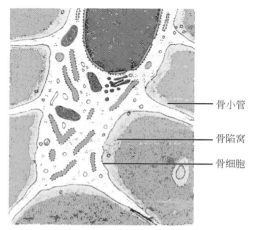

骨小管
骨陷窝
骨细胞

图 21-12　骨细胞超微结构模式图

4. 破骨细胞

破骨细胞（osteoclast）是由单核细胞融合而成的多核巨细胞，数量少，散在分布于骨祖细胞的深面，可含 6～50 个核，胞质呈嗜酸性（图 21-13）。电镜下观察，细胞器丰富，尤以溶酶体和线粒体居多。因此，破骨细胞具有很强的溶解吸收骨质的作用。破骨细胞和成骨细胞在骨组织内共同参与骨的生长和重建。

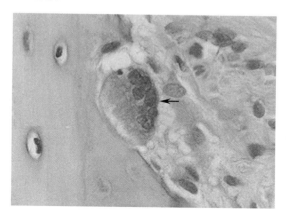

图 21-13　破骨细胞光镜图

↑ 破骨细胞

二、长骨

长骨是人体结构较为复杂的骨，由骨干和骨骺两部分构成，表面覆有骨膜和关节软骨，内部为骨髓腔，骨髓充填其中。

（一）骨干

骨干的内、外侧面由环骨板构成，两者之间由哈弗斯系统和间骨板构成。骨干中有与其长轴几乎垂直走行的**穿通管**，内含血管、神经和少量疏松结缔组织。穿通管在骨外表面的开口即滋养孔。

1. 环骨板

环骨板（circumferential lamella）是位于密质骨内、外侧面的呈环形排列的骨板，分别称为**内环骨板**（inner circumferential lamella）和**外环骨板**（outer circumferential lamella）（图 21-14）。外环骨板比较厚，由数层或十几层骨板较规则的环绕排列组成；内环骨板比较薄，仅由少数几层骨板组成，排列不如外环骨板规则。

2. 哈弗斯系统

哈弗斯系统（Haversian system）又称**骨单位**（osteon）（图 21-14，图 21-15）。哈弗斯系统是长骨的主要结构和功能单位，位于内、外环骨板之间，排列方向与骨的长轴一致，呈长筒状，数量多。4～20 层不等的**哈弗斯骨板**（Haversian lamella）围绕中央管 [又称**哈弗斯管**（Haversian canal）] 呈同心圆排列。中央管内有血管、神经和结缔组织，与穿通管相通。

3. 间骨板

间骨板（interstitial lamella）是位于骨单位之间或骨单位与环骨板之间的骨板，形状不规则，是骨生长和改建过程中哈弗斯骨板或环骨板未被吸收的残留部分。

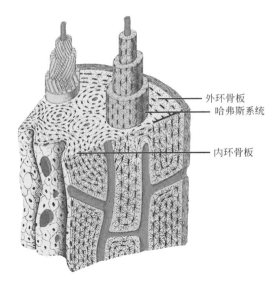

外环骨板
哈弗斯系统
内环骨板

图 21-14　长骨骨干立体模式图

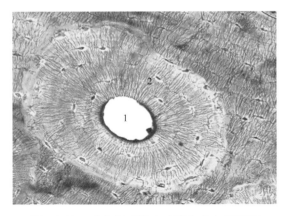

图 21-15　哈弗斯系统（硫堇染色）光镜图
1—中央管；2—哈弗斯骨板

（二）骨骺

骨骺主要由松质骨构成，表面有薄层的密质骨。骨骺的关节面有关节软骨，为透明软骨。松质骨内的小腔隙和骨干中央的腔隙连通，共同构成骨髓腔。

（三）骨膜

除关节面以外，骨的内、外表面均覆有结缔组织膜，分别称骨内膜和骨外膜，通常所说的骨膜是指骨外膜而言。**骨外膜**（periosteum）由致密结缔组织构成，纤维较多，粗大密集，交织成网，其中有些纤维束穿入骨质，称穿通纤维，起固定骨膜和韧带的作用。**骨内膜**（endosteum）衬贴在骨髓腔面、穿通管及中央管的内表面，由单层扁平的骨祖细胞和薄层的结缔组织构成。骨膜内有血管、神经等，其作用主要是营养骨组织。

三、骨的发生

骨来源于胚胎中胚层。骨的发生有膜内成骨和软骨内成骨两种方式。

（一）膜内成骨

膜内成骨（intramembranous ossification）即在原始的结缔组织内直接成骨。少数骨以此方式发生，如额骨、顶骨、枕骨、颞骨等扁骨和不规则骨。在将要形成骨的部位，间充质细胞聚集并分化为骨祖细胞，后者进一步分化为成骨细胞。成骨区周围的结缔组织分化为骨膜。

（二）软骨内成骨

软骨内成骨（endochondral ossification）是在软骨雏形的基础上逐步成骨。人体的大多数骨都以此种方式发生，如四肢骨、躯干骨和部分颅底骨等。在将要成骨的部位，中胚层的间充质细胞聚集，先分化为骨祖细胞，进而再分化为成软骨细胞。成软骨细胞产生软骨基质，并自身被包埋其中，形成软骨，其外形与将要形成的骨相似，故称软骨雏形。软骨雏形周围的间充质则分化为软骨膜。软骨膜内的骨祖细胞增殖分化为成骨细胞，后者贴附在软骨组织表面形成薄层骨组织，呈领圈状包绕软骨雏形中段，故名**骨领**（bone collar）。同时，软骨雏形中央的软骨细胞出现凋亡，软骨基质钙化，骨膜中的血管连同结缔组织及成骨细胞、骨祖细胞和间充质细胞随血管进入，形成条索状的骨组织，称过渡型骨小梁，出现过渡型骨小梁的部位即为**初级骨化中心**（primary ossification center）。在骨干的两端，软骨的中央以同样方式发生**次级骨化中心**（secondary ossification center）。在骨骺与骨干之间还保留软骨，称**骺板**（epiphyseal plate），骺板表面始终保留薄层软骨，即关节软骨。

> **知识拓展**
>
> ### 骨　折
>
> 骨折即骨的完整性和连续性中断，通常分为创伤性骨折和病理性骨折两大类。患者外伤后患处疼痛、局部肿胀、瘀斑并伴有活动受限，还可能有全身或局部的并发症。骨的再生能力很强，经过适当治疗后，骨折后一般需经 3～4 个月或更长时间即可完全愈合。

第四节　血　　液

血液（blood）是在心血管内循环流动的液态结缔组织，约占体重的 7%，成人约 5L。血液由血细胞和血浆组成。血浆即相当于血液的细胞外基质。

血细胞约占血液容积的 45%，包括红细胞、白细胞和血小板。在正常生理情况下，血细胞有一定的形态结构，并有相对稳定的数量。血细胞形态结构的光镜观察，通常采用 Wright 染色或 Giemsa 染色的血涂片标本。血细胞形态、数量、百分比和血红蛋白含量的测定结果称为血象（表 21-1）。患病时，血象常有显著变化，故检查血象对了解机体状况和诊断疾病十分重要。

表21-1　血细胞的分类和正常值

血细胞	正常值	
	男	女
红细胞	$(4.0 \sim 5.5) \times 10^{12}$/L	$(3.5 \sim 5.0) \times 10^{12}$/L
白细胞	$(4.0 \sim 10) \times 10^{9}$/L	
分类计数		
中性粒细胞	50%～70%	
嗜酸性粒细胞	0.5%～3%	
嗜碱性粒细胞	0～1%	
淋巴细胞	25%～30%	
单核细胞	3%～8%	
血小板	$(100 \sim 300) \times 10^{9}$/L	

血浆是无形成分，约占血液容积的 55%，其中 90% 是水，其余为血浆蛋白（白蛋白、球蛋白、纤维蛋白原等）、无机盐、激素、维生素和多种代谢产物等。

一、血细胞

（一）红细胞

红细胞（red blood cell，erythrocyte），呈双凹圆盘状，直径 7.5～8.5μm，中央较薄，周缘较厚，故光镜下观察红细胞中央染色较浅，周边较深。在扫描电镜下，可清楚地显示红细胞的这种形态特点（图 21-16）。红细胞的这种形态使它具有较大的表面积（约 140μm²），从而能最大限度地适应其携带 O_2 和 CO_2 的功能。

成熟的红细胞内无细胞核，也无细胞器，细胞内充满了**血红蛋白**（hemoglobin，Hb）。正常成年人血液中，女性含（3.5～5.0）×10^{12}/L 红细胞，血红蛋白含量为 110～150g/L；男性含（4.0～5.5）×10^{12}/L 红细胞，血红蛋白含量为 120～160g/L。血红蛋白具有结合与运输 O_2 和 CO_2 的功能，所以足够的血红蛋白含量能保证全身组织和细胞所需 O_2 的供给，并带走组织和细胞所产生的大部分 CO_2，以维持机体正常的酸碱代谢平衡。

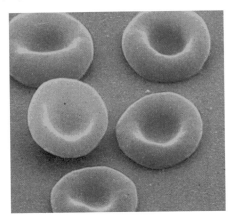

图 21-16　红细胞扫描电镜图

红细胞有一定的弹性和可塑性，通过毛细血管时可改变形状，这是因为红细胞膜固定在一个能变形的圆盘状网架结构上，称红细胞膜骨架。

红细胞膜除具有一般细胞膜的共性外，还存在一类镶嵌蛋白质，它们决定着人类的血型系统，如 ABO 血型系统、Rh 抗原血型系统等。这在临床输血时有重要意义，如血型不合可造成红细胞膜破裂，血红蛋白逸出，即**溶血**。溶血后残留的红细胞膜囊称血影。

红细胞的寿命一般为 120 天，衰老的红细胞则变脆，不能变形，在通过脾和肝时被巨噬细胞吞噬清除。与此同时，每天都有新生的未完全成熟的红细胞从骨髓进入血液，这些红细胞内还残留部分核糖体，经煌焦油蓝染色呈蓝色的细网状或颗粒状，称为**网织红细胞**（reticulocyte）（图 21-17）。在成人外周血中，网织红细胞占红细胞总数的 0.5%～1.5%，新生儿可达 3%～6%。未完全成熟的红细胞在血液中大约经过 1 天后完全成熟，核糖体完全消失。在骨髓造血功能发生障碍的患者，网织红细胞计数降低。而如果贫血患者接受治疗后，若网织红细胞计数增加，说明治疗有效。

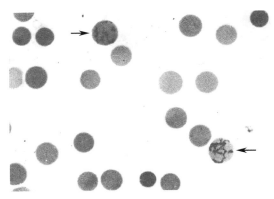

图 21-17　网织红细胞（煌焦油蓝染色）光镜图

↑ 网织红细胞

贫　血

　　贫血是指人体外周血红细胞容量减少，低于正常范围下限，不能运输足够的氧至组织而产生的综合征。临床上常以血红蛋白（Hb）浓度来代替。在我国海平面地区，成年男性 Hb 低于 120g/L，成年女性（非妊娠）Hb 低于 110g/L，孕妇 Hb 低于 100g/L 就为贫血。贫血的原因很多，可以是原材料的缺乏（如营养不良、缺铁）、长期慢性失血（月经过多、痔疮等）、血液的再生障碍等。贫血的原因一旦找到，需要尽快消除病因，如及时足量补充体内缺乏的物质（蛋白、铁等），治疗慢性病（痔疮手术等）。

（二）白细胞

　　白细胞（white blood cell，leukocyte）为有核的球形细胞，体积比红细胞大，能做变形运动，穿过血管壁，进入周围组织，发挥防御和免疫功能。成人白细胞的正常值为（4～10）×10⁹/L。男性和女性白细胞的含量无明显差别，但可受各种生理因素的影响，如运动、饮食时均略有增多。光镜下，根据白细胞胞质有无特殊颗粒，可将其分为有粒白细胞和无粒白细胞两类。有粒白细胞又根据颗粒的嗜色性，分为中性粒细胞、嗜酸性粒细胞和嗜碱性粒细胞三种。无粒白细胞有淋巴细胞和单核细胞两种。

1. 中性粒细胞

　　中性粒细胞（neutrophil）是白细胞中数量最多的一种。细胞呈球形，直径 10～12μm。光镜下核深染，形态多样：有的呈腊肠状，称杆状核；有的呈分叶状，叶间有细丝相连，称分叶核，一般可分为 2～5 叶，正常人以 2～3 叶者居多。核分叶越多，细胞越衰老。在某些疾病状态下，如急性细菌感染时，杆状核与 2 叶核的中性粒细胞增多，称为核左移；若骨髓造血功能低下，则 4～5 叶核的中性粒细胞增多，称为核右移。

　　中性粒细胞的胞质较丰富，染成粉红色，含有许多细小颗粒（图 21-18），其中浅紫色的为**嗜天青颗粒**（azurophilic granule），浅红色的为**特殊颗粒**（specific granule）。嗜天青颗粒约占颗粒总数的 20%，是一种溶酶体；特殊颗粒约占颗粒总数的 80%，是一种分泌颗粒，内含溶菌酶、吞噬素等，具有杀菌作用。

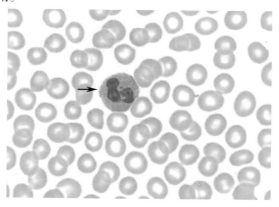

图 21-18　中性粒细胞（Wright 染色）光镜图

↑ 中性粒细胞

　　中性粒细胞和巨噬细胞一样具有很强的趋化作用和吞噬功能，其吞噬对象以细菌为主，也吞噬异物，中性粒细胞在吞噬、处理了大量细菌后，自身也死亡成为脓细胞。中性粒细胞从骨髓进入血液，停留 6 ~ 8h，在其他组织中可存活 2 ~ 3 天。

2. 嗜酸性粒细胞

嗜酸性粒细胞（eosinophil）呈球形，直径 10 ~ 15μm。光镜下，核为分叶状，以 2 叶核居多，胞质内充满粗大的嗜酸性颗粒（图 21-19）。嗜酸性颗粒是一种特殊的溶酶体，除含一般溶酶体酶外，还含有组胺酶及芳基硫酸酯酶等。嗜酸性粒细胞也能做变形运动，并有趋化性，可受肥大细胞释放的嗜酸性粒细胞趋化因子的作用，到达过敏部位，其释放的组胺酶可以分解组胺，芳基硫酸酯酶能灭活白三烯，从而减轻过敏反应。

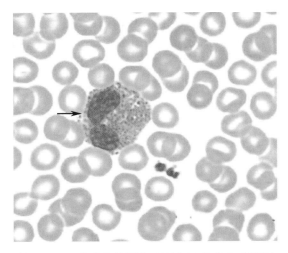

图 21-19　嗜酸性粒细胞（Wright 染色）光镜图

↑ 嗜酸性粒细胞

3. 嗜碱性粒细胞

嗜碱性粒细胞（basophil）数量最少，细胞呈球形，直径 10 ~ 12μm。光镜下，核呈分叶状、S 形或不规则形，着色较浅。胞质内含有大小不等、分布不均、蓝染的嗜碱性颗粒，可将核掩盖（图 21-20）。嗜碱性颗粒属于分泌颗粒，内含有肝素、组胺、嗜酸性粒细胞趋化因子等，细胞质内含有白三烯。嗜碱性粒细胞与肥大细胞在功能上基本相同，也参与过敏反应。

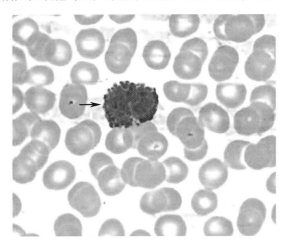

图 21-20　嗜碱性粒细胞（Wright 染色）光镜图

↑ 嗜碱性粒细胞

4. 淋巴细胞

淋巴细胞（lymphocyte）呈球形，大小不等。直径 6～8μm 的为小淋巴细胞，9～12μm 的为中淋巴细胞，13～20μm 的为大淋巴细胞。外周血中小淋巴细胞数量最多，光镜下，核圆形占细胞的大部，一侧有小凹陷，胞质很少，嗜碱性，染成蔚蓝色，含少量嗜天青颗粒。中淋巴细胞和大淋巴细胞的胞质相对较丰富（图 21-21）。

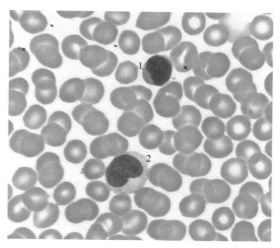

图 21-21　淋巴细胞（Wright 染色）光镜图

1—小淋巴细胞；2—中淋巴细胞

淋巴细胞可根据它们的发生部位、表面特征和免疫功能的不同，分为胸腺依赖淋巴细胞（thymus dependent lymphocyte，T 细胞）、骨髓依赖淋巴细胞（bone marrow dependent lymphocyte，B 细胞）和自然杀伤细胞（nature killer cell，NK 细胞）。淋巴细胞是主要的免疫细胞，在机体预防疾病过程中发挥了重要作用（见第二十六章）。

5. 单核细胞

单核细胞（monocyte）是白细胞中体积最大的细胞，直径 14～20μm，呈球形。光镜下，核常偏位，呈肾形、马蹄形或不规则形，染色质着色较浅。胞质丰富，弱嗜碱性，呈灰蓝色，含有许多细小的嗜天青颗粒（图 21-22）。单核细胞具有活跃的变形运动、明显的趋化性和一定

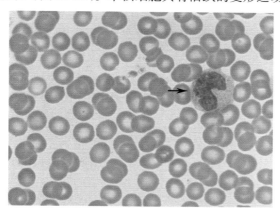

图 21-22　单核细胞（Wright 染色）光镜图

↑ 单核细胞

的吞噬功能。单核细胞是巨噬细胞的前身，单核细胞在血液中停留 12～48h 后进入结缔组织或其他组织，分化为巨噬细胞等具有吞噬功能的细胞（见第二十六章）。

（三）血小板

血小板（blood platelet）是骨髓中巨核细胞脱落下来的胞质小块，故无细胞核，表面有完整的细胞膜。光镜下观察血涂片，血小板常成簇成群分布，体积甚小，直径 2～4μm，（图 21-23）。血小板中央部分有蓝紫色的血小板颗粒，称颗粒区，颗粒区有特殊颗粒、致密颗粒，含有血小板因子等；周边部呈均质浅蓝色，称透明区。血小板参与凝血和止血，其寿命一般为 7～14 天。

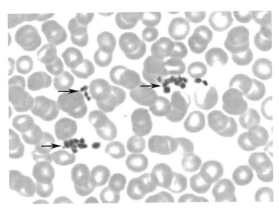

图 21-23　血小板（Wright 染色）光镜图

↑ 血小板

二、血细胞的发生

人的血细胞最初是在胚胎时期卵黄囊壁等处的血岛生成，先后播散到肝、脾和骨髓等部位内造血，增殖分化成各种血细胞。从胚胎后期至出生后，骨髓成为主要的造血部位。

（一）骨髓

骨髓（bone marrow）是人体最大的造血部位，占体重的 4%～6%，分为红骨髓和黄骨髓。胎儿及婴幼儿时期的骨髓都是红骨髓，约从 5 岁开始，长骨骨干的骨髓内出现脂肪组织，并随年龄增长而逐渐增多，最后成为黄骨髓，这时，红骨髓则主要分布在扁骨、不规则骨和长骨两端的松质骨中，造血功能活跃。黄骨髓内仍有少量造血干细胞，当机体需要时，这些有分化潜能的造血干细胞恢复造血功能。

1. 造血组织

造血组织主要由网状组织、造血细胞和基质细胞组成。网状细胞和网状纤维构成支架，网孔中充满各种造血细胞、少量巨噬细胞、脂肪细胞和骨髓基质干细胞等，构成血细胞赖以生长的**造血诱导微环境**（hemopoietic inductive microenvironment，HIM），调节造血细胞的增殖和分化。

2. 血窦

血窦为管腔大，形状不规则的毛细血管（见第二十四章），内皮细胞间隙很大，内皮基膜不完整，有利于成熟血细胞进入血液。

（二）造血干细胞和造血祖细胞

造血干细胞（hemopoietic stem cell，HSC）又称**多能干细胞**（multipotential stem cell），经微环境的调节增殖分化成**造血祖细胞**（hemopoietic progenitor cell，HPC），失去了多向分化能力，但能向一个或多个细胞系定向分化，故称**定向干细胞**（committed stem cell）。

1. 造血干细胞

造血干细胞源于人胚第 3 周初的卵黄囊等处的血岛。出生后，造血干细胞则主要存在于红骨髓，其次是脾和淋巴结，外周血中也有极少量。其基本特征是：有很强的增殖潜能、自我复制能力和多向分化能力。

2. 造血祖细胞

造血祖细胞是由造血干细胞分化而来、分化方向确定的干细胞。它们分别分化成不同的血细胞。

（三）血细胞发生过程的形态演变

血细胞的发生从幼稚到成熟大致可分为三个时期：原始阶段、幼稚阶段（又分早、中、晚三期）和成熟阶段。每个阶段都有自己的形态结构特点，一般共同的变化规律大致如下：①细胞胞体由大变小，而巨核细胞的发生则由小变大；②细胞核由大变小，红细胞核最后消失，粒细胞的细胞核由圆形逐渐变成杆状乃至分叶，巨核细胞的核由小变大呈分叶状；③细胞质由少增多，嗜碱性逐渐变弱，但单核细胞和淋巴细胞仍保持嗜碱性；细胞质内的特殊结构如红细胞的血红蛋白、粒细胞中的特殊颗粒均由无到有，并逐渐增多；④细胞分裂能力从有到无，但淋巴细胞仍有很强的潜在分裂能力。

血细胞发生过程示意见图 21-24。

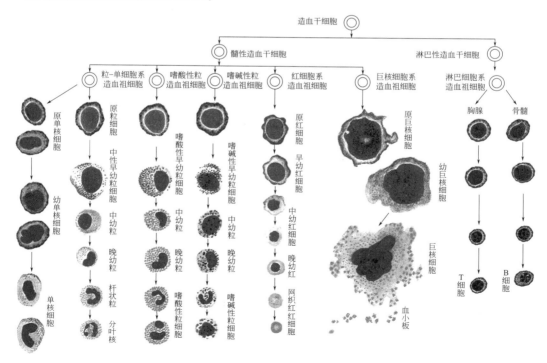

图 21-24　血细胞发生过程示意图

【思考题】

1. 比较结缔组织与上皮组织结构的异同点。

2. 试述成纤维细胞、巨噬细胞、浆细胞及肥大细胞的光镜、电镜结构及功能。

3. 有些肿瘤细胞能迅速扩散，为什么？试述其相关的组织学基础。

4. 试述软骨组织的构成及分类。

5. 试述骨组织的构成，各类细胞的形态结构和功能。

6. 试述长骨的结构。

7. 试述各种血细胞的结构和功能。

（张连双）

第二十二章　肌组织

　　肌组织（muscle tissue）主要由具有收缩功能的肌细胞和细胞间少量的结缔组织构成，肌细胞呈细长纤维状，故又称**肌纤维**（muscle fiber），其细胞膜称**肌膜**（sarcolemma），细胞质称**肌质**（sarcoplasm），其中的滑面内质网称**肌质网**。肌纤维的结构特点是肌质内含有大量纵行的肌丝，它们是肌纤维收缩与舒张运动的主要物质基础。按结构和功能特点将肌组织分为骨骼肌、心肌和平滑肌三种。骨骼肌和心肌纤维上都有明暗相间的横纹，故又称横纹肌。骨骼肌的活动受意识支配，属随意肌；心肌和平滑肌的收缩则不受意识支配，为不随意肌。

一、骨骼肌

　　骨骼肌（skeletal muscle）因主要附着于骨骼而得名，分布于头颈部、躯干和四肢。每条肌纤维表面包有少量的结缔组织称肌内膜，若干肌纤维平行排列形成大小不等的肌束，肌束表面包着一层较厚的结缔组织称肌束膜，包裹在整块肌肉外表面的致密结缔组织称肌外膜，即解剖学上的深筋膜。结缔组织内均有血管和神经分布，对肌组织具有连接、支持、营养和保护的作用（图 22-1）。

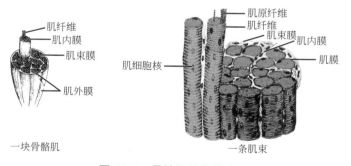

图 22-1　骨骼肌结构模式图

（一）骨骼肌纤维的光镜结构

　　骨骼肌纤维呈细长圆柱状，直径 10 ～ 100μm，长短不一。细胞核呈扁椭圆形，有数十个甚至几百个，位于肌质的周边，紧靠肌膜排列（图 22-2）。肌质内含有大量与肌纤维长轴平行排列的**肌原纤维**（myofibril）。在每条肌原纤维上有着色浅的**明带**（又称 I 带）和着色深的**暗带**（又称 A 带），I 带和 A 带交替排列。在同一条肌纤维中，所有肌原纤维的 I 带和 A 带都互相对齐，准确地排列在同一平面上，因而肌纤维都呈现出明暗相间的周期性横纹（图 22-2）。

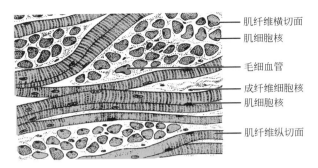

图 22-2　骨骼肌纤维的纵切面和横切面

肌原纤维 A 带的中部，有一较明亮的窄带，称 H 带，H 带的中央有一条深色的 M 线。在 I 带的中央有一条深色的细线称 Z 线。相邻两条 Z 线之间的一段肌原纤维，称为**肌节**（sarcomere），每个肌节都由 1/2 I 带 +A 带 +1/2 I 带所组成，长 2.1 ～ 2.5μm，是骨骼肌纤维结构和功能的基本单位（图 22-3）。肌原纤维是由许多肌节连接而成的。

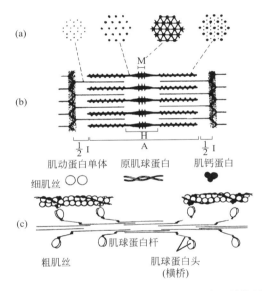

图 22-3　骨骼肌肌原纤维超微结构及肌丝分子结构模式图

（a）肌节不同部位的横切面，示粗肌丝与细肌丝的分布；

（b）一个肌节的纵切面，示两种肌丝的排列关系；

（c）粗肌丝和细肌丝的分子结构

（二）骨骼肌纤维的电镜结构

1. 肌原纤维

电镜下，肌原纤维由粗、细两种肌丝沿肌纤维的长轴并按规则的空间布局有规律地平行排列组成。粗肌丝位于 A 带，中央固定在 M 线上，两端游离。细肌丝的一端固定于 Z 线上，另一端伸入 A 带内的粗肌丝之间，直达 H 带的边缘（图 22-3）。因此，I 带内只有细肌丝，H 带内只有粗肌丝，而 H 带两侧的 A 带内既有粗肌丝又有细肌丝。在其横切面上，可见一条粗肌丝的周围排列有 6 条细肌丝，而一条细肌丝的周围则有 3 条粗肌丝排布（图 22-3）。

（1）**粗肌丝的分子结构**　粗肌丝由许多肌球蛋白分子有序排列组成（图22-3）。**肌球蛋白**分子形似豆芽，分为**头**和**杆**两部分，头部形如豆瓣，杆部如豆茎，在头和杆的连接点及杆上有两处类似关节，可以屈动。在一条粗肌丝中，肌球蛋白分子的杆朝向粗肌丝的中央，而头部则朝向粗肌丝的两端，并突出于粗肌丝表面，形成了电镜下所见的**横桥**（cross bridge）（图22-3）。横桥能与细肌丝肌动蛋白上的位点结合，横桥还有 ATP 酶活性，能与 ATP 结合并分解 ATP 释放能量，使横桥发生屈伸运动，牵拉细肌丝滑动。

（2）**细肌丝的分子结构**　细肌丝由**肌动蛋白**、**原肌球蛋白**和**肌钙蛋白**三种蛋白分子组成（图22-3）。肌动蛋白分子单体为球形，许多单体相互接连成串珠状的纤维形，形成双股螺旋链。每个球形肌动蛋白单体上都有一个可以与肌球蛋白头部相结合的位点。原肌球蛋白呈条索状，由较短的双股螺旋多肽链组成，嵌于肌动蛋白双股螺旋链的浅沟内。肌钙蛋白由 3 个球形亚单位组成，分别简称为 TnT、TnI 和 TnC。肌钙蛋白借 TnT 而附于原肌球蛋白分子上，TnI 是抑制肌动蛋白和肌球蛋白相互作用的亚单位，TnC 则是能与 Ca^{2+} 相结合的亚单位。

2. 横小管

横小管（transverse tubule）又称 T 小管，是由肌膜向肌质内凹陷形成的小管，其走行方向与肌纤维长轴垂直。人和哺乳动物的横小管位于 A 带和 I 带交界处（图22-4），同一水平的横小管在细胞内分支吻合环绕在每条肌原纤维的周围。横小管的功能是将肌膜的兴奋快速同步传至每个肌节。

3. 肌质网

肌质网是肌纤维内特化的滑面内质网，位于相邻两条横小管之间，纵行包绕在肌原纤维的周围，故又称纵小管（L 小管）（图22-4）。肌质网在靠近横小管的两侧较扩大，并互相吻合形成环形扁囊，称为**终池**（terminal cisternae）。横小管及其两侧的终池合称**三联体**（triad）。肌质网的膜上有钙泵和钙通道，可调节控制肌质内 Ca^{2+} 的浓度。

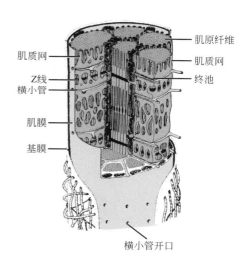

图 22-4　骨骼肌纤维超微结构示意图

（三）骨骼肌纤维的收缩原理

骨骼肌的收缩原理通常用肌丝滑动学说来解释。肌纤维收缩时细肌丝向 M 线滑动，使 I 带变短，H 带因细肌丝的插入而变短甚至消失，肌节缩短，但 A 带长度不变；舒张是细肌丝向相反的方向运动，肌节变长（图22-5）。

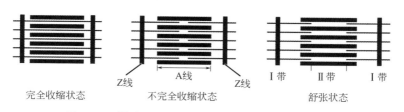

图 22-5　骨骼肌纤维收缩和舒张时肌节变化示意图

骨骼肌纤维的收缩

骨骼肌纤维收缩过程是：①运动神经末梢释放递质乙酰胆碱引起肌膜兴奋；②肌膜的兴奋通过横小管迅速传向终池；③肌质网膜上的钙通道开启，Ca^{2+} 迅速释放入肌质；④肌钙蛋白与 Ca^{2+} 结合后，使原肌球蛋白的构象改变和位置变化；⑤肌动蛋白与横桥结合的位点暴露，并迅即与横桥接触；⑥横桥上 ATP 酶瞬间被激活，分解 ATP 并释放能量；⑦横桥发生屈伸运动，牵拉细肌丝向 M 线滑动；⑧结果是肌节中 A 带长度不变，I 带变短，H 带因细肌丝的插入而变短甚至消失，肌节缩短，肌纤维收缩；⑨收缩完毕，肌质网膜上的钙泵将肌质内的 Ca^{2+} 重新泵回肌质网内，肌质内 Ca^{2+} 浓度降低，Ca^{2+} 与肌钙蛋白分离，原肌球蛋白恢复原位又掩盖肌动蛋白与肌球蛋白结合的位点，肌球蛋白横桥与肌动蛋白脱离接触，骨骼肌纤维处于松弛状态。

二、心肌

心肌（cardiac muscle）主要由心肌纤维构成，分布于心壁和邻近心脏的大血管壁上。心肌收缩有自动节律性，缓慢而持久，不易疲劳。

（一）心肌纤维的光镜结构

心肌纤维呈短圆柱状，有分支，并互相连接成网状。心肌纤维的互相连接处，有一条染色较深的线状结构，称为**闰盘**（intercalated disk）。心肌纤维的核呈卵圆形，一般仅有一个，位于细胞的中央，少数为双核。胞浆较丰富，多聚在核两端，内含线粒体、糖原及少量脂滴和脂褐素。脂褐素为溶酶体的残余体，十几岁时开始出现，年龄越大数量越多。心肌纤维内的横纹不如骨骼肌纤维的明显（图 22-6）。

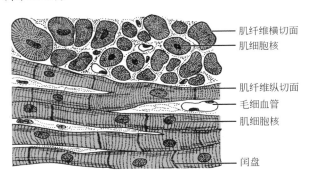

肌纤维横切面
肌细胞核
肌纤维纵切面
毛细血管
肌细胞核
闰盘

图 22-6　心肌纤维的纵切面和横切面

（二）心肌纤维的电镜结构

心肌纤维的超微结构与骨骼肌纤维相似，既有规则排列的粗、细肌丝及其构成的肌节，又有横小管和肌质网等结构。但与骨骼肌纤维相比较，心肌纤维的超微结构有下列特点（图 22-7）：①肌原纤维的界限不明显、粗细不等；②横小管较粗，位于 Z 线水平；③肌质网较稀疏，终池较小而少，多见横小管与一侧的终池形成二联体，故肌质网储存 Ca^{2+} 能力较差；④闰盘位于 Z 线水平（图 22-8），由相邻两条心肌纤维伸出的许多短突相互嵌合而成，闰盘在横向连接的部分有中间连接和桥粒，起牢固的连接作用；在纵向连接的部分有缝隙连接，便于细胞间化学信息的交流和电冲动的传导，保证心肌纤维同步收缩；⑤心房肌纤维除有收缩

功能外，还具有内分泌功能，可分泌心房钠尿肽，具有排钠、利尿和扩张血管、降低血压的
作用。

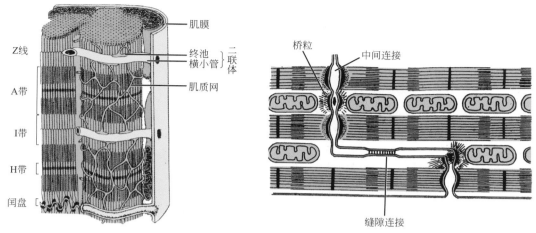

图 22-7 心肌纤维超微结构模式图   图 22-8 心肌纤维闰盘超微结构模式图

三、平滑肌

平滑肌（smooth muscle）主要由平滑肌纤维构成，广泛分布于内脏器官和血管壁等中空性
器官的管壁内。此外，皮肤的立毛肌、眼球壁的睫状肌、瞳孔括约肌、瞳孔开大肌等也都属于
平滑肌。

（一）平滑肌纤维的光镜结构

平滑肌纤维呈长梭形，只有一个细胞核，呈杆状或椭圆形，位于细胞中央。细胞收缩时，
核扭曲呈螺旋状。胞质呈嗜酸性，染色较深。平滑肌纤维可单独存在，但多数是成束或成层分
布。在同一层内，相邻的平滑肌纤维彼此平行排列并互相嵌合（图 22-9）。

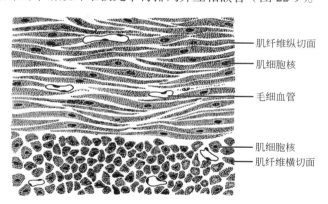

图 22-9 平滑肌纤维的纵切面和横切面

（二）平滑肌纤维的电镜结构

平滑肌纤维的肌膜向肌质内凹陷形成数量众多的小凹，不形成横小管。细胞核两端肌质较
多，含有线粒体、高尔基复合体、粗面内质网、游离核糖体、糖原及脂滴。平滑肌的细胞骨架
比较发达，由密斑、密体和中间丝构成（图 22-10）。密斑位于肌膜内面并与其平行，密体位于

胞质中，是细肌丝和中间丝的共同附着点。中间丝相互交织成网，分布于肌质中，连于密斑、密体间。平滑肌纤维内也有粗肌丝和细肌丝，但不形成肌原纤维和肌节，细肌丝围绕粗肌丝排列，穿行于密斑间，形成肌丝单位或收缩单位。当各种刺激引起平滑肌兴奋时，激发粗、细肌丝之间的滑动，引起肌纤维呈螺旋状扭曲、增粗并缩短。相邻平滑肌纤维之间有发达的缝隙连接，可传递信息和电冲动，引起相邻的肌纤维的同步收缩，形成一个功能整体，从而完成某一生理功能。

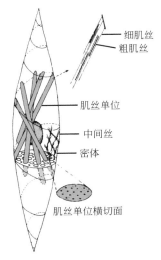

图 22-10　平滑肌纤维超微结构模式图

【思考题】

1. 简述三种肌纤维的光镜结构特点。
2. 比较骨骼肌纤维和心肌纤维的超微结构特点（可列表比较）。

（甘泉涌）

第二十三章　神经组织

【学习目标】

◆ **掌握**：神经元的结构、分类；突触的概念、组成及功能。
◆ **熟悉**：神经纤维的结构和功能。
◆ **了解**：神经胶质细胞的名称和功能；神经末梢的分类及功能。

神经组织是构成神经系统的组织学基础，主要由**神经细胞**（nerve cell）和**神经胶质细胞**（neuroglial cell）构成。神经细胞又称**神经元**（neuron）。神经元是神经系统结构和功能的基本单位，有感受刺激、整合信息和传导冲动的功能；神经胶质细胞对神经元具有支持、营养、保护和绝缘等作用。

一、神经元

人体内约有 10^{12} 个神经元。神经元形态不一、大小不等，由胞体和突起两部分组成（图 23-1）。

（一）神经元的结构

1. 胞体

胞体是神经元的营养和代谢中心。胞体的大小、形态有很大差别，可呈圆形、梨形、锥体形、梭形和星形等。胞体直径为 4 ～ 120μm，由细胞膜、细胞质和细胞核所构成（图 23-2）。

（1）**细胞核**　核较大，呈圆形，着色浅，位于细胞的中央。核膜明显，核仁 1 ～ 2 个，清楚可见。染色质呈细粒状，散布于核内。

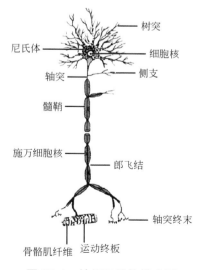

图 23-1　神经元结构模式图

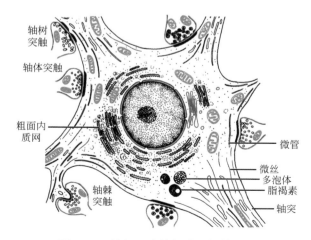

图 23-2　神经元胞体超微结构模式图

（2）**细胞质**　又称核周质，与突起内的细胞质相通连，其中除含有一般细胞器外，还有两种是神经细胞所特有的成分，即尼氏体和神经原纤维。

① **尼氏体**（Nissl body）：是胞质内一种颗粒状或小块状嗜碱性物质，并延续到树突内，又叫**嗜染质**。电镜下，尼氏体是由发达的粗面内质网和游离的核糖体组成（图23-3）。尼氏体其形态、大小和数量各不相同，在较大的运动神经元（脊髓前角细胞）中尼氏体多呈块状，聚集在核的附近。在较小的感觉神经元中常呈颗粒状，分散在胞质的外周。尼氏体的主要功能是合成蛋白质，参与细胞器的更新及神经调质或神经递质的合成。

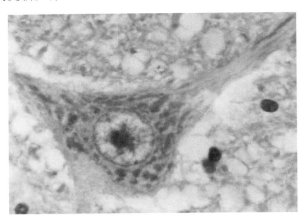

图23-3　神经元胞体光镜结构示尼氏体

知识拓展

尼氏体 – 神经元机能状态的标志

神经元在传递冲动过程中，不断地消耗某些蛋白类物质，尼氏体可以合成新的蛋白质补充消耗。尼氏体的含量及大小常随细胞的种类、生理状态的不同而改变。当神经元受损伤、中毒、发炎、过度疲劳以及衰老等因素时，都能引起尼氏体的减少、解体甚至消失。若去除有害因素或损伤恢复后，尼氏体又重新出现。

② **神经原纤维**（neurofibril）：在镀银染色切片中是一种很细的棕黑色纤维，在胞体内神经原纤维交错成网，在轴、树突中平行排列直达末端（图23-4）。电镜下，由微管、微丝和神经丝组成，神经丝是中间丝的一种，由神经丝蛋白构成，与微管一起交叉排列成网，构成神经元骨架，并参与物质的运输。

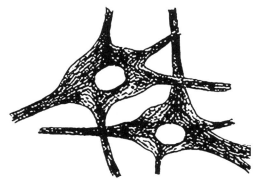

图23-4　神经元镀银染色示神经原纤维模式图

（3）**细胞膜** 是敏感而易兴奋的膜，质膜上有蛋白质组成的受体和离子通道。具有接受刺激和传导冲动的功能。

2. 突起

突起是细胞体伸出的突起，数量不同，长短粗细不等，根据其形态和功能可分两种，即轴突和树突（图 23-1）。

（1）**轴突**（axon） 轴突是由神经元的胞体发出的突起，长短不一，每个神经元只有一条轴突。轴突表面的膜称为**轴膜**，是神经元细胞膜的延伸。神经元胞体发出轴突的部位染色淡，呈圆锥形，称**轴丘**，轴丘及轴突内无尼氏体。轴突直径均一，细而长，表面光滑，分支较少，有侧支呈直角发出，末端的分支较多，形成轴突末梢。轴突内的胞质称为**轴质**，轴突中含有大量的神经丝、微管、微丝、滑面内质网和线粒体。轴突借助其侧支及终末分支将冲动传递给较多的神经元或效应器。轴突主要功能是传导神经冲动和运输物质。

（2）**树突**（dendrite） 每个胞体可伸出 1 个或数个树突，连接胞体部分较粗，经反复分支，形似树枝状，故名**树突**。其中含有尼氏体、线粒体和神经原纤维。树突表面有很多棘状短小突起，称**树突棘**（dendritic spine）。树突棘扩大神经元接受刺激的面积。树突的功能是接受刺激，将冲动传向细胞体。

（二）神经元的分类

1. 根据神经元的突起数量分类

根据神经元的突起数量可分为三类（图 23-5）：①**多极神经元**（multipolar neuron）：有一个轴突，多个树突；②**双极神经元**（bipolar neuron）：有一个轴突，一个树突；③**假单极神经元**（pseudounipolar neuron）：由细胞体发出一个突起，在离细胞体不远处呈"T"字形分为两支，一支伸入脊髓或脑，称**中枢突**；另一支伸入其他组织或器官，称**周围突**。

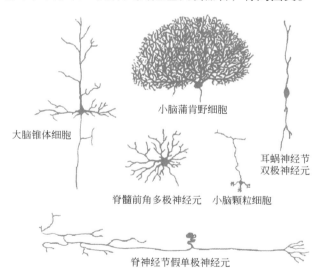

大脑锥体细胞

小脑蒲肯野细胞

脊髓前角多极神经元　小脑颗粒细胞

耳蜗神经节双极神经元

脊神经节假单极神经元

图 23-5　神经元的几种主要形态模式图

2. 根据神经元的功能分类

根据神经元的功能，也可分为三类（图 23-6）。

① **感觉神经元**（sensory neuron）也称**传入神经元**：是将体内、外环境的各种信息自周围传向中枢的神经元，如脊神经节的假单极神经元，即属于感觉神经元，其周围突可以感受刺激。

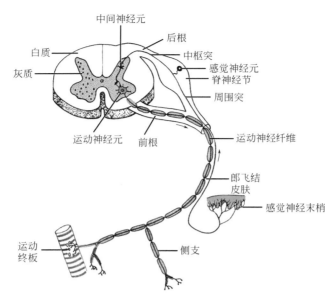

图 23-6　脊髓和脊神经（示三种神经元的关系）模式图

② **运动神经元**（motor neuron）也称**传出神经元**：是将冲动自中枢传至周围的神经元。其功能是支配肌的收缩或腺的分泌，如脊髓前角运动神经元等。

③ **中间神经元**（interneuron）也称**联络神经元**：位于感觉神经元和运动神经元之间，起联络作用。

从以上三种功能不同的神经元来看，感觉神经元的周围突末梢，伸入其他组织接受刺激，并把刺激变为神经冲动。神经冲动经中枢突，传给一个或多个联络神经元。联络神经元再把神经冲动传给运动神经元。神经冲动由运动神经元的轴突传到它所支配的肌或腺，从而引起肌的收缩和腺的分泌。

3. 根据神经元释放的神经递质或神经调质分类

根据神经元释放的神经递质或神经调质还可分为：胆碱能神经元、胺能神经元、肽能神经元、氨基酸能神经元。

（三）突触

突触（synapse）是神经元与神经元之间，或神经元与效应细胞之间传递信息的结构，是神经元传递信息的重要结构。根据神经冲动传导方式，可把突触分为**电突触**和**化学突触**。电突触就是神经元之间的缝隙连接，化学突触以释放神经递质传递信息。通常所说的突触是指化学突触。根据神经冲动在突触传导的方向来分：有轴 - 树突触，即神经冲动由一个神经元的轴突传给另一个神经元的树突。此外，还有轴 - 体突触，轴 - 轴突触等。

化学突触的超微结构：化学突触由突触前成分、突触间隙和突触后成分三部分构成（图 23-7）。

1. 突触前成分

突触前成分为神经元的轴突终末，呈球状膨大，含有许多突触小泡以及一些微丝、微管、线粒体和滑面内质网等。突触小泡是突触前成分的特征性结构，内含不同的神经递质。轴突终末与另一神经元接触处，轴膜特化增厚的部分，称**突触前膜**。

2. 突触后成分

突触后成分是后一级神经元或效应细胞与突触前成分相对应的局部区域。突触后神经元的胞体膜或树突膜与突触前膜相对应部分特化增厚，称突触后膜，膜上有特异性神经递质或调质的受体和离子通道。

3. 突触间隙

突触间隙是突触前、后膜之间的间隙，宽约 20～30nm。当神经冲动沿突触前神经元的细胞膜传到突触处，突触小泡移向突触前膜并与之融合，神经递质以出胞作用释放到突触间隙，然后与突触后膜上特异性受体结合，突触后膜上离子通道开放，使突触后神经元（或效应细胞）产生兴奋性或抑制性突触电位，将信息传送给后一级神经元（或效应细胞）。从而引起效应细胞生理功能上的变化。

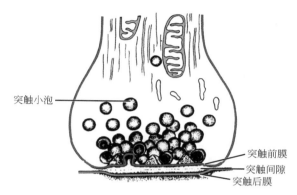

图 23-7　化学突触超微结构模式图

二、神经胶质细胞

神经胶质细胞，也称神经胶质，数量比神经元多 10～50 倍，广泛分布于中枢神经系统、周围神经系统。神经胶质细胞也有突起，但不分树突和轴突。

（一）中枢神经系统的神经胶质细胞

中枢神经系统有 4 种神经胶质细胞（图 23-8）。

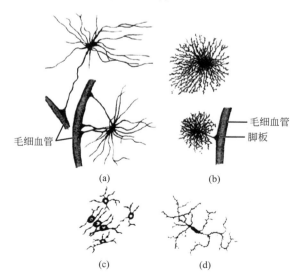

图 23-8　中枢神经系统的几种胶质细胞模式图

（a）纤维性星形胶质细胞；（b）原浆性星形胶质细胞；（c）少突胶质细胞；（d）小胶质细胞

1. 星形胶质细胞

星形胶质细胞（astrocyte）是胶质细胞中最大的一种，胞体呈星形，核大呈圆形或椭圆形，染色较浅。由胞体伸出许多呈放射状走行的突起，部分突起末端膨大形成脚板，附着在毛细血管基膜上，参与构成血脑屏障，或伸到脑和脊髓的表面形成胶质界膜。星形胶质细胞按分布及结构可分为原浆性星形胶质细胞和纤维性星形胶质细胞两种。当中枢神经系统损伤时，星形胶质细胞迅速分裂增殖，以形成胶质瘢痕形式进行修复。

2. 少突胶质细胞

少突胶质细胞胞体较小，呈圆形或椭圆形，突起少，分支亦少，核呈圆形或椭圆形，染色稍深。少突胶质细胞的每一个突起包绕一个轴突形成髓鞘。

3. 小胶质细胞

小胶质细胞数量少，体积小，胞体呈长椭圆形，常以胞体长轴的两端伸出两个较长突起，反复分支，其表面有小棘。胞核小，呈椭圆或三角形，染色较深。通常认为小胶质细胞具有变形运动和吞噬功能，属于单核吞噬细胞系统的细胞。

4. 室管膜细胞

室管膜细胞为覆盖在脑室和脊髓中央管壁的一层立方或柱状细胞。细胞表面有微绒毛或纤毛。在脉络丛的室管膜细胞，形成室管膜，可分泌脑脊液。

（二）周围神经系统的神经胶质细胞

1. 施万细胞

施万细胞（Schwann cell）包卷在神经纤维轴突的周围，形成髓鞘和神经膜，在神经纤维的再生中起诱导作用。

2. 卫星细胞

卫星细胞（satellite cell）是包绕在神经节细胞周围的一层扁平或立方形细胞，核圆形，染色较深。它具有营养和保护神经节细胞的功能。

三、神经纤维和神经

神经纤维（nerve fiber）由神经元的长突起及其周围的神经胶质细胞构成。根据结构可分为有髓神经纤维和无髓神经纤维。

（一）有髓神经纤维

周围神经系统的**有髓神经纤维**（myelinated nerve fiber），中央为神经元的长突起；施万细胞的质膜呈同心圆包绕轴突形成的鞘状结构称髓鞘；被挤压在髓鞘之外的质膜及其基膜称神经膜。神经膜和髓鞘都呈节段状，两个节段之间的狭窄处称**郎飞结**。两个结之间的一段神经纤维称结间体。在郎飞结处，神经元的突起无髓鞘和神经膜包绕（图23-9）。

中枢神经系统有髓神经纤维的髓鞘由少突胶质细胞形成。一个少突胶质细胞的几个突起，可分别包卷几条轴突形成髓鞘，其郎飞结较宽，胞体位于神经纤维之间。

（二）无髓神经纤维

周围神经系统的**无髓神经纤维**（unmyelinated nerve fiber）由较细的轴突及施万细胞构成，只有神经膜，无髓鞘、无郎飞结，不分节段。施万细胞表面形成多条纵行的沟槽，沟内包有轴突。中枢神经系统无髓神经纤维为裸露的轴突，外面无神经胶质细胞包裹。

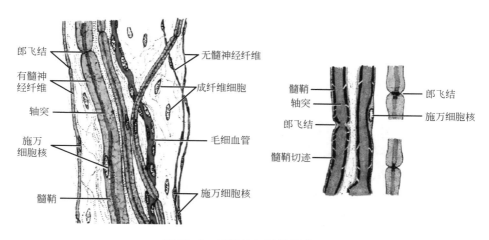

图 23-9　周围神经纤维模式图

神经纤维的功能是传导神经冲动，有髓神经纤维的神经冲动呈跳跃式传导，传导速度快；无髓神经纤维的神经冲动是沿着轴膜进行连续性传导，其传导速度比有髓神经纤维慢。

神经（nerve）：在周围神经系统内，被结缔组织、血管和淋巴管包裹的由若干条神经纤维集合在一起所形成的圆索状结构称**神经**。每条神经纤维的表面有一薄层结缔组织包裹，称神经内膜。数条神经纤维集合成神经束，包裹神经束的结缔组织，称神经束膜。包裹在一条神经外面的疏松结缔组织称神经外膜。

四、神经末梢

神经纤维的末端，终止于其他组织和器官内，并形成一定的结构，行使特定的生理功能，这种结构叫神经末梢。神经末梢分感觉神经末梢和运动神经末梢两类。

（一）感觉神经末梢

感觉神经末梢（sensory nerve ending）是感觉（传入）神经元周围突的终末部分，与其他组织共同形成的特定结构，称为感受器（receptor）。接受人体内外的各种刺激，并转化为神经冲动，传向中枢。根据感觉神经末梢的结构可分为游离神经末梢和有被囊的神经末梢两类。

1. 游离神经末梢

感觉神经元周围突的终末部髓鞘消失，其裸露细支又反复分支，游离分布于表皮、角膜、黏膜、浆膜和结缔组织等处（图 23-10），称**游离神经末梢**（free nerve ending）。能感受疼痛和冷热的刺激。

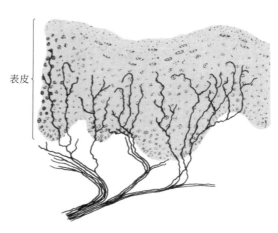

图 23-10　表皮内的游离神经末梢模式图

2. 有被囊的神经末梢

在神经末梢的外面包有结缔组织被囊，常见有三种形式。

（1）**触觉小体**（tactile corpuscle）　为椭圆形小体，内有数层扁平的触觉细胞，外包结缔组织被囊。有髓神经纤维在进入小体前失去髓鞘、分成细支，缠绕在触觉细胞表面（图 23-11）。

分布在皮肤的真皮乳头内，以手指掌面和足趾底面最多，感受触觉。

（2）**环层小体**（lamellar corpuscle） 此种小体分布广泛，多见于皮下组织、腹膜、肠系膜、韧带及关节囊等处。小体多呈圆形或椭圆形。小体被囊是由数十层同心排列的结缔组织层构成，被囊中央有一均质性的圆柱体（图 23-11）。神经纤维失去髓鞘后进入圆柱体内。主要功能是感受压力、振动觉等。

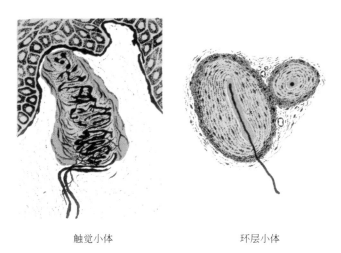

触觉小体　　　　　　　　　　环层小体

图 23-11　有被囊的感觉神经末梢模式图

（3）**肌梭**（muscle spindle） 是分布在骨骼肌内的梭形结构。外有结缔组织被囊，内含若干条较细的骨骼肌纤维，称为梭内肌纤维。感觉神经纤维进入肌梭前失去髓鞘，其轴突分成多支，分别呈环状包绕梭内肌纤维的中段，肌梭内也有运动神经末梢分布在梭内肌纤维的两端（图 23-12）。肌梭是一种本体感受器，主要感受肌纤维的伸缩变化。

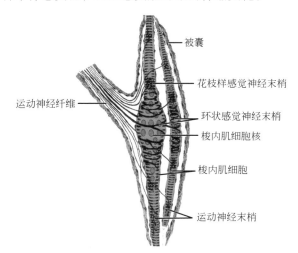

被囊

花枝样感觉神经末梢

运动神经纤维

环状感觉神经末梢

梭内肌细胞核

梭内肌细胞

运动神经末梢

图 23-12　肌梭结构模式图

（二）运动神经末梢

运动神经末梢（motor nerve ending）是运动神经元传出神经纤维的终末，终止于骨骼肌、心肌、平滑肌及腺体等形成效应器（effector），支配肌肉收缩或腺体分泌。

1. 躯体运动神经末梢

躯体运动神经末梢也称**神经肌突触**，运动神经纤维末梢与骨骼肌连接处构成的神经肌突触，也叫运动终板。在电镜下观察，其结构和前述的突触相似，突触前膜为运动神经末梢的膜，末梢膨大部内有突触小泡，泡内的神经递质为乙酰胆碱，突触后膜为肌膜，肌膜凹陷成许多小槽，肌膜上有乙酰胆碱的受体（图 23-13）。当突触小泡释放乙酰胆碱，并与肌膜的受体结合时，即可引起肌纤维收缩。

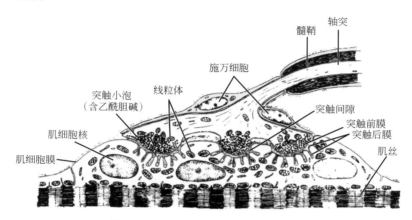

图 23-13　运动终板超微结构模式图

2. 内脏运动神经末梢

在心肌、平滑肌和腺细胞附近，运动纤维末梢膨大，与相应的细胞构成突触。神经纤维的膜为突触前膜，其内含有突触小泡，肌纤维或腺细胞的膜为突触后膜，膜上有接受神经递质的相应受体（图 23-14）。

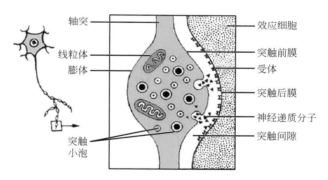

图 23-14　内脏运动神经纤维及其末梢模式图

【思考题】

1. 简述神经元的结构和功能。
2. 简述化学突触的超微结构及功能。
3. 简述有髓神经纤维的结构和功能。

（甘泉涌）

第二十四章　循环系统

【学习目标】

◆ **掌握：**动脉和毛细血管的结构和功能。

◆ **熟悉：**心脏的结构和功能。

◆ **了解：**静脉的结构特点及心脏的传导系统。

循环系统（circulatory system）是连续而封闭的管道系统，由**心血管系统**和**淋巴管系统**两部分组成。心血管系统包括心脏、动脉、毛细血管和静脉，淋巴管系统由毛细淋巴管、淋巴管、淋巴干、淋巴导管组成。

心脏是循环系统的动力器官。动脉运送心脏搏出的血液到全身毛细血管，与组织细胞进行物质交换。根据动脉管径的粗细，可分为大、中、小和微动脉四种。毛细血管连接在微动脉与微静脉之间，是实现物质交换的重要结构。静脉是输送血液回心的血管；起端连于毛细血管，末端止于心房；根据管径粗细，也可分为大、中、小、微静脉四级。

淋巴管系统是循环系统的一个辅助组成部分，回收部分组织液形成淋巴。淋巴导管与大静脉相通。

心血管系统与淋巴管系统的液体流注关系如图 24-1 所示。

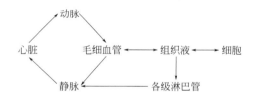

图 24-1　心血管系统与淋巴管系统的关系示意图

一、心脏

（一）心壁的结构

由内向外依次是心内膜、心肌膜和心外膜（图 24-2）。

1. 心内膜

心内膜（endocardium）由内皮、内皮下层和心内膜下层组成。内皮与出入心脏的大血管内皮相连续；内皮下层由结缔组织构成；心内膜下层由较疏松的结缔组织构成，含血管、神经等结构，在心室的心内膜下层有心脏传导系统的分支。

2. 心肌膜

心肌膜（myocardium）主要由心肌纤维构成，其间夹有少量疏松结缔组织和丰富的毛细血管。心室的心肌膜比心房的厚，两者的肌纤维互不连续，分别附着在房室交界处的纤维环上。心肌纤维大致可分为内纵、中环和外斜三层。

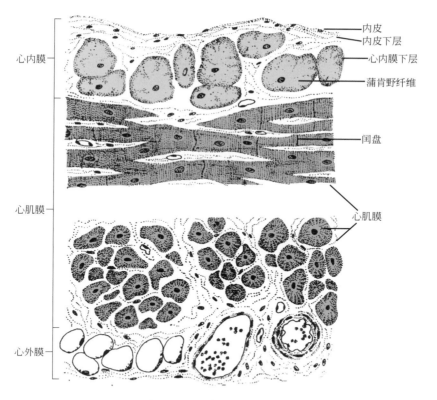

图 24-2　心壁的结构模式图

3. 心外膜

心外膜（epicardium）属心包膜的脏层，其结构为浆膜。心外膜的表层是间皮，深层有少量的结缔组织，内有血管、神经等。

（二）心瓣膜

心瓣膜是心内膜向心腔内突出而形成的片状结构，由表面的内皮和内部的致密结缔组织构成，附于纤维环上。心瓣膜的功能是保证血液定向流动。

（三）心脏的传导系统

心脏壁内有特殊心肌纤维组成的传导系统，其功能是自发性发生冲动并传至心脏各部，使心房肌和心室肌按一定的节律收缩。包括：窦房结、房室结、房室束、左右房室束分支和蒲肯野纤维。窦房结位于右心耳与上腔静脉交界处的心外膜深部，其余的部分均分布在心内膜下层，由结缔组织把它们和心肌膜隔开。组成心脏传导系统的细胞有以下三种类型。

1. 起搏细胞

起搏细胞（pacemaker cell）位于窦房结和房室结的中心部位，细胞较小，呈梭形或多边形。胞质内细胞器较少，但含糖原较多。生理学的研究证明，这些细胞是心肌兴奋的起搏点。

2. 移行细胞

移行细胞（transitional cell）主要存在于窦房结和房室结的周边及房室束，起传导冲动的作用。细胞的结构特点介于起搏细胞和心肌纤维之间，比心肌纤维细而短，胞质内含肌原纤维较起搏细胞略多。

3. 蒲肯野纤维

蒲肯野纤维（Purkinje fiber）又称束细胞。它们组成房室束及其分支。这种细胞比心肌纤维短而宽，细胞中央有1～2个核。胞质中有丰富的线粒体和糖原，肌原纤维较少，位于细胞周边。细胞彼此间有较发达的闰盘相连。房室束分支的末端与心室肌纤维相连，将冲动传到心室各处。

二、血管

（一）毛细血管

毛细血管（capillary）是微动脉的分支，管径最细，分布最广，分支吻合成网，在机体各器官、组织和细胞之间，行程迂曲，互相通连，血流缓慢，管壁薄，通透性高，总面积大，是体内实现物质交换的重要结构。

1. 毛细血管的结构

毛细血管平均直径6～8μm，血窦较大，直径可达40μm，毛细血管的管壁最薄，结构简单，主要由一层内皮细胞和基膜构成。

2. 毛细血管的分类（图24-3）

（1）**连续毛细血管**（continuous capillary）　广泛分布于肌组织、结缔组织、肺及中枢神经系统等处。其特点是内皮细胞借紧密连接形成一层连续性内皮，基膜完整。胞质内有许多吞饮小泡，其物质交换主要通过吞饮小泡的作用来完成。

（2）**有孔毛细血管**（fenestrated capillary）　主要存在于胃肠黏膜、某些内分泌腺和肾血管球等处。其特点是内皮细胞不含核的部分很薄，有许多贯穿胞质的内皮窗孔，一般有厚4～6nm的隔膜封闭。管壁通透性介于连续性毛细血管和血窦之间。其物质交换的功能主要通过内皮细胞的窗孔来完成。

（3）**血窦**（sinusoid）　又称窦状毛细血管，主要分布于肝、脾、骨髓及某些内分泌器官内。特点是腔大、不规则，内皮细胞间有较大的间隙。窦状毛细血管的物质交换是通过内皮细胞的间隙进行的。

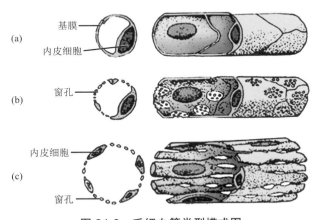

图 24-3　毛细血管类型模式图

（a）连续毛细血管；（b）有孔毛细血管；（c）血窦

（二）大动脉

大动脉（large artery）是将血液引流出心脏的管径 > 10mm 的血管。管壁中有多层弹性膜和大量的弹性纤维，故又称弹性动脉。大动脉管壁结构特点如下（图24-4）。

1. 内膜

由内皮和内皮下层组成。内皮下层为疏松结缔组织。近中膜处有数层弹性膜，与中膜的弹性膜相连续，故内膜与中膜无明显分界。

2. 中膜

中膜主要由 40 ～ 70 层弹性膜构成，每层由弹性纤维相连，其间还有环行平滑肌及少量胶原纤维。大动脉具有很强的弹性，对维持血液连续均匀流动起重要作用。

3. 外膜

外膜较薄，无明显外弹性膜，由结缔组织构成，其间含有营养血管、淋巴管和神经等结构。

（三）中动脉的结构特点

解剖学中有名称的、管径约为 1 ～ 10mm 的动脉，均属中动脉，中动脉的三层结构分界清楚。中动脉管壁主要是平滑肌，故又称肌性动脉。中动脉管壁结构特点如下（图 24-5）。

1. 内膜

由内皮、内皮下层和内弹性膜组成。内皮下层为薄层疏松结缔组织。与中膜交界处有 1 ～ 2 层内弹性膜。

2. 中膜

中膜较厚，主要由 10 ～ 40 层环行平滑肌组成，在平滑肌之间有少量弹性纤维和胶原纤维。平滑肌的舒缩可控制管径的大小，调节器官的血流量。

3. 外膜

外膜由疏松结缔组织构成，多数中动脉的中膜与外膜交界处有明显的外弹性膜。

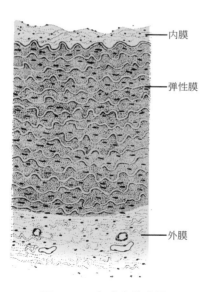

图 24-4　大动脉模式图

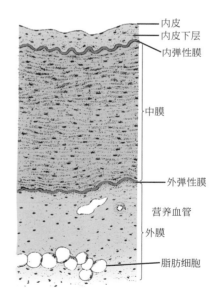

图 24-5　中动脉模式图

（四）小动脉和微动脉的结构特点

1. 小动脉（small artery）

小动脉管径在 0.3 ～ 1mm，结构与中动脉相似，也属肌性动脉，较大的小动脉，内膜有明显的内弹性膜，中膜有几层平滑肌，外膜厚度与中膜相近，一般没有外弹性膜。管壁平滑肌舒缩时，可改变管径大小，对血流量及血压的调节起重要作用，故又称外周阻力血管（图24-6）。

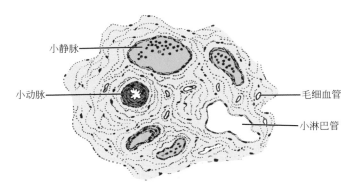

图 24-6　小动脉与小静脉模式图

2. 微动脉（arteriole）

微动脉管径在 0.3mm 以下，管壁仅由内皮及 1 ～ 2 层平滑肌构成，外膜很薄。

动脉分类及结构见表 24-1。

表24-1　动脉分类及结构

项目	大动脉	中动脉	小动脉	微动脉
别名	弹性动脉	肌性动脉	肌性动脉	
管径	＞10mm	1～10mm	0.3～1mm	＜0.3mm
内膜内皮	有	有	有	有
内皮下层	薄，为结缔组织	薄，为结缔组织	极薄	无
内弹性膜	发达，与中膜无明显分界	明显，在切片中常呈波纹状	明显	不明显
中膜	主要为40～70层有孔弹性膜	主要为10～40层环行平滑肌	3～9层平滑肌	1～2层平滑肌
外膜	较薄，结缔组织构成，有营养血管、神经等	稍薄，结缔组织构成，外弹性膜明显，有营养血管、神经等	薄，少量结缔组织，营养血管为毛细血管	很薄，少血管

> **知识拓展**
>
> ## 高　血　压
>
> 　　高血压可分为原发性高血压和继发性高血压。前者亦称高血压病，指病因不明的高血压，约占95%；另一种约占5%，高血压是某种疾病的表现，称继发性高血压。高血压病是以体循环动脉血压持续升高为主要表现的独立性全身性疾病，主要病理变化是全身细小动脉硬化玻璃样变性。近年来本病的发病率逐年上升。高血压病的病因可能有遗传因素、精神因素、膳食因素和体重因素等。高血压是动脉粥样硬化、脑卒中及心肾衰竭的重要发病因素。

（五）静脉的结构特点

与相应动脉比较，静脉有如下特点（图 24-7）。

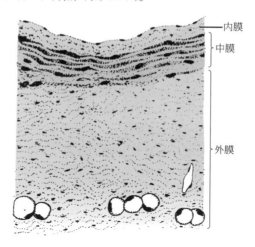

内膜

中膜

外膜

图 24-7　中静脉模式图

① 静脉数目多，管腔大而不规则，管壁薄，弹性小，故静脉管壁常塌陷。

② 静脉管壁内、外弹性膜均不发达，故三层膜区别不明显。中膜薄，外膜厚。

③ 管径在 2mm 以上的静脉常有静脉瓣。静脉瓣由内膜向管腔内突出而形成，有防止血液逆流的作用。

三、微循环

微循环（microcirculation）是指由微动脉到微静脉之间的血液循环，是血液循环的基本功能单位。人体器官中的微循环血管一般由微动脉、毛细血管前微动脉、中间微动脉、真毛细血管网、直捷通路、动静脉吻合和微静脉组成。

【思考题】

1. 试述各类毛细血管的超微结构特点和分布。

2. 试结合功能特点比较大、中、小和微动脉管壁的结构特点。

3. 试述心壁的组织结构。

（甘泉涌）

第二十五章　皮　　肤

【学习目标】

◆ **掌握：** 皮肤的基本结构。

◆ **熟悉：** 皮脂腺和汗腺的结构，毛的基本结构。

◆ **了解：** 黑素细胞、朗格汉斯细胞和梅克尔细胞的分布、形态和功能。

一、皮肤的结构

（一）表皮

表皮（epidermis）是皮肤的浅层，由角化的复层扁平上皮构成。人体各部位的表皮厚薄不等，平均厚度 0.1mm，手掌和足跖最厚。表皮细胞分角质形成细胞（keratinocyte）和非角质形成细胞。

1. 表皮的分层和角质形成细胞

在厚表皮，角质形成细胞从基底到表面可分为 5 层（图 25-1）。

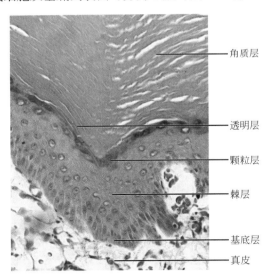

角质层

透明层

颗粒层

棘层

基底层

真皮

图 25-1　手指皮肤

（1）**基底层**（stratum basale）　附着于基膜上，为一层矮柱状或立方形细胞，称基底细胞，胞核相对较大，呈圆形，胞质嗜碱性，有分散和成束的角蛋白丝和丰富的游离核糖体。细胞的相邻面有桥粒相连，细胞基底面以半桥粒与基膜相连。基底细胞是未分化的幼稚细胞，有活跃的分裂能力。新生的细胞向浅层移动，分化成表皮其余几层的细胞。

（2）**棘层**（stratum spinosum）　在基底层上方，由 4 ～ 10 层多边形的棘细胞组成。细胞较大，胞核较大，圆形。细胞表面伸出许多棘状突起，故称棘层；胞质丰富呈弱嗜碱性，胞质内含成束分布的角蛋白丝。

（3）**颗粒层**（stratum granulosum） 位于棘层上方，由 3～5 层梭形细胞组成，胞核和细胞器已退化。胞质内含有许多形状不规则，大小不等的透明角质颗粒，在 HE 染色的切片上显强嗜碱性。

（4）**透明层**（stratum lucidum） 位于颗粒层上方，只在无毛的厚表皮中明显易见。由几层更扁的梭形细胞组成，在 HE 染色的切片上呈浅红色，细胞呈透明均质状，故称透明层。细胞界限不清，胞核和细胞器已消失。

（5）**角质层**（stratum corneum） 为表皮的表层，由多层扁平的角化细胞组成，为干硬的死细胞，已无胞核和细胞器，胞质嗜酸性。在电镜下，可见胞质中充满密集平行的角蛋白丝，浸埋在均质状的物质中，其中主要为透明角质颗粒所含的富有组氨酸的蛋白质。角质层浅层细胞间的桥粒解体，细胞彼此连接不牢，逐渐脱落，即为日常所称的皮屑。

身体大部分的表皮相当薄，与厚表皮的分层有差别。基底层与厚表皮的相同，棘层的细胞层数少，颗粒层只有 2～3 层细胞，没有透明层，角质层只有几层细胞。

2. 非角质形成细胞

（1）**黑素细胞**（melanocyte）（图 25-2） 散在于表皮基底细胞之间，数量少，体积较大，有多个较长的分支突起。黑素细胞的主要特点是胞质中有许多长圆形小体，称**黑素体**（melanosome）。黑素体由高尔基复合体生成，有界膜包被，内含酪氨酸酶，能将酪氨酸转化为**黑色素**（melanin）。黑素体充满色素后成为**黑素颗粒**（melanin granule）。黑素颗粒经突起末端转移到邻近的基底细胞内。黑色素为棕黑色物质，是决定皮肤颜色的一个重要因素。黑色素能吸收和散射紫外线，可保护表皮深层的幼稚细胞不受辐射损伤。

（2）**朗格汉斯细胞**（Langerhans cell） 分散在表皮的棘细胞之间，在 HE 染色的切片上不易辨认，用特殊染色法可见细胞向周围伸出多个树枝状突起。朗格汉斯细胞能识别、结合和处理侵入皮肤的抗原，并把抗原传送给 T 细胞，引起免疫应答。

（3）**梅克尔细胞**（Merkel cell） 大多存在于毛囊附近的表皮基底细胞之间，数目很少，是一种具短指状突起的细胞，细胞的基底面与感觉神经末梢形成突触，该细胞可能是感觉细胞，能感受触觉刺激。

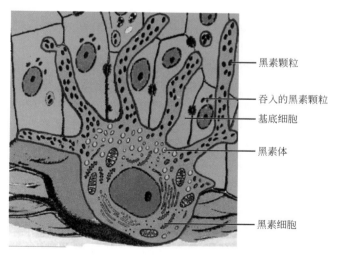

图 25-2 黑素细胞超微结构模式图

（二）真皮

真皮（dermis）位于表皮下面，由结缔组织组成，身体各部位真皮的厚薄不等，一般厚约

1 ～ 2mm。真皮又分为乳头层和网织层两层（图 25-3）。

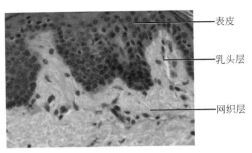

表皮

乳头层

网织层

图 25-3　真皮

1. 乳头层

乳头层（papillary layer）为紧邻表皮的薄层结缔组织，向表皮底部突出形成**真皮乳头**，使表皮与真皮的连接面扩大，有利于两者牢固连接，便于表皮从真皮的血管获得营养。

2. 网织层

网织层（reticular layer）在乳头层下方，较厚，粗大的胶原纤维束交织成密网，并有许多弹性纤维，使皮肤有较大的韧性和弹性。此层内有许多血管、淋巴管、神经以及毛囊、皮脂腺和汗腺，可见环层小体。

二、皮下组织

皮下组织（hypodermis）即浅筋膜，由疏松结缔组织和脂肪组织组成，不属于皮肤的组成部分。皮下组织将皮肤与深部的组织连接在一起，并使皮肤有一定的可动性。皮下组织的厚度因个体、年龄、性别和部位不同而有较大的差别，具有缓冲、保温、贮存营养等作用。

三、皮肤的附属器

（一）毛

人体皮肤除手掌和足跖外，均有毛（hair）分布。毛的粗细、长短因部位、年龄、性别及生理状况而有差别。

毛伸在皮肤外面的称**毛干**，长在皮肤内的称**毛根**（图 25-4）。毛根周围包有由上皮组织和结缔组织组成的**毛囊**。毛根和毛囊上皮性鞘下端合为膨大的**毛球**，毛球是毛和毛囊的生长点。毛球底面向内凹陷，结缔组织随同血管、神经突入其中，形成毛乳头。对毛的生长起诱导和营养作用。毛与皮肤表面呈一定角度，在钝角侧有一束平滑肌连接毛囊和真皮，称**立毛肌**。立毛肌受交感神经支配，收缩时使毛竖立。

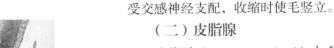

毛根

毛囊

毛球

毛乳头

图 25-4　毛根

（二）皮脂腺

皮脂腺（sebaceous gland）大多位于毛囊和立毛肌之间，为泡状腺，由一个或几个囊状的腺泡与一个共同的短导管构成（图 25-5）。其分泌物称皮脂。皮脂有柔润皮肤和杀菌作用。

（三）汗腺

1. 外泌汗腺

外泌汗腺（eccrine sweat gland）又名局泌汗腺，即通常所称的小汗腺。它们遍布于全身的皮肤中。分泌部位于真皮深层和皮下组织中，盘曲成团，管腔由单层锥体形细胞组成（图25-6），在腺细胞与基膜之间有肌上皮细胞，收缩时能有助于分泌物排出。导管由两层立方形细胞组成，由真皮深部上行，穿过表皮，开口于皮肤表面的汗孔。汗液分泌（出汗）是身体散热的主要方式，对调节体温起重要作用。

2. 顶泌汗腺

顶泌汗腺（apocrine sweat gland）又称大汗腺，主要分布在腋窝、乳晕和会阴部等处。分泌部为粗管，管腔大，也盘曲成团。腺细胞呈立方形或矮柱状。腺细胞与基膜之间也有肌上皮细胞。导管较细而直，由两层上皮细胞组成，开口于毛囊上段。分泌物为较黏稠的乳状液，分泌物被细菌分解后产生特别的气味。分泌过盛而致气味过浓时，则发生狐臭。

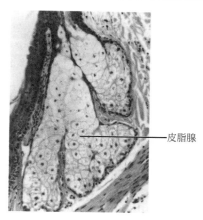

图 25-5　皮脂腺

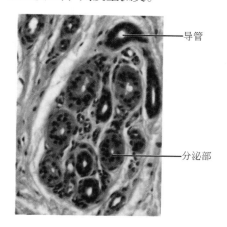

导管

分泌部

图 25-6　汗腺

知识拓展

指（趾）甲的结构

指（趾）甲由甲体及其周围和下面的组织组成。甲体由多层连接牢固的角质细胞构成。甲体下面的组织称甲床，由非角化的复层扁平上皮和真皮组成。甲体的近端埋在皮肤所成的深凹内，称甲根。甲体两侧嵌在皮肤所成的甲襞内。甲根周围为复层扁平上皮，其基底层细胞分裂活跃，称甲母质，是甲体的生长区。甲母质新生的细胞发生角化，并向甲体方向移动，成为构成甲体的细胞，使甲体生长。指（趾）甲受损或拔除后，如甲母质保留，甲仍能再生。

【思考题】

简述表皮的层次。

（刘　军）

第二十六章　免疫系统

【学习目标】
◆ **掌握**：淋巴器官的结构及功能。
◆ **熟悉**：淋巴组织的结构及功能。
◆ **了解**：免疫系统的特点；主要的免疫细胞及其功能。

免疫系统（immune system）由淋巴器官、淋巴组织和免疫细胞构成。免疫系统的功能主要为如下三个方面。①免疫防御：识别和清除进入机体的抗原，如病原体、异体细胞和异体大分子；②免疫监视：识别和清除体内表面抗原发生变异的细胞，如肿瘤细胞和病毒感染细胞；③免疫稳定：识别和清除体内衰老死亡的细胞，如衰老的红细胞。

一、主要的免疫细胞

免疫细胞（immunocyte）包括淋巴细胞、巨噬细胞、抗原提呈细胞、浆细胞、粒细胞和肥大细胞等，它们或聚集于淋巴组织，或散在于血液、淋巴和其他组织中。各种免疫细胞虽然分散于全身，但可通过血液循环和淋巴循环相互联系，形成一个整体。在免疫应答中起核心作用的是淋巴细胞。

（一）淋巴细胞

淋巴细胞是构成免疫系统的主要细胞。根据其发生来源和免疫功能等方面的不同，淋巴细胞分为三类。它们在形态上不易区分。

1. 胸腺依赖淋巴细胞

胸腺依赖淋巴细胞（thymus dependent lymphocyte）又称 T 细胞，在胸腺发育成熟的 T 细胞转移到外周淋巴器官或淋巴组织，未接触抗原前，称**初始 T 细胞**（naive T cell），一旦接触了抗原提呈细胞提呈的抗原，开始增殖分化，大部分分化为**效应 T 细胞**（effector T cell），小部分形成**记忆性 T 细胞**（memory T cell）。记忆性 T 细胞的寿命可长达数年甚至终身，当它们再次遇到相同抗原时，能迅速增殖分化成大量效应 T 细胞发挥作用。效应性 T 细胞寿命只有一周左右，可分为三个亚群。**辅助性 T 细胞**（helper T cell），Th1 细胞可辅助细胞免疫，Th2 细胞可辅助 B 淋巴细胞进行体液免疫。艾滋病病毒可攻击 Th 细胞而致免疫系统瘫痪。**细胞毒性 T 细胞**（cytotoxic T cell），简称 Tc 细胞，能直接攻击带异抗原的肿瘤细胞、病毒感染细胞和异体细胞。**调节性 T 细胞**（regulatory T cell），简称 Tr 细胞，可直接或间接调节免疫应答的强度，使免疫应答不至于过于强烈。由于效应性 T 细胞可直接杀灭靶细胞，故由 T 细胞参与的免疫称**细胞免疫**（cellular immunity）。

2. 骨髓依赖淋巴细胞

骨髓依赖淋巴细胞（bone marrow dependent lymphocyte，B 细胞），来源于骨髓，迁移到外周淋巴器官或淋巴组织，遇到与其抗原受体匹配的抗原，在抗原提呈细胞和 Th 细胞的辅助下，大部分增殖分化为效应性 B 淋巴细胞，即**浆细胞**，少部分成为记忆性 B 淋巴细胞，其作用和记忆性 T 细胞相同。由于 B 细胞通过分泌抗体进入体液而执行免疫功能，故由其介导的免疫称**体液免疫**（humoral immunity）。

3. 自然杀伤细胞

自然杀伤细胞（nature killer cell，NK 细胞），无需抗原提呈细胞的中介，可不借助抗体，即可直接杀伤病毒感染细胞和肿瘤细胞。

外周淋巴器官和淋巴组织内的淋巴细胞最终可经淋巴导管进入血液循环系统而循环于全身；而血液循环中的淋巴细胞又可通过弥散淋巴组织内的毛细血管后微静脉（见后述）等，再返回淋巴器官或淋巴组织。如此周而复始，使淋巴细胞从一个淋巴器官到另一个淋巴器官，从一处淋巴组织至另一处淋巴组织，这种现象称为**淋巴细胞再循环**（recirculation of lymphocyte）。淋巴细胞再循环有利于传递抗原信息，增加了淋巴细胞识别抗原的机会，促进免疫细胞间的协作，使分散于全身的淋巴细胞成为一个相互关联的统一体（图 26-1）。

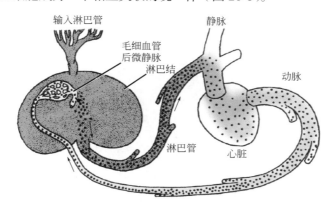

图 26-1　淋巴细胞再循环示意图

（二）巨噬细胞及单核吞噬细胞系统

巨噬细胞是由血液单核细胞穿出血管壁到达结缔组织后分化形成的，广泛分布于机体。由单核细胞和其分化而来的具有强烈吞噬作用的细胞群体统称为**单核吞噬细胞系统**（mononuclear phagocytic system）。包括结缔组织和淋巴组织的巨噬细胞、骨组织的破骨细胞、神经组织的小胶质细胞、肝巨噬细胞（库普弗细胞）和肺巨噬细胞（尘细胞），它们除具有较强的吞噬功能外，还各有其特点（见各章）。

（三）抗原提呈细胞

抗原提呈细胞（antigen presenting cell，APC）是指能捕获和处理抗原，并将抗原提呈给 T 淋巴细胞，使之激活并产生免疫应答的一类免疫细胞，主要有树突状细胞和巨噬细胞等。

树突状细胞（dendritic cell，DC）因其胞体具有树枝状的突起而得名，其抗原提呈能力远强于巨噬细胞。树突状细胞分布广泛，但数量很少，包括表皮内的朗格汉斯细胞、心、肝、肺、肾、消化管内的间质 DC 和淋巴组织中的交错突细胞等。

二、淋巴组织

淋巴组织（lymphoid tissue）以网状组织为支架，网孔中充满大量淋巴细胞及其他免疫细胞，一般将淋巴组织分为弥散淋巴组织和淋巴小结两种。

1. 弥散淋巴组织

弥散淋巴组织（diffuse lymphoid tissue）与周围组织无明确的界限，分布广泛，组织中常有毛细血管后微静脉，因其内皮细胞呈柱状，又称**高内皮微静脉**（high endothelial venule，HEV）（图 26-2），是淋巴细胞从血液进入淋巴组织的重要通道。抗原刺激可使弥散淋巴组织扩大，并出现淋巴小结。

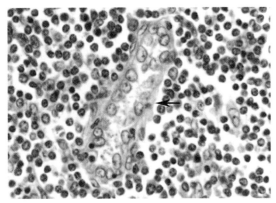

图 26-2　毛细血管后微静脉（淋巴结副皮质区）光镜图

↑ 毛细血管后微静脉

2. 淋巴小结

淋巴小结（lymphoid nodule）又称淋巴滤泡，有较明确的界限，为 0.2 ～ 1.0mm 的圆形或椭圆形小体，含大量 B 细胞和少量的 T 细胞、巨噬细胞等。淋巴小结一般有两种类型：未受抗原刺激的初级淋巴小结，体积较小，主要由密集的小淋巴细胞构成；初级淋巴小结受到抗原刺激后体积增大并产生**生发中心**（germinal center），称为次级淋巴小结（图 26-3）。**生发中心**分为深部的暗区和浅部的明区。生发中心的周边有一层密集的小淋巴细胞，以顶部最厚，称为小结帽。

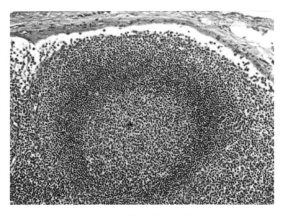

图 26-3　淋巴小结光镜图

＊ 生发中心

三、淋巴器官

淋巴器官（lymphoid organ）根据功能特点分为中枢淋巴器官和外周淋巴器官。**中枢淋巴器官**（central lymphoid organ）包括胸腺和骨髓，是淋巴细胞发育成熟的场所。淋巴性造血干细胞经历不同的分化发育途径，在胸腺形成 T 细胞，在骨髓形成 B 细胞。**外周淋巴器官**（peripheral lymphoid organ）包括淋巴结、脾等，发生较中枢淋巴器官晚。从中枢淋巴器官输送出来的淋巴细胞在外周淋巴器官受到抗原刺激或接受抗原提呈，增殖分化，产生免疫应答。

（一）胸腺

胸腺的大小和结构随年龄增长发生明显改变。幼儿期较大，青春期以后胸腺退变萎缩，老年时，大部分被脂肪组织所代替，仅存少量皮质和髓质。

1. 胸腺的结构

胸腺分左右两叶，表面有薄层结缔组织被膜。结缔组织伸入胸腺实质内形成小叶间隔，将胸腺分隔成许多不完整的胸腺小叶。每个小叶都分为周边的皮质和中央的髓质，所有小叶的髓质可相互通连（图 26-4）。胸腺为 T 细胞发育提供了独特的微环境。胸腺实质内含大量的胸腺细胞和一些基质细胞。基质细胞包括胸腺上皮细胞、巨噬细胞等，这些细胞参与构成胸腺细胞分化发育的微环境。

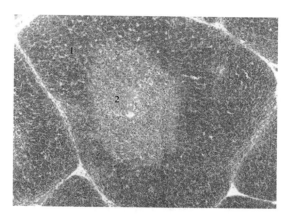

图 26-4　胸腺光镜图

1—皮质；2—髓质

（1）**皮质**（cortex）　以胸腺上皮细胞为支架，间隙中含有大量胸腺细胞和少量其他基质细胞（图 26-5）。

胸腺上皮细胞（thymic epithelial cell）又称为上皮性网状细胞，分布于被膜下和胸腺细胞之间，多呈星形，有突起，相邻上皮细胞的突起以桥粒连接成网。胸腺上皮细胞能分泌胸腺素和胸腺生成素等，为胸腺细胞发育所必需。

胸腺细胞（thymocyte）即胸腺内分化发育的 T 细胞，密集于皮质内，占皮质细胞总数的 85% ~ 90%，故皮质着色深。发育中的 T 细胞在胸腺上皮细胞、胸腺 DC 细胞和巨噬细胞的参与下，经受了两次选择，即阳性选择和阴性选择。阳性选择赋予了 T 细胞具有 MHC- I 类分子和 MHC- II 类分子的限制性识别能力；阴性选择则淘汰了能与自身抗原发生反应的 T 细胞。最终，仅 5% 左右的胸腺细胞能分化成为初始 T 细胞，具有正常的免疫应答潜能。

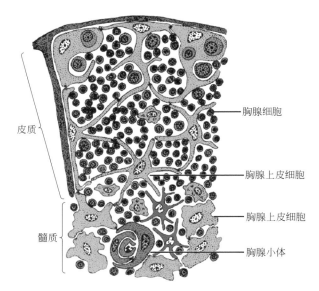

皮质

髓质

胸腺细胞

胸腺上皮细胞

胸腺上皮细胞

胸腺小体

图 26-5　胸腺模式图

（2）**髓质**（medulla）　含较多胸腺上皮细胞、少量初始 T 细胞等，故髓质着色浅。髓质上皮细胞呈多边形，胞体较大，细胞间以桥粒相连，也能分泌胸腺激素。髓质中有散在的**胸腺小体**（thymic corpuscle），是胸腺髓质的特征性结构，大小不等，由胸腺上皮细胞呈同心圆状排列而成（图 26-5，图 26-6）。胸腺小体外周的细胞幼稚，细胞核明显，尚可分裂；小体中心的细胞的核渐退化，胞质中含有较多的角蛋白，呈均质嗜酸性。胸腺小体的功能尚不太明确，但缺乏胸腺小体的胸腺不能培育出功能完善的 T 细胞。

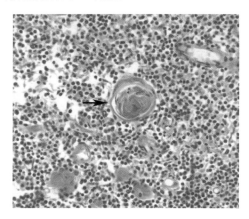

图 26-6　胸腺髓质光镜图

↑ 胸腺小体

（3）**血 - 胸腺屏障**（blood-thymus barrier）　研究发现，血液内的大分子物质均不能从皮质毛细血管进入胸腺实质，这对维持胸腺内环境的稳定、保证胸腺细胞的正常发育起着十分重要的作用。这主要归功于血 - 胸腺屏障的存在。血 - 胸腺屏障（图 26-7）位于胸腺皮质内，由下列结构组成：①连续型毛细血管的内皮（内皮细胞之间有紧密连接）；②内皮外连续的基膜；③血管周隙（内含巨噬细胞）；④胸腺上皮细胞基膜；⑤一层连续的胸腺上皮细胞（突起）（图 26-7）。

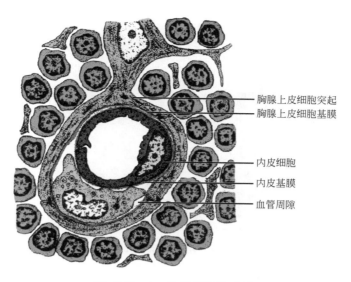

胸腺上皮细胞突起
胸腺上皮细胞基膜

内皮细胞
内皮基膜
血管周隙

图 26-7　血 - 胸腺屏障模式图

2. 胸腺的功能

胸腺是形成初始 T 细胞的场所，并将其输送至外周的淋巴器官或淋巴组织，在细胞免疫中起中枢作用。实验证明，若切除新生小鼠的胸腺，该动物即缺乏 T 细胞，出现免疫功能低下。

（二）淋巴结

淋巴结形似蚕豆，大小不等，属于外周淋巴器官。淋巴结之间有淋巴管相连，并沿着淋巴管分布在机体淋巴所必经的部位。

1. 淋巴结的结构

淋巴结表面为薄层致密结缔组织构成的被膜，被膜处有数条输入淋巴管穿入。淋巴结的一侧凹陷为门部，有血管、神经和输出淋巴管出入。被膜和门部的结缔组织伸入淋巴结实质形成相互连接的小梁，构成淋巴结的支架。淋巴结实质分为周边的皮质和中央的髓质两部分（图 26-8）。

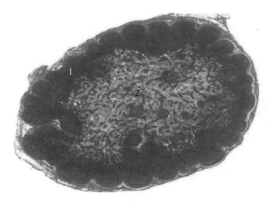

图 26-8　淋巴结光镜图

1—皮质；2—髓质

（1）**皮质**　位于被膜与髓质之间，由浅层皮质、深层皮质及皮质淋巴窦构成（图 26-9）。

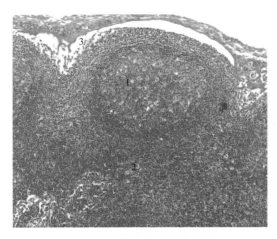

图 26-9　淋巴结皮质光镜图

1—浅层皮质；2—深层皮质；3—皮质淋巴窦

① **浅层皮质**（superfacial cortex）：主要含 B 细胞，由淋巴小结及小结间的弥散淋巴组织构成。

② **深层皮质**（deep cortex）：又称**副皮质区**（paracortex zone），位于皮质深层，为较大片的弥散淋巴组织，主要由 T 细胞构成。新生动物切除胸腺后，此区即不发育，故又称为**胸腺依赖区**（thymus dependent area）。在细胞免疫应答时，此区的细胞分裂相增多，区域迅速扩大。深层皮质有许多毛细血管后微静脉，是淋巴细胞由血液进入淋巴组织的重要途径，在淋巴细胞再循环中十分重要。

③ **皮质淋巴窦**（cortical sinus）：包括位于被膜下方的被膜下窦和小梁周围的小梁周窦。被膜下窦与输入淋巴管相通，为一宽敞的扁囊，包绕整个淋巴结，被膜下窦与小梁周窦相通连。淋巴窦内有星状的内皮细胞支撑窦腔，大量巨噬细胞附着于内皮细胞。淋巴在窦内流动缓慢，有利于巨噬细胞清除抗原。

（2）**髓质**　位于淋巴结的近中央部，由髓索和其间的髓窦组成（图 26-10）。

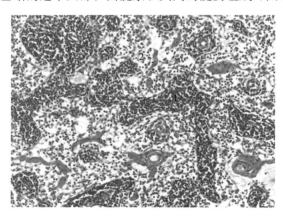

图 26-10　淋巴结髓质光镜图

1—髓索；2—髓窦

① **髓索**（medullary cord）：为相互连接的条索状淋巴组织，主要含浆细胞和 B 细胞，还有巨噬细胞等。浆细胞主要由浅层皮质淋巴小结产生的幼浆细胞转变形成，能分泌抗体。

② **髓窦**（medullary sinus）：即髓质淋巴窦，与皮质淋巴窦的结构相同，但较宽大，含有较多的巨噬细胞，有较强的滤过功能。髓窦与门部的输出淋巴管通连，也与邻近的小梁周窦相通。

（3）**淋巴结内的淋巴通路**　淋巴由输入淋巴管进入被膜下窦和小梁周窦，部分渗入皮质淋巴组织，然后汇入髓窦，部分经小梁周窦直接流入髓窦，继而汇入输出淋巴管。淋巴流经一个淋巴结需数小时，淋巴流速与其中所含抗原物质的多少有关，含抗原越多则流速越慢。淋巴经滤过后，其中的细菌等抗原绝大部分被清除；淋巴组织中的细胞和产生的抗体等不断进入淋巴，因此，输出的淋巴常较输入的淋巴含较多的淋巴细胞和抗体。

2. 淋巴结的功能

（1）**滤过淋巴**　进入淋巴结的淋巴常带有抗原物质，如细菌、病毒、毒素等，在缓慢地流过淋巴结时，可被巨噬细胞清除。正常淋巴结对细菌的滤过清除率可达 99.5%，但对病毒及癌细胞的清除率较低。

（2）**免疫应答**　受到抗原刺激后，抗原提呈细胞可捕获和处理抗原，并提呈给 T 细胞，后者于副皮质区增殖，副皮质区明显扩大，T 细胞输出增多，引发细胞免疫。B 细胞在 T 细胞的辅助下于浅层皮质增殖分化，淋巴小结数目增多、体积增大，髓索中浆细胞增多，输出淋巴管内含的抗体量上升。淋巴结内细胞免疫应答和体液免疫应答常同时发生。

（三）脾

脾是人体最大的免疫器官，其大小和结构的改变可反映机体的免疫状态。

1. 脾的结构

脾的被膜较厚，由富含弹性纤维的致密结缔组织构成，表面覆有间皮。被膜伸入脾实质内形成小梁，构成脾的粗支架。被膜和小梁内含有较多散在的平滑肌细胞，其收缩可调节脾的血量。实质主要由淋巴组织构成，但脾无皮质与髓质之分，而分为白髓和红髓（图 26-11）。

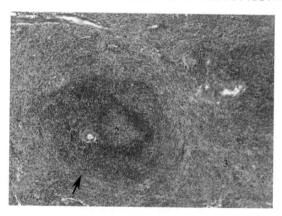

图 26-11　脾光镜图
1—动脉周围淋巴鞘；2—脾小体；3—红髓；↑ 边缘区

（1）**白髓**（white pulp）　在新鲜的脾切面上呈散在的灰白色点状，由动脉周围淋巴鞘、脾小体和边缘区构成（图 26-11），相当于淋巴结的皮质。

① **动脉周围淋巴鞘**（periarterial lymphatic sheath）：小梁动脉的分支离开小梁称中央动脉，中央动脉的周围包绕着厚层弥散淋巴组织，主要由大量 T 细胞和少量交错突细胞及巨噬细胞等构成，相当于淋巴结的副皮质区，是胸腺依赖区，但无毛细血管后微静脉。

② **脾小体**（splenic corpuscle）：即淋巴小结，在动脉周围淋巴鞘的一侧，与淋巴结的淋巴小结相同，主要由大量 B 细胞构成。健康人脾内淋巴小结较少，当抗原经血循环进入脾内时，淋巴小结的数目增多，抗原被清除后又逐渐减少。

③ **边缘区**（marginal zone）：指白髓与红髓交界处宽约100μm的狭窄区域。该区含有 T 细胞、B 细胞和较多巨噬细胞。中央动脉的侧支末端在此区膨大，形成边缘窦，是血液内抗原及淋巴细胞进入白髓的通道。

（2）**红髓**（red pulp）　分布于被膜下、小梁周围和边缘区外侧的广大区域，约占脾实质的2/3，由脾索和脾血窦组成（图 26-12）。

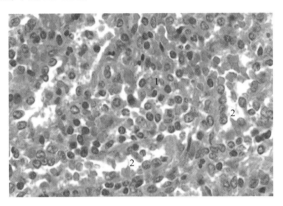

图 26-12　脾红髓光镜图

1—脾索；2—脾血窦

① **脾索**（splenic cord）：是富含血细胞的淋巴组织，呈不规则的条索状，并互连成网（图 26-12）。脾索内含较多浆细胞、B 细胞、巨噬细胞和树突状细胞，是滤过血液的主要场所。脾索之间是脾血窦。

② **脾血窦**（splenic sinusoid）：宽 12 ～ 40μm。窦壁主要由一层纵向平行排列的长杆状内皮细胞围成，且内皮细胞外有不完整的基膜，故呈多孔隙的栅栏状。内皮细胞间有可达 0.5μm 宽的间隙，是血细胞滤过到脾血窦的通道（图 26-13）。

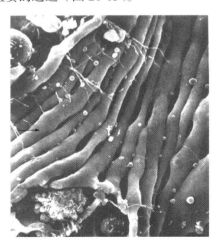

图 26-13　脾血窦扫描电镜图

↑ 内皮细胞

2. 脾的功能

（1）滤血　脾内含有大量巨噬细胞，脾的脾索和脾血窦是主要的滤血场所，能有效地清除血液中的细菌、异物以及衰老死亡的红细胞等。当脾功能亢进时，红细胞被破坏过多，可引起贫血。脾切除后，血中衰老红细胞及异形红细胞会增多。

（2）免疫应答　脾是对血源性抗原物质产生免疫应答的部位。进入血液的病原体，如细菌、疟原虫和血吸虫等，可引起脾内发生免疫应答，脾的体积和结构也发生变化。体液免疫应答时，淋巴小结增大增多，脾索内浆细胞增多；细胞免疫应答时，动脉周围淋巴鞘显著增厚。

（3）储血　人脾的储血能力较小，约可储血40ml，脾肿大时储血量增大。当机体需要时，被膜和小梁内平滑肌收缩，可将所储的血液排入血液循环。

（4）造血　胚胎早期的脾有造血功能。成年后，脾内仍含有少量造血干细胞，当机体严重缺血时，脾能恢复造血功能。

（四）黏膜免疫系统

黏膜免疫系统由黏膜局部的黏膜相关淋巴组织及免疫细胞组成，主要分布于胃肠道、呼吸道和泌尿生殖道等黏膜部位。扁桃体也属于黏膜免疫系统，与咽黏膜内分散的淋巴组织共同组成咽淋巴环，经常与抗原接触，构成机体的重要免疫防线。

> **知识拓展**
>
> **慢性扁桃体炎**
>
> 慢性扁桃体炎是耳鼻喉科的常见病，发病率较高，因炎症反复刺激，腺体淋巴组织与结缔组织增生，腺体肥大、质软，突出于腭弓之外。切除扁桃体是目前治疗慢性扁桃体炎最有效的方法。然而，扁桃体是免疫器官，幼儿（3～5岁）免疫功能较活跃，13岁以后达成人水平，至青春期后开始下降。因此，对幼儿进行扁桃体手术应严格掌握指征。

【思考题】

1. 试述单核吞噬细胞系统的组成、分布和功能特点。
2. 简述胸腺的结构和功能。
3. 试述淋巴结和脾的结构及功能的异同。

（张连双）

第二十七章 消化系统

【学习目标】

 ◆ **掌握**：消化管管壁的一般结构；胃、小肠的黏膜结构特点；肝的结构和功能。
 ◆ **熟悉**：食管的结构特点；胰腺的结构和功能。
 ◆ **了解**：大肠的结构特点；大唾液腺的结构。

第一节 消 化 管

消化系统由消化管和消化腺组成。消化管是从口腔至肛门的连续性管道，依次分为口腔、咽、食管、胃、小肠和大肠。主要功能是消化食物和吸收营养。

一、消化管管壁的一般结构

除口腔和咽外，消化管管壁由内向外分为黏膜、黏膜下层、肌层和外膜四层（图27-1）。

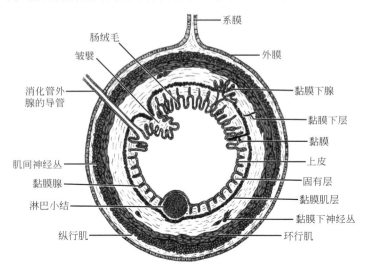

图 27-1　消化管管壁一般结构模式图

（一）黏膜

黏膜由上皮、固有层和黏膜肌层构成，是消化管各段结构差异最大、功能最重要的部分。

1. 上皮

消化管两端（口腔、咽、食管和肛门）为复层扁平上皮，以保护功能为主；其余为单层柱状上皮，以消化吸收功能为主。上皮与管壁内的腺上皮相连续。

2. 固有层

固有层为疏松结缔组织，细胞成分较多，富含毛细血管和毛细淋巴管。胃肠固有层内含腺体和淋巴组织。

3. 黏膜肌层

黏膜肌层为薄层平滑肌，其收缩可促进固有层内的腺体分泌物排出和血液运行，有利于物质的吸收和转运。

（二）黏膜下层

黏膜下层为疏松结缔组织，内含小动脉、小静脉、淋巴管和黏膜下神经丛。食管和十二指肠的黏膜下层分别有食管腺和十二指肠腺。有些部位黏膜与黏膜下层共同向管腔面突起，形成皱襞，扩大了消化管的表面积。

（三）肌层

除口腔、咽、食管上段和肛门处的肌层为骨骼肌外，其余大部分为平滑肌。肌层一般分为内环行、外纵行两层，其间有肌间神经丛和少量的结缔组织，调节肌层的运动。

（四）外膜

外膜分为纤维膜和浆膜两种。纤维膜由薄层结缔组织构成，与周围组织无明确界限。浆膜由薄层结缔组织和间皮共同构成，其表面光滑，有利于胃肠运动。

二、口腔与咽

（一）口腔

口腔黏膜只有上皮和固有层，无黏膜肌层。上皮为复层扁平上皮，固有层内含丰富的毛细血管、感觉神经末梢和小唾液腺。固有层下连骨膜或骨骼肌。

1. 舌

舌由表面的黏膜和深部的舌肌组成。舌肌由纵行、横行及垂直走行的骨骼肌纤维束交织构成。舌体背面的黏膜形成许多乳头状隆起，称为舌乳头，主要分为丝状乳头、菌状乳头和轮廓乳头三种（图27-2），菌状乳头和轮廓乳头的上皮内有味蕾。

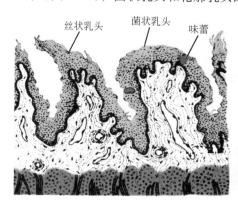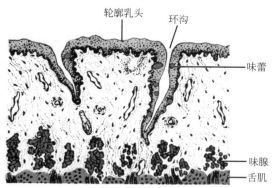

图27-2　舌乳头模式图

味蕾为卵圆形小体，主要由长梭形的味细胞簇集成团。味细胞属于感觉性上皮细胞，电镜下，其游离面有感受化学刺激的微绒毛，基部与传导味觉的神经末梢形成突触。味蕾的深部还有锥体形的基细胞，基细胞属于未分化细胞，可分化为味细胞（图27-3）。味蕾是味觉感受器。

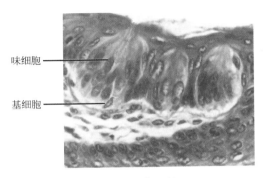

图 27-3　味蕾光镜图

味细胞

基细胞

2. 牙

牙由牙质、釉质和牙骨质三种钙化组织和牙髓软组织构成。

（二）咽

咽壁由黏膜、肌层和外膜构成。

1. 黏膜

黏膜由上皮和固有层构成。口咽表面覆以未角化的复层扁平上皮，鼻咽和喉咽的上皮为假复层纤毛柱状上皮。固有层的结缔组织内含有丰富的淋巴组织和混合性腺。

2. 肌层

肌层为骨骼肌，由内纵行与外斜行或环行的骨骼肌组成。

3. 外膜

外膜为富含血管和神经纤维的纤维膜。

三、食管

食管由黏膜、黏膜下层、肌层和外膜构成。食管的腔面有 7～10 条纵行的皱襞，食物通过时皱襞消失（图 27-4）。

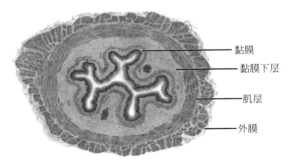

黏膜
黏膜下层
肌层
外膜

图 27-4　食管模式图

1. 黏膜

黏膜由未角化的复层扁平上皮、固有层和黏膜肌层构成。在食管与胃交界处，复层扁平上皮骤然变为单层柱状上皮，是食管癌的易发部位。固有层内可见少量食管腺。黏膜肌层由纵行平滑肌束组成。

2. 黏膜下层

黏膜下层为结缔组织，内富含黏液性的食管腺，其导管穿过黏膜，开口于食管腔。

3. 肌层

肌层分为内环行和外纵行两层。食管上 1/3 段为骨骼肌，下 1/3 段为平滑肌，中 1/3 段两种肌细胞兼有。食管两端的内环行肌增厚，分别形成食管上、下括约肌。

4. 外膜

外膜为纤维膜。

四、胃

胃壁结构分为黏膜、黏膜下层、肌层和外膜（图 27-5，图 27-6）。

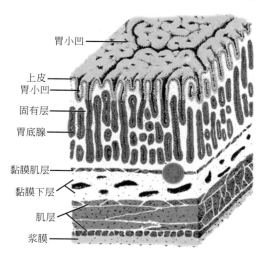

图 27-5　胃的立体模式图

胃小凹
上皮
胃小凹
固有层
胃底腺
黏膜肌层
黏膜下层
肌层
浆膜

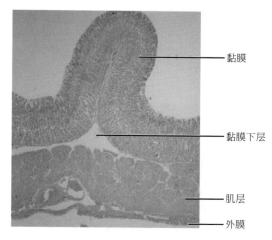

图 27-6　胃的光镜图

黏膜
黏膜下层
肌层
外膜

（一）黏膜

胃空虚时腔面有许多纵行皱襞。胃黏膜的上皮向固有层下陷成胃小凹，胃小凹底部有胃腺的开口。

1. 上皮

上皮为单层柱状上皮，主要由表面黏液细胞构成，无杯状细胞（图 27-7）。表面黏液细胞的胞质顶部充满黏原颗粒，HE 染色切片上着色浅淡；并能分泌含高浓度碳酸氢根的不可溶性黏液，覆盖在上皮表面，可防止胃酸和胃蛋白酶对胃壁的侵蚀。

2. 固有层

内有密集排列的管状胃腺，依据所在部位和结构的不同，分为胃底腺、贲门腺和幽门腺。胃底腺分布在胃底和胃体，是数量最多、功能最重要的胃腺，主要由主细胞、壁细胞、颈黏液细胞、干细胞和内分泌细胞构成（图 27-7）。贲门腺和幽门腺为黏液性腺。

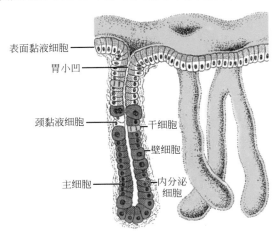

图 27-7　胃上皮和胃底腺立体模式图

（1）**主细胞**（chief cell）　又称**胃酶细胞**，数量最多，主要分布在胃底腺的下部。呈柱状，核圆形，位于基部；顶部胞质充满酶原颗粒，胞质基部呈强嗜碱性。主细胞分泌**胃蛋白酶原**，被盐酸激活为胃蛋白酶，可初步分解蛋白质。

（2）**壁细胞**（parietal cell）　又称**泌酸细胞**，在胃底腺的上部较多。细胞体积大，多呈圆锥形；核圆，居中，可有双核；胞质呈强嗜酸性。电镜下，壁细胞有丰富的细胞内分泌小管、微管泡和线粒体（图 27-8）。

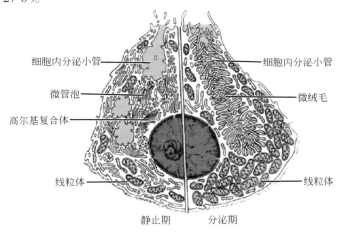

图 27-8　壁细胞超微结构模式图

细胞内分泌小管为壁细胞顶部的胞膜向内凹陷形成的迂曲分支管道，腔面有微绒毛。微管泡为位于细胞内分泌小管周围胞质内表面光滑的小管和小泡。壁细胞的这种特异性结构在细胞的不同分泌时相呈显著差异。在静止期时，分泌小管多不与胃底腺的腔相通，微绒毛短、稀疏，微管泡却极发达；在分泌期时，分泌小管向腺腔开放，微绒毛增多、增长，微管泡数量锐减。这表明微管泡是分泌小管膜的储备形式。

壁细胞分泌盐酸（即胃酸）和内因子。胃酸可杀灭病原体，激活胃蛋白酶原；内因子能与维生素 B_{12} 结合成复合物，使维生素 B_{12} 不被酶分解，并能促进回肠对维生素 B_{12} 的吸收。缺乏时维生素 B_{12} 的吸收障碍，可出现恶性贫血。

（3）**颈黏液细胞**　分布在胃底腺的颈部，较少，夹在其他细胞间，核扁平，居细胞基部，分泌可溶性酸性黏液。

干细胞和内分泌细胞 HE 染色切片不易辨别。

3.黏膜肌层

由内环行、外纵行两层平滑肌组成，其收缩有助于胃腺分泌物排出。

（二）黏膜下层

黏膜下层为较致密的结缔组织，含较大的血管、淋巴管和神经。

（三）肌层

肌层较厚，由内斜行、中环行和外纵行三层平滑肌构成。环行平滑肌在贲门和幽门部分别形成贲门括约肌和幽门括约肌。

（四）外膜

外膜为浆膜。

五、小肠

小肠的黏膜和黏膜下层向肠腔内突出形成环行皱襞，黏膜上皮和固有层共同向肠腔伸出许多指样突起，称**肠绒毛**。肠绒毛的根部有小肠腺的开口（图 27-9，图 27-10）。

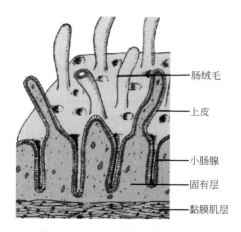

图 27-9　小肠黏膜立体模式图

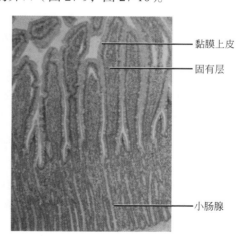

图 27-10　小肠黏膜光镜图

（一）黏膜

1.上皮

为单层柱状上皮，主要由吸收细胞和散在的杯状细胞构成（图 27-11）。

（1）**吸收细胞**（absorptive cell）　最多，呈高柱状，核椭圆形，位于基部。细胞游离面光镜下可见纹状缘，电镜下由密集排列的微绒毛构成，微绒毛由吸收细胞的质膜和胞质向游离面突出形成。皱襞、肠绒毛和微绒毛共同使小肠的吸收面积扩大约 600 倍。吸收细胞除吸收等功能外，还参与分泌性免疫球蛋白 A 的释放；十二指肠和空肠上段的吸收细胞还可以分泌肠激酶，可激活胰蛋白酶原。

（2）**杯状细胞**　散在于吸收细胞之间，分泌黏液，有润滑和保护作用。从十二指肠至回肠末端，杯状细胞逐渐增多。

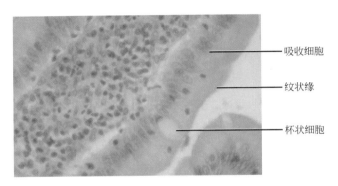

图 27-11　肠绒毛光镜图

（图中标注：吸收细胞、纹状缘、杯状细胞）

2. 固有层

固有层为疏松结缔组织，除有大量小肠腺外，还有丰富的游走细胞，如淋巴细胞、浆细胞、巨噬细胞，嗜酸性粒细胞等。绒毛中轴的固有层结缔组织内有 1 ～ 2 条纵行的管腔较大的毛细淋巴管，称中央乳糜管，其周围还有丰富的有孔毛细血管。吸收细胞吸收的脂类物质经中央乳糜管运送，而氨基酸和单糖等水溶性物质经有孔毛细血管入血液。

小肠腺由黏膜上皮向固有层凹陷形成。小肠腺的腺细胞除吸收细胞和杯状细胞外，还有少量帕内特细胞、干细胞和内分泌细胞等。

（1）**帕内特细胞**（Paneth cell）　又称**潘氏细胞**，常三五成群聚集在小肠腺的底部。细胞呈锥体形；核圆，位于基部；顶部充满粗大的嗜酸性分泌颗粒。帕内特细胞可分泌防御素、溶菌酶，对肠道微生物有杀灭作用。

（2）干细胞　散在于小肠腺的下部，不易辨认。细胞不断增殖、分化、向上迁移，补充在绒毛顶端脱落的吸收细胞和杯状细胞；也可分化为潘氏细胞和内分泌细胞。

3. 黏膜肌层

黏膜肌层由内环行和外纵行两薄层平滑肌组成。

（二）黏膜下层

黏膜下层为较疏松结缔组织，在十二指肠处有十二指肠腺（图 27-12）。为复管泡状的黏液腺，导管穿过黏膜肌层，开口于小肠腺的底部。十二指肠腺分泌碱性黏液，可使十二指肠免受胃酸的侵蚀。

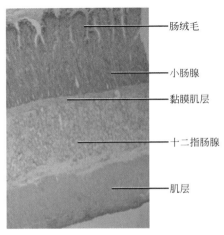

（图中标注：肠绒毛、小肠腺、黏膜肌层、十二指肠腺、肌层）

图 27-12　十二指肠光镜图

（三）肌层

肌层由内环行和外纵行两层平滑肌组成。

（四）外膜

大部分为浆膜。

六、大肠与阑尾

（一）大肠

大肠分为回肠、盲肠、阑尾、结肠、直肠和肛管。盲肠、结肠与直肠的组织学结构基本相同（图27-13）。

1. 黏膜

黏膜表面光滑，无绒毛；结肠的皱襞为半月形。除肛管下段上皮为复层扁平上皮外，其余为单层柱状上皮，由吸收细胞和杯状细胞构成。固有层内有稠密的大肠腺，呈单管状，由吸收细胞、大量的杯状细胞、少量干细胞和内分泌细胞，无帕内特细胞。大肠腺的主要功能是分泌黏液。黏膜肌层同小肠。

2. 黏膜下层

黏膜下层为疏松结缔组织，可有成群脂肪细胞。

3. 肌层

除肛管末端为骨骼肌外，其余由内环行和外纵行两层平滑肌组成。内环行肌节段性局部增厚形成结肠袋；外纵行肌局部增厚形成三条结肠带。

4. 外膜

大部分为浆膜。

（二）阑尾

阑尾的管腔小而不规则，大肠腺短而少。固有层内有丰富的淋巴组织，大量淋巴小结可连续成层，突入黏膜下层，肌层薄，外覆浆膜（图27-14）。

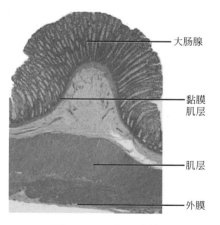

图 27-13　大肠光镜图

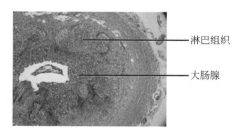

图 27-14　阑尾光镜图

七、胃肠的内分泌细胞

胃肠的内分泌细胞种类达 40 余种，尤以胃幽门部和十二指肠上段居多。细胞总量估计为 3×10^9 个，因此，在某种意义上，胃肠是体内最大、最复杂的内分泌器官。

胃肠内分泌细胞大多单个夹于其他上皮细胞之间，细胞多呈不规则的锥形，基底部附于基膜，胞质着色浅，内有大量分泌颗粒。绝大多数种类的细胞具有面向管腔的游离面，称开放型，游离面上有微绒毛，对管腔内食物和 pH 等化学信息有较强感受性，从而引起其内分泌活动的变化。少数细胞被相邻细胞覆盖而未露出腔面，称封闭型（图 27-15）。

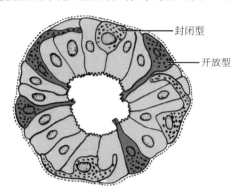

图 27-15　消化管内分泌细胞模式图

胃肠内分泌细胞所分泌的激素，主要协调胃肠道自身的消化吸收功能，也参与调节其他器官的生理活动。

> **知识拓展**
>
> ### 消化管淋巴组织
>
> 消化管淋巴组织又称肠相关淋巴组织，主要包括黏膜的淋巴小结（尤以咽、回肠和阑尾处发达），固有层中弥散分布的淋巴细胞、浆细胞、巨噬细胞、间质树突状细胞，上皮内的淋巴细胞。消化管淋巴组织能接受消化管内病原微生物的抗原刺激，主要通过产生和向消化管腔分泌免疫球蛋白作为应答，以免疫排除方式保护肠黏膜。

第二节　消　化　腺

消化腺包括大消化腺，即三对大唾液腺、胰腺和肝，以及分布于消化管管壁内的许多小消化腺（如口腔内的小唾液腺、食管腺、胃腺、肠腺等）。

一、大唾液腺

大唾液腺有腮腺、下颌下腺和舌下腺三对，分泌的唾液经导管排入口腔。

（一）大唾液腺的一般结构

大唾液腺表面包有较薄的结缔组织被膜，腺实质被伸入的结缔组织分为许多小叶。大唾液腺为复管泡状腺，腺实质由腺泡和反复分支的导管构成。腺泡分为浆液性、黏液性和混合性三类。在腺细胞和部分导管上皮与基膜之间有肌上皮细胞，其收缩有助于分泌物排出。导管包括闰管、纹状管、小叶间导管和总导管（图27-16）。

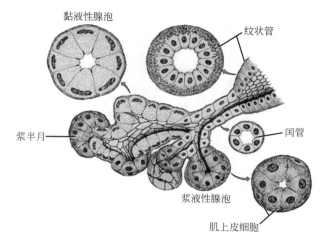

图 27-16　唾液腺的模式图

1. 闰管

闰管是导管的起始部，较细，直接与腺泡相连，管壁为单层扁平或立方上皮。

2. 纹状管

纹状管又称分泌管，与闰管相连，管壁为单层高柱状上皮，胞核圆形，位于顶部。细胞基部有明显的纵纹，电镜下为质膜内褶和纵行排列的线粒体，此结构扩大了细胞基底部表面积，便于细胞与组织液间进行水和电解质的转运。

3. 小叶间导管和总导管

小叶间导管由纹状管汇集而成，走行在小叶间的结缔组织内，管径较粗，管壁初为单层柱状上皮，逐渐移行为假复层柱状上皮。小叶间导管逐级汇合，最终汇合为一条或几条总导管，开口于口腔。

（二）三对大唾液腺的特点

1. 腮腺

腮腺为纯浆液性腺，闰管长，而纹状管较短。分泌物含唾液淀粉酶。

2. 下颌下腺

下颌下腺为混合性腺，以浆液性腺泡为主。闰管短，但纹状管发达。分泌物含唾液淀粉酶和黏液。

3. 舌下腺

舌下腺为混合腺，以黏液性腺泡为主，闰管缺如，且纹状管也较短。分泌物以黏液为主。

二、胰腺

胰腺表面包有薄层结缔组织被膜，结缔组织伸入腺实质将其分为许多小叶。胰腺实质由外分泌部和内分泌部（胰岛）组成（图27-17）。外分泌部分泌的胰液经导管排入十二指肠，在食物消化中起重要作用。胰岛分泌的激素进入血液或淋巴，主要调节糖代谢。

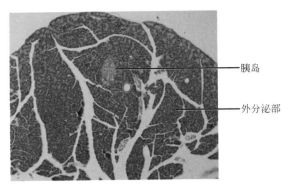

图 27-17　胰腺光镜图

（一）外分泌部

外分泌部构成胰腺的大部分，为纯浆液性腺，由腺泡和导管构成。

1. 腺泡

每个腺泡由一层锥体形的浆液性腺细胞围成。腺细胞核呈圆形，位于细胞基部，基部胞质嗜碱性，顶部胞质内含有嗜酸性的酶原颗粒，酶原颗粒内含多种消化酶。腺泡腔内还可见一些扁平或立方形着色较浅、核呈圆形或卵圆形的泡心细胞，是闰管上皮细胞伸入形成的（图 27-18，图 27-19）。腺泡细胞分泌多种消化酶，如胰蛋白酶原、胰淀粉酶和胰脂肪酶等。腺细胞还分泌一种胰蛋白酶抑制因子，可阻止胰蛋白酶原在胰腺内激活，防止胰腺自溶。

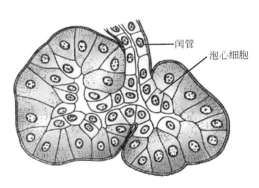

图 27-18　闰管与泡心细胞关系模式图

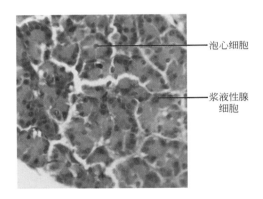

图 27-19　外分泌部腺泡光镜图

2. 导管

导管由闰管、小叶内导管、小叶间导管和主导管构成。闰管细而长，管壁为单层扁平或立方上皮，主导管上皮为单层高柱状上皮，含有杯状细胞。

胰腺导管的上皮细胞可分泌 HCO_3^- 等多种电解质和水。它们与腺泡的分泌物共同形成胰液。胰液为碱性液体，能中和进入十二指肠的胃酸，并含多种消化酶，是最重要的消化液。

（二）内分泌部（胰岛）

胰岛（pancreas islet）为胰腺内散在于腺泡之间的大小不等、球形的内分泌细胞团，HE 染色浅（图 27-17），胰尾处较多。胰岛细胞间有丰富的有孔毛细血管。人胰岛主要有 A 细胞、B 细胞、D 细胞和 PP 细胞四种。

1. A 细胞

A 细胞约占胰岛细胞总量的 20%，多位于胰岛周边。A 细胞分泌胰高血糖素，促进肝细胞的糖原分解，抑制糖原合成，使血糖浓度升高。

2. B 细胞

B 细胞数量最多，约占胰岛细胞总量的 70%，多分布在胰岛中央。B 细胞分泌胰岛素，促进肝细胞、脂肪细胞等吸收血液内的葡萄糖，合成糖原或转化为脂肪贮存，使血糖浓度降低。胰岛素缺乏易致糖尿病。

3. D 细胞

D 细胞约占胰岛细胞总量的 5%，分散于胰岛周边，分布在 A 细胞、B 细胞之间。D 细胞分泌生长抑素，抑制 A 细胞、B 细胞的分泌活动。

4. PP 细胞

PP 细胞数量很少，PP 细胞分泌胰多肽，可抑制胃肠运动、胰液分泌和胆囊收缩。

三、肝

肝是人体最大的消化腺，具有复杂多样的生物化学功能，肝分泌的胆汁参与脂类食物的消化；肝还参与糖、脂类、激素和药物的代谢。

肝表面有结缔组织被膜，大部分由浆膜覆盖。肝实质被由肝门处伸入的结缔组织分为许多**肝小叶**（hepatic lobule）。肝小叶之间各种管道密集的部位为**门管区**（图 27-20）。

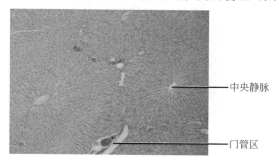

图 27-20　肝光镜图

（一）肝小叶

肝小叶是肝的基本结构单位，为多角棱柱体，高约 2mm，宽约 1mm，中央有一条沿长轴贯穿走行的中央静脉，其周围是呈放射状排列的肝板、肝血窦、窦周隙和胆小管（图 27-21，图 27-22）。猪的肝小叶周围结缔组织多而分界清楚（图 27-23），人或鼠的肝小叶间结缔组织少，而分界不清。

1. 中央静脉

中央静脉位于肝小叶中央，是许多肝血窦在肝小叶中轴汇成的一条静脉，故管壁不完整（图 27-21）。

2. 肝板

肝板为肝细胞单层排列成的凹凸不平的板状结构。相邻肝板吻合连接为立体的迷路样结构，其切面呈条索状，故也称肝索。肝板之间为肝血窦（图 27-22）。

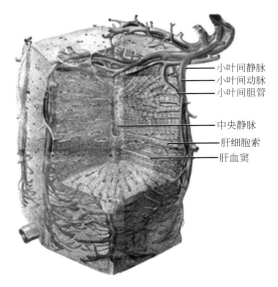

图 27-21　肝小叶立体模式图

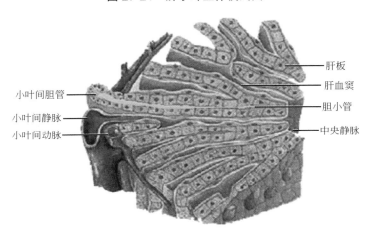

图 27-22　肝小叶模式图

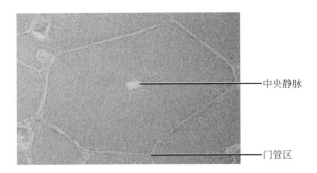

图 27-23　猪肝光镜图

肝细胞呈多面体形；核大而圆，着色浅，核仁明显，部分肝细胞有双核；胞质嗜酸性，内有弥散分布的嗜碱性团块。电镜下，胞质富含粗面内质网、高尔基复合体、滑面内质网和线粒体等细胞器。

肝细胞能合成胆汁，参与脂类物质的消化。此外，肝细胞还能合成血浆蛋白、糖原和三酰甘油等。

3. 肝血窦

肝血窦位于肝板之间，为肝板间经肝板上的孔相互吻合成的立体网状血窦。

肝血窦腔大，内皮细胞有大量小孔，内皮外无基膜，窦壁通透性高。富含胃肠吸收物的肝门静脉血液和含氧的肝动脉血液，最终从肝小叶的周边注入肝血窦，血窦内血流速度缓慢，血浆得以与肝细胞进行充分的物质交换，然后再汇入中央静脉。

肝血窦内还有附着在血窦壁上的肝巨噬细胞，又称**库普弗细胞**（Kupffer cell）。肝巨噬细胞由血液单核细胞分化而来，具有很强的吞噬能力，在清除从胃肠道进入肝门静脉的抗原异物、清除衰老和损伤的血细胞等方面起关键作用。

4. 窦周隙

窦周隙为肝血窦内皮细胞与肝细胞间的狭窄间隙。窦周隙内充满血浆，是肝细胞与血液进行物质交换的场所。窦周隙内还有散在的贮脂细胞，正常情况下，细胞内形成脂滴，以摄取和贮存维生素 A 功能为主。在病理条件下，如肝受损时，贮脂细胞会异常增殖并激活，产生过多的细胞外基质，可导致肝硬化（图 27-24）。

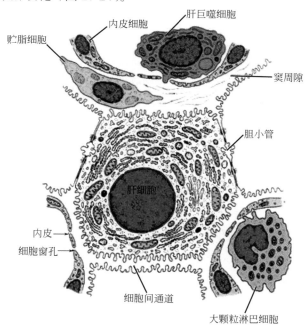

图 27-24　肝细胞及相互关系的超微结构模式图

5. 胆小管

胆小管是相邻两个肝细胞之间局部胞膜凹陷而成的微细管道。在肝板内相互连接为立体的网状通道，HE 染色不易看到。电镜下，肝细胞的胆小管面形成发达的微绒毛突入管腔，胆小管两侧相邻肝细胞膜之间形成紧密连接和桥粒等，可封闭胆小管周围的细胞间隙，防止胆汁外溢。胆小管内的胆汁从肝小叶中央流向周边，渐汇入门管区的小叶间胆管。

（二）门管区

相邻肝小叶间的三角形或椭圆形的结缔组织小区称为**门管区**（portal area），因有肝门处管道的分支结伴穿行而得名。门管区内有小叶间静脉、小叶间动脉和小叶间胆管三种管道（图27-25）。小叶间静脉是肝门静脉的分支，管腔较大而不规则，管壁薄；小叶间动脉是肝动脉的分支，管腔小，管壁较厚；小叶间胆管管壁为单层立方上皮构成。

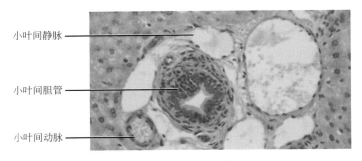

小叶间静脉

小叶间胆管

小叶间动脉

图 27-25　门管区光镜图

（三）肝内血循环

进入肝的血管有肝门静脉和肝固有动脉，故肝的血液供应丰富。

肝门静脉在肝门处分为左、右两支，分别进入肝左、右叶后，逐级分支，继而在门管区形成小叶间静脉，再分出小支称终末门微静脉，并开口于肝血窦，将从胃肠吸收的物质送入肝小叶内。

肝固有动脉的分支与肝门静脉的分支伴行，依次为小叶间动脉和终末肝微动脉，最后也通入肝血窦。因此，肝血窦内含有肝门静脉和肝动脉的混合血液。肝血窦的血液从肝小叶周边流向中央，汇入中央静脉。若干中央静脉汇合成小叶下静脉，它单独走行于非门管区的小叶间结缔组织内，管径较大，管壁较厚。小叶下静脉最后汇合成2～3支肝静脉，出肝后注入下腔静脉。

> **知识拓展**
>
> **胆囊与胆管**
>
> 　　胆囊的功能是贮存和浓缩胆汁。肝细胞分泌的胆汁，从肝排出，经左右肝管、肝总管、胆囊管进入胆囊中贮存。胆囊上皮细胞能主动吸收胆汁中的水和无机盐，使胆汁浓缩。进食后，在小肠分泌的胆囊收缩素 - 促胰酶素作用下，胆囊收缩，将胆汁排入肠腔。

【思考题】

1. 简述消化管管壁的一般结构。
2. 食管、胃和小肠的黏膜有什么不同？
3. 肠绒毛与皱襞有什么不同？
4. 简述胰岛的细胞组成及功能。
5. 简述肝小叶的结构和功能。

（王　伟）

第二十八章　呼吸系统

【学习目标】

◆ **掌握**：肺的组织结构与功能。
◆ **熟悉**：气管与支气管的组织结构。
◆ **了解**：鼻腔的组织结构。

一、鼻腔

鼻腔的内表面覆以黏膜，鼻黏膜由上皮和固有层组成。鼻黏膜分为前庭部、呼吸部和嗅部。

（一）前庭部

前庭部黏膜上皮为未角化的复层扁平上皮，近外鼻孔处出现角化，与皮肤的表皮相移行。固有层为细密结缔组织，内含皮脂腺和汗腺。此处有鼻毛，可阻挡空气中的尘埃等异物。

（二）呼吸部

呼吸部占鼻黏膜的大部分，包括下鼻甲、中鼻甲、鼻道及鼻中隔中下部黏膜。上皮为假复层纤毛柱状上皮，杯状细胞较多。固有层内含混合腺、丰富的静脉丛，对吸入的空气有加湿和加温的作用。

（三）嗅部

嗅黏膜面积较小，位于鼻腔顶部、鼻中隔上部和上鼻甲的表面。上皮为假复层柱状上皮，称为嗅上皮，无杯状细胞，由嗅细胞、支持细胞和基细胞组成。嗅细胞能感受嗅觉，为双极神经元（图 28-1），是嗅觉传导通路的第一级神经元。

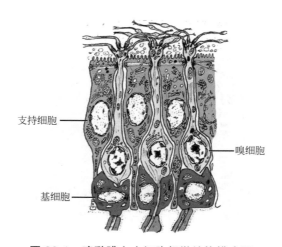

图 28-1　嗅黏膜上皮细胞超微结构模式图

二、喉

喉以软骨为支架，软骨之间以韧带和肌肉相连。会厌表面为黏膜，会厌舌面及喉面上部的黏膜覆以复层扁平上皮，其舌面的上皮内有味蕾，会厌喉面基部为假复层纤毛柱状上皮。会厌各部黏膜的固有层均为疏松结缔组织，内有较多的弹性纤维、混合腺和淋巴组织，深部与会厌软骨（弹性软骨）的软骨膜相连。

三、气管与主支气管

气管与主支气管管壁由内向外，依次分为黏膜、黏膜下层和外膜三层（图 28-2）。

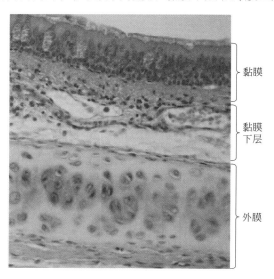

图 28-2　气管光镜结构图

（一）黏膜

黏膜由上皮和固有层组成。上皮为假复层纤毛柱状上皮，由纤毛细胞、杯状细胞、刷细胞、基细胞和小颗粒细胞组成（图 28-3）。

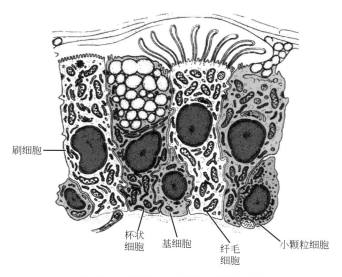

图 28-3　气管上皮超微结构模式图

1. 纤毛细胞

纤毛细胞数量最多，呈柱状，游离面有密集的纤毛，纤毛向咽部摆动，将黏附尘埃和细菌的黏液推向喉部咳出。吸入有害气体可使纤毛减少、变性或消失。

2. 杯状细胞

杯状细胞散在于纤毛细胞之间，其分泌的黏蛋白与气管腺的分泌物共同构成黏液性屏障，可黏附溶解吸入空气中的尘埃颗粒、细菌和其他有害物质。

3. 刷细胞

刷细胞呈柱状，游离面有许多排列整齐的微绒毛，形如刷状。

4. 基细胞

基细胞呈锥体形，位于上皮深部，细胞顶部未达到上皮的游离面。基细胞可分化形成纤毛细胞和杯状细胞。

5. 小颗粒细胞

小颗粒细胞呈锥体形，散在于上皮深部，HE染色标本中不易与基细胞相区别。电镜下胞质内有许多膜包致密核心颗粒，内含5-羟色胺、降钙素和脑啡肽等物质，可调节呼吸道平滑肌的收缩及腺体的分泌。光镜下，上皮与固有层之间可见明显的基膜。固有层结缔组织内含有较多弹性纤维，也常见淋巴组织，具有免疫防御功能。其中浆细胞与上皮细胞联合分泌sIgA，释放入管腔，可抑制细菌的繁殖和病毒的复制。

（二）黏膜下层

黏膜下层为疏松结缔组织，内含血管、淋巴管、神经和较多的混合性气管腺，与固有层和外膜无明显界限。

（三）外膜

外膜较厚，由16～20个"C"字形透明软骨环和疏松结缔组织构成，软骨缺口处有平滑肌和结缔组织填充，咳嗽反射时平滑肌收缩，使气管腔缩小，有利于清除痰液。

四、肺

肺表面被覆一层光滑的浆膜（胸膜脏层），浆膜深部的结缔组织伸入肺内，将肺分成许多小叶。肺组织分为实质和间质两部分，实质即肺内支气管的各级分支及其终末的大量肺泡；间质包括肺内结缔组织及其中的血管、淋巴管和神经。主支气管由肺门进入肺后，顺序分支为叶支气管、段支气管、小支气管、细支气管、终末细支气管、呼吸性细支气管、肺泡管、肺泡囊和肺泡。其中从叶支气管到终末细支气管称为肺的**导气部**。自呼吸性细支气管以下为肺的**呼吸部**。因主支气管在肺内的反复分支呈树枝状，故称为支气管树。

每一细支气管连同它的各级分支和肺泡，组成一个**肺小叶**（pulmonary lobule）（图28-4）。肺小叶呈锥体形，尖朝向肺门，底向肺表面。临床上仅累及若干肺小叶的炎症，称为小叶性肺炎。

（一）导气部

1. 叶支气管至小支气管

管壁结构与主支气管基本相似，但随管径渐细，管壁渐薄，三层结构分界渐不明显（图28-5）。主要结构变化如下。

（1）**黏膜上皮**　为假复层纤毛柱状上皮，随管径变细，上皮由高变低，杯状细胞逐渐减少。

（2）**固有层**　变薄，其外侧出现少量环行平滑肌束。

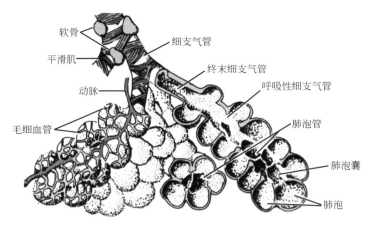

图 28-4 肺小叶立体模式图

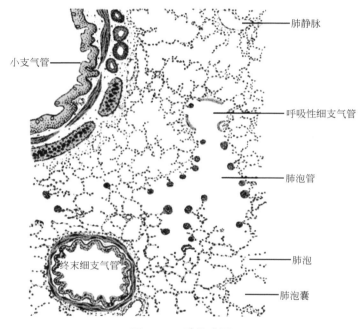

图 28-5 肺仿真图

（3）**黏膜下层** 气管腺逐渐减少。

（4）**外膜** 软骨由完整的气管软骨变为不规则的软骨片，逐渐减少。

2. 细支气管

黏膜上皮由起始段的假复层纤毛柱状上皮逐渐变为单层柱状纤毛上皮，杯状细胞很少或消失。管壁内腺体和软骨片逐渐减少到消失，环行平滑肌逐渐增加，黏膜皱襞逐渐明显。

3. 终末细支气管

内衬单层柱状纤毛上皮，无杯状细胞。管壁内腺体和软骨片完全消失，出现完整的环行平滑肌层，黏膜皱襞更明显。电镜下，终末细支气管的上皮由两种细胞组成，即纤毛细胞和分泌细胞。纤毛细胞数量少，分泌细胞数量多。分泌细胞又称为克拉拉细胞（Clara cell）（图 28-6），游离面略高于纤毛细胞，呈圆顶状凸向管腔，顶部胞质内可见发达的滑面内质网和分泌颗粒。克拉拉细胞分泌物稀薄，含有蛋白水解酶，可分解管腔中黏液，降低分泌物的黏稠度，利于排出。

（二）呼吸部

肺的呼吸部各部的共同特点是都有肺泡。

1. 呼吸性细支气管

呼吸性细支气管是终末细支气管的分支，管壁结构与终末细支气管结构相似，但管壁上连着少量肺泡。呼吸性细支气管的上皮为单层立方上皮，包括纤毛细胞和分泌细胞。上皮外面有少量环行平滑肌纤维和弹性纤维（图28-5）。

2. 肺泡管

肺泡管是呼吸性细支气管的分支，与大量肺泡相连，仅在相邻肺泡开口之间保留少许管壁，其表面覆以单层立方或扁平上皮，其下方为少量平滑肌束和弹性纤维，相邻肺泡开口之间有结节状膨大（图28-5）。

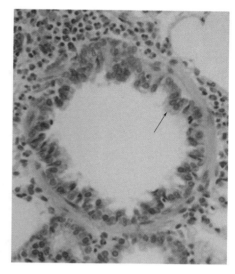

图 28-6　克拉拉细胞

3. 肺泡囊

肺泡囊由几个肺泡围成，故是肺泡共同开口而成的囊腔。相邻肺泡开口之间没有环行平滑肌束，仅有少量结缔组织，故切片中无结节状膨大（图28-5）。

4. 肺泡

肺泡（pulmonary alveolus）为半球形有开口的囊泡，开口于肺泡囊、肺泡管或呼吸性细支气管的管腔。肺泡壁由单层肺泡上皮和基膜组成（图28-5）。

肺泡上皮分为Ⅰ型肺泡细胞和Ⅱ型肺泡细胞（图28-7，图28-8）。相邻肺泡之间有少量结缔组织，称肺泡隔。

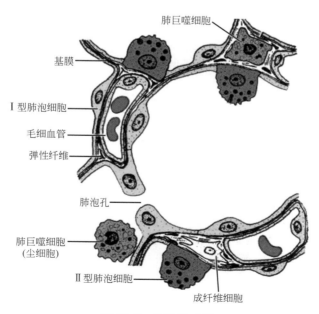

图 28-7　肺泡模式图

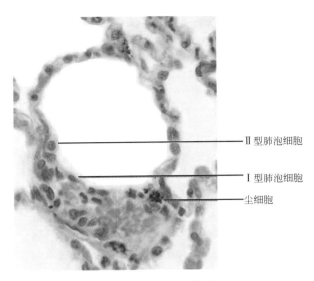

图 28-8　肺泡光镜图

（1）**Ⅰ型肺泡细胞**　细胞扁平，覆盖肺泡约 95% 的表面积，细胞含核部分较厚并向肺泡腔内突出，无核部分胞质菲薄，参与构成气 - 血屏障，是进行气体交换的部位。电镜下，相邻的Ⅰ型肺泡细胞或与Ⅱ型肺泡细胞之间有紧密连接。Ⅰ型肺泡细胞的细胞器少，胞质内有较多的吞饮小泡。Ⅰ型肺泡细胞无分裂增殖能力。

（2）**Ⅱ型肺泡细胞**　呈立方形或圆形，顶端突入肺泡腔。细胞核圆形，胞质着色浅，呈泡沫状；Ⅱ型肺泡细胞散在凸起于Ⅰ型肺泡细胞之间，数量较Ⅰ型肺泡细胞多，但仅覆盖肺泡约5% 的表面积。电镜下，细胞质内富含线粒体、溶酶体、发达的粗面内质网和高尔基复合体；核上方有较多的高电子密度的分泌颗粒，内含平行排列的板层状结构，故称为**板层小体**，其内容物成分多为磷脂（主要是二棕榈酰卵磷脂）。细胞以胞吐方式将颗粒内容物释放出来，铺展于肺泡内面，形成一层薄膜，称为表面活性物质。有降低肺泡表面张力，维持稳定肺泡大小的作用。

（3）**肺泡隔**　是相邻肺泡之间的薄层结缔组织，属肺的间质。肺泡隔内有连续毛细血管网与肺泡壁相贴，有丰富的弹性纤维，起回缩肺泡的作用。此外，肺泡隔内还有成纤维细胞、肺巨噬细胞、浆细胞、肥大细胞，毛细淋巴管和神经纤维。

肺泡与血液之间进行气体交换所通过的结构称**气 - 血屏障**（blood-air barrier），由肺泡表面活性物质层、Ⅰ型肺泡细胞与基膜、毛细血管内皮基膜与内皮构成。气 - 血屏障厚约 $0.2 \sim 0.5\mu m$。间质性肺炎时，由于肺泡隔内结缔组织水肿、炎性细胞浸润，而影响到正常的气体交换功能。

肺巨噬细胞来源于血液中的单核细胞，广泛分布于间质内，而于肺泡隔中最多，有的也可游走进入肺泡腔。巨噬细胞有十分活跃的吞噬功能，能清除进入肺泡和肺间质的尘粒、细菌等异物。肺巨噬细胞吞噬了大量进入肺内的尘埃颗粒后，称为尘细胞（图 28-7，图 28-8）。在心力衰竭导致肺瘀血时，大量红细胞穿过毛细血管壁进入肺间质内，被肺巨噬细胞吞噬，此时肺巨噬细胞胞质中含大量血红蛋白分解产物——含铁血黄素颗粒，而被称为心力衰竭细胞。

（4）**肺泡孔**　是相邻肺泡之间气体流通的小孔（图 28-7），直径约 $10 \sim 15\mu m$。当某个终末细支气管或呼吸性细支气管阻塞时，可通过肺泡孔建立侧支通道起通气作用，防止肺泡萎陷。肺部感染时，肺泡孔也是炎症扩散的渠道。

新生儿肺透明膜病

新生儿肺透明膜病又称新生儿呼吸窘迫综合征，多发于早产儿，是新生儿期重要的呼吸系统疾病。病因是由于Ⅱ型肺泡上皮细胞分泌的肺泡表面活性物质缺乏引起。肺泡表面活性物质能降低肺泡表面张力，使肺泡张开的作用。缺乏时，肺泡壁表面张力增高，肺泡不能扩张，出现缺氧、发绀，进而出现代谢性酸中毒，并使毛细血管通透性增高，液体漏出，肺间质水肿和纤维蛋白沉着在肺泡表面形成嗜伊红透明膜。

【思考题】

1. 简述肺导气部的结构变化规律。
2. 简述肺呼吸部的组成。
3. 简述肺泡上皮细胞的结构和功能。

（王　伟）

第二十九章 泌尿系统

【学习目标】

 ◆ **掌握**：肾单位的组成、结构和功能。
 ◆ **熟悉**：集合管的结构特点和功能；球旁复合体的组成、结构特点和功能。
 ◆ **了解**：排尿管道的结构特点。

泌尿系统（urinary system）由肾、输尿管、膀胱和尿道组成。肾产生尿液，其余为贮尿和排尿器官。

一、肾

肾（kidney）以形成尿液的方式排除体内的代谢废物，是人体主要的排泄器官。此外，肾还分泌多种生物活性物质，对机体的某些生理功能起重要的调节作用。

（一）肾的一般结构

肾表面覆以致密结缔组织构成的被膜。肾实质分为皮质和髓质两部分。在肾的冠状切面上，皮质位于外周，髓质位于深部。髓质由十几个肾锥体组成。从肾锥体底呈辐射状伸入皮质的条纹称髓放线，髓放线之间的皮质称皮质迷路。每条髓放线及其周围的皮质迷路构成一个肾小叶。每个肾锥体及其相连的皮质组成一个肾叶。肾锥体之间有皮质伸入，称为肾柱（图 29-1）。

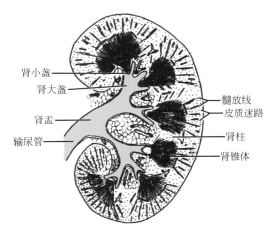

图 29-1 肾冠状剖面模式图

（二）肾的组织结构

肾实质由大量肾单位和集合管构成，其间为少量结缔组织、血管和神经等构成的肾间质。每个肾单位由一个肾小体和一条与它相连的肾小管组成。肾小管为长而无分支的管道，其末端汇入集合管（图 29-2）。

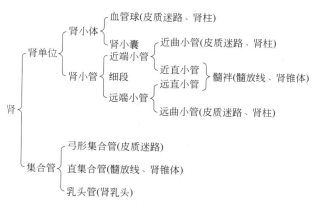

图 29-2　肾实质的组成与分布

1. 肾单位

肾单位（nephron）是肾的结构和功能单位，由肾小体和肾小管两部分组成，每个肾约有150 万个肾单位。肾小体位于皮质迷路和肾柱内。肾小管分为近端小管、细段和远端小管三段。近端小管和远端小管均分为曲部和直部。其中近端小管直部、细段和远端小管直部三者构成"U"形的髓袢。根据肾小体的位置，肾单位分为两种（图 29-3）。浅表肾单位的肾小体位于皮质浅层和中层，体积较小，髓袢较短，约占肾单位总数的 85%，在尿液形成过程中起重要作用。髓旁肾单位的肾小体位于皮质深部，体积较大，髓袢较长，约占肾单位总数的 15%，在尿液浓缩过程中起重要作用。

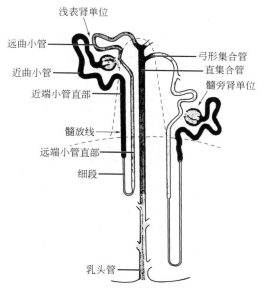

图 29-3　肾单位和集合管模式图

（1）**肾小体**　呈球形，有两个极，微动脉出入的一端为血管极，对侧一端与近端小管曲部相连，为尿极。肾小体由血管球和肾小囊两部分组成（图 29-4）。

① **血管球**（glomerulus）：是一团盘曲的毛细血管，来自入球微动脉。入球微动脉从血管极进入肾小囊内，反复分支，形成袢状毛细血管，毛细血管又吻合成网，最后在近血管极处毛细血管汇合，形成一条出球微动脉离开肾小囊。入球微动脉比出球微动脉粗短，故血管球内血压较高。电镜下，血管球毛细血管为有孔型，有利于血液中物质滤出。

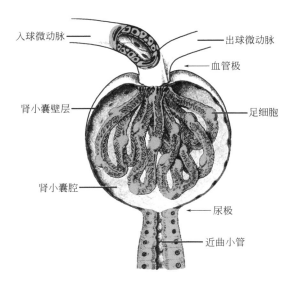

图 29-4　肾小体模式图

　　血管球内毛细血管之间填充有血管系膜，主要由球内系膜细胞和系膜基质组成。球内系膜细胞形态不规则，突起可伸至内皮与基膜之间（图 29-5）。该细胞能合成基膜和系膜基质，参与基膜的修复和更新；还可吞噬和降解沉积在基膜上的免疫复合物，维持基膜的通透性。系膜基质填充在球内系膜细胞之间，在血管球内起支持和通透的作用。

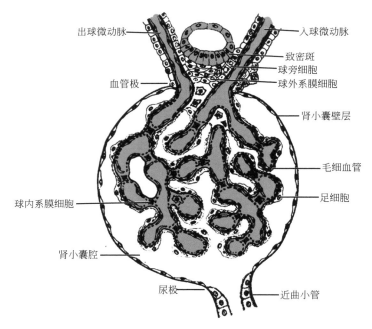

图 29-5　肾小体与球旁复合体模式图

　　② **肾小囊**（renal capsule）：为肾小管起始处膨大并凹陷而成的杯状双层上皮囊。分为外层（壁层）和内层（脏层），两层之间的腔隙为**肾小囊腔**（图 29-4）。壁层为单层扁平上皮，在肾小体尿极处与近端小管曲部上皮相连续，在血管极处返折为肾小囊脏层。脏层细胞又称**足细胞**（ podocyte ）。电镜下，足细胞胞体较大，凸向肾小囊腔，由胞体发出几支粗大的初级突起，每个

初级突起又分出许多指状的次级突起，次级突起互相穿插相嵌，呈栅栏状，紧贴在毛细血管基膜的外面。相嵌的次级突起之间有小孔，称**裂孔**，裂孔上覆有一层薄膜，称**裂孔膜**（图 29-6）。

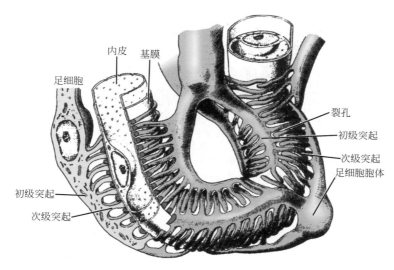

图 29-6　肾小体足细胞与毛细血管关系示意图

③ **滤过屏障**：又称滤过膜，是指血液从血管球毛细血管滤过到肾小囊腔所通过的组织结构，包括有孔毛细血管内皮、基膜和裂孔膜三层结构（图 29-7）。滤过膜的三层结构能分别限制一定大小的物质通过，一般情况下，分子量 7 万以下、直径 4nm 以下的物质可通过滤过膜。滤入肾小囊腔的滤液称原尿，原尿除不含大分子蛋白质外，其成分与血浆相似，成人每 24h 两肾可形成原尿约 180L。若滤过膜受损，血液中某些大分子物质，如蛋白质、红细胞可通过滤过膜，引起蛋白尿或血尿。

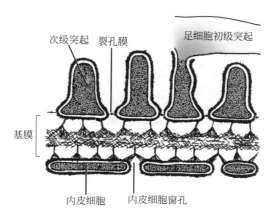

图 29-7　滤过屏障超微结构模式图

（2）**肾小管**　是单层上皮围成的小管，上皮外有基膜和极少量结缔组织。肾小管具有重吸收、分泌和排泄作用。

① **近端小管**：是肾小管中最长最粗的一段，约占肾小管总长度的一半。近端小管分曲部（近曲小管）和直部（近直小管）两段。

近曲小管：管壁由一层立方形或锥体形细胞围成，细胞界限不清，核圆，位于近基底部，胞质嗜酸性，游离面有刷状缘，基底部有纵纹。电镜下，刷状缘由大量密集排列的微绒毛构成，从而扩大了游离面的表面积，有利于重吸收。上皮细胞的侧面有许多侧突，相邻细胞的侧突互相嵌合，故光镜下细胞分界不清。细胞基底部有发达的质膜内褶，形成光镜下的纵纹。侧突和质膜内褶使细胞侧面及基底面的面积扩大，有利于重吸收物的排出（图29-8）。

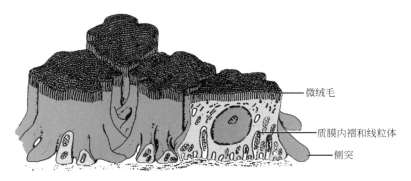

图 29-8　近曲小管上皮细胞超微结构立体模式图

微绒毛

质膜内褶和线粒体

侧突

近直小管：结构与曲部相似，但上皮细胞较矮。微绒毛、侧突和质膜内褶等不如曲部发达。

近端小管是重吸收原尿成分的主要场所。原尿中几乎全部葡萄糖、氨基酸、蛋白质及大部分水、各种离子和尿素等均在此段被重吸收。近端小管上皮细胞还向管腔内分泌 H^+、NH_3、肌酐和马尿酸等代谢产物，并能转运和排出血液中的青霉素等药物。

② **细段**：管径细，管壁薄，由单层扁平上皮围成，有利于水和离子的通透（图29-9）。

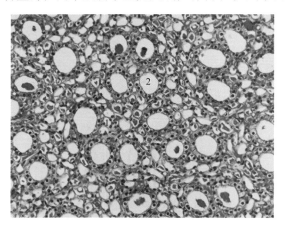

图 29-9　肾髓质光镜图

1—细段；2—直集合管

③ **远端小管**：包括远端小管直部（远直小管）和远端小管曲部（远曲小管）两段。与近端小管相比，远端小管管腔较大而规则，管壁上皮细胞呈立方形，比近端小管的细胞小，核位于中央或靠近管腔，细胞质嗜酸性弱，着色较近端小管浅，游离面无刷状缘。

远直小管：基底部质膜内褶发达，基底部质膜上有丰富的钠泵，能主动向间质内转运 Na^+，使间质渗透压增高，有利于水的重吸收。

远曲小管：其结构与直部相似，但质膜内褶不如直部发达。远曲小管有吸收水、Na^+，排出 K^+、H^+、NH_3 等的功能，对维持体液酸碱平衡有重要作用。其功能活动受醛固酮和抗利尿激素的调节，醛固酮能促进其重吸收 Na^+ 和排出 K^+，抗利尿激素能促进其对水的重吸收，使尿液浓缩，尿量减少（图29-10）。

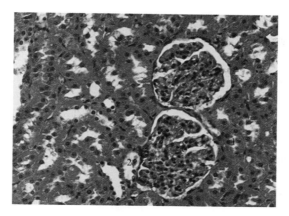

图 29-10　肾皮质光镜图

1—近曲小管；2—远曲小管

2. 集合管

分为弓形集合管、直集合管和乳头管三段。弓形集合管很短，呈弓形，一端与远曲小管末端相接，另一端与直集合管相通。直集合管在髓放线和肾锥体内下行，至肾乳头处改称乳头管，开口于肾小盏（图29-3）。直集合管的管径由细变粗，管壁上皮由单层立方逐渐增高为单层柱状，至乳头管处为单层高柱状上皮。集合管的上皮细胞分界清楚，核圆，位于中央或靠近基底部，胞质着色浅甚至清亮（图29-9）。集合管的功能是进一步重吸收水和交换离子，使原尿进一步浓缩，与远曲小管相同，集合管的功能也受醛固酮和抗利尿激素的调节。

综上所述，肾小体滤过形成的原尿在流经肾小管和集合管后，绝大部分的水、营养物质和无机盐被重吸收入血，部分离子也在此进行了交换；同时，肾小管上皮细胞还排出机体部分代谢产物，最后形成浓缩的终尿，排出体外。成人每24h排出 1 ～ 2L 的终尿，仅为原尿的1%左右。

3. 球旁复合体

球旁复合体也称肾小球旁器，由球旁细胞、致密斑和球外系膜细胞组成，位于肾小体血管极处，大致呈三角形。致密斑相当于三角形的底，入球微动脉和出球微动脉分别形成三角形的两条侧边，球外系膜细胞位于三角区的中心（图29-5）。

（1）**球旁细胞**　入球微动脉行至近肾小体血管极处，其管壁中膜的平滑肌细胞分化为上皮样细胞，称为球旁细胞。球旁细胞呈立方形，胞质内含较多分泌颗粒，颗粒内含肾素，肾素释放入血，可使血压升高。

（2）**致密斑**　由远端小管靠近肾小体血管极一侧的管壁上皮细胞特化形成的椭圆形斑状结构。致密斑的细胞呈高柱状，排列紧密，胞质色浅，核椭圆形，位于近细胞顶部。致密斑是一种离子感受器，能感受远端小管内滤液中 Na^+ 浓度的变化，并将信息传递给球旁细胞，继而调节远端小管和集合管对 Na^+ 的重吸收。

（3）**球外系膜细胞**　又称极垫细胞，与球内系膜细胞相延续，且二者形态结构相似。球外系膜细胞与球旁细胞、球内系膜细胞之间有缝隙连接，在球旁复合体的功能活动中可能起信息传递作用。

4. 肾间质

肾间质为肾内的结缔组织、血管、神经等。肾间质在皮质很少，至髓质逐渐增多。髓质中的成纤维细胞呈不规则形或星形，被称为**间质细胞**，该细胞可合成间质内的纤维和基质，还可以产生前列腺素。前列腺素可加快重吸收水分的转运，促进尿液浓缩。肾小管周围的血管内皮细胞能产生**促红细胞生成素**，刺激骨髓中红细胞生成。

（三）肾的血液循环

肾担负着滤过血液形成尿液的功能，因此，有相应的血液循环途径和特点。肾的血液循环途径，如图 29-11 所示。

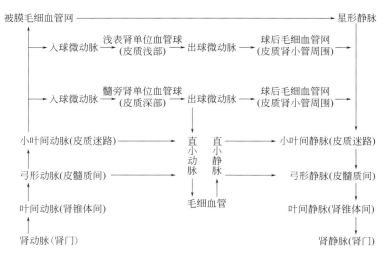

图 29-11　肾的血液循环

肾血液循环的特点：①血流量大，流速快。主要原因是肾动脉直接起自腹主动脉，短而粗。②入球微动脉较出球微动脉粗，血管球毛细血管内压力较高，利于滤过血液形成原尿。③两次形成毛细血管网：入球微动脉分支形成血管球毛细血管网；出球微动脉分布于肾小管周围形成球后毛细血管网。由于血液流经血管球时大量水分滤出，故球后毛细血管网内血液的胶体渗透压很高，有利于肾小管上皮细胞重吸收的物质进入血液。④髓质内的直小血管与髓袢伴行，有利于髓袢与集合管的重吸收和尿液的浓缩。⑤供应肾皮质的血液占肾总血量的90%，进入肾小体后被滤过。

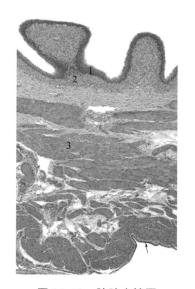

图 29-12　膀胱光镜图

1—变移上皮；2—固有层；3—肌层

↑ 外膜

二、排尿管道

排尿管道包括输尿管、膀胱和尿道。三者的组织结构基本相似，均由黏膜、肌层和外膜三层组成（图 29-12）。

1. 黏膜

黏膜由变移上皮（尿道除外）和固有层结缔组织构成。输尿管的黏膜形成许多纵行的皱襞，故管腔呈星形。膀胱的黏膜也有很多皱襞形成，只有膀胱三角处的黏膜平滑。膀胱空虚时变移上皮很厚，细胞可达 8～10 层；膀胱充盈时上皮变薄，细胞仅 3～4 层。

2. 肌层

肌层由平滑肌组成，一般为内纵、外环两层，输尿管下1/3 段至膀胱的肌层为内纵、中环、外纵三层。

3.外膜

除膀胱顶部为浆膜外，其余为纤维膜。

急性肾小球肾炎

急性肾小球肾炎简称急性肾炎，多见于儿童。其特点为急性起病，患者出现血尿、蛋白尿、水肿和高血压，并可伴有一过性肾功能不全。该病常见于呼吸道感染、猩红热、皮肤感染等链球菌感染后。病变主要累及肾小球，肾小球毛细血管内皮细胞和系膜细胞增生，滤过屏障受损，原本不能通过滤过膜的红细胞和血浆蛋白进入了肾小囊腔，患者因此出现血尿、蛋白尿等症状。

【思考题】

1. 简述肾单位的组成和分布位置。
2. 简述肾小体的结构及其与原尿形成的关系。
3. 比较近曲小管和远曲小管结构及功能的异同。
4. 简述球旁复合体的组成、结构特点和功能。

（张国境）

第三十章　内分泌系统

【学习目标】
- **掌握**：甲状腺、垂体的结构和功能。
- **熟悉**：肾上腺的结构和功能；内分泌系统的特点。
- **了解**：甲状旁腺的结构和功能；弥散神经内分泌系统的概念。

内分泌系统是机体的调节系统，与神经系统、免疫系统相辅相成，共同维持机体内环境的稳定，调节机体的功能。内分泌系统由内分泌腺和散在分布的内分泌细胞组成。内分泌细胞的分泌物称激素，主要通过血液循环作用于远隔的特定细胞起到调节的作用。内分泌腺的结构特点是：腺细胞（即内分泌细胞）多呈多边形而排列成细胞索或细胞团，或多呈立方形而围成滤泡；没有输送分泌物的导管，毛细血管丰富。

一、甲状腺

甲状腺的表面包有薄层的结缔组织被膜。腺实质由大量的甲状腺滤泡和滤泡间的滤泡旁细胞构成。滤泡间结缔组织较少，有孔毛细血管丰富（图 30-1）。

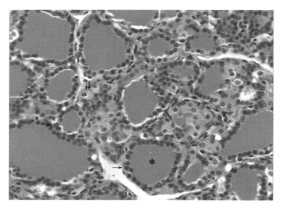

图 30-1　甲状腺光镜图

↑ 滤泡上皮细胞；＊ 胶质；↑↑ 滤泡旁细胞

（一）甲状腺滤泡

甲状腺滤泡（thyroid follicle）大小不等，直径 0.02 ～ 0.9mm，呈圆形或不规则形。滤泡由单层立方的**滤泡上皮细胞**（follicular epithelial cell）围成，滤泡腔内充满透明的**胶质**（colloid）。胶质是滤泡上皮细胞的分泌物，即碘化的甲状腺球蛋白，在切片上呈均质状，嗜酸性。

当功能活跃时，滤泡上皮细胞在腺垂体分泌的促甲状腺激素（见后述）的作用下增高呈低柱状，吞饮滤泡腔内的胶质，将其分解出四碘甲状腺原氨酸（T_4）和三碘甲状腺原氨酸（T_3），即**甲状腺激素**（thyroid hormones，TH）。TH 在细胞的基底面释放入血。

TH 能促进机体的新陈代谢，促进机体的生长发育，提高各器官系统的兴奋性。TH 对婴幼儿的骨骼发育和中枢神经系统发育有显著影响。小儿甲状腺功能低下，不仅身材矮小，而且脑发育障碍。

（二）滤泡旁细胞

滤泡旁细胞（parafollicular cell）位于甲状腺滤泡之间和滤泡上皮细胞之间。细胞稍大，HE染色胞质着色较淡。滤泡旁细胞分泌**降钙素**（calcitonin，CT）。CT主要通过抑制破骨细胞的溶骨作用产生降低血钙的效应。

二、甲状旁腺

甲状旁腺通常位于甲状腺的被膜内。其内腺细胞呈索团状排列，有孔毛细血管丰富。腺细胞主要为**主细胞**（chief cell）（图30-2）。主细胞呈多边形，核圆，居中，HE染色胞质着色浅。主细胞分泌**甲状旁腺激素**（parathyroid hormone，PTH）。PTH可通过促进肾远曲小管和集合管重吸收钙离子使血钙升高。

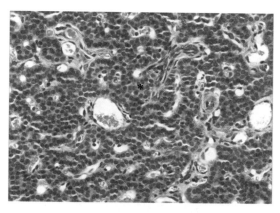

图 30-2　甲状旁腺光镜图

* 主细胞

三、肾上腺

肾上腺表面包以结缔组织被膜，少量结缔组织伴随血管和神经伸入内部组织。内部组织由周边的皮质和中央的髓质两部分构成（图30-3～图30-5）。

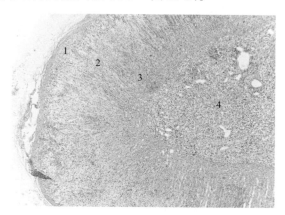

图 30-3　肾上腺光镜图

1—球状带；2—束状带；3—网状带；4—髓质

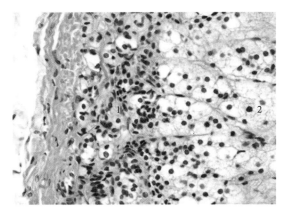

图 30-4　肾上腺皮质球状带和束状带光镜图
1—球状带；2—束状带

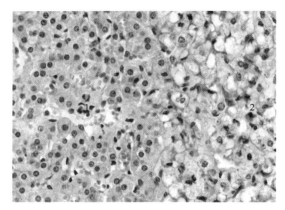

图 30-5　肾上腺皮质网状带和髓质光镜图
1—网状带；2—髓质

（一）皮质

皮质约占肾上腺体积的 80%，由多种皮质细胞、血窦和少量结缔组织构成。根据皮质细胞的形态和排列特征，可将皮质由外向内依次分为三个带，即球状带、束状带和网状带，三者间无截然界限（图 30-3）。

1. 球状带

球状带（zona glomerulosa）位于被膜下方，较薄。皮质细胞聚集成许多球团，细胞较小，呈锥形，胞质含少量脂滴（图 30-4）。

2. 束状带

束状带（zona fasciculata）是皮质中最厚的部分。皮质细胞较大，呈多边形，排列成单行或双行的细胞索。胞质含大量脂滴，在石蜡切片中因脂滴被溶解，故细胞着色浅（图 30-4）。

3. 网状带

网状带（zona reticularis）位于皮质最内层。皮质细胞索相互吻合成网，细胞较小，胞质含少量脂滴（图 30-5）。

球状带分泌以醛固酮为代表的**盐皮质激素**（mineralocorticoid，MC）。MC 的主要作用是促进肾远曲小管和集合管重吸收钠离子和排泄钾离子。MC在重吸收钠离子的同时也等渗地重吸收水分，因而对维持细胞外液及循环血量的相对稳定具有重要意义。

束状带和网状带主要分泌以皮质醇为代表的**糖皮质激素**（glucocorticoid，GC）和极少量的雄激素。GC能显著升高血糖，参与应激反应，增强机体对伤害性刺激的耐受能力。大剂量的GC还具有抗炎、抗毒、抗过敏和抗休克等作用。

（二）髓质

髓质主要由排列成索或团的髓质细胞构成，其间为血窦和少量结缔组织，髓质中央有中央静脉。髓质细胞呈多边形，如用含铬盐的固定液固定标本，胞质内可见黄褐色的嗜铬颗粒，因而髓质细胞常称**嗜铬细胞**（chromaffin cell）。另外，髓质内还有少量交感神经节细胞，胞体较大，散在分布。

嗜铬细胞有两种。一种分泌**肾上腺素**（epinephrine，E），此种细胞数量多，占嗜铬细胞的80%以上。另一种分泌**去甲肾上腺素**（norepinephrine，NE）。嗜铬细胞的分泌活动受交感神经节前纤维支配。E主要通过加快心率和增加心肌收缩力使心排血量增多。NE主要通过促进血管收缩使血压升高。E和NE均参与应急反应，可提高机体对环境突变的应变能力。

知识拓展

嗜铬细胞与交感神经节细胞

肾上腺髓质的嗜铬细胞和交感神经节细胞均由胚胎时期的交感神经节细胞迁入肾上腺而分化形成。与肾上腺皮质相接触的交感神经节细胞失去轴突，分化为分泌激素的嗜铬细胞。因此，肾上腺髓质实际上是交感神经系统的延伸。

肾上腺皮质和髓质的血窦相连续，后者汇集为中央静脉出肾上腺，因此，流经髓质的血液含较高浓度的皮质激素。其中的糖皮质激素可促进NE转变为E。

四、垂体

垂体由腺垂体和神经垂体两部分构成，表面包以结缔组织被膜（图30-6）。

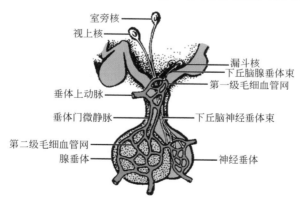

图 30-6　垂体模式图

（一）腺垂体

腺垂体（adenohypophysis）的腺细胞多排列成团索，细胞团索间有丰富的血窦和少量结缔组织（图30-7）。腺细胞至少包括生长激素细胞、催乳素细胞、促甲状腺激素细胞、促肾上腺皮质激素细胞和促性腺激素细胞五种。

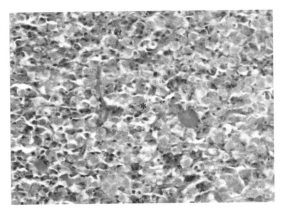

图 30-7　腺垂体光镜图

* 腺细胞

1. 生长激素细胞

生长激素细胞数量较多，所分泌的**生长激素**（growth hormone，GH）能促进全身组织器官的生长，尤其是骨骼与肌肉等。在未成年时期，GH 分泌不足可致身材矮小，分泌过多则引起巨人症；成人 GH 分泌过多会引发肢端肥大症。

2. 催乳素细胞

男女两性的垂体均有此种细胞，但在女性较多，于分娩前期和哺乳期功能旺盛。所分泌的**催乳素**（prolactin，PRL）能促进乳腺发育和泌乳。

3. 促甲状腺激素细胞

促甲状腺激素细胞所分泌的**促甲状腺激素**（thyroid stimulating hormone，TSH）能促进 TH 的形成和释放。

4. 促肾上腺皮质激素细胞

促肾上腺皮质激素细胞所分泌的**促肾上腺皮质激素**（adrenocorticotropic hormone，ACTH）主要促进肾上腺皮质的束状带和网状带分泌糖皮质激素。

5. 促性腺激素细胞

促性腺激素细胞所分泌的**卵泡刺激素**（follicle stimulating hormone，FSH）和**黄体生成素**（luteinizing hormone，LH）能促进两性性腺产生生殖细胞和分泌性激素（见第三十一章、第三十二章）。

腺垂体主要由垂体上动脉供应血液。垂体上动脉先进入神经垂体上端，在该处分支并吻合成有孔毛细血管网，称第一级毛细血管网，然后再汇集成几条垂体门微静脉下行，在腺垂体再度分支并吻合成第二级毛细血管网。垂体门微静脉及其两端的毛细血管网共同构成**垂体门脉系统**（hypophyseal portal system）。腺垂体的血窦最后汇集成小静脉，注入垂体周围的静脉窦。

下丘脑的漏斗核等神经核的神经元，具有内分泌功能，称为神经内分泌细胞。这些细胞的轴突伸至神经垂体的上端，构成**下丘脑腺垂体束**（hypothalamo adenohypophysial tract）。细胞合成的多种激素在轴突末端释放，进入垂体门脉系统的第一级毛细血管网，继而经垂体门微静脉达到腺垂体的第二级毛细血管网，分别调节各种腺细胞的分泌活动。对腺细胞的分泌起促进作用的激素，称**释放激素**；对腺细胞起抑制作用的激素，则称**抑制激素**。

（二）神经垂体

神经垂体（neurohypophysis）主要由无髓神经纤维和神经胶质细胞构成，含有较丰富的有孔毛细血管（图 30-8）。下丘脑的视上核和室旁核内有大型的神经内分泌细胞，其轴突终止于神经垂体的下部，构成**下丘脑神经垂体束**（hypothalamo neurohypophysial tract），是神经垂体无髓神经纤维的主要来源。神经胶质细胞又称垂体细胞，其形状和大小不一。垂体细胞具有支持和营养神经纤维的作用。

视上核和室旁核的神经内分泌细胞合成**血管升压素**（vasopressin，VP）和**缩宫素**（oxytocin，OT）。VP 可促进肾远曲小管和集合管重吸收水，使尿液浓缩，还可使血管收缩。此激素分泌若减少，会导致尿崩症，患者每日排出大量稀释的尿液。OT 可引起子宫收缩，有助于妊娠女性分娩，还可促进乳腺排乳。这些激素在神经内分泌细胞的胞体内合成，在神经垂体内贮存并释放入血。因此，下丘脑与神经垂体实为一个整体。

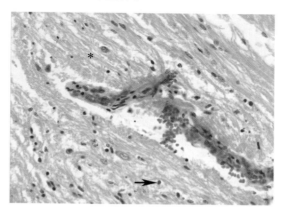

图 30-8　神经垂体光镜图

* 无髓神经纤维；　↑　垂体细胞

【思考题】

1. 简述甲状腺滤泡的结构和功能。
2. 简述腺垂体的内分泌细胞及它们的功能。
3. 简述垂体门脉系统的定义、结构特点和功能。

（金　洁）

第三十一章 男性生殖系统

【学习目标】

◆ **掌握：**睾丸的结构和功能。
◆ **熟悉：**生殖管道的结构和功能。
◆ **了解：**附属腺的结构和功能。

男性生殖系统由睾丸、生殖管道、附属腺及外生殖器组成。睾丸作为男性的生殖腺，是产生精子和分泌雄性激素的器官。生殖管道除运输精子外，还具有促进精子成熟，贮存和营养精子的作用。附属腺包括精囊、前列腺和尿道球腺。附属腺和生殖管道的分泌物参与精液的组成。

一、睾丸

睾丸（testis）的表面覆以浆膜，即鞘膜的脏层，其深面为致密结缔组织构成的白膜。白膜的结缔组织伸入睾丸的内部，将内部组织分成约 250 个小叶，每个小叶内有 1 ～ 4 条弯曲细长的生精小管。生精小管在接近睾丸后缘处，变为短而直的直精小管，进而相互吻合形成睾丸网。生精小管之间的疏松结缔组织称睾丸间质（图 31-1）。

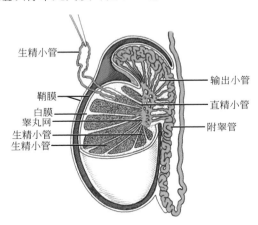

图 31-1　睾丸和附睾模式图

（一）生精小管

生精小管（seminiferous）长 30 ～ 70cm，直径 150 ～ 250μm，管壁厚 60 ～ 80μm，主要由**生精上皮**（spermatogenic epithelium）构成。生精上皮由生精细胞和睾丸支持细胞构成（图 31-2，图 31-3）。

1. 生精细胞

生精细胞（spermatogenic cell）为 5 ～ 8 层，自生精上皮的基底面至腔面依次有精原细胞、初级精母细胞、次级精母细胞、精子细胞和精子。精原细胞形成精子需要（64±4.5）天。

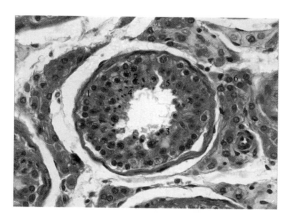

图 31-2　生精小管和睾丸间质光镜图

1—精原细胞；2—初级精母细胞；3—精子细胞；4—精子；

5—睾丸支持细胞；6—睾丸间质细胞

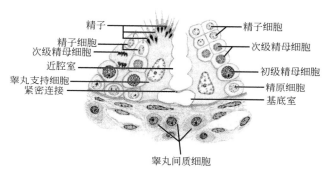

图 31-3　生精小管和睾丸间质模式图

（1）**精原细胞**（spermatogonium）　紧贴基膜，1 层，圆形或卵圆形，直径 12μm。从青春期开始，在腺垂体分泌的 FSH 和睾丸分泌的雄激素（受腺垂体分泌的 LH 的正调节，见后述）的作用下精原细胞开始增殖分化。精原细胞经过数次有丝分裂分化为初级精母细胞。

（2）**初级精母细胞**（primary spermatocyte）　位于精原细胞的近腔侧，圆形，体积较大，直径约 18μm。细胞核大而圆，呈丝球状，内含或粗或细的染色质丝。初级精母细胞进行第一次减数分裂，形成两个次级精母细胞。

（3）**次级精母细胞**（secondary spermatocyte）　位置靠近腔面。次级精母细胞形成后迅速进行第二次减数分裂，产生两个精子细胞。由于次级精母细胞存在时间短暂，故不易见到。

（4）**精子细胞**（spermatid）　位于近腔面，圆形，直径约 8μm。精子细胞不再分裂，经过复杂的形态变化，由圆形细胞逐渐转变为蝌蚪状的精子。

（5）**精子**（spermatozoon）　形似蝌蚪，长约 60μm，可分头、尾两部。头部嵌入睾丸支持细胞的顶部，尾部游离于生精小管腔。头部内有一个高度浓缩的细胞核，其前 2/3 有**顶体**（acrosome）覆盖。顶体是特殊的溶酶体，内含多种水解酶，在受精的过程中发挥重要作用（见第三十三章）。尾部为鞭毛，是精子的运动装置。

在精子发生的过程中，经常形成一些畸形精子，如光镜可见的双头或双核、大头、小头、不规则形头、无尾、双尾、短尾，如电镜可见的无顶体或小顶体。在有生育力男子的精液中，畸形精子可占 20% ～ 40%，其原因不明，但机体感染、创伤、辐射、内分泌失调等可增加畸形精子的数量，若超过 40%，可致不育。

2. 睾丸支持细胞

　　每个生精小管的横切面上有 8 ～ 11 个**睾丸支持细胞**（testicular sustentacular cell）。细胞呈不规则的长锥体形，从生精上皮的基底一直伸达腔面。由于其侧面和顶面镶嵌着各级生精细胞，因此，光镜下细胞轮廓不清。细胞核呈卵圆形或三角形，染色浅，核仁明显。相邻睾丸支持细胞侧面的近基底部，细胞膜形成紧密连接，将生精上皮分成**基底室**（basal compartment）和**近腔室**（abluminal compartment）两部分。基底室位于紧密连接的下方，内有精原细胞。近腔室位于紧密连接的上方，与生精小管管腔相通，内有精母细胞、精子细胞和精子。血液与生精小管的近腔室之间存在**血 - 睾屏障**（blood-testis barrier）。血 - 睾屏障可阻止血液中某些物质接触发育中的生精细胞，形成并维持有利于精子发生的微环境，还能防止精子抗原物质逸出到生精上皮外而引发自身免疫反应。睾丸支持细胞间的紧密连接构成其最主要的部分。

　　睾丸支持细胞对生精细胞起支持、营养和保护的作用。睾丸支持细胞在 FSH 和雄激素的作用下分泌**雄激素结合蛋白**，这种蛋白可与雄激素结合，以保持生精小管内有较高的雄激素水平，促进精子的发生。

（二）睾丸间质

　　睾丸间质（testis interstitium）位于生精小管之间，为富含血管和淋巴管的疏松结缔组织，其中有**睾丸间质细胞**（testicular interstitial cell）（图 31-2，图 31-3）。该细胞成群分布，呈圆形或多边形，核圆，胞质嗜酸性。从青春期开始，睾丸间质细胞在腺垂体分泌的 LH 的刺激下，分泌**雄激素**，主要为睾酮。雄激素可促进男性生殖系统的发育、精子的发生、第二性征和性功能的出现及维持。

二、生殖管道

　　男性的生殖管道包括附睾、输精管、射精管及尿道，为精子的成熟、贮存和输送提供有利环境。

附睾位于睾丸的后外侧，实质由输出小管和附睾管构成（图31-1）。输出小管是与睾丸网连接的8～12根弯曲小管。输出小管汇合成一条长4～6m、极度盘曲的管道，即附睾管。附睾管远端与输精管相连。附睾管的上皮为假复层柱状上皮，管腔充满精子和分泌物（图31-4）。

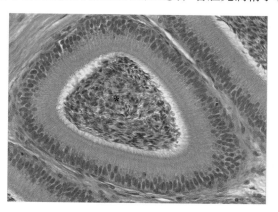

图31-4　附睾管光镜图

* 精子

精子在附睾内停留8～17天，并经历一系列成熟变化，获得运动能力，达到功能上的成熟。附睾的功能异常会影响精子的成熟，导致不育。血液与附睾管的管腔之间存在**血-附睾屏障**（blood-epididymis barrier），能保护成熟中的精子不受外界的干扰，并将精子与免疫系统隔离。

三、附属腺

附属腺和生殖管道的分泌物以及精子共同组成精液。每次射精量为3～5ml，每毫升精液含1亿～2亿个精子。若每毫升精液的精子数低于400万个，可导致不育症。

前列腺呈栗形，环绕于尿道的起始段（图30-5）。前列腺的被膜与支架组织均由富含弹性纤维和平滑肌细胞的结缔组织构成。腺实质主要由30～50个复管泡状腺构成，有15～30条导管开口于尿道。腺实质可分为三部分：**黏膜腺**（mucosal gland）最小，位于尿道的黏膜内；**黏膜下腺**（submucosal gland）位于尿道的黏膜下层；**主腺**（main gland）构成前列腺的大部。腺的分泌部由单层立方、单层柱状及假复层柱状上皮交错构成，因此，腺腔很不规则。腔内可见凝固的分泌物（随年龄的增长而增多，甚至钙化成为前列腺结石）。

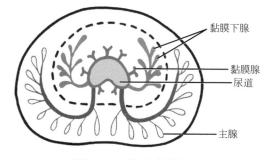

从青春期开始，前列腺在雄激素的刺激下分泌活动增强，分泌物为稀薄的乳白色液体。老年人的前列腺常增生（多发生在黏膜腺和黏膜下腺），压迫尿道，造成排尿困难。前列腺癌主要发生在主腺。

图31-5　前列腺模式图

【思考题】

1.简述血-睾屏障的定义、结构特点和功能。
2.简述生精细胞的发育。

（金　洁）

第三十二章　女性生殖系统

【学习目标】

◆ **掌握**：卵巢的结构和功能。
◆ **熟悉**：子宫的结构和功能。
◆ **了解**：乳腺的结构和功能。

女性生殖系统由卵巢、生殖管道（输卵管、子宫和阴道）、附属腺（前庭大腺）及外生殖器组成。卵巢作为女性的生殖腺，是产生卵细胞和分泌雌激素的器官。除作为通道外，输卵管还是受精的部位，子宫还是产生月经和孕育胎儿的器官。

一、卵巢

卵巢表面被覆有单层扁平或立方上皮（为腹膜间皮），称表面上皮。上皮下方为薄层致密结缔组织，称白膜。卵巢的内部组织由周边的皮质和中央的髓质两部分构成，两者间无明显的分界（图 32-1）。皮质较厚，主要含不同发育阶段的卵泡和黄体等。髓质较小，由疏松结缔组织构成，含较多血管及淋巴管。近卵巢门处的结缔组织中含有少量**门细胞**（hilus cell）。门细胞的结构类似睾丸间质细胞，分泌雄激素。若门细胞增生或发生肿瘤，患者可出现男性化症状。

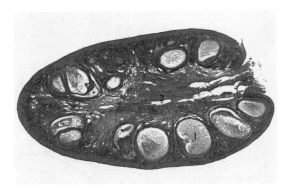

图 32-1　卵巢光镜图
1—卵泡；2—髓质

（一）卵泡的发育与成熟

新生儿两侧卵巢皮质中有 70 万～ 200 万个卵泡，青春期开始时约 4 万个，至 40 ～ 50 岁时仅剩几百个。从青春期至更年期 30 ～ 40 年的生育期内，卵巢在腺垂体周期性分泌的促性腺激素的影响下，每个月经周期（见后述）有一批卵泡发育，但通常只有一个优势卵泡发育成熟并排卵。女性一生中两侧卵巢共排卵约 400 余个，其余卵泡均在发育的不同阶段退化。

卵泡呈球形，主要由一个**卵细胞**（ovum）和包绕在其周围的多个**颗粒细胞**（granulosa cell）（又称卵泡细胞）构成。颗粒细胞具有支持和营养卵细胞的作用，与周围的结缔组织之间隔以基膜。卵泡的发育是一个连续、漫长的过程，一个卵泡从发育至成熟约需 1 年，可分为原始卵泡、初级卵泡、次级卵泡和成熟卵泡四个阶段（图 32-2）。

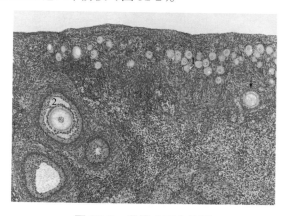

图 32-2　卵巢皮质光镜图

1—原始卵泡；2—次级卵泡；↑ 初级卵泡

1. 原始卵泡

原始卵泡（primordial follicle）是处于静止状态的卵泡，位于卵巢皮质的浅层，体积小，数量很多。卵泡中央有一个**初级卵母细胞**（primary oocyte），外周是单层扁平的颗粒细胞。初级卵母细胞圆形，直径 30 ～ 40μm，胞质嗜酸性，核大而圆，染色质稀疏，核仁大而明显（图 32-3）。初级卵母细胞是在胚胎时期由**卵原细胞**（oogonium）分裂分化形成。从青春期开始，在 FSH 的作用下原始卵泡相继开始发育。

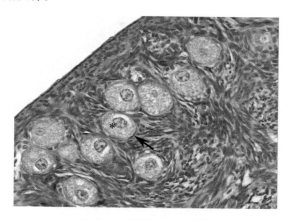

图 32-3　原始卵泡光镜图

* 初级卵母细胞；↑ 颗粒细胞

2. 初级卵泡（primary follicle）

主要变化是：①初级卵母细胞增大，胞质内出现**皮质颗粒**（cortical granule）。皮质颗粒是一种溶酶体，在受精的过程中发挥重要作用（见第三十三章）。②卵泡细胞由扁平变成立方形或柱状，由单层增殖为多层。当最内层的颗粒细胞呈柱状并放射排列时，便构成**放射冠**。③初级卵母细胞与颗粒细胞间出现一层均质状、折光性强的嗜酸性膜，称**透明带**（zona pellucida），由初级卵母细胞和颗粒细胞共同分泌。透明带上有精子受体，在受精的过程中发挥重要作用（见第三十三章）。紧邻透明带的一层卵泡细胞呈柱状，放射状排列，称**放射冠**。④随着卵泡的发育，卵泡逐渐移向皮质的深部。⑤卵泡周围的结缔组织包绕卵泡而形成**卵泡膜**（follicular theca）（图 32-4）。

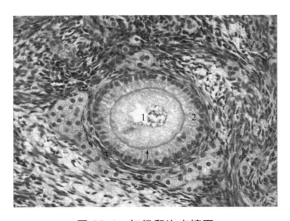

图 32-4　初级卵泡光镜图

1—初级卵母细胞；2—颗粒细胞；3—卵泡膜；↑ 透明带

3. 次级卵泡（secondary follicle）

主要变化是：①颗粒细胞增殖，在颗粒细胞间出现大小不等的液腔，继而汇合成一个大的**卵泡腔**（follicular cavity）。腔内的液体称卵泡液，内含促性腺激素、雌激素及多种生物活性物质，对卵泡的生长与成熟起着重要的调节作用。由于卵泡腔扩大，致使初级卵母细胞与其周围的颗粒细胞居于卵泡腔的一侧，形成一个圆形的隆起突入卵泡腔，称**卵丘**（cumulus oophorus）。分布在卵泡腔周围的颗粒细胞排列密集，称颗粒层（stratum granulosum）。②初级卵母细胞已达到最大体积，直径 125 ～ 150μm。③卵泡膜分化成内、外两层。内层含有较多毛细血管和多边形或梭形的膜细胞（theca cell）（图 32-5）。

4. 成熟卵泡

在同一批发育的次级卵泡中，通常仅一个发育最佳的卵泡能够成熟。**成熟卵泡**（mature follicle）很大，直径可达 2cm 以上，占据皮质的全层并突向卵巢的表面。卵泡腔变得很大，颗粒细胞停止增殖，卵泡壁变薄，卵丘根部的颗粒细胞间出现裂隙。近排卵时，卵丘与卵泡壁分离，漂浮在卵泡液中。在排卵前 36 ～ 48h，初级卵母细胞在高浓度 LH 的作用下完成第一次减数分裂，形成一个很大的**次级卵母细胞**（secondary oocyte）和一个很小的第一极体。

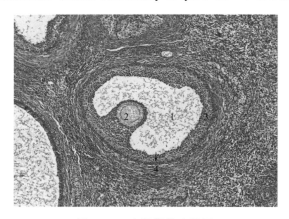

图 32-5　次级卵泡光镜图

1—卵泡腔；2—卵丘；3—颗粒层；4—卵泡膜外层；↑ 卵泡膜内层

次级卵泡与成熟卵泡具有内分泌功能，主要分泌以雌二醇为代表的**雌激素**。雌激素是膜细胞和颗粒细胞在 LH 和 FSH 的作用下协同合成的。合成的雌激素小部分进入卵泡腔，大部分释放入血，调节子宫内膜等靶器官的生理活动。

（二）排卵

成熟卵泡破裂，次级卵母细胞连同外方的透明带、颗粒细胞与卵泡液一起从卵巢排出的过程称排卵。排卵后卵巢表面的裂口于 2 ～ 4 天后即可修复。

生育期的女性，在一个月经周期内排一次卵，且一般每次排一个。卵可由两侧卵巢轮流排出，也可由一侧卵巢连续排出。排卵多发生在下次月经来潮前 14 天左右。高浓度的 LH 是引发排卵的关键因素。若排出的卵于 24h 内未受精，次级卵母细胞便退化，若受精，则在精子的激发下完成第二次减数分裂，排出一个第二极体。

（三）黄体的形成和退化

排卵后，残留于卵巢内的卵泡颗粒层连同卵泡膜向卵泡腔塌陷，在 LH 的作用下逐渐发育成一个体积较大、富含血管的内分泌细胞团，新鲜时呈黄色，故称**黄体**（corpus luteum）（图 32-6）。其中由颗粒细胞衍化来的**颗粒黄体细胞**（granular lutein cell）占多数，位于黄体的中央，其胞体较大，呈多边形，着色较浅，分泌以孕酮为代表的**孕激素**。由膜细胞衍化来的**膜黄体细胞**（theca lutein cell）较小，着色较深，数量也少，位于黄体的周边。膜黄体细胞与颗粒黄体细胞协同分泌雌激素。

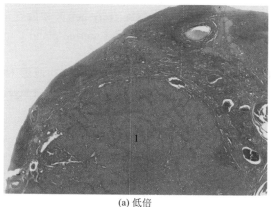

(a) 低倍

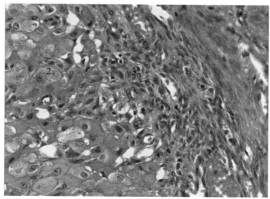

(b) 高倍

图 32-6　黄体光镜图

1—黄体；2—颗粒黄体细胞；3—膜黄体细胞

黄体的发育取决于女性是否妊娠。如未妊娠，黄体维持两周左右即退化，称月经黄体；如妊娠，在胚胎绒毛膜分泌的绒毛膜促性腺激素的作用下，黄体继续发育增大，直径可达 4～5cm，称妊娠黄体，可维持约 6 个月。两种黄体最终都退化消失，逐渐被结缔组织取代。

二、子宫

子宫为肌性器官，腔小壁厚。子宫壁的结构由内向外可分黏膜、肌层和外膜三层（图 32-7）。

（一）子宫底和子宫体

1. 外膜

外膜（perimetrium）为浆膜。

2. 肌层

肌层（myometrium）很厚，由平滑肌构成。子宫的平滑肌细胞长 30～50μm，在妊娠时肌细胞增生肥大，可增长数十倍，长达 500～600μm。雌激素能促使平滑肌细胞数量增加。孕激素能使平滑肌细胞体积增大，并有抑制平滑肌收缩的作用。肌层的收缩活动，有助于精子向输卵管运行、经血排出以及胎儿娩出。

3. 内膜

子宫底和子宫体的黏膜又称**内膜**（endometrium），由单层柱状上皮和固有层构成（图 32-8～图 32-10）。上皮由大量**分泌细胞**（secretory cell）和散在的**纤毛细胞**（ciliated cell）构成。固有层结缔组织较厚，含大量血管和**子宫腺**（uterine gland）。子宫腺为单管状腺，由上皮下陷而成，腺上皮主要由分泌细胞构成。

子宫内膜按其结构和功能特点可分为深浅两层。浅层为**功能层**（functional layer），每次月经来潮时发生脱落，妊娠时囊胚植入此层。深层称**基底层**（basal layer），在月经和分娩时均不脱落，并有较强的增生和修复能力，可以产生新的功能层。

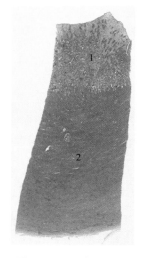

图 32-7　子宫光镜图

1—黏膜；2—肌层

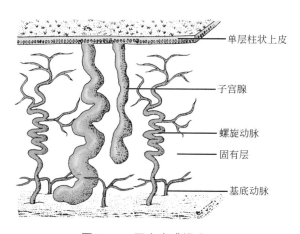

单层柱状上皮

子宫腺

螺旋动脉

固有层

基底动脉

图 32-8　子宫内膜模式图

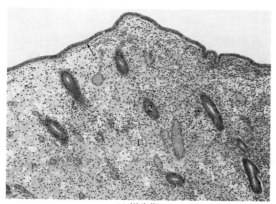

(a) 增生期

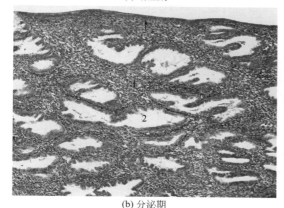

(b) 分泌期

图 32-9　子宫内膜光镜图

1—固有层；2—子宫腺；↑ 上皮

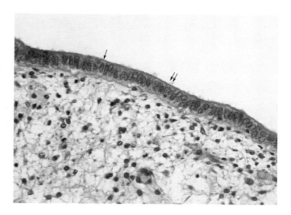

图 32-10　子宫内膜上皮光镜图

↑ 分泌细胞；↑↑ 纤毛细胞

　　子宫内膜的血管来自子宫动脉的分支。子宫动脉进入子宫壁后，分支行走至肌层，由此发出许多与子宫腔面垂直的放射状小动脉，在进入内膜之前，每条小动脉分为两支：短且直的分支营养基底层，不受性激素的影响，称基底动脉；其主支称**螺旋动脉**（spiral artery），在功能层内呈螺旋状走行，至功能层浅层时形成毛细血管，然后汇入小静脉，经肌层汇合为子宫静脉。螺旋动脉对性激素的刺激敏感，反应迅速。

（二）子宫内膜的周期性变化

　　自青春期开始，子宫底和子宫体的内膜功能层在卵巢分泌的激素作用下，开始出现周期性变化，即每 28 天左右发生一次内膜剥脱出血、增生、修复的过程，称为**月经周期**。每个月经周期是从月经的第 1 天起至下次月经来潮的前一天止，可分为月经期、增生期和分泌期三个时期。

1. 增生期

　　增生期为月经周期的第 5 ～ 14 天，此时卵巢内有若干卵泡在迅速生长发育，故又称卵泡期。在这些卵泡分泌的雌激素的作用下，剥脱的子宫内膜由基底层增生修补，并逐渐增厚到 2 ～ 3mm。增生早期，子宫腺短，直而细，较稀疏。增生晚期的子宫腺增多、增长且更弯曲，腺腔扩大。同时螺旋动脉亦伸长和弯曲。至月经周期的第 14 天时，卵巢内通常有一个卵泡发育成熟并排卵，子宫内膜随之转入分泌期。

2. 分泌期

分泌期为月经周期的第 15 ～ 28 天，此时卵巢内黄体形成，故又称黄体期。在黄体分泌的孕激素和雌激素的作用下，子宫内膜继续增生变厚，可达 5mm。此期子宫腺进一步变长、弯曲、腺腔扩大，腺腔内充满含有营养物质的黏稠液体。固有层内因组织液增多而呈水肿状态。螺旋动脉继续增长，变得更弯曲。如妊娠，子宫内膜进入**妊娠期**（见第三十三章）；如未妊娠，功能层脱落，子宫内膜转入月经期。

3. 月经期

为月经周期的第 1 ～ 4 天。由于排出的卵未受精，卵巢内月经黄体退化，孕激素和雌激素的水平骤然下降，引起子宫内膜功能层的螺旋动脉持续收缩，从而使功能层缺血，导致各种组织细胞坏死。继而螺旋动脉又突然短暂扩张，致使功能层的血管破裂，血液流出并积聚在内膜的浅部，最后与剥落的内膜一起经阴道排出，即为月经。一次月经的血液排出量一般为 35ml。在月经期末，基底层的子宫腺细胞开始增生，向表面铺展，修复内膜上皮，子宫内膜转入增生期。

（三）子宫颈

子宫颈的外膜为较致密结缔组织构成的纤维膜。肌层平滑肌较少，结缔组织较多。宫颈外口处，黏膜的单层柱状上皮移行为复层扁平上皮，是子宫颈癌的好发部位（图 32-11）。

宫颈黏膜无周期性剥落，但其分泌物的性质却随卵巢活动周期发生变化。排卵时，子宫颈在雌激素的作用下分泌增多，分泌物黏稠度降低，有利于精子穿过。黄体形成时，孕激素可抑制分泌细胞分泌，分泌物黏稠度增加，使精子难以通过。妊娠时，其分泌物的黏稠度更高，起到阻止精子和病原体进入子宫的屏障作用。

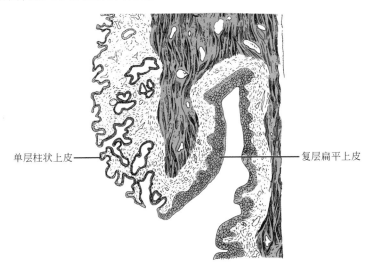

单层柱状上皮　　　　　　　　　　　　　　　复层扁平上皮

图 32-11　子宫颈阴道部模式图

【附】乳腺

乳腺于青春期受卵巢激素影响开始发育。妊娠期和授乳期的乳腺有泌乳活动，称活动期乳腺；无分泌功能的乳腺，称静止期乳腺（图 32-12）。

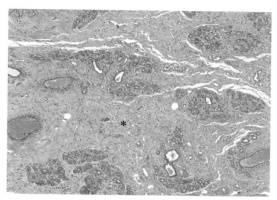

(a) 静止期

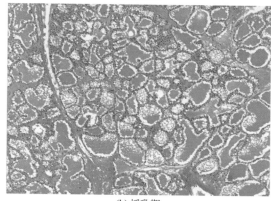

(b) 授乳期

图 32-12　乳腺光镜图

* 结缔组织

1. 乳腺的一般结构

乳腺主要由分泌乳汁的腺泡、输出乳汁的导管以及其间的结缔组织构成。乳腺的实质被结缔组织分隔成 15 ～ 25 个乳腺叶，每个乳腺叶又被分隔成若干个乳腺小叶，每个小叶为一个复管泡状腺。小叶间结缔组织内含大量脂肪细胞。乳腺的腺泡上皮为单层立方或柱状上皮，腺上皮与基膜之间有肌上皮细胞。导管包括小叶内导管、小叶间导管和输乳管。小叶内导管多为单层立方或柱状上皮，小叶间导管则为复层柱状上皮。输乳管开口于乳头，管壁为复层扁平上皮，与乳头表皮相连续。

2. 静止期乳腺

腺泡和导管均不发达，腺泡小且少，结缔组织极为丰富。静止期乳腺在月经周期略有变化。月经来潮前，腺泡与导管增生，乳腺可稍增大；月经停止后这一现象消失。

3. 活动期乳腺

妊娠期，在孕激素和雌激素的作用下，乳腺的腺泡和导管迅速增生，腺泡增大，同时结缔组织减少。在妊娠后期，由于催乳素的作用，腺泡开始分泌。在分娩后的授乳期，乳腺的结构与妊娠期相似，但结缔组织更少，腺体极其发达，腺腔内可充满乳汁。

绝经后，乳腺萎缩退化，体积减小。

【思考题】

1. 简述晚期次级卵泡的结构和功能。
2. 简述黄体的形成、结构和功能。
3. 简述子宫内膜的月经周期及其与卵巢的关系。

（金 洁）

第三十三章　人体胚胎发育总论

◆ **掌握**：三胚层胚盘和相关结构的形成；三胚层的分化。

◆ **熟悉**：胚泡的形成和着床；胎膜的组成和功能。

◆ **了解**：胚体的形成；双胎、联胎、多胎的概念；先天性畸形产生的可能因素。

人胚早期发育是指从受精卵形成开始至第八周末的发育时期。主要内容包括受精，卵裂、胚泡形成和植入，胚层形成、胚层分化和胚体形成，胎膜和胎盘以及胚体与母体关系等。

一、生殖细胞和受精

（一）生殖细胞

生殖细胞包括精子和卵子，均为单倍体细胞，即仅有 23 条染色体，其中一条是性染色体。

精子头的外表有一层能阻止顶体酶释放的糖蛋白。精子虽有运动能力，却无穿过卵子周围放射冠和透明带的能力。精子在子宫和输卵管内运行过程中，该糖蛋白被女性生殖管道分泌物中的酶降解，从而获得受精能力，此现象称**获能**（capacitation）。精子在女性生殖管道内的受精能力一般可维持 1 天。从卵巢排出的卵子处于第二次减数分裂的中期，进入输卵管壶腹部后，当与精子相遇时，受到精子穿入其内的激发才完成第二次减数分裂。若未受精，则于排卵后 12～24h 退化。

（二）受精

受精（fertilization）是精子与卵子结合形成受精卵的过程（图 33-1）。

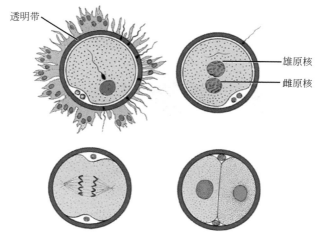

透明带　雄原核　雌原核

图 33-1　受精过程示意图

1. 受精的过程

受精一般发生在输卵管壶腹部。当获能的精子与卵子周围的放射冠接触时，顶体被激活并释放顶体酶，这种变化称**顶体反应**（acrosome reaction）。释放的顶体酶先解离放射冠，继而分解透明带，形成一个精子穿过的通道，精子则与卵子直接接触。随即精子的细胞核和细胞质进入卵内。精子进入卵子后，卵子浅层细胞质内的皮质颗粒立即释放溶酶体酶样物质，使透明带结构发生变化，称为透明带反应，从而阻止其他精子穿越透明带。精子入卵后，卵子迅速完成第二次成熟分裂。此时精子和卵子的细胞核分别称为雄原核和雌原核。两个原核逐渐在细胞中部靠拢，核膜随即消失，染色体混合，形成二倍体的**受精卵**（fertilized ovum），受精过程完成。

2. 受精发生的条件

男、女生殖管道畅通；有足够正常数量的精子，每毫升精液内精子数不能低于 500 万个，畸形精子的数量不能超过 40%；精子必须获能，有活跃运动能力；次级卵母细胞在排卵前处于第二次减数分裂中期；精子和卵子适时相遇等。

3. 受精的意义

受精激活了卵内关闭状态的发育信息，受精卵进行快速的分裂分化，形成一个新的个体。新个体既有双亲的遗传特征，又有不同于亲代的新性状。受精恢复了染色体数目，决定了新个体的性别，受精卵核型为 46，XX 时，胚胎为女性；若为 46，XY 时，胚胎为男性。

二、卵裂、胚泡形成与植入

（一）卵裂

受精卵不断进行有丝分裂的过程称**卵裂**（cleavage）。卵裂产生的子细胞称**卵裂球**（blastomere）。受精卵在卵裂的同时，随输卵管黏膜上皮细胞纤毛的摆动而缓慢地向子宫方向运行。随着卵裂球数目的增加，细胞逐渐变小，到第 3 天时，形成一个 12 ～ 16 个卵裂球组成的实心细胞团，称**桑椹胚**（morula）（图 33-2）。

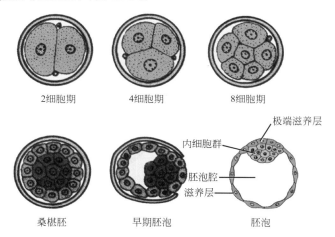

| 2细胞期 | 4细胞期 | 8细胞期 |

极端滋养层
内细胞群
胚泡腔
滋养层

桑椹胚　　早期胚泡　　胚泡

图 33-2　卵裂和胚泡形成

（二）胚泡形成

桑椹胚的细胞继续分裂，细胞间逐渐出现小的腔隙，最后汇合成一个大腔，称**胚泡腔**（blastocoele），此时实心的桑椹胚转变为中空的**胚泡**（blastocyst）（图 33-2）。胚泡壁为一层扁平细胞，称**滋养层**（trophoblast），胚泡腔内一侧的一细胞团，称**内细胞群**（inner cell mass），内细胞群的细胞即为**胚胎干细胞**。覆盖在内细胞团外面的滋养层，称极端滋养层。胚泡逐渐长大，透明带变薄而消失。胚泡于受精的第 4 天形成并进入子宫腔，与子宫内膜接触，植入开始。

（三）植入

胚泡逐渐埋入子宫内膜的过程，称**植入**（implantation），又称**着床**（imbed）。植入开始于受精后第 5 ~ 6 天，于第 11 ~ 12 天完成。

1. 植入过程

植入时，胚泡极端滋养层先与子宫内膜接触，并分泌蛋白酶消化与其接触的内膜组织，胚泡则沿着缺口逐渐埋入内膜功能层。在植入过程中，与内膜接触的极端滋养层细胞迅速增殖，滋养层增厚，向外发出许多指状突起侵入子宫内膜，直接从母体血中吸取营养，供给胚泡发育。胚泡全部植入子宫内膜后，缺口修复，植入完成（图 33-3）。

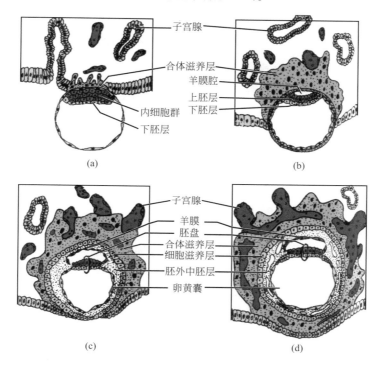

图 33-3　植入过程

2. 植入部位

胚泡的植入部位通常在子宫体和底部，最多见于后壁。若植入位于近子宫颈处，在此处形成的胎盘，称**前置胎盘**。前置胎盘于妊娠晚期易发生胎盘早剥而导致大出血，于分娩时可阻塞产道，导致胎儿娩出困难。若植入在子宫以外部位，称**宫外孕**，常发生在输卵管，偶见于子宫阔韧带、肠系膜，甚至卵巢表面等处。宫外孕的胚胎多因营养供应不足早期死亡，少数植入输卵管的胚胎发育到较大后，引起输卵管破裂，导致大出血。

3. 植入的条件

植入过程需母体激素（雌激素、孕激素）分泌正常，使子宫内膜保持在分泌期；胚泡准时进入子宫腔，透明带及时溶解消失；子宫内膜发育阶段与胚泡发育同步。胚泡的植入还需要有正常的子宫内环境。

（四）蜕膜形成

植入后子宫内膜进一步增厚，血液供应更丰富，腺体分泌更旺盛，基质细胞变肥大，富含糖原和脂滴，这些变化称蜕膜反应，发生了蜕膜反应的子宫内膜称**蜕膜**（decidua），基质细胞改称蜕膜细胞（decidual cell）。依据胚胎与蜕膜的关系，蜕膜分三部分（图33-4）：①基蜕膜，是位居胚深部的蜕膜；②包蜕膜，是覆盖在胚宫腔侧的蜕膜；③壁蜕膜，是子宫其余部分的蜕膜。壁蜕膜与包蜕膜之间为子宫腔。

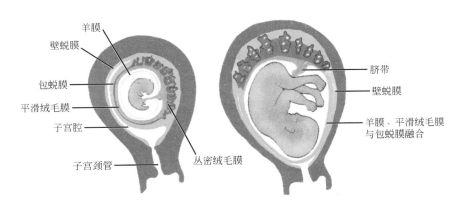

图 33-4　胚胎与蜕膜的关系

三、三胚层的形成与分化

（一）三胚层的形成

1.二胚层胚盘及相关结构的发生

受精后第 7 天左右，内细胞群的细胞增殖，分化为两层细胞，逐渐形成一个圆盘状的**胚盘**（embryonic disc）。邻近滋养层的一层高柱状细胞，称**上胚层**（epiblast）。位居胚泡腔一侧的一层整齐的立方细胞，称**下胚层**（hypoblast）。两个胚层紧贴，中间有基膜相隔（图33-3）。

在二胚层胚盘形成的同时，上胚层细胞间出现一个充满液体的小腔隙，腔隙逐渐扩大，被推向滋养层的一层上胚层细胞形成羊膜，由羊膜与上胚层共同围成的腔，称**羊膜腔**（amniotic cavity），腔内的液体为**羊水**（amniotic fluid）。羊膜包绕羊膜腔形成的囊，称**羊膜囊**（amniotic sac）。上胚层则构成了羊膜腔的底。下胚层周缘的细胞向腹侧生长、延伸形成另一个由单层扁平细胞围成的囊，称**卵黄囊**（yolk sac），下胚层构成卵黄囊的顶。二胚层胚盘是人体的原基。滋养层、羊膜囊和卵黄囊对胚盘起营养和保护作用。

在植入过程中，与子宫内膜接触的滋养层细胞迅速增殖，滋养层增厚，并分化为内、外两层。外层细胞彼此融合，细胞间界限消失，称**合体滋养层**（syncytiotrophoblast）；内层细胞界限清楚，称**细胞滋养层**（cytotrophoblast）。细胞滋养层不断分裂增殖，补充、融入合体滋养层。合体滋养层继续向蜕膜深层长入，以便为胚发育获取更多的营养。同时细胞滋养层也向胚泡腔内迁移，形成松散分布的星状细胞，并充满于胚泡腔，称**胚外中胚层**（extraembryonic mesoderm）（图33-3）。继而胚外中胚层细胞间出现一些小腔隙，并逐渐汇合形成一个大腔，称**胚外体腔**（extraembryonic coelom）。胚外中胚层则分别附着于滋养层内面及卵黄囊和羊膜囊的外面。随着胚外体腔的扩大，二胚层胚盘及其背侧的羊膜囊和腹侧的卵黄囊仅由一束胚外中胚层与滋养层相连，这部分胚外中胚层称为**体蒂**（body stalk）（图33-5）。是构成脐带的主要部分。

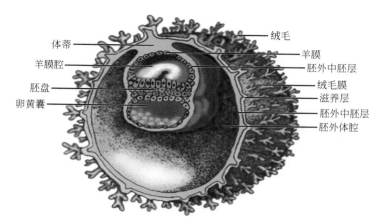

图 33-5　第 3 周初胚的剖面

2. 三胚层胚盘及相关结构的发生

至第 3 周初，上胚层细胞迅速增生，在胚盘一端中轴汇聚，形成一条纵行细胞索，称**原条**（primitive streak）。它的形成决定了胚盘的头尾方向，即原条出现的一端为胚盘的尾端。原条的头端略膨大，为**原结**（primitive node），继而在原结的中心出现浅凹，称**原凹**（primitive pit）。在原条背侧面的中线出现浅沟，称**原沟**（primary groove）。原沟底的细胞在上、下胚层之间向周围扩展迁移，部分细胞在上、下胚层之间形成一新的细胞层，称**中胚层**（mesoderm），在胚盘边缘与胚外中胚层衔接；一部分细胞迁入下胚层，并逐渐全部替换了下胚层细胞，形成一层新的细胞，称**内胚层**（endoderm）。此时原来的上胚层改称**外胚层**（ectoderm）。三胚层胚盘形成，胚盘呈头端大、尾端小的椭圆形（图 33-6）。此 3 个胚层均来源于上胚层。

从原凹向胚盘头端增生迁移的细胞，在内、外胚层之间形成一条单独的细胞索，称**脊索**（notochord）（图 33-6，图 33-7）。原条和脊索构成了胚盘的中轴，对早期胚胎有支持作用，并在诱导神经管和椎体的发生中有重要作用。以后脊索的大部分将逐渐退化消失，仅在脊柱的椎间盘内残留为髓核。

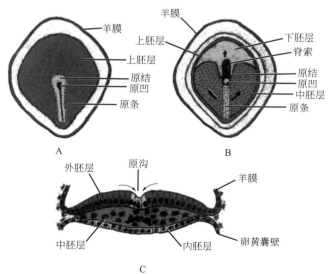

图 33-6　第 16 天胚盘（示原条、中胚层和脊索的形成）

A—胚盘背面观；B—切除外胚层，示中胚层和脊索；C—通过原条的胚盘横切，示中胚层形成在胚盘头、尾端各有一个内外胚层直接相贴而无中胚层小区，分别为**口咽膜**和**泄殖腔膜**。随着胚体的发育和脊索的形成及延伸，原条逐渐向尾侧退缩，至受精后 26 天时，原条全部消失。若原条细胞残留，胎儿出生后于骶尾部形成源于三个胚层组织的肿瘤，称畸胎瘤。

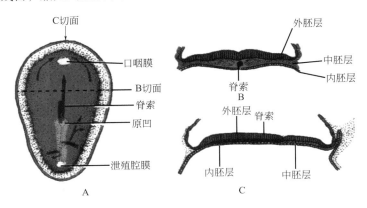

图 33-7　第 18 天胚盘

A—胚盘背面观；B—胚盘横切面；C—胚盘正中纵切面

（二）三胚层的分化

在第 4 ~ 8 周，三个胚层逐渐分化形成各种器官的原基。

1. 外胚层的分化

在脊索的诱导下，其背侧中线的外胚层细胞增厚呈板状，称**神经板**（neural plate）。构成神经板的这部分外胚层，也称**神经外胚层**（neural ectoderm），是神经系统发生的原基。其余部分称表面外胚层。

神经板沿胚体长轴生长并下陷形成**神经沟**（neural groove）；神经沟两侧边缘隆起称**神经褶**（neural fold）；第 3 周末，随着神经沟的加深，两侧神经褶在神经沟的中段靠拢并愈合形成**神经管**（neural tube）（图 33-8）。神经管由胚体中段向头尾两端延伸，其两端尚未闭合的神经沟部分，称为**前神经孔**（anterior neuropore）和**后神经孔**（posterior neuropore）。约第 4 周末，神经孔闭合。神经管两侧的表面外胚层在其背侧愈合，使神经管位于表面外胚层的深面（图 33-9）。神经管是中枢神经系统的原基，将分化为中枢神经系统以及松果体、神经垂体和视网膜等。若前神经孔不闭合，将形成无脑儿；后神经孔不闭合，将形成脊髓脊柱裂。

在神经沟闭合为神经管的过程中，神经板外侧缘的一些细胞迁移到神经管背侧形成头、尾走行的两条纵行细胞索，称**神经嵴**（neural crest）（图 33-8），是周围神经系统的原基，它将分化为周围神经系统及肾上腺髓质等结构。

位于胚体外表的表面外胚层将分化为皮肤的表皮及其附属器，以及牙的釉质、角膜上皮、晶状体、内耳膜迷路、腺垂体、口腔、鼻腔及肛门处的上皮等。

2. 中胚层的分化

第 3 周初，靠近胚体中轴线的中胚层细胞增生，在脊索两侧形成两条增厚的细胞带，称**轴旁中胚层**（paraxial mesoderm）；胚体中轴最外侧的中胚层，称**侧中胚层**（lateral mesoderm）；两者之间的部分，称**间介中胚层**（intermediate mesoderm）；其余散在的中胚层细胞统称**间充质**（mesenchyme）（图 33-8）。

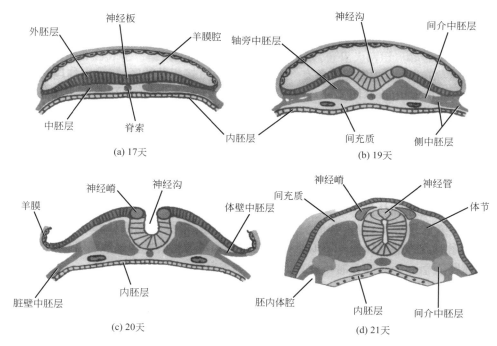

图 33-8　胚盘横切面

（1）**轴旁中胚层**　细胞迅速增殖，随即横裂为块状细胞团，称**体节**（somite）。体节左、右成对（图 33-9），从颈部向尾侧依次形成，每天约形成 3 对，第 5 周末，体节全部形成，共 42～44 对。体节主要分化为背侧的皮肤真皮、骨骼肌和中轴骨骼（如脊柱）。

（2）**间介中胚层**　分化为泌尿生殖系统的主要器官。

（3）**侧中胚层**　首先在侧中胚层内部先出现一些小的腔隙，然后融合为一个大的**胚内体腔**（intraembryonic coelomic cavity），将侧中胚层分为两层。与外胚层相贴者，称**体壁中胚层**（parietal mesoderm），与内胚层相贴者，称**脏壁中胚层**（visceral mesoderm）（图 33-8）。体壁中胚层分化为胸腹部和四肢的皮肤真皮、骨骼肌、骨骼、血管和结缔组织；脏壁中胚层包于原始消化管的外侧，可分化为胸、腹膜脏层以及消化、呼吸系统器官管壁的肌组织、血管和结缔组织等。胚内体腔从头端到尾端依次分别形成心包腔、胸膜腔和腹膜腔。

在中胚层分化过程中，散在于内、中、外胚层之间的间充质细胞，具有向不同方向分化的潜能，将分化成结缔组织、肌组织和心血管系统。

3. 内胚层的分化

胚体形成的同时，内胚层逐渐被卷入胚体内，形成管状结构，称**原肠**（primitive gut），是最原始的消化管。将分化为消化管、消化腺、呼吸道和肺的上皮组织，以及中耳、甲状腺、甲状旁腺、胸腺、膀胱和阴道等器官的上皮组织。

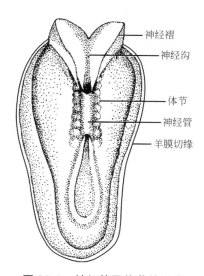

图 33-9　神经管及体节的形成

四、胚体外形的建立

随着三胚层的形成和分化，胚盘边缘向腹侧卷折形成头褶、尾褶和左右侧褶，扁平形胚盘逐渐变为圆柱形的胚体。胚盘卷折主要是由于各部分生长速度的差异所引起。如胚盘中部由于神经管和体节的迅速生长而向背部隆起，生长速度快于边缘部；外胚层的生长速度又快于内胚层，致使外胚层包于胚体外表，内胚层卷到胚体内，胚体凸到羊膜腔内，胚盘头尾方向的生长速度快于左右方向的生长，头侧的生长速度又快于尾侧，因而胚盘卷折为头大尾小的圆柱形胚体（图 33-10）。

圆柱形胚体形成，体蒂和卵黄囊连于胚体腹侧，外包羊膜形成原始脐带；口咽膜和泄殖腔膜分别转到胚体头和尾的腹侧；外胚层包于胚体外表；内胚层卷折到胚体内形成头尾方向的原始消化管。至第 8 周末，胚体外表已可见眼、耳和鼻的原基及发育中的四肢，初具人形。

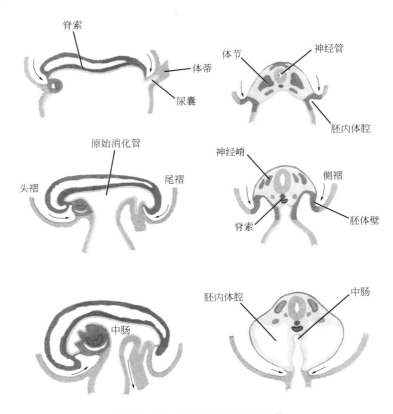

图 33-10　胚体形成和胚层分化

五、胎膜与胎盘

胎膜与胎盘是胚胎发育过程中的附属结构，对胚胎起保护、营养、呼吸和排泄作用；胎盘还有内分泌功能。胎儿娩出后，胎膜和胎盘即与子宫分离并被排出体外，总称**衣胞**（afterbirth）。

（一）胎膜

胎膜（fetal membrane）包括绒毛膜、羊膜、卵黄囊、尿囊和脐带（图 33-11）。

1. 绒毛膜

（1）绒毛膜的形成　**绒毛膜**（chorion）由滋养层和衬于其内面的胚外中胚层组成。胚泡植入子宫内膜后，以细胞滋养层为中轴，外裹合体滋养层，在胚泡表面形成许多绒毛样突起，称初级绒毛干。当胚外中胚层逐渐伸入初级绒毛干的中轴时，称次级绒毛干。次级绒毛干内胚外中胚层分化为结缔组织和血管，并与胚体内的血管相连通时，称三级绒毛干。绒毛干末端的细胞滋养层细胞增殖，穿越合体滋养层插入蜕膜内，在合体滋养层的外表面和蜕膜表面形成一层细胞，称细胞滋养层壳，使绒毛膜与蜕膜牢固连接（图33-12）。绒毛干再分支，形成许多细小的绒毛。绒毛干之间的间隙称绒毛间隙，内充满母体血。绒毛浸浴在绒毛间隙内的母体血中，有利于胚胎与母体间的物质交换。

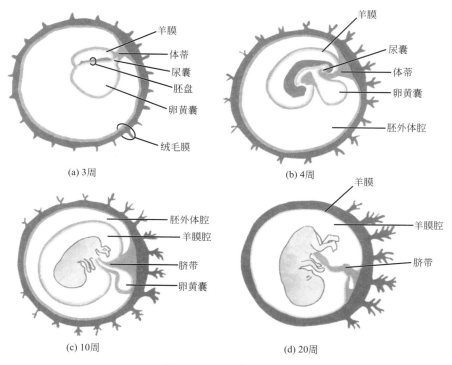

图 33-11　胎膜与胚胎

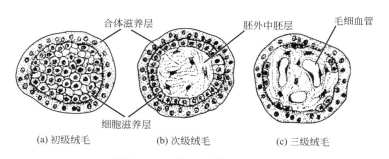

图 33-12　绒毛干的分化发育

（2）绒毛膜的演变　胚胎早期，绒毛膜表面的绒毛均匀分布。以后由于包蜕膜侧的血供匮乏，绒毛逐渐退化、消失，形成表面无绒毛的**平滑绒毛膜**（smooth chorion）。基蜕膜侧血供充足，该处绒毛反复分支，生长茂密，称**丛密绒毛膜**（villous chorion）（图33-4），它与基蜕膜组成胎盘。随着胚胎的发育增长及羊膜腔的不断扩大，羊膜、平滑绒毛膜和包蜕膜进一步凸向子宫腔，最终与壁蜕膜融合，子宫腔逐渐消失。

在绒毛膜发育过程中，若绒毛膜内血管发育不良，胚胎可因缺乏营养而发育迟缓或死亡。若滋养层细胞过度增生，绒毛内结缔组织变性水肿，血管消失，胚胎发育受阻，绒毛呈水泡状，称水泡状胎块；若滋养层细胞癌变，称**绒毛膜上皮癌**。

2. 羊膜

羊膜（amnion）为半透明薄膜。羊膜最初附着于胚盘边缘，随着胚体凸入羊膜腔，羊膜腔迅速扩大，逐渐使羊膜与平滑绒毛膜相贴，胚外体腔消失；随着圆柱状胚体的形成，羊膜逐渐在胚体的腹侧汇聚并包裹于体蒂表面，将胎儿封闭于羊膜腔内（图33-11）。

羊膜腔内的液体，称**羊水**。妊娠早期的羊水无色透明，由羊膜上皮细胞不断分泌和吸收；妊娠中期以后，胎儿开始吞咽羊水，其消化、泌尿系统的排泄物及脱落的上皮细胞也进入羊水，羊水变浑浊。羊水可防止胎儿肢体粘连；缓冲外力对胎儿的振动和压迫；分娩时扩张宫颈和冲洗产道。羊膜腔穿刺吸取羊水进行羊水细胞染色体检查或测定羊水中某些生化指标，能早期诊断某些遗传性疾病。足月分娩时羊水约有 1000 ～ 1500ml，羊水少于 500ml 为羊水过少，常见于胎儿无肾或尿道闭锁等；羊水多于 2000ml 为羊水过多，常见于消化管闭锁、无脑儿等。

3. 卵黄囊

人胚**卵黄囊**（yolk sac）不发达，退化早。卵黄囊顶壁的内胚层随胚盘向腹侧包卷，形成原始消化管；留在胚外的部分被包入脐带后成为卵黄蒂，卵黄蒂于第 5 周闭锁、退化（图33-11）。卵黄囊壁的胚外中胚层密集排列形成的细胞团，称**血岛**，是人体造血干细胞的原基。卵黄囊尾侧的部分内胚层细胞，分化为原始生殖细胞，由此迁移至生殖腺嵴。

4. 尿囊

尿囊（allantois）是卵黄囊尾侧的内胚层向体蒂内长入的一个盲管（图33-10，33-11）。尿囊根部参与形成膀胱顶部，其余部分称脐尿管，卷入脐带内并退化，体内部分闭锁为脐正中韧带。尿囊壁的胚外中胚层所形成的尿囊动脉和尿囊静脉，以后演化为**脐动脉**和**脐静脉**。

5. 脐带

脐带（umbilical cord）是胚体与胎盘间相连接的条索状结构，是胎儿与胎盘间物质运输的通道。早期脐带由羊膜包绕体蒂、脐尿管及卵黄蒂等构成（图33-11），以后上述结构相继闭锁，其内仅有 2 条脐动脉和 1 条脐静脉以及黏液性结缔组织。

胎儿出生时，脐带长 40 ～ 60cm，粗 1.5 ～ 2cm。脐带过短可影响胎儿娩出或分娩时引起胎盘过早剥离而造成出血过多；脐带过长易缠绕胎儿四肢或颈部，影响胎儿发育甚至导致胎儿窒息死亡。

（二）胎盘

1. 胎盘的结构

胎盘（placenta）是由胎儿的丛密绒毛膜与母体的基蜕膜共同组成的圆盘形结构（图33-13）。足月胎儿的胎盘直径 15 ～ 20cm，中央厚，周边薄。胎盘的胎儿面光滑，表面覆有羊膜，脐带附于中央或稍偏。胎盘的母体面粗糙，为剥离后的基蜕膜，可见 15 ～ 30 个由浅沟分隔的**胎盘小叶**。

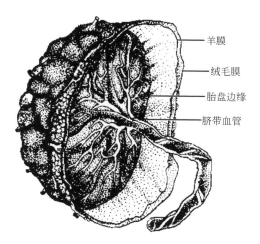

图 33-13　胎盘的外形

在胎盘垂直切面上，可见胎儿面被覆羊膜，深面为绒毛膜板，中间为绒毛和绒毛间隙，间隙中充满着母体血。绒毛膜板发出 40 ～ 60 个绒毛干，绒毛干又分出许多细小绒毛。干的末端以细胞滋养层壳固着于基蜕膜上。脐血管的分支沿绒毛干进入绒毛内，形成毛细血管。绒毛干之间为绒毛间隙，从基蜕膜上发出若干小隔伸入绒毛间隙，称**胎盘隔**（placental septum），将胎盘分隔为 15 ～ 30 个胎盘小叶。每个小叶中含有 1 ～ 4 个绒毛干及其分支。胎盘隔的远端游离，不与绒毛膜板接触，因而胎盘小叶之间的分隔不完全，母体血可以在胎盘小叶间流动。子宫螺旋动脉和子宫静脉的分支开口于绒毛间隙，因此，绒毛间隙内充以母体血液，绒毛浸在母血中（图 33-14）。

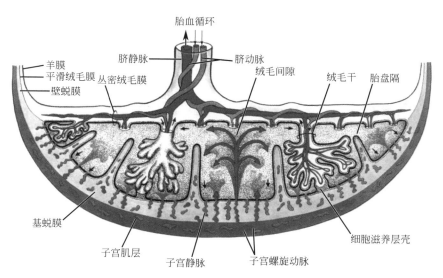

图 33-14　胎盘的结构与血循环模式图

2. 胎盘的血液循环

胎盘内有母体和胎儿两套血液循环，两者的血液在各自的封闭管道内循环，互不混合，但可进行物质交换。母体动脉血由子宫螺旋动脉注入绒毛间隙，在此与绒毛内毛细血管的胎儿血进行物质交换后，由子宫静脉回流母体。胎儿的静脉血经脐动脉进入绒毛毛细血管，与绒毛间隙中的母体血进行物质交换后，成为动脉血，汇集入脐静脉回流到胎儿（图33-14）。

胎儿血与母体血在胎盘内进行物质交换所通过的结构，称**胎盘屏障**（placental barrier），又称**胎盘膜**（placental membrane）。胎盘屏障早期由合体滋养层、细胞滋养层及其基膜、绒毛内结缔组织、毛细血管基膜及内皮构成。妊娠晚期，由于细胞滋养层在许多部位消失，合体滋养层在某些部位变薄，母血与胎血间仅隔以薄层的合体滋养层、绒毛毛细血管内皮以及二者的基膜，更利于物质交换。合体滋养层在某些部位较厚，是合成与分泌雌激素的主要部位。

3.胎盘的功能

胎盘有物质交换、屏障和内分泌等重要功能。

（1）**物质交换**　胎儿通过胎盘从母血中获得营养和O_2，排出代谢产物和CO_2。因此，胎盘具有相当于成体的小肠、肺和肾的功能。由于某些药物、病毒和激素可以透过胎盘屏障进入胎儿体内，影响胎儿发育，因此，孕妇用药需慎重，并应预防感染。

（2）**内分泌功能**　胎盘形成后逐步取代黄体，对妊娠的维持起重要作用。胎盘的合体滋养层能分泌多种激素，主要有：①**人绒毛膜促性腺激素**，促进黄体的生长发育，维持妊娠；还能抑制母体对胎儿、胎盘的免疫排斥作用。人绒毛膜促性腺激素在受精后第2周末即出现于母体血中，第8周达高峰，以后逐渐减少直到分娩；由于该激素在妊娠早期可以从孕妇尿中检出，故常作为早孕诊断的指标之一。②**人胎盘催乳素**，既能促进母体乳腺的生长发育，又能促进胎儿的代谢和生长发育。③**孕激素和雌激素**，于妊娠第4个月开始分泌，逐渐替代黄体的功能，以继续维持妊娠。

六、胚胎龄的测算和预产期的推算

临床常以月经龄推算胚胎龄，即从孕妇末次月经的第1天算起，至胎儿娩出共约40周。胚胎学者则常用受精龄，即从受精之日为起点推算胚胎龄，到胎儿娩出约经38周。

胚胎学家根据大量胚胎标本的观察研究，总结归纳出各期胚胎的外形特征和长度，以作为推算胚胎龄的依据。如第1～3周，主要根据胚的发育状况和胚盘的结构；第4～5周，常利用体节数及鳃弓与眼耳鼻等始基的出现情况；第6～8周，则依据四肢与颜面的发育特征。胎龄的推算，主要根据颜面、皮肤、毛发、四肢、外生殖器等的发育状况，并参照身长，足长和体重等。

七、双胎、多胎与联胎

（一）双胎

双胎（twins）又称孪生，双胎的发生率占新生儿的1%。双胎有2种。

1.双卵双胎

双卵双胎又称假孪生，是卵巢一次排出两个卵，分别受精后发育为胎儿，占双胎的大多数。它们有各自的胎膜与胎盘，性别相同或不同，相貌和生理特性的差异如同一般同胞兄弟姐妹。

2.单卵双胎

单卵双胎又称真孪生，一个受精卵发育为两个胚胎，此种孪生儿的遗传基因完全相同，是一种天然克隆。两个体间可以互相进行组织和器官移植而不引起免疫排斥反应。单卵孪生的发生可有以下情况：①形成两个卵裂球，由两个卵裂球各自发育成一个胎儿；②形成两个内细胞群，两个内细胞群各自发育成一个胎儿；③形成两个原条与脊索，诱导形成两个神经管，发育为两个胎儿（图33-15）。

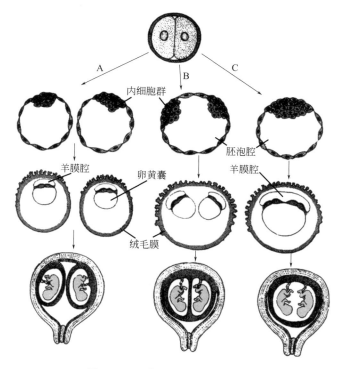

图 33-15　单卵双胎形成示意图

（二）多胎

一次分娩出生两个以上的新生儿，称**多胎**（multiple birth）。多胎的原因可以是单卵性、多卵性或混合性，常为混合性多胎。多胎发生率低。

（三）联胎

在单卵孪生中，当一个胚盘出现两个原条并分别发育为两个胚胎时，若两原条靠得较近，胚体形成时发生局部联接，称**联胎**（conjoined twins）。联胎有对称型和不对称型两类。对称型指两个胚胎大小相同，可有头联体双胎、臀联体双胎、胸腹联体双胎等；不对称型指两个胚胎一大一小，小者常发育不全，形成寄生胎或胎中胎（图 33-16）。

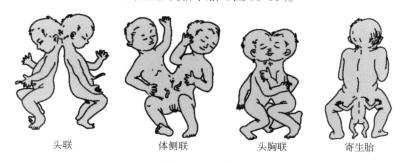

头联　　　　体侧联　　　　头胸联　　　　寄生胎

图 33-16　联胎

八、先天性畸形

先天性畸形（congenital malformation）是指胎儿在器官形成发育过程中，由于胚胎发育紊乱所致的出生时即可见的形态结构异常。器官内部的结构异常或生化代谢异常，则在出生后一段时间或相当长时间内才显现。故将形态结构、功能、代谢和行为等方面的先天性异常，统称出生缺陷。

（一）先天性畸形发生的原因

导致先天性畸形的遗传因素占 25%，环境因素占 10%，遗传因素和环境因素共同作用引起和原因不明者占 65%。

1. 遗传因素

遗传因素包括基因突变和染色体畸变。如果这些遗传改变累及了生殖细胞，由此引起的畸形就会遗传给后代。以染色体畸变引起的较多。

2. 环境因素

能引起出生缺陷的环境因素，统称**致畸因子**（teratogen）。影响胚胎发育的环境因素包括母体周围环境、母体内环境和胚胎周围的微环境。环境致畸因子主要有 5 类。①生物性致畸因子：如风疹病毒、巨细胞病毒、单纯疱疹病毒及梅毒螺旋体等；②物理性致畸因子：如射线、机械性压迫和损伤等；③致畸性药物：多数抗癌药物、某些抗生素、抗惊厥药物和激素均有不同程度的致畸作用；④致畸性化学物质：在工业"三废"、食品添加剂和防腐剂中，含有一些有致畸作用的化学物质；⑤其他致畸因子：大量吸烟、酗酒、缺氧和严重营养不良等均有致畸作用。

（二）致畸敏感期

胚期第 3～8 周，胚体内细胞增殖分化活跃，最易受致畸因子的干扰而发生畸形，所以处于致畸敏感期。由于各器官的发生与分化时间不同，故致畸敏感期也不尽相同。在胎期，胎儿受致畸因子作用后，也会发生畸形，但多属微观结构异常和功能缺陷，一般不出现宏观形态的畸形。不同致畸因子对胚胎作用的致畸敏感期也不同。例如，风疹病毒的致畸敏感期为受精后第 1 个月，畸形发生率为 50%；第 2 个月降至 22%，第 3 个月只有 6%～8%。药物反应停的致畸敏感期为受精后的第 21～40 天。

（三）先天性畸形的预防

先天性畸形的预防对所有希望孕育健康后代的夫妇显得格外重要。在婚前应进行遗传咨询，对不适宜生育的夫妇可建议采取如他精授精等生殖工程学措施。在妊娠期间要避免接触各种环境致畸因素，要进行妊娠监护，尤其对有遗传性疾病家族史的夫妇要进行产前检查，尽早发现畸形胚胎，以便采取相应对策。常用的产前检查方法如下。

1. 羊水检查

可在妊娠第 15 周以后进行，用羊膜穿刺法取羊水。可做羊水细胞的染色体组型检查和DNA 分析，也可做化学成分的检测，如开放性的神经管畸形，其羊水含乙酰胆碱酯酶同工酶和甲胎蛋白的含量高于正常数十倍。

2. 绒毛膜活检

在妊娠第 8 周即可进行，检查绒毛膜细胞的染色体组型，也可做 DNA 分析。

3. 仪器检查

B 型超声波扫描因其简便安全，已成为常规的产前检查方法，不仅能诊断胎儿外部畸形，还可检查出某些内脏畸形。胎儿镜是用光导纤维制成的内窥镜，可直接观察胎儿外部形态，还可采集胎儿血液、皮肤等样本做进一步检查。

胚胎干细胞的研究

1998 年人的胚胎干细胞分离并培养成功，胚胎干细胞的标准：①从着床前或围着床期胚胎中获得；②能长期保持未分化状态下的增殖；③即使在长期体外培养之后，仍具有形成所有 3 个胚层衍生物的潜能。体外培养的胚胎干细胞可通过改变体外条件来探索胚胎干细胞向不同组织分化的规律，这对揭示人体的个体发育具有重要的理论意义和临床应用前景。

目前胚胎干细胞的获取途径主要有两个：①从自然胚胎中获取；②通过细胞克隆得到的胚胎中获取，随着克隆技术的发展，获得胚胎干细胞更为容易。

胚胎干细胞的应用：①人体组织分化的体外模型；②制造人类疾病的转基因模型；③胚胎干细胞与疾病治疗。

【思考题】

1. 简述三胚层的形成和分化。
2. 简述胎膜的组成及功能。
3. 简述胎盘的结构和功能。

（刘　军）

能力测试题

第一章　骨和骨连结

一、单项选择题

1. 关于长骨叙述**错误**的是（　　）
   A. 分一体两端　　　　B. 中间为骨干
   C. 两端膨大　　　　　D. 内部空腔为髓腔
   E. 多构成骨性体腔的壁

2. **不属于**短骨的是（　　）
   A. 跟骨　　　　　　　B. 三角骨
   C. 足舟骨　　　　　　D. 豌豆骨
   E. 股骨

3. 以下关于骨膜叙述正确的是（　　）
   A. 覆盖于骨的全部表面
   B. 由纤维结缔组织组成
   C. 不含血管神经
   D. 仅分布在髓腔内面
   E. 只有一层

4. 黄骨髓可能出现的部位是（　　）
   A. 长骨骨髓腔　　　　B. 椎骨骨松质
   C. 髂骨骨松质　　　　D. 肋骨骨松质
   E. 胸骨骨松质

5. 成年人骨的有机质和无机质比例约为（　　）
   A. 5：5　　　　　　　B. 3：7
   C. 7：3　　　　　　　D. 2：8
   E. 8：2

6. 膝关节的囊外韧带有（　　）
   A. 髌韧带　　　　　　B. 胫侧副韧带
   C. 腓侧副韧带　　　　D. 以上都对
   E. 以上都不对

7. 半月板（　　）
   A. 内侧"C"形，外侧"O"形
   B. 下面较平，上面较凹
   C. 内侧较大，外侧较小
   D. 周缘较厚，中央较薄
   E. 以上都对

8. 胸骨角平对（　　）
   A. 第1肋软骨　　　　B. 第3肋软骨
   C. 第4肋软骨　　　　D. 第2肋软骨
   E. 第7肋软骨

9. 关于胸骨角**错误**的是（　　）
   A. 位于胸骨柄和胸骨体交界处
   B. 微向前凸
   C. 平对第2肋骨
   D. 是计数肋及肋间隙的重要体表标志
   E. 平对第3肋骨

10. **不属于**躯干骨的是（　　）
    A. 椎骨　　　　　　　B. 尾骨
    C. 胸骨　　　　　　　D. 锁骨
    E. 骶骨

11. 每块椎骨均有（　　）
    A. 横突　　　　　　　B. 横突孔
    C. 末端分叉的棘突　　D. 上、下关节突
    E. 肋凹

12. 椎弓和椎体围成（　　）
    A. 椎间孔　　　　　　B. 椎孔
    C. 横突孔　　　　　　D. 肋凹
    E. 椎管

13. 围成椎间孔的是（　　）
    A. 上、下相邻的椎弓根
    B. 椎弓根与椎弓板
    C. 椎体与椎弓
    D. 上、下相邻的棘突
    E. 上、下相邻的椎弓

14. 颈椎的结构特点是（　　）
    A. 有肋凹
    B. 有横突孔
    C. 棘突呈板状
    D. 棘突较长，斜向后下方
    E. 椎体大而粗壮

15. 胸椎的特征（　　）
    A. 有横突孔
    B. 棘突分叉
    C. 椎体侧方有肋凹
    D. 没有明显的上、下关节突
    E. 椎体大而粗壮

16. 确定骶管裂孔位置的标志是（　　）
    A. 骶岬　　　　　　　B. 骶后孔
    C. 骶角　　　　　　　D. 骶正中嵴
    E. 耳状面

17. 黄韧带连于两个相邻的（　　）
  A. 椎弓板之间　　　　B. 椎弓根之间
  C. 椎弓之间　　　　　D. 棘突之间
  E. 椎体之间

18. 脊柱的生理弯曲是（　　）
  A. 颈曲突向前　　　　B. 腰曲突向后
  C. 骶曲突向前　　　　D. 尾曲突向后
  E. 以上均正确

19. 脊柱胸部（　　）
  A. 由 10 个胸椎组成
  B. 有一原始弯曲
  C. 有横突孔
  D. 棘突水平板状
  E. 棘突末端分叉

20. 组成肋弓的肋软骨是（　　）
  A. 第 1 ～ 7 对　　　B. 第 5 ～ 10 对
  C. 第 7 ～ 10 对　　D. 第 7 ～ 12 对
  E. 第 11、12 对

21. 检查胸廓时易摸到的标志是（　　）
  A. 椎间盘　　　　　　B. 锁骨
  C. 颈静脉切迹　　　　D. 第 7 颈椎棘突
  E. 肩峰

22. 属于脑颅骨的是（　　）
  A. 上颌骨　　　　　　B. 下颌骨
  C. 筛骨　　　　　　　D. 舌骨
  E. 泪骨

23. 成对脑颅骨是（　　）
  A. 腭骨　　　　　　　B. 蝶骨
  C. 筛骨　　　　　　　D. 颞骨
  E. 额骨

24. 属于面颅骨的是（　　）
  A. 额骨　　　　　　　B. 下鼻甲
  C. 蝶骨　　　　　　　D. 颞骨
  E. 枕骨

25. 乳突位于（　　）
  A. 枕骨　　　　　　　B. 蝶骨
  C. 颞骨　　　　　　　D. 顶骨
  E. 额骨

26. 翼点是（　　）
  A. 颧骨、额骨、颞骨、蝶骨交界处
  B. 颧骨、额骨、顶骨、蝶骨交界处
  C. 顶骨、额骨、颞骨、蝶骨交界处
  D. 颧骨、额骨、筛骨、蝶骨交界处
  E. 顶骨、额骨、颞骨、筛骨交界处

27. 成对的面颅骨是（　　）

  A. 下颌骨　　　　　　B. 舌骨
  C. 上颌骨　　　　　　D. 颞骨
  E. 蝶骨

28. 肩胛骨下角平对（　　）
  A. 第 4 肋　　　　　B. 第 5 肋
  C. 第 6 肋　　　　　D. 第 7 肋
  E. 第 8 肋

29. 属肱骨的结构是（　　）
  A. 鹰嘴窝　　　　　　B. 尺切迹
  C. 冠突　　　　　　　D. 滑车切迹
  E. 鹰嘴

30. 肱骨体后面中份的斜形沟是（　　）
  A. 尺神经沟　　　　　B. 桡神经沟
  C. 椎动脉沟　　　　　D. 结节间沟
  E. 无上述结构

31. 桡神经沟位于（　　）
  A. 尺骨　　　　　　　B. 桡骨
  C. 股骨　　　　　　　D. 肱骨
  E. 肩胛骨

32. 有尺切迹的骨是（　　）
  A. 肩胛骨　　　　　　B. 肱骨
  C. 桡骨　　　　　　　D. 尺骨
  E. 胸骨

33. 有桡切迹的骨是（　　）
  A. 胸骨　　　　　　　B. 肩胛骨
  C. 肱骨　　　　　　　D. 桡骨
  E. 尺骨

34. 肩关节囊内结构是（　　）
  A. 肱二头肌长头腱　　B. 肱二头肌短头腱
  C. 胸大肌腱　　　　　D. 肩胛下肌腱
  E. 肱三头肌长头腱

35. 与桡骨头关节凹相关节的是（　　）
  A. 肱骨小头　　　　　B. 尺骨头
  C. 肱骨滑车　　　　　D. 尺骨桡切迹
  E. 尺骨滑车切迹

36. 关于肘关节**错误**的说法是（　　）
  A. 三个关节包在一个关节囊内
  B. 两侧有副韧带加强
  C. 关节囊下部有桡骨环状韧带
  D. 可做屈伸和环转运动
  E. 关节囊前、后壁薄而松弛

37. 对髋骨形态正确的描述是（　　）
  A. 髂骨翼外面的浅窝称髂窝
  B. 髂窝下界为耻骨梳
  C. 髂骨翼的上缘称髂嵴

D. 髂嵴的前端为耻骨结节

E. 髂嵴的后端为坐骨结节

38. 两侧髂嵴最高点连线平（　　　）

A. 第1腰椎棘突　　　B. 第2腰椎棘突

C. 第3腰椎棘突　　　D. 第4腰椎棘突

E. 第5腰椎棘突

39. 属于髋骨的结构是（　　　）

A. 喙突　　　　　　B. 大转子

C. 外踝　　　　　　D. 髂前上棘

E. 内上髁

40. **不属于**胫骨的结构是（　　　）

A. 胫骨粗隆　　　　B. 外科颈

C. 内踝　　　　　　D. 髁间隆起

E. 内侧髁

41. 胫骨下端（　　　）

A. 膨大形成内侧髁和外侧髁

B. 内侧面有关节面

C. 向内下突起为内踝

D. 前面有胫骨粗隆

E. 与足舟骨形成关节

42. 属于足骨的是（　　　）

A. 月骨　　　　　　B. 大多角骨

C. 距骨　　　　　　D. 三角骨

E. 头状骨

43. 下列哪项是髋骨和脊柱之间的连结（　　　）

A. 骶结节韧带　　　B. 髂股韧带

C. 股骨头韧带　　　D. 耻骨联合

E. 髌韧带

44. 下列结构**不属于**骨盆的是（　　　）

A. 骶骨　　　　　　B. 髋骨

C. 骶髂关节　　　　D. 髋关节

E. 尾骨

45. 髋关节（　　　）

A. 头大、窝深，关节囊将股骨颈全包在囊内，故关节稳定

B. 强大的髂股韧带位于关节囊的后面，以加强关节囊

C. 关节囊内有一股骨头韧带

D. 在矢状轴上可做屈伸运动

E. 关节囊松弛、薄弱

46. 髋关节的关节囊在下端仅附着于股骨颈后面的（　　　）

A. 内侧1/3　　　　B. 外侧1/3

C. 内侧2/3　　　　D. 外侧2/3

E. 内侧1/2

47. 关于髋关节的描述中**错误**的是（　　　）

A. 由髋臼和股骨头构成

B. 关节囊广阔而坚韧

C. 股骨颈全部包入关节囊内

D. 关节囊内有股骨头韧带

E. 关节囊前方有髂股韧带加强

48. 关于膝关节的叙述哪个**不正确**（　　　）

A. 囊内有侧副韧带

B. 囊内有交叉韧带

C. 关节结构最复杂

D. 囊前壁有髌韧带

E. 囊内有半月板

49. 踝关节**最不稳定**的位置是（　　　）

A. 足跖屈　　　　　B. 足背屈

C. 足内翻　　　　　D. 足外翻

E. 以上均不是

50. 有计数意义的骨性标志是（　　　）

A. 髂前上棘　　　　B. 坐骨结节

C. 肩胛骨下角　　　D. 枕外隆突

E. 大结节

51. 下列关节具有关节盘的是（　　　）

A. 颞下颌关节　　　B. 肩关节

C. 髋关节　　　　　D. 踝关节

E. 肘关节

52. 人体最大**最复杂**的关节是（　　　）

A. 肩关节　　　　　B. 肘关节

C. 髋关节　　　　　D. 膝关节

E. 踝关节

二、多项选择题

1. 颈椎（　　　）

A. 椎体较小　　　　B. 椎孔呈三角形

C. 有横突孔　　　　D. 寰椎有齿突

E. 都有棘突

2. 可作为确定椎骨棘突序数的标志是（　　　）

A. 胸骨角　　　　　B. 第7颈椎棘突

C. 肩胛骨下角　　　D. 肩峰

E. 髂嵴

3. 属于胸椎结构特点的是（　　　）

A. 椎体较大，棘突呈水平板状

B. 横突有孔

C. 椎体有肋凹

D. 棘突较长，斜向后下方

E. 棘突平伸向后，末端分叉

4. 连结椎体的结构有（　　　）

A. 黄韧带　　　　　　B. 前纵韧带

C. 后纵韧带　　　　　D. 棘上韧带

E. 椎间盘

5. 以下关于椎间盘的叙述正确的是（　　　）

A. 为纤维软骨盘

B. 坚韧而无弹性

C. 连结相邻两个椎体

D. 由纤维环和髓核构成

E. 位于椎弓板之间

6. 椎弓间的连结有（　　　）

A. 前纵韧带　　　　　B. 后纵韧带

C. 黄韧带　　　　　　D. 棘间韧带

E. 棘上韧带

7. 脊柱可做的运动有（　　　）

A. 屈　　　　　　　　B. 伸

C. 侧屈　　　　　　　D. 旋转

E. 环转

8. 以下关于肋的叙述正确的是（　　　）

A. 包括肋骨和肋软骨

B. 内侧面上缘有肋沟

C. 上 9 对肋称真肋

D. 下 5 对肋称假肋

E. 第 11、第 12 肋称浮肋

9. 属于面颅骨的是（　　　）

A. 颞骨　　　　　　　B. 颧骨

C. 腭骨　　　　　　　D. 筛骨

E. 下鼻甲

10. 下列颅骨中成对的是（　　　）

A. 腭骨　　　　　　　B. 犁骨

C. 泪骨　　　　　　　D. 下颌骨

E. 下鼻甲

11. **不成对**的脑颅骨包括（　　　）

A. 额骨　　　　　　　B. 顶骨

C. 枕骨　　　　　　　D. 颞骨

E. 蝶骨

12. 成对的面颅骨包括（　　　）

A. 腭骨　　　　　　　B. 鼻骨

C. 舌骨　　　　　　　D. 犁骨

E. 上颌骨

13. 关于肩关节的描述正确的是（　　　）

A. 关节囊厚而坚韧

B. 关节头大，关节盂浅小

C. 关节囊内有肱二头肌长头腱通过

D. 关节盂周缘有关节盘

E. 可做屈伸、收展、环转、旋转运动

14. 合称足骨的是（　　　）

A. 跗骨　　　　　　　B. 掌骨

C. 跖骨　　　　　　　D. 趾骨

E. 髌骨

15. 围成坐骨大孔的结构包括（　　　）

A. 坐骨大切迹　　　　B. 坐骨小切迹

C. 骶结节韧带　　　　D. 骶棘韧带

E. 耻骨联合

16. 髋关节（　　　）

A. 由髋臼和股骨头构成

B. 股骨头朝向内上方

C. 关节囊广阔而松弛

D. 可做屈伸、收展、旋转及环转运动

E. 关节囊前面只包被股骨颈内侧 2/3

17. 有关节盘的关节是（　　　）

A. 膝关节　　　　　　B. 髋关节

C. 胸锁关节　　　　　D. 下颌关节

E. 桡腕关节

三、名词解释

1. 椎孔　　　　　　　2. 椎管

3. 椎间孔　　　　　　4. 胸骨角

5. 翼点　　　　　　　6. 椎间盘

7. 肋弓　　　　　　　8. 冠状面

9. 矢状轴　　　　　　10. 人体解剖学姿势

四、简答题

1. 简述椎骨的一般形态结构。

2. 简述颈椎、胸椎以及腰椎各有何主要形态特点。

3. 简述脑颅骨、面颅骨的构成（按成对与不成对分类）。

4. 简述脊柱的组成以及生理性弯曲。

5. 写出有关节盘的关节。

6. 简述膝关节的辅助结构。

7. 简述骨盆的组成及功能。

第二章　肌　　学

一、单项选择题

1. 背阔肌（　　　）

A. 为背部的深层肌

B. 是肱骨的伸肌和外展肌

C. 可使肱骨后伸、内收和旋外

D. 可使肱骨后伸、内收和旋内

E. 位于背上部

2. 背阔肌的作用是使臂（　　　）

A. 外展、旋内和后伸

B. 旋外、旋后和后伸

C. 旋前、后伸和内收

D. 屈、后伸和内收

E. 后伸、旋内和内收

3. 属胸上肢肌的是（　　　）

A. 三角肌　　　　　　B. 前锯肌

C. 斜方肌　　　　　　D. 肩胛下肌

E. 肩胛提肌

4. 胸大肌可使臂（　　　）

A. 内收　　　　　　　B. 外展

C. 旋外　　　　　　　D. 后伸

E. 环转

5. 胸大肌止于（　　　）

A. 尺骨鹰嘴　　　　　B. 肱骨小结节

C. 肱骨结节间沟　　　D. 肱骨大结节嵴

E. 尺骨粗隆

6. 肋间外肌（　　　）

A. 纤维斜向前上方　　B. 上提肋骨

C. 是呼气肌　　　　　D. 在肋间内肌深面

E. 起于肋骨上缘

7. 属于躯干肌的是（　　　）

A. 斜方肌　　　　　　B. 旋前圆肌

C. 股四头肌　　　　　D. 梨状肌

E. 三角肌

8. 通过膈主动脉裂孔的结构是（　　　）

A. 食管　　　　　　　B. 迷走神经

C. 胸导管　　　　　　D. 膈神经

E. 下腔静脉

9. 膈的食管裂孔平对（　　　）

A. 第 6 胸椎　　　　　B. 第 8 胸椎

C. 第 10 胸椎　　　　D. 第 11 胸椎

E. 第 12 胸椎

10. 膈（　　　）

A. 收缩时，膈穹窿上升，助吸气

B. 收缩时，膈穹窿下降，助吸气

C. 收缩时，膈穹窿下降，助呼气

D. 舒张时，膈穹窿下降，助吸气

E. 与呼吸无关

11. 以下哪项**不是**腹前外侧壁的肌肉（　　　）

A. 腰大肌　　　　　　B. 腹直肌

C. 腹外斜肌　　　　　D. 腹内斜肌

E. 腹横肌

12. 关于腹外斜肌的描述，**错误**的是（　　　）

A. 起自下位 8 个肋的外面

B. 大部分肌束由外上方斜向前下方

C. 其腱膜参与构成腹直肌鞘的后层

D. 居腹内斜肌浅面

E. 其腱膜上有腹股沟管浅环

13. 腹外斜肌（　　　）

A. 肌纤维斜向前上

B. 腱膜构成腹股沟管后壁

C. 腱膜下缘形成腹股沟韧带

D. 腱膜分别走在腹直肌前、后

E. 部分纤维形成提睾肌

14. 腹股沟韧带（　　　）

A. 由腹内斜肌腱膜下缘增厚形成

B. 附于髂前上棘和耻骨结节之间

C. 参与构成腹股沟管的后壁

D. 其浅面有股动脉经过

E. 外侧端分出腔隙韧带

15. 腹股沟管后壁是（　　　）

A. 腹外斜肌腱膜和腹内斜肌起始部

B. 腹内斜肌和腹横肌的弓状下缘

C. 腹横筋膜和腹股沟镰

D. 腹股沟韧带

E. 腹直肌鞘后层

16. 咀嚼肌包括（　　　）

A. 额肌　　　　　　　B. 鼻肌

C. 颞肌　　　　　　　D. 口轮匝肌

E. 眼轮匝肌

17. 属于表情肌的是（　　　）

A. 咬肌　　　　　　　B. 颞肌

C. 枕额肌　　　　　　D. 翼内肌

E. 翼外肌

18. 一侧胸锁乳突肌收缩时，可使（　　　）

A. 头向同侧屈　面部转向同侧

B. 头向对侧屈，面部转向对侧

C. 头向同侧屈，面部转向对侧

D. 头向对侧屈，面部转向同侧

E. 以上均不对

19. 围成斜角肌间隙的结构是（　　　）

A. 前、中斜角肌和第 1 肋

B. 前、中斜角肌和第 2 肋

C. 中、后斜角肌和第 1 肋

D. 中、后斜角肌和第 2 肋

E. 前、中斜角肌和第 1、第 2 肋

20. 舌骨上肌群**不包括**（　　　）

A. 二腹肌　　　　　　B. 下颌舌骨肌

C.茎突舌骨肌　　　　D.胸骨舌骨肌

E.颏舌骨肌

21.三角肌（　　）

A.外侧部收缩展肩关节

B.前部收缩屈并旋外肩关节

C.后部收缩伸并旋内肩关节

D.前部收缩伸并旋内肩关节

E.后部收缩屈并旋外肩关节

22.属于臂肌后群的是（　　）

A.三角肌　　　　B.肱二头肌

C.肱三头肌　　　D.喙肱肌

E.肱肌

23.能使臂后伸、内收并旋内的肌肉是（　　）

A.胸大肌　　　　B.斜方肌

C.背阔肌　　　　D.小圆肌

E.胸小肌

24.屈肘关节并使前臂旋后的肌是（　　）

A.肱肌　　　　　B.三角肌

C.肩胛下肌　　　D.冈上肌和冈下肌

E.肱二头肌

25.前臂肌前群浅层最外侧的一块是（　　）

A.旋前圆肌　　　B.桡侧腕屈肌

C.肱桡肌　　　　D.尺侧腕屈肌

E.指浅屈肌

26.使拇指对掌的肌肉是（　　）

A.鱼际肌　　　　B.小鱼际肌

C.蚓状肌　　　　D.骨间肌

E.拇收肌

27.臀大肌（　　）

A.位于臀部中层　　B.使髋关节前屈

C.使髋关节后伸　　D.使髋关节旋内

E.使髋关节内收

28.属于大腿前群肌的是（　　）

A.股二头肌　　　B.股四头肌

C.半腱肌　　　　D.半膜肌

E.股薄肌

29.伸膝关节的肌肉是（　　）

A.臀大肌　　　　B.长收肌

C.股四头肌　　　D.股二头肌

E.缝匠肌

30.下列参与大腿后伸的肌是（　　）

A.股四头肌　　　B.长收肌

C.大收肌　　　　D.梨状肌

E.臀大肌

31.股四头肌（　　）

A.股直肌起于髂前上棘

B.股外侧肌起于髂前下棘

C.由坐骨神经支配

D.止于股骨臀肌粗隆

E.伸膝关节，股直肌还可屈髋关节

32.小腿后群肌深层最内侧的一块肌是（　　）

A.胫骨后肌　　　B.胫骨前肌

C.踇长屈肌　　　D.趾长屈肌

E.踇长伸肌

33.跨越膝、踝两个关节的肌是（　　）

A.比目鱼肌　　　B.腓骨长肌

C.胫骨前肌　　　D.腓肠肌

E.胫骨后肌

二、多项选择题

1.可使头后仰的肌是（　　）

A.竖脊肌　　　　B.前斜角肌

C.胸锁乳突肌　　D.斜方肌

E.背阔肌

2.腹外斜肌腱膜参与形成的结构（　　）

A.腹股沟韧带　　B.腹股沟镰

C.腹直肌鞘　　　D.腹股沟管浅环

E.腹股沟管深环

3.腹前外侧壁3块扁肌（　　）

A.腹外斜肌位于腹直肌浅面

B.腹内斜肌位于腹外斜肌内侧

C.腹横肌位于腹内斜肌深面

D.其腱膜构成腹直肌鞘

E.收缩时可使脊柱侧屈、旋转

4.参与构成斜角肌间隙的结构是（　　）

A.前斜角肌　　　B.中斜角肌

C.后斜角肌　　　D.第1肋

E.锁骨

5.胸大肌收缩可使臂（　　）

A.外展　　　　　B.内收

C.旋内　　　　　D.旋外

E.前屈

6.三角肌的作用是使臂（　　）

A.外展　　　　　B.外旋

C.内旋　　　　　D.前屈

E.后伸

7.使肩关节内收的肌有（　　）

A.胸大肌　　　　B.胸小肌

C.背阔肌　　　　D.喙肱肌

E.肩胛下肌

8. 参与腹直肌鞘构成的结构有（　　　）

　　A. 腹外斜肌腱膜　　　　B. 腹内斜肌腱膜

　　C. 腹横肌腱膜　　　　　D. 腹直肌

　　E. 腹横筋膜

9. 维持人体直立的主要肌肉是（　　　）

　　A. 竖脊肌　　　　　　　B. 髂腰肌

　　C. 臀大肌　　　　　　　D. 股四头肌

　　E. 小腿三头肌

三、名词解释

1. 腹股沟韧带　　　　　2. 腹股沟管浅环

3. 腹股沟镰　　　　　　4. 腹直肌鞘

5. 弓状线　　　　　　　6. 白线（腹肌）

7. 腹股沟管　　　　　　8. 斜角肌间隙

9. 股三角

四、简答题

1. 简述骨骼肌的形态分类、构造和分部。

2. 试述膈三个裂孔的名称、位置和通过的结构。

3. 试述腹股沟管的位置、长度、构成、通过物及意义。

4. 试述腹前外侧群肌的名称、作用。

第三章　内脏学概述

一、单项选择题

1. 内脏包括（　　　）

　　A. 消化、呼吸、运动和生殖四个系统

　　B. 消化、呼吸、泌尿和生殖四个系统

　　C. 消化、心血管、泌尿和生殖四个系统

　　D. 消化、呼吸、泌尿和脉管四个系统

　　E. 消化、呼吸、神经和生殖四个系统

2. 不属于中空性器官的是（　　　）

　　A. 胃　　　　　　　　　B. 输尿管

　　C. 子宫　　　　　　　　D. 肺

　　E. 气管

3. 不属于实质性器官的是（　　　）

　　A. 子宫　　　　　　　　B. 肝

　　C. 肾　　　　　　　　　D. 睾丸

　　E. 胰

4. 分布于实质性器官的血管、神经和淋巴管以及该器官的导管等出入器官之处，常有一处凹陷，称此处为该器官的（　　　）

　　A. 根　　　　　　　　　B. 蒂

　　C. 干　　　　　　　　　D. 门

　　E. 腔

5. 腹部九分法中，上水平线是经过两侧（　　　）的连线；下水平线是经过两侧（　　　）的连线；两条垂直线分别是经过两侧（　　　）的垂直线。

　　A. 髂结节、肋弓下缘最低点、腹股沟韧带中点

　　B. 脐水平、髂嵴、腹股沟韧带中点

　　C. 脐水平、髂结节、腹股沟韧带中点

　　D. 肋弓下缘最低点、髂嵴、腹股沟韧带中点

　　E. 肋弓下缘最低点、髂结节、腹股沟韧带中点

二、多项选择题

1. 内脏包括（　　　）

　　A. 消化系统　　　　　　B. 呼吸系统

　　C. 脉管系统　　　　　　D. 泌尿系统

　　E. 生殖系统

2. 中空性器官包括（　　　）

　　A. 输尿管　　　　　　　B. 膀胱

　　C. 气管　　　　　　　　D. 胃

　　E. 子宫

3. 实质性器官包括（　　　）

　　A. 肝　　　　　　　　　B. 胰

　　C. 肾　　　　　　　　　D. 肺

　　E. 子宫

三、名词解释

1. 内脏　　　　　　　　2. 门

四、简答题

1. 简述胸部重要的标志线。

2. 简述腹部的分区以及分区的临床意义。

第四章　消化系统

一、单项选择题

1. 下消化道是指哪个器官以下的消化管（　　　）

　　A. 胃　　　　　　　　　B. 十二指肠

　　C. 空肠　　　　　　　　D. 回肠

　　E. 盲肠

2. 上消化道是指（　　　）

　　A. 口腔到食管　　　　　B. 口腔到胃

　　C. 口腔到十二指肠　　　D. 口腔到空肠

　　E. 口腔到盲肠

3. 下列哪项不属于消化腺（　　　）

　　A. 舌下腺　　　　　　　B. 胃底腺

　　C. 胰岛　　　　　　　　D. 肝

E. 肠腺

4. 不含味蕾的舌乳头是（　　）
　　A. 丝状乳头　　　　　B. 菌状乳头
　　C. 轮廓乳头　　　　　D. 叶状乳头
　　E. 以上都有

5. 没有结肠带的肠管是（　　）
　　A. 横结肠　　　　　　B. 直肠
　　C. 盲肠　　　　　　　D. 乙状结肠
　　E. 降结肠

6. 胆总管和胰管经肝胰壶腹共同开口于（　　）
　　A. 十二指肠上部　　　B. 十二指肠降部
　　C. 十二指肠水平部　　D. 十二指肠升部
　　E. 十二指肠球部

7. ３| 是指（　　）
　　A. 右上颌第一前磨牙
　　B. 左上颌第一前磨牙
　　C. 右上颌尖牙
　　D. 左上颌尖牙
　　E. 左上颌第二前磨牙

8. 关于咽的说法，错误的是（　　）
　　A. 上起颅底
　　B. 与鼓室相通
　　C. 下至第 6 颈椎下缘
　　D. 喉咽部下方接喉
　　E. 喉咽部下方接食管

9. 关于食管的说法，错误的是（　　）
　　A. 分颈、胸、腹 3 段
　　B. 具有 3 个狭窄
　　C. 全程均被有腹膜
　　D. 全长约 25cm
　　E. 腹段最短

10. 食管的第三个狭窄距切牙（　　）
　　A. 15cm　　　　　　B. 25cm
　　C. 40cm　　　　　　D. 60cm
　　E. 75cm

11. 对胃的描述，不正确的是（　　）
　　A. 有两壁、两口、两缘
　　B. 后壁邻网膜囊
　　C. 属腹膜内位器官
　　D. 大弯侧有角切迹
　　E. 小弯侧有角切迹

12. 与胃后壁毗邻的器官是（　　）
　　A. 肝　　　　　　　　B. 胆
　　C. 胰　　　　　　　　D. 空肠
　　E. 回肠

13. 腭扁桃体位于（　　）
　　A. 口腔内　　　　　　B. 口咽部
　　C. 咽隐窝内　　　　　D. 腭舌弓前方
　　E. 腭咽弓后方

14. 阑尾（　　）
　　A. 附于结肠起始部
　　B. 根部是 3 条结肠带集中之处
　　C. 开口于盲肠前内侧壁
　　D. 属腹膜间位器官
　　E. 属腹膜外位器官

15. 直肠（　　）
　　A. 分为盆部和会阴部
　　B. 有凸向前的骶曲
　　C. 有凹向后的会阴曲
　　D. 在第 1 骶椎平面接乙状结肠
　　E. 有凹向前的会阴曲

16. 开口于舌下阜的唾液腺为（　　）
　　A. 舌下腺
　　B. 下颌下腺
　　C. 舌下腺、下颌下腺
　　D. 腮腺
　　E. 下颌下腺、腮腺

17. 下颌下腺的导管开口于（　　）
　　A. 舌下襞　　　　　　B. 舌下阜
　　C. 舌系带　　　　　　D. 舌扁桃体
　　E. 以上都错

18. 不经过肝门的结构是（　　）
　　A. 肝门静脉　　　　　B. 肝固有动脉
　　C. 左、右肝管　　　　D. 肝静脉
　　E. 神经

19. 胆总管（　　）
　　A. 由左、右肝管汇合而成
　　B. 由肝总管和胆囊管合成
　　C. 在肝十二指肠韧带后方下降
　　D. 直接开口于十二指肠上部
　　E. 开口于十二指肠下部

20. 腮腺导管开口于（　　）相对应的颊黏膜上。
　　A. 上颌第一前磨牙　　B. 上颌第二前磨牙
　　C. 上颌第一磨牙　　　D. 上颌第二磨牙
　　E. 上颌第三磨牙

二、多项选择题

1. 属于消化腺的是（　　）
　　A. 肝　　　　　　　　B. 脾
　　C. 胰　　　　　　　　D. 舌

E. 肾上腺

2. 有关咽的交通，正确的是（　　　）

A. 与口腔相通　　　　B. 与鼻腔相通

C. 与喉腔相通　　　　D. 与食管相通

E. 与中耳鼓室相通

3. 具有肠脂垂的肠管是（　　　）

A. 空肠　　　　　　　B. 盲肠

C. 结肠　　　　　　　D. 直肠

E. 十二指肠

4. 回肠（　　　）

A. 上接十二指肠　　　B. 壁比空肠薄

C. 占据腹腔右下部　　D. 有集合淋巴滤泡

E. 比空肠细

5. 属于唾液腺的是（　　　）

A. 腮腺　　　　　　　B. 颊腺

C. 下颌下腺　　　　　D. 肝

E. 舌下腺

6. 进出肝门的结构有（　　　）

A. 肝固有动脉　　　　B. 肝静脉

C. 肝门静脉　　　　　D. 肝管

E. 神经

7. 胆囊（　　　）

A. 位于肝下面的胆囊窝内

B. 属腹膜间位器官

C. 分泌胆汁

D. 胆囊管和胰管合成肝胰壶腹

E. 分为底、体、颈、管四部

三、名词解释

1. 上消化道　　　　2. 下消化道

3. 咽峡　　　　　　4. 十二指肠大乳头

5. 十二指肠悬肌　　6. 回盲瓣

7. 齿状线　　　　　8. 麦氏点

9. 肝门　　　　　　10. 肝胰壶腹

四、简答题

1. 食管有哪几处狭窄？各距切牙多少厘米？

2. 试述胃的位置、形态和分部。

3. 试列表比较空肠与回肠的区别。

4. 试述肛管内面的解剖结构。

5. 一幼儿误食一分硬币后，过两天在粪便中发现，请按顺序写出该硬币经过哪些器官排出体外？

6. 大唾液腺有哪几对？位于何处？其导管开口在哪里？

7. 肝的位置及体表投影在何处？小儿肝有何特点？

8. 试述肝脏面的解剖结构。

9. 试述胰的位置和分部，胰液经输出管排入十二指肠的途径。

10. 试述胆汁在平时和进食时的排出途径。

第五章　呼吸系统

一、单项选择题

1. 上呼吸道是指（　　　）

A. 中鼻道以上的鼻腔

B. 口、鼻和咽

C. 鼻、咽和喉

D. 主支气管以上的呼吸道

E. 鼻、咽、喉和气管

2. 对鼻腔的描述中，不正确的是（　　　）

A. 鼻腔被鼻中隔分为左、右两部分

B. 鼻腔可分鼻前庭和固有鼻腔两部分

C. 鼻中隔的前下部有一易出血区

D. 鼻黏膜均含嗅细胞

E. 鼻腔外侧壁上有上、中、下三个鼻甲

3. 关于鼻腔的叙述，不正确的是（　　　）

A. 由骨和软骨围成的腔，内衬黏膜和皮肤

B. 以鼻后孔通鼻咽

C. 鼻中隔居于正中，将鼻腔分为完全对称的两半

D. 鼻阈是鼻前庭和固有鼻腔的分界

E. 向前经鼻孔与外界相通

4. Little 区位于（　　　）

A. 鼻中隔前下方　　　B. 鼻中隔后下方

C. 鼻中隔后上方　　　D. 上鼻甲

E. 中鼻甲

5. 对鼻旁窦的描述中，不正确的是（　　　）

A. 额窦开口于中鼻道

B. 上颌窦位于上颌骨体内

C. 筛窦前群、中群开口于中鼻道

D. 各鼻道均有鼻旁窦的开口

E. 上颌窦开口于中鼻道

6. 鼻泪管开口于（　　　）

A. 中鼻道后部　　　　B. 中鼻道前部

C. 上鼻道　　　　　　D. 下鼻道前部

E. 非上述各处

7. 关于鼻旁窦，说法正确的是（　　　）

A. 包括额窦、上颌窦、筛窦、下颌窦

B. 窦内无黏膜

C. 额窦开口于上鼻道

D. 筛窦开口于下鼻道

E. 上颌窦开口在中鼻道

8. 开口于中鼻道的鼻旁窦为（　　）

A. 额窦、上颌窦、蝶窦

B. 额窦、蝶窦

C. 上颌窦、筛窦后小房

D. 上颌窦、蝶窦

E. 上颌窦、额窦、筛窦前小房、筛窦中小房

9. 开口于蝶筛隐窝的鼻旁窦是（　　）

A. 前筛窦　　　　　B. 后筛窦

C. 上颌窦　　　　　D. 蝶窦

E. 额窦

10. 直立位时，鼻旁窦积液最不易引流的是
（　　）

A. 额窦　　　　　　B. 上颌窦

C. 蝶窦　　　　　　D. 筛窦前中群

E. 筛窦后群

11. 开口于上鼻道的鼻旁窦是（　　）

A. 额窦　　　　　　B. 蝶窦

C. 筛窦后群　　　　D. 上颌窦

E. 筛窦前中群

12. 与牙齿毗邻最近的鼻旁窦是（　　）

A. 额窦　　　　　　B. 上颌窦

C. 蝶窦　　　　　　D. 前筛窦、中筛窦

E. 后筛窦

13. 嗅黏膜位于（　　）

A. 鼻前庭

B. 上鼻甲及其相对的鼻中隔

C. 中鼻甲及其相对的鼻中隔

D. 下鼻甲及其相对的鼻中隔

E. 上鼻甲和中鼻甲及其相对的鼻中隔

14. 关于喉描述正确的是（　　）

A. 位于颅底与第 6 颈椎之间

B. 既是呼吸道之一，又是发音器官

C. 喉软骨均为单块的

D. 可分喉前庭和固有喉腔两部分

E. 位于食管前方

15. 喉软骨中唯一完整的软骨环是（　　）

A. 甲状软骨　　　　B. 杓状软骨

C. 环状软骨　　　　D. 会厌软骨

E. 以上均不正确

16. 喉腔最狭窄的部位是（　　）

A. 喉前庭　　　　　B. 前庭裂

C. 喉口　　　　　　D. 声门裂

E. 声门下腔

17. 婴幼儿最易发生急性喉水肿的部位（　　）

A. 喉前庭　　　　　B. 喉中间腔

C. 声门下腔　　　　D. 前庭裂

E. 喉口

18. 关于声韧带的正确说法是（　　）

A. 由弹性圆锥下缘形成

B. 由方形膜下缘形成

C. 位于甲杓肌外侧

D. 紧张于甲状软骨前角与杓状软骨声带突
之间

E. 以上全错

19. 关于气管和主支气管描述正确的是（　　）

A. 气管位于食管后方

B. 气管起于颅底至第 6 颈椎体下缘

C. 气管于胸骨角平面分为左、右主支气管

D. 气管和支气管软骨环均呈"O"形

E. 左主支气管比右侧者粗短

20. 气管切开术常在何处进行（　　）

A. 第 1～4 气管软骨环处

B. 第 2～4 气管软骨环处

C. 第 3～5 气管软骨环处

D. 第 5～7 气管软骨环处

E. 第 4～5 气管软骨环处

21. 关于右主支气管的说法，错误的是（　　）

A. 长 2～3cm

B. 走行方向较垂直

C. 气管异物易经此入右肺

D. 较为细长

E. 约在第 5 胸椎体高度入右肺

22. 关于右主支气管说法正确的是（　　）

A. 比左主支气管粗

B. 为完整的软骨环所环绕

C. 比左主支气管长

D. 与左主支气管相比，近似水平位

E. 较为细长

23. 有关肺的叙述错误的是（　　）

A. 左肺 2 叶，右肺 3 叶

B. 肺尖高出锁骨内侧 1/3 上 2～3cm

C. 肺叶均可分为几个肺段

D. 腋中线肺下界在第 10 肋水平

E. 左肺有左肺小舌

24. 肺根内的结构不包括（　　）

A. 肺动脉　　　　　B. 肺静脉

C. 肺韧带　　　　　D. 支气管动、静脉

E. 肺的神经和淋巴

25. 右肺描述正确的是（　　　）
   A. 分上、中、下 3 叶
   B. 最高处不超过胸廓上口
   C. 前缘有肺小舌
   D. 比左肺狭长
   E. 只有水平裂

26. 左肺描述正确的是（　　　）
   A. 有斜裂和水平裂
   B. 较右肺宽短
   C. 前缘有心切迹
   D. 肺根前方有迷走神经通过
   E. 分上、中、下 3 叶

27. 关于胸膜的哪项描述是错误的（　　　）
   A. 分脏胸膜和壁胸膜两部分
   B. 壁胸膜又分为胸膜顶、肋胸膜、膈胸膜和纵隔胸膜
   C. 肋胸膜与膈胸膜转折处为胸膜腔最低点
   D. 两侧胸膜腔通过肺根互相交通
   E. 胸膜顶超出锁骨上方 2 ～ 3cm

28. 壁胸膜不包括（　　　）
   A. 肋胸膜　　　　　　B. 膈胸膜
   C. 肺胸膜　　　　　　D. 纵隔胸膜
   E. 胸膜顶

29. 胸膜顶的位置（　　　）
   A. 高于锁骨内 1/3 段上方 2.5cm
   B. 高于锁骨中点上方 2.5cm
   C. 高于锁骨中 1/3 段上方 2.5cm
   D. 高于锁骨外 1/3 段上方 2.5cm
   E. 高于锁骨内、中 1/3 段上方 2.5cm

30. 关于胸膜腔描述正确的是（　　　）
   A. 由脏胸膜围成
   B. 由壁胸膜围成
   C. 左、右肺分别位于左、右胸膜腔内
   D. 左、右胸膜腔互不相通
   E. 与外界相通

31. 肺下界的体表投影（　　　）
   A. 在胸骨旁线平第 5 肋
   B. 在锁骨中线平第 7 肋
   C. 在腋中线平第 8 肋
   D. 在肩胛线平第 9 肋
   E. 在脊柱旁线平第 11 肋

32. 关于肋膈隐窝描述正确的是（　　　）
   A. 由脏、壁两层胸膜构成
   B. 位于肺根部
   C. 呼气时可缩小

D. 吸气时可增大
E. 为胸膜腔最低处

二、多项选择题

1. 开口于中鼻道的是（　　　）
   A. 上颌窦　　　　　　B. 额窦
   C. 蝶窦　　　　　　　D. 后筛窦
   E. 前、中筛窦

2. 构成喉的支架的不成对喉软骨包括（　　　）
   A. 甲状软骨　　　　　B. 杓状软骨
   C. 会厌软骨　　　　　D. 环状软骨
   E. 气管软骨

3. 喉的连结包括（　　　）
   A. 甲状舌骨膜　　　　B. 环甲关节
   C. 弹性圆锥　　　　　D. 方形膜
   E. 环杓关节

4. 对肺的描述正确的是（　　　）
   A. 位于胸腔内，在膈肌的上方、纵隔的两侧
   B. 肺尖在锁骨中、外 1/3 交界处向上突至锁骨上方
   C. 左肺分三叶，右肺分两叶
   D. 右肺前缘下部有心切迹，切迹下方有一突起称为左肺小舌
   E. 外观特征为一尖、一底、三面、三缘

5. 关于胸膜及胸膜腔叙述正确的是（　　　）
   A. 衬覆于胸壁内面、膈上面、纵隔两侧面和肺表面等处的一层浆膜
   B. 分为壁胸膜和脏胸膜
   C. 脏壁胸膜之间围成胸膜腔
   D. 胸膜腔密闭、狭窄、呈大气压
   E. 肋膈隐窝、肋纵隔隐窝为胸膜腔的一部分

三、名词解释

1. 上呼吸道　　　　　2. 鼻旁窦
3. 肺门　　　　　　　4. 肺根
5. 胸膜腔　　　　　　6. 肋膈隐窝
7. 纵隔

四、简答题

1. 简述呼吸系统的组成。哪些器官属于上呼吸道？哪些属于下呼吸道？
2. 试述鼻旁窦的名称、位置和开口部位。
3. 上颌窦炎症时，为何易积脓？上颌窦穿刺一般在何处进针？为什么？
4. 气管异物多坠入哪侧主支气管？为什么？
5. 简述胸膜腔的概念，胸膜积液的好发部位。

第六章 泌尿系统

一、单项选择题

1. 成人肾门高度约平对（　　　）
   - A. 第 10 胸椎
   - B. 第 12 胸椎
   - C. 第 1 腰椎
   - D. 第 2 腰椎
   - E. 第 3 腰椎

2. 临床上所说的前尿道指的是（　　　）
   - A. 尿道海绵体部
   - B. 尿道膜部
   - C. 尿道前列腺部
   - D. 尿道膜部和尿道前列腺部
   - E. 尿道膜部和尿道海绵体部

3. 女性尿道的特点（　　　）
   - A. 短而宽
   - B. 有排卵和排尿的功能
   - C. 有三处狭窄
   - D. 短而窄
   - E. 长而宽

4. 紧贴肾表面的被膜是（　　　）
   - A. 肾纤维囊
   - B. 肾筋膜
   - C. 肾脂肪囊
   - D. 脏腹膜
   - E. 壁腹膜

5. 输尿管下端开口于（　　　）
   - A. 膀胱尖
   - B. 膀胱体
   - C. 膀胱底
   - D. 膀胱颈
   - E. 尿道

6. 膀胱的最下部称为（　　　）
   - A. 膀胱底
   - B. 膀胱体
   - C. 膀胱颈
   - D. 膀胱尖
   - E. 尿道

7. 输尿管的第二处狭窄位于（　　　）
   - A. 起始处
   - B. 小骨盆入口处
   - C. 穿膀胱壁处
   - D. 髂内动脉分叉处
   - E. 与子宫动脉交叉处

二、多项选择题

1. 肾被膜包括（　　　）
   - A. 肾表面的腹膜
   - B. 纤维囊
   - C. 脂肪囊
   - D. 脏腹膜
   - E. 肾筋膜

2. 出入肾门的结构有（　　　）
   - A. 肾动脉
   - B. 肾静脉
   - C. 输尿管
   - D. 神经
   - E. 肾大盏

3. 输尿管（　　　）
   - A. 为细长的肌性管道
   - B. 腹段行于腰大肌前方
   - C. 开口于膀胱底
   - D. 在女性经子宫动脉后下方达膀胱
   - E. 分为腹、盆、壁内段

三、名词解释

1. 肾门　　　　　　2. 肾区
3. 膀胱三角

四、简答题

1. 简述输尿管的三处狭窄各位于何处？有何临床意义？
2. 写出肾形成的尿液经过哪些结构排出体外？（用箭头表示）

第七章 生殖系统

一、单项选择题

1. 前列腺的位置在（　　　）
   - A. 直肠的后方
   - B. 盆腔的上方
   - C. 膀胱颈的下方
   - D. 尿道球腺的下方
   - E. 尿道膜部的后方

2. 男性的生殖腺是（　　　）
   - A. 前列腺
   - B. 精囊腺
   - C. 睾丸
   - D. 尿道球腺
   - E. 附睾

3. 精子和卵细胞结合受精的部位是（　　　）
   - A. 子宫部
   - B. 输卵管峡
   - C. 输卵管壶腹
   - D. 输卵管漏斗
   - E. 输卵管伞

4. 临床手术时识别输卵管的标志是（　　　）
   - A. 子宫部
   - B. 输卵管峡
   - C. 输卵管壶腹
   - D. 输卵管伞
   - E. 输卵管漏斗

5. 关于输精管描述正确的是（　　　）
   - A. 起于睾丸下端
   - B. 全程位于精索内
   - C. 末端膨大为输精管壶腹
   - D. 开口于前列腺
   - E. 全长分三部分

6. 开口于阴道前庭前部的结构是（　　　）
   - A. 尿道外口
   - B. 阴道口
   - C. 输尿管
   - D. 子宫口

E. 输卵管

7. 男性尿道叙述错误的是（　　）

A. 成人长 16～22cm

B. 有三处狭窄

C. 有两个弯曲

D. 分前、后尿道

E. 上提阴茎可使耻骨下弯变直

8. 乳腺手术采用放射状切口是因为（　　）

A. 便于延长切口

B. 可避免切断悬韧带

C. 可减少输乳管损伤

D. 容易找到发病部位

E. 便于愈合

二、多项选择题

1. 通过腹股沟管的结构有（　　）

A. 子宫阔韧带　　　B. 子宫圆韧带

C. 子宫主韧带　　　D. 骶子宫韧带

E. 精索

2. 属于输精管道的是（　　）

A. 精囊腺　　　　　B. 附睾

C. 男性尿道　　　　D. 输精管

E. 射精管

3. 女性内生殖器（　　）

A. 卵巢　　　　　　B. 阴道

C. 输卵管　　　　　D. 前庭大腺

E. 乳房

4. 临床上后尿道是指（　　）

A. 尿道前列腺部　　B. 尿道海绵体部

C. 尿道球部　　　　D. 尿道膜部

E. 尿道外口

三、名词解释

1. 精索　　　　　　2. 狭义会阴

3. 乳房悬韧带

四、简答题

1. 男性尿道分哪几部分？有哪些狭窄和弯曲？

2. 简述固定子宫的韧带有哪些？各有何作用？

第八章　腹膜

一、单项选择题

1. 腹膜（　　）

A. 由结缔组织构成

B. 由立方上皮和平滑肌纤维构成

C. 是仅覆盖于腹、盆腔器官等表面的浆膜

D. 区分为壁腹膜和脏腹膜

E. 胃、肠壁最外层的浆膜为壁腹膜

2. 腹膜腔（　　）

A. 是壁腹膜与脏腹膜之间的囊状间隙

B. 正常情况下仅有少量黏液

C. 在解剖学上也称腹腔

D. 借主动脉裂孔与胸膜腔相通

E. 女性腹膜腔为一封闭的腔隙

3. 小网膜（　　）

A. 连于胃与结肠之间

B. 只连于肝门与胃之间

C. 内含肝静脉

D. 由肝胃韧带和肝十二指肠韧带构成

E. 小网膜游离缘前方为网膜孔

4. 胃结肠韧带（　　）

A. 由胃后壁连至横结肠

B. 是小网膜的一部分

C. 内有胆总管走行

D. 由大网膜的后叶构成网膜孔

E. 是胃大弯与横结肠间的一部分大网膜

5. 属于腹膜内位器官的是（　　）

A. 胰　　　　　　　B. 肝

C. 肾　　　　　　　D. 胃

E. 升结肠

6. 属于腹膜间位器官的是（　　）

A. 子宫　　　　　　B. 肾

C. 横结肠　　　　　D. 脾

E. 胃

7. 属于腹膜外位器官的是（　　）

A. 胃　　　　　　　B. 脾

C. 胰　　　　　　　D. 肝

E. 膀胱

8. 下列说法中**错误**的是（　　）

A. 大网膜是一双层腹膜结构

B. 网膜囊为腹膜腔的一部分

C. 小网膜分为肝胃韧带和肝十二指肠韧带

D. 网膜孔位于小网膜游离缘的后方

E. 网膜孔是大小腹膜腔的通道

9. 腹膜从腹壁移行于器官所形成的腹膜结构是（　　）

A. 胃结肠韧带　　　B. 镰状韧带

C. 肝胃韧带　　　　D. 肝十二指肠韧带

E. 阑尾系膜

10. 小网膜内含有的结构，不包含下列哪项（　　）

    A. 胆总管　　　　　B. 肝固有动脉

    C. 胃左动脉　　　　D. 门静脉

    E. 胃网膜左动脉

11. 腹膜形成的结构，不包含下列哪项（　　）

    A. 韧带　　　　　　B. 系膜

    C. 大网膜　　　　　D. 小网膜

    E. 穹窿

二、名词解释

1. 腹膜　　　　　　2. 腹膜腔

3. 大网膜　　　　　4. 网膜囊

三、简答题

1. 简述肝的韧带。

2. 简述肝十二指肠韧带内的结构。

第九章　内分泌系统

一、单项选择题

1. 属于内分泌腺的器官是（　　）

    A. 前庭大腺　　　　B. 垂体

    C. 前列腺　　　　　D. 胰腺

    E. 睾丸

2. 内分泌腺的特点是（　　）

    A. 有导管　　　　　B. 无导管

    C. 血管少　　　　　D. 体积大

    E. 血流快

3. 属于内分泌组织的是（　　）

    A. 松果体　　　　　B. 睾丸

    C. 甲状腺　　　　　D. 胰岛

    E. 脾

4. 属于内分泌器官的是（　　）

    A. 胸腺网状上皮细胞

    B. 脾

    C. 胰岛

    D. 松果体

    E. 睾丸间质细胞

5. 甲状腺（　　）

    A. 由峡和两个锥状叶组成

    B. 质地较硬

    C. 吞咽时可随喉上、下移动

    D. 甲状腺假被膜由颈浅筋膜构成

    E. 峡位于第 5～6 气管软骨

6. 甲状旁腺（　　）

    A. 位于甲状腺侧叶前面

    B. 位于甲状腺侧叶后面

    C. 为一对小球状结构

    D. 上一对多位于甲状腺上动脉附近

    E. 下一对多位于甲状腺侧叶后面的中、下
1/3 交界处

7. 肾上腺（　　）

    A. 附于肾的内侧

    B. 属于腹膜内位器官

    C. 左侧呈半月形，右侧呈三角形

    D. 可随下垂的肾下降

    E. 包在肾纤维囊内

8. 关于垂体的描述，**错误**的是（　　）

    A. 位于蝶骨体上面的垂体窝内

    B. 前上方与视交叉相邻

    C. 分为腺垂体和神经垂体两部分

    D. 借漏斗连于底丘脑

    E. 女性略大于男性

9. 缺碘可引起哪种内分泌腺肿大（　　）

    A. 甲状旁腺　　　　B. 垂体

    C. 甲状腺　　　　　D. 肾上腺

    E. 睾丸

10. 松果体（　　）

    A. 是后丘脑的结构

    B. 是下丘脑的结构

    C. 位于中脑上丘与下丘之间

    D. 位于背侧丘脑的后上方

    E. 可分泌催产素

11. 下列哪种关于激素的说法**不妥**（　　）

    A. 由有管腺分泌　　B. 直接进入血液

    C. 由无管腺分泌　　D. 量少作用大

    E. 作用于特定的靶器官

二、名词解释

1. 内分泌系统　　　　2. 激素

三、简答题

1. 简述甲状腺的位置、形态。

2. 简述垂体的位置和分部。

第十章　心血管系统

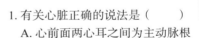

一、单项选择题

1. 有关心脏正确的说法是（　　）

    A. 心前面两心耳之间为主动脉根

B. 居于胸腔的正中

C. 右心房构成心右缘

D. 位于两肺之间的前纵隔内

E. 冠状沟是心表面区分左右半心的标志

2. 关于心表面标志的描述正确的是（　　）

　　A. 室间沟深部为室上嵴

　　B. 冠状沟是心表面心房与心室的分界标志

　　C. 心尖切迹位于心尖的左侧

　　D. 房间沟是心房与心室的分界标志

　　E. 以上描述都不对

3. 心的后面不与哪个结构相毗邻（　　）

　　A. 左主支气管　　　　B. 食管

　　C. 气管　　　　　　　D. 胸主动脉

　　E. 左迷走神经

4. 下列疾病不属于先天性心脏病的是（　　）

　　A. 房间隔缺损　　　　B. 动脉导管未闭

　　C. 冠心病　　　　　　D. 室间隔缺损

　　E. 法洛氏四联征

5. 关于心腔内结构的描述正确的是（　　）

　　A. 主动脉前庭为左心室的流出道

　　B. 右心室的出口为主动脉口

　　C. 三尖瓣附着于左房室口

　　D. 室上嵴为左心室的分部标志

　　E. 冠状窦口位于左心房

6. 心室舒张期防止血液逆流的结构是（　　）

　　A. 主动脉瓣和二尖瓣

　　B. 主动脉瓣和肺动脉瓣

　　C. 主动脉瓣和三尖瓣

　　D. 肺动脉瓣和三尖瓣

　　E. 二尖瓣和三尖瓣

7. 含有心传导系束支的结构是（　　）

　　A. 房间隔　　　　　　B. 室上嵴

　　C. 室间隔膜部　　　　D. 隔缘肉柱

　　E. 乳头肌

8. 窦房结位于（　　）

　　A. 下腔静脉口处心外膜下方

　　B. 房间隔心内膜下方

　　C. 冠状窦口前上方

　　D. 上腔静脉口左后方

　　E. 上腔静脉与右心房交界处心外膜深面

9. 心的正常起搏点是（　　）

　　A. 房室结　　　　　　B. 结间束

　　C. 窦房结　　　　　　D. 房室束

　　E. 浦肯野纤维

10. 有关冠状动脉的描述正确的是（　　）

A. 是营养心的血管

B. 起自肺动脉根部

C. 前室间支来自右冠状动脉

D. 旋支营养左心室前壁

E. 左冠状动脉发出后室间支

11. 关于心腔结构的描述错误的是（　　）

　　A. 心房的入口均为静脉口

　　B. 心室的入口均为房室口

　　C. 动脉瓣在心室收缩时开放

　　D. 房室瓣在心房舒张时开放

　　E. 心室的出口均为动脉口

12. 关于心包腔的描述错误的是（　　）

　　A. 是浆膜性心包脏、壁两层之间的间隙

　　B. 是封闭的潜在性腔隙

　　C. 内有少量浆液

　　D. 在大血管根部与血管外膜相延续

　　E. 脏层构成心外膜

13. 心底朝向（　　）

　　A. 后方　　　　　　　B. 左后方

　　C. 右后方　　　　　　D. 右前下方

　　E. 右后上方

14. 左心房内可见到的结构是（　　）

　　A. 上、下腔静脉口　　B. 卵圆窝

　　C. 隔缘肉柱　　　　　D. 冠状窦口

　　E. 肺静脉口

15. 室间隔前 2/3 的血供来源是（　　）

　　A. 左旋支　　　　　　B. 后室间支

　　C. 肺动脉　　　　　　D. 前室间支

　　E. 右旋支

16. 关于肺循环的说法哪一种是错误的（　　）

　　A. 左、右各有一对肺动脉干

　　B. 左、右各有两条肺静脉

　　C. 肺静脉开口于左心房

　　D. 肺静脉内流动的是动脉血

　　E. 肺循环又叫小循环

17. 属于主动脉升部的分支是（　　）

　　A. 头臂干　　　　　　B. 食管动脉

　　C. 肋间后动脉　　　　D. 冠状动脉

　　E. 左颈总动脉

18. 下列哪条动脉不是颈外动脉的分支（　　）

　　A. 甲状腺上动脉　　　B. 面动脉

　　C. 舌动脉　　　　　　D. 颞浅动脉

　　E. 甲状腺下动脉

19. 供应颅内结构的动脉是（　　）

　　A. 颈内、外动脉及锁骨下动脉

B. 颈内动脉及锁骨下动脉

C. 颈内、外动脉

D. 颈内动脉及椎动脉

E. 颈内动脉、腋动脉

20. 桡动脉的摸脉位置在（　　　）

A. 掌长肌腱内侧

B. 拇长伸肌腱外侧

C. 桡侧腕屈肌腱外侧

D. 尺侧腕屈肌腱外侧

E. 桡侧腕屈肌腱内侧

21. 肠系膜下动脉起始部闭塞，可能出现血运障碍的部位（　　　）

A. 十二指肠和胰　　B. 空肠和回肠

C. 升结肠和横结肠　D. 降结肠和乙状结肠

E. 直肠、肛管

22. 属于腹主动脉发出的成对脏支是（　　　）

A. 腹腔干　　　　　B. 子宫动脉

C. 腰动脉　　　　　D. 肾上腺上动脉

E. 卵巢动脉

23. 足背动脉的摸脉部位在（　　　）

A. 内踝前方　　　　B. 外踝前方

C. 蹈长伸肌腱内侧　D. 蹈长伸肌腱外侧

E. 内踝下方

24. 走行于桡神经沟的动脉是（　　　）

A. 桡动脉　　　　　B. 肱动脉

C. 旋肱后动脉　　　D. 肱深动脉

E. 旋肱前动脉

25. 下列除何者外，静脉血均汇入门静脉（　　　）

A. 胃　　　　　　　B. 肝

C. 胰　　　　　　　D. 胆囊

E. 脾

26. 肝门静脉（　　　）

A. 位于肠系膜内

B. 位于大网膜内

C. 直接汇入下腔静脉

D. 位于肝胃韧带内

E. 位于肝十二指肠韧带内

27. 颈外静脉（　　　）

A. 由颞浅静脉与上颌静脉合成

B. 与颈外动脉伴行

C. 沿胸锁乳突肌表面下行

D. 注入颈总静脉

E. 正常人在体表可清晰看到

28. 自大隐静脉脱落的栓子沿血液最后栓塞于（　　　）

A. 心　　　　　　　B. 肺

C. 脑　　　　　　　D. 肝

E. 脾

29. 毛细淋巴管起自（　　　）

A. 小静脉　　　　　B. 毛细血管

C. 组织间隙　　　　D. 淋巴结

E. 小动脉

30. 心尖朝向（　　　）

A. 右前方　　　　　B. 左前方

C. 右前下方　　　　D. 右后上方

E. 左前下方

31. 右心房入口有（　　　）

A. 1 个　　　　　　B. 2 个

C. 3 个　　　　　　D. 4 个

E. 5 个

32. 卵圆窝（　　　）

A. 位于房间隔的右心房面

B. 在室间隔上

C. 在左心房内

D. 在房间隔的左心房面上

E. 在右心房内

33. 对心脏描述错误的是（　　　）

A. 右半心又称动脉心

B. 大小似本人拳头

C. 2/3 位于正中线左侧

D. 冠状沟是心房与心室表面的分界线

E. 左房室口附着有二尖瓣

34. 右心室有（　　　）

A. 二尖瓣　　　　　　B. 主动脉前庭

C. 四个乳头肌　　　　D. 动脉圆锥

E. 卵圆窝

35. 主动脉弓的分支有（　　　）

A. 右锁骨下动脉　　B. 右颈总动脉

C. 左头臂干　　　　D. 左颈总动脉

E. 冠状动脉

36. 脑膜中动脉直接发自（　　　）

A. 颈内动脉　　　　B. 颈外动脉

C. 上颌动脉　　　　D. 锁骨下动脉

E. 面动脉

37. 椎动脉发自（　　　）

A. 颈内动脉　　　　B. 颈外动脉

C. 颈总动脉　　　　D. 上颌动脉

E. 锁骨下动脉

38. 腹腔干的分支有（　　　）

A. 胃左动脉　　　　B. 胃右动脉

C. 胃网膜左动脉　　　D. 胃网膜右动脉

E. 胃短动脉

39. 直接分布到胃的动脉是（　　　）

A. 肝总动脉　　　　　B. 脾动脉

C. 胃短动脉　　　　　D. 肠系膜上动脉

E. 肝固有动脉

40. 下列哪条静脉不能作为静脉穿刺的部位
（　　　）

A. 肘正中静脉　　　　B. 大隐静脉

C. 颈外静脉　　　　　D. 头臂静脉

E. 以上都对

41. 门静脉（　　　）

A. 有静脉瓣

B. 收集腹腔的静脉血

C. 注入下腔静脉

D. 由肠系膜上静脉和脾静脉汇合而成

E. 以上都对

二、多项选择题

1. 心脏表面左右心室的分界标志是（　　　）

A. 冠状沟　　　　　　B. 前室间沟

C. 房间沟　　　　　　D. 后室间沟

E. 以上都不是

2. 心血管系统包括（　　　）

A. 心　　　　　　　　B. 动脉

C. 静脉　　　　　　　D. 毛细血管

E. 淋巴管

3. 关于心的描述正确的是（　　　）

A. 两侧与纵隔胸膜、胸膜腔及肺相邻

B. 后方平对第 5 ～第 8 胸椎

C. 心内注射在胸骨左缘第 4 肋间隙距胸骨左
缘 0.5 ～ 1cm 处进针

D. 心尖搏动点在左侧第 5 肋间隙锁骨中线内
侧 1 ～ 2cm 处

E. 位于胸腔的正中

4. 心的传导系统包括（　　　）

A. 房室结　　　　　　B. 左束支

C. 浦肯野纤维　　　　D. 房室束

E. 窦房结

5. 位于心室内的结构是（　　　）

A. 乳头肌　　　　　　B. 冠状窦口

C. 腱索　　　　　　　D. 卵圆窝

E. 隔缘肉柱

6. 直接发自锁骨下动脉的有（　　　）

A. 甲状颈干　　　　　B. 椎动脉

C. 胸廓内动脉　　　　D. 胸肩峰动脉

E. 甲状腺上动脉

7. 分布到胃的动脉有（　　　）

A. 胃短动脉　　　　　B. 胃左动脉

C. 胃右动脉　　　　　D. 胃网膜左动脉

E. 胃网膜右动脉

8. 腋动脉的分支有（　　　）

A. 肱深动脉　　　　　B. 甲状颈干

C. 肩胛下动脉　　　　D. 旋肱后动脉

E. 胸廓内动脉

9. 腹主动脉单一脏支是（　　　）

A. 胃左动脉　　　　　B. 肝总动脉

C. 肠系膜上动脉　　　D. 肠系膜下动脉

E. 脾动脉

10. 髂内动脉的分支有（　　　）

A. 直肠下动脉　　　　B. 子宫动脉

C. 卵巢动脉　　　　　D. 阴部内动脉

E. 直肠上动脉

11. 直肠静脉丛的回流（　　　）

A. 经直肠上静脉——肠系膜下静脉——脾
静脉——肝门静脉

B. 经直肠下静脉——髂内静脉——髂总静
脉——下腔静脉

C. 经肛静脉——阴部内静脉——髂内静
脉——髂总静脉——下腔静脉

D. 经直肠上静脉——髂内静脉——髂总静
脉——下腔静脉

E. 以上都对

12. 奇静脉的属支有（　　　）

A. 右肋间后静脉　　　B. 半奇静脉

C. 食管静脉　　　　　D. 支气管静脉

E. 副半奇静脉

三、名词解释

1. 动脉　　　　　　　2. 血液循环

3. 二尖瓣复合体　　　4. 心包腔

5. 动脉韧带　　　　　6. 颈动脉窦

7. 面部危险三角　　　8. 静脉角

四、简答题

1. 心有哪几个腔？保证血液在心腔内定向流动
的结构是什么？

2. 心的传导系统包括哪些结构？心的正常起搏
点在哪？

3. 心的表面有哪几条沟？有何临床意义？

4. 全身有哪些动脉在体表可摸到其搏动？

5. 简述颈动脉窦和颈动脉小球的位置及作用？

6. 肝门静脉的组成、属支及收集范围是什么？门静脉回流受阻时，为什么会出现呕吐或便血？

7. 口服核黄素后，可使尿液呈橙黄色，简述该药物在体内经过的途径。

8. 简述肝门静脉的侧支循环及临床意义。

第十一章　淋巴系统

一、单项选择题

1. 胸导管常注入（　　）
   A. 右静脉角　　　　B. 左静脉角
   C. 上腔静脉　　　　D. 右颈内静脉
   E. 锁骨下静脉

2. 胸导管收集（　　）
   A. 左上半身的淋巴
   B. 右上半身的淋巴
   C. 下半身和左上半身的淋巴
   D. 下半身和右半身的淋巴
   E. 全身的淋巴

3. 下列哪条淋巴干不汇入胸导管（　　）
   A. 右颈干　　　　　B. 左颈干
   C. 肠干　　　　　　D. 左腰干
   E. 以上都对

4. 脾（　　）
   A. 位于右季肋区
   B. 与第 9～第 11 肋相对
   C. 其长轴与肋弓一致
   D. 下缘有 2～3 个脾切迹
   E. 以上都对

二、多项选择题

组成右淋巴导管的有（　　）
   A. 右颈干　　　　　B. 右锁骨下干
   C. 右支气管纵隔干　D. 右腰干
   E. 肠干

三、名词解释

乳糜池

四、简答题

简述胸导管的组成、行程、收纳范围及其汇入。

第十二章　视器

一、单项选择题

1. 眼球壁（　　）

A. 由角膜、巩膜和视网膜构成
B. 由纤维膜、脉络膜和内膜构成
C. 由外膜、脉络膜和血管膜构成
D. 由纤维膜、血管膜和视网膜构成
E. 由纤维膜、脉络膜和视网膜构成

2. 属于眼球外膜的结构是（　　）
   A. 视网膜　　　　　B. 脉络膜
   C. 虹膜　　　　　　D. 巩膜
   E. 睫状体

3. 属于眼球中膜的结构是（　　）
   A. 角膜　　　　　　B. 巩膜
   C. 睫状体　　　　　D. 玻璃体
   E. 视网膜

4. 对角膜的描述正确的是（　　）
   A. 泪液对角膜没有营养作用
   B. 无屈光作用
   C. 占纤维膜的前 5/6，无色透明
   D. 角膜移植时免疫排斥反应大
   E. 无血管，但富有感觉神经末梢

5. 虹膜（　　）
   A. 占外膜前 1/6
   B. 为无色透明的膜，有折光作用
   C. 呈圆盘状，中央的孔称为瞳孔
   D. 位于晶状体与玻璃体之间
   E. 内有横纹肌

6. 关于瞳孔大小的描述正确的是（　　）
   A. 随眼压的高低而变化
   B. 随光线的强弱而变化
   C. 取决于睫状肌的舒缩状况
   D. 取决于房水循环的通畅与否
   E. 取决于虹膜的血供丰富与否

7. 眼球壁的中膜中，最肥厚的部分是（　　）
   A. 虹膜　　　　　　B. 睫状体
   C. 脉络膜前部　　　D. 脉络膜中部
   E. 脉络膜后部

8. 关于视网膜的描述正确的是（　　）
   A. 从后向前可分为虹膜部、脉络膜部和睫状体部
   B. 视网膜视部可分为内、外两层
   C. 内、外两层紧密相连
   D. 视网膜视部的后部最薄，越向前越厚
   E. 整个视网膜都有感光作用

9. 视神经盘（　　）
   A. 位于黄斑颞侧稍下方的区域
   B. 是视力最敏锐的地方

C. 位于眼球的后极

D. 此处无感光细胞，称生理性盲点

E. 以上都不对

10. 视网膜中感光和辨色最敏锐的部位是（　　）

    A. 角膜　　　　　　　B. 视神经盘

    C. 中央凹　　　　　　D. 视网膜视部

    E. 视网膜盲部

11. 盲点是指（　　）

    A. 视网膜盲部　　　　B. 视网膜视部

    C. 中央凹　　　　　　D. 视神经盘

    E. 黄斑

12. 视网膜视部的 3 层神经细胞从内向外依次为（　　）

    A. 感光细胞、节细胞、双极细胞

    B. 双极细胞、感光细胞、节细胞

    C. 节细胞、感光细胞、双极细胞

    D. 双极细胞、节细胞、感光细胞

    E. 节细胞、双极细胞、感光细胞

13. 眼球中具有折光作用的结构是（　　）

    A. 角膜　　　　　　　B. 巩膜

    C. 虹膜　　　　　　　D. 脉络膜

    E. 视网膜

14. 眼前房与眼后房的分界是（　　）

    A. 瞳孔　　　　　　　B. 虹膜

    C. 晶状体　　　　　　D. 玻璃体

    E. 睫状体

15. 沟通眼前房与眼后房的结构是（　　）

    A. 虹膜角膜角　　　　B. 巩膜静脉窦

    C. 瞳孔　　　　　　　D. 睫状小带

    E. 眼静脉

16. 维持眼压的内容物是（　　）

    A. 角膜　　　　　　　B. 房水

    C. 晶状体　　　　　　D. 玻璃体

    E. 泪液

17. 房水产生于（　　）

    A. 睫状体　　　　　　B. 虹膜

    C. 晶状体　　　　　　D. 脉络膜

    E. 巩膜静脉窦

18. 可调节晶状体曲度的肌是（　　）

    A. 睫状肌　　　　　　B. 瞳孔开大肌

    C. 瞳孔括约肌　　　　D. 上斜肌

    E. 下斜肌

19. 视远物时（　　）

    A. 瞳孔散大，晶状体曲度变小

    B. 瞳孔散大，晶状体曲度较大

C. 瞳孔缩小，晶状体曲度变小

D. 瞳孔缩小，晶状体曲度变大

E. 瞳孔无变化，晶状体曲度变小

20. 视近物时，使晶状体变厚的主要原因是（　　）

    A. 睫状小带紧张　　　B. 睫状环扩大

    C. 睫状肌舒张　　　　D. 睫状肌紧张

    E. 瞳孔括约肌收缩

21. 当睫状肌收缩时（　　）

    A. 睫状小带紧张，晶状体变薄，利于远视

    B. 睫状小带紧张，晶状体变厚，利于近视

    C. 睫状小带松弛，晶状体变薄，利于远视

    D. 睫状小带松弛，晶状体变厚，利于近视

    E. 以上均不对

22. 对眼副器的描述正确的是（　　）

    A. 泪腺的排泄管开口于结膜上穹的内侧部

    B. 对眼球有运动、支持和保护的作用

    C. 参与调节远、近视力

    D. 包括眼睑、结膜、眼外肌和眼的血管神经

    E. 可产生房水和泪液

23. 使眼球转向下外的肌肉是（　　）

    A. 外直肌　　　　　　B. 下斜肌

    C. 上斜肌　　　　　　D. 下直肌

    E. 上直肌

24. 上直肌收缩时，瞳孔转向（　　）

    A. 上内　　　　　　　B. 上外

    C. 下内　　　　　　　D. 下外

    E. 下

25. 眼外肌中不直接运动眼球的肌肉是（　　）

    A. 外直肌　　　　　　B. 上睑提肌

    C. 下直肌　　　　　　D. 下斜肌

    E. 上斜肌

26. 视网膜中央动脉的来源是（　　）

    A. 颈外动脉　　　　　B. 颈内动脉

    C. 眼动脉　　　　　　D. 面动脉

    E. 内眦动脉

二、多项选择题

1. 眼球（　　）

    A. 位于眼眶内

    B. 眼球壁由外膜、中膜和内膜构成

    C. 角膜无血管但神经末梢丰富

    D. 视网膜全部有感光、辨色作用

    E. 中膜从前向后为虹膜、睫状体和脉络膜

2. 眼球（　　）

    A. 有视觉感受器

B. 外膜的后 5/6 是巩膜

C. 虹膜在中膜的最前部

D. 房水具有折光作用

E. 晶状体具有遮光作用

3. 视网膜上无感光作用的结构是（　　）

A. 虹膜部　　　　　　B. 睫状体部

C. 脉络膜部　　　　　D. 黄斑

E. 视神经盘

4. 视网膜（　　）

A. 在中膜的内面

B. 分外层色素层和内层神经层

C. 神经层全部有感光作用

D. 黄斑在视神经盘颞侧

E. 中央凹是感光最敏锐的部位

5. 眼球内容物包括（　　）

A. 角膜　　　　　　　B. 房水

C. 虹膜　　　　　　　D. 晶状体

E. 玻璃体

6. 眼球的折光装置是（　　）

A. 角膜　　　　　　　B. 房水

C. 虹膜　　　　　　　D. 晶状体

E. 玻璃体

7. 看近物时，参与调节的因素有（　　）

A. 睫状肌收缩　　　　B. 睫状环扩大

C. 睫状小带放松　　　D. 晶状体变厚

E. 折光力减弱

8. 晶状体（　　）

A. 呈双凸透镜状

B. 看近物时变扁

C. 借睫状小带连睫状体

D. 表面有晶状体囊

E. 发生浑浊时称白内障

三、名词解释

1. 感受器　　　　　　　2. 巩膜静脉窦

3. 虹膜角膜角　　　　　4. 视神经盘（盲点）

5. 黄斑、中央凹

四、简答题

1. 简述视器的组成。

2. 简述房水的产生及循环途径。

3. 外界光线经过哪些结构投射到视网膜上？

4. 简述视近物及视远物时晶状体的调节方式。

5. 简述眼外肌的名称和作用。

第十三章　前庭蜗器

一、单项选择题

1. 前庭蜗器包括（　　）

A. 骨半规管、前庭和耳蜗

B. 外耳道、鼓膜、咽鼓管

C. 鼓室、乳突小房和咽鼓管

D. 外耳、中耳和内耳

E. 以上均不对

2. 外耳道（　　）

A. 是从外耳门到鼓膜的弯曲管道

B. 长约 25cm

C. 内 1/3 为骨部

D. 外 2/3 为软骨

E. 以上均不对

3. 临床上检查成人鼓膜时，需将耳郭拉向（　　）

A. 上　　　　　　　　B. 后上

C. 后下　　　　　　　D. 下

E. 前下

4. 不属于中耳的结构是（　　）

A. 乳突小房　　　　　B. 听小骨

C. 茎乳孔　　　　　　D. 乳突窦

E. 鼓膜张肌

5. 关于中耳的说法错误的是（　　）

A. 位于颞骨岩部中

B. 上方邻颅中窝

C. 包括鼓室、咽鼓管、乳突窦和乳突小房

D. 内侧以鼓膜与外耳道相隔

E. 通过咽鼓管与鼻咽部相通

6. 与鼓室相通的管道是（　　）

A. 外耳道　　　　　　B. 内耳道

C. 咽鼓管　　　　　　D. 蜗管

E. 骨半规管

7. 上呼吸道感染引起中耳感染的途径是（　　）

A. 颈动脉管　　　　　B. 面神经管

C. 鼓膜张肌半管　　　D. 镫骨肌小管

E. 咽鼓管

8. 鼓室（　　）

A. 是与外界不通的小腔

B. 外侧壁是鼓膜

C. 前壁为颈静脉壁

D. 下壁为乳突壁

E. 以上均不对

9. 关于鼓室说法中错误的是（　　）

A. 有六个壁
B. 借咽鼓管与鼻咽部相通
C. 内有听小骨
D. 其内侧壁为鼓膜
E. 位于颞骨岩部内

10. 关于内耳的描述**错误**的是（　　）
　　A. 由骨迷路和膜迷路组成
　　B. 蜗窗通耳蜗的前庭阶
　　C. 骨迷路分为前庭、骨半规管和耳蜗
　　D. 骨迷路和膜迷路之间充满外淋巴，膜迷路内充满内淋巴
　　E. 骨半规管可分为前、后、外侧 3 个

11. 前庭阶和鼓阶交通的结构是（　　）
　　A. 蜗管　　　　　　B. 蜗窗
　　C. 蜗孔　　　　　　D. 咽鼓管
　　E. 前庭窗

12. 属于骨迷路的是（　　）
　　A. 蜗管　　　　　　B. 球囊
　　C. 椭圆囊　　　　　D. 耳蜗
　　E. 以上均不对

13. 听觉感受器是（　　）
　　A. 壶腹嵴　　　　　B. 椭圆囊斑
　　C. 囊斑　　　　　　D. 螺旋器
　　E. 以上均不对

14. 能感受旋转运动刺激的是（　　）
　　A. 壶腹嵴　　　　　B. 螺旋器
　　C. 球囊斑　　　　　D. 蜗管
　　E. 椭圆囊斑

15. 能感受直线变速运动刺激的是（　　）
　　A. 螺旋器　　　　　B. 椭圆囊斑
　　C. 前庭阶　　　　　D. 蜗管
　　E. 壶腹嵴

二、多项选择题

1. 有关咽鼓管的说法正确的是（　　）
　　A. 是连通咽与鼓室的通道
　　B. 为内耳的组成部分
　　C. 小儿咽鼓管较水平
　　D. 内不含空气，呈负压
　　E. 其作用可维持鼓室内与外界的气压平衡

2. 属于鼓膜的特点是（　　）
　　A. 位于外耳道底与内耳之间
　　B. 为半透明薄膜
　　C. 上方较小区为紧张部
　　D. 中心部为鼓膜脐

E. 中心的前下部有光锥

3. 属于中耳的结构是（　　）
　　A. 鼓膜　　　　　　B. 鼓室
　　C. 前庭　　　　　　D. 咽鼓管
　　E. 乳突小房

4. 与鼓室连通的结构有（　　）
　　A. 内耳道　　　　　B. 鼻咽
　　C. 外耳道　　　　　D. 乳突窦
　　E. 乳突小房

5. 咽鼓管（　　）
　　A. 是咽与鼓室的通道
　　B. 成人较小儿短而粗
　　C. 成人比小儿更接近水平位
　　D. 可维持鼓室与外界气压的平衡
　　E. 小儿咽部感染易引起中耳炎

6. 内耳（　　）
　　A. 由骨迷路和膜迷路组成
　　B. 前庭位于骨半规管和耳蜗之间
　　C. 蜗管属膜迷路
　　D. 内、外淋巴不相通
　　E. 膜迷路位于骨迷路内

7. 属于骨迷路的结构有（　　）
　　A. 耳蜗　　　　　　B. 蜗管
　　C. 前庭　　　　　　D. 椭圆囊和球囊
　　E. 骨半规管

8. 位置觉感受器包括（　　）
　　A. 壶腹嵴　　　　　B. 椭圆囊斑
　　C. 球囊斑　　　　　D. 蜗管
　　E. 螺旋器

三、名词解释

1. 反射光锥　　　　　2. 咽鼓管
3. 听小骨链

四、简答题

1. 简述鼓室的位置及六个壁的构成。
2. 简述听觉和位置觉感受器的名称及作用。
3. 简述耳郭收集声波后经何途径传至内耳听觉感受器？

第十四章　神经系统总论

一、单项选择题

1. 适用于周围神经系统的术语是（　　）
　　A. 纤维束　　　　　B. 神经核
　　C. 皮质　　　　　　D. 神经

E. 白质

2. 形态功能相似的神经元胞体聚集在一起，在中枢神经内，称为（　　　）

　A. 灰质　　　　　　B. 皮质

　C. 神经核　　　　　D. 神经节

　E. 以上均不对

二、名词解释

1. 神经核　　　　　2. 灰质

3. 白质　　　　　　4. 神经节

第十五章　周围神经系统

一、单项选择题

1. 脊神经前根含有（　　　）

　A. 躯体运动纤维和躯体感觉纤维

　B. 躯体运动纤维和内脏运动纤维

　C. 内脏运动纤维和内脏感觉纤维

　D. 躯体感觉纤维和内脏感觉纤维

　E. 躯体感觉纤维和内脏运动纤维

2. 支配体表、骨、关节和骨骼肌的神经为（　　　）

　A. 脑神经　　　　　B. 脊神经

　C. 内脏神经　　　　D. 躯体神经

　E. 运动神经

3. 正中神经起自（　　　）

　A. 内侧束　　　　　B. 外侧束

　C. 后束　　　　　　D. 内、外侧根

　E. 以上均不对

4. 支配臂前群肌的神经是（　　　）

　A. 正中神经　　　　B. 尺神经

　C. 肌皮神经　　　　D. 桡神经

　E. 腋神经

5. 支配三角肌的神经是（　　　）

　A. 腋神经　　　　　B. 肌皮神经

　C. 桡神经　　　　　D. 尺神经

　E. 正中神经

6. 腋神经支配（　　　）

　A. 胸大肌　　　　　B. 肱二头肌

　C. 三角肌　　　　　D. 鱼际肌

　E. 肱三头肌

7. 尺神经损伤后，拇指不能（　　　）

　A. 外展　　　　　　B. 内收

　C. 屈　　　　　　　D. 伸

　E. 对掌

8. 分布于剑突平面的胸神经前支是（　　　）

A. 第 2 对　　　　　B. 第 4 对

C. 第 6 对　　　　　D. 第 8 对

E. 第 10 对

9. 腰丛的分支是（　　　）

　A. 坐骨神经　　　　B. 正中神经

　C. 股神经　　　　　D. 膈神经

　E. 以上均不是

10. 股四头肌的神经支配是（　　　）

　A. 闭孔神经　　　　B. 股神经

　C. 生殖股神经　　　D. 髂腹股沟神经

　E. 以上都不是

11. 股神经（　　　）

　A. 分布小腿内侧皮肤

　B. 支配大收肌

　C. 支配股薄肌

　D. 支配屈膝关节肌肉

　E. 分布大腿外侧皮肤

12. 骶丛分支是（　　　）

　A. 闭孔神经　　　　B. 股神经

　C. 髂腹下神经　　　D. 阴部神经

　E. 股外侧皮神经

13. 下面有关坐骨神经描述错误的是（　　　）

　A. 行于臀大肌深面

　B. 支配臀大肌

　C. 分为胫神经和腓总神经

　D. 出梨状肌下孔

　E. 来自骶丛

14. 与端脑相连的脑神经是（　　　）

　A. 动眼神经　　　　B. 滑车神经

　C. 嗅神经　　　　　D. 视神经

　E. 无上述神经

15. 动眼神经不支配的肌是（　　　）

　A. 上直肌　　　　　B. 下直肌

　C. 内直肌　　　　　D. 外直肌

　E. 下斜肌

16. 支配眼轮匝肌的神经是（　　　）

　A. 眼神经　　　　　B. 上颌神经

　C. 下颌神经　　　　D. 面神经

　E. 副神经

17. 支配咀嚼肌运动的神经是（　　　）

　A. 上颌神经　　　　B. 下颌神经

　C. 面神经　　　　　D. 舌咽神经

　E. 舌下神经

18. 支配舌肌的神经是（　　　）

　A. 舌神经　　　　　B. 舌咽神经

C. 下颌神经　　　　D. 舌下神经

E. 迷走神经

19. 支配舌内肌的神经是（　　　）

　　A. 舌咽神经　　　　B. 舌下神经

　　C. 面神经　　　　　D. 副神经

　　E. 下颌神经

20. 分布于舌的神经有（　　　）

　　A. 面神经躯体运动纤维

　　B. 三叉神经躯体运动纤维

　　C. 舌咽神经内脏运动纤维

　　D. 鼓索内脏感觉纤维

　　E. 舌咽神经内脏运动纤维

21. 分布于舌前 2/3 一般感觉的神经是（　　　）

　　A. 舌神经　　　　　B. 舌下神经

　　C. 舌咽神经　　　　D. 面神经

　　E. 迷走神经

22. 传导舌前 2/3 味觉的神经是（　　　）

　　A. 舌神经　　　　　B. 舌咽神经

　　C. 面神经　　　　　D. 舌下神经

　　E. 迷走神经

23. 传导舌后 1/3 味觉的神经是（　　　）

　　A. 舌咽神经　　　　B. 下颌神经

　　C. 舌下神经　　　　D. 面神经

　　E. 舌神经

24. 属迷走神经躯体运动纤维支配的是（　　　）

　　A. 心肌　　　　　　B. 咽喉黏膜

　　C. 咽喉肌　　　　　D. 小肠平滑肌

　　E. 以上均不是

25. 分布于胃的脑神经是（　　　）

　　A. 第Ⅲ对　　　　　B. 第Ⅴ对

　　C. 第Ⅶ对　　　　　D. 第Ⅸ对

　　E. 第Ⅹ对

26. 支配腮腺分泌的神经是（　　　）

　　A. 面神经　　　　　B. 三叉神经

　　C. 舌咽神经　　　　D. 迷走神经

　　E. 副神经

27. 与泪腺分泌有关的神经节是（　　　）

　　A. 睫状神经节　　　B. 下颌下神经节

　　C. 翼腭神经节　　　D. 耳神经节

　　E. 以上均不是

28. 舌下神经损伤出现（　　　）

　　A. 泌涎障碍　　　　B. 同侧半舌感觉丧失

　　C. 味觉障碍　　　　D. 同侧舌肌麻痹

　　E. 以上均不是

29. 滑车神经损伤后，患侧瞳孔不能偏向（　　　）

A. 上　　　　　　　B. 下

C. 上外　　　　　　D. 下外

E. 内

30. 不分布于眼球壁的神经是（　　　）

　　A. 眼神经　　　　　B. 视神经

　　C. 动眼神经　　　　D. 交感神经

　　E. 展神经

31. 使瞳孔缩小的神经是（　　　）

　　A. 视神经　　　　　B. 动眼神经

　　C. 迷走神经　　　　D. 眼神经

　　E. 交感神经

32. 关于三叉神经错误的是（　　　）

　　A. 混合性脑神经

　　B. 上颌神经为第二支

　　C. 一侧损伤对侧咀嚼肌瘫痪

　　D. 头面部浅感觉传入纤维

　　E. 传入神经元胞体位于三叉神经节内

33. 关于迷走神经错误的是（　　　）

　　A. 混合性脑神经

　　B. 连于延髓

　　C. 发出喉返神经

　　D. 损伤时出现内脏活动障碍

　　E. 经肺根前方下行

34. 分布于角膜的神经是（　　　）

　　A. 视神经　　　　　B. 动眼神经

　　C. 展神经　　　　　D. 眼神经

　　E. 上颌神经

35. 关于面神经错误的是（　　　）

　　A. 混合性脑神经　　B. 传导面部浅感觉

　　C. 支配泪腺分泌　　D. 传导舌前 2/3 味觉

　　E. 连于脑桥延髓沟

36. 支配表情肌的神经是（　　　）

　　A. 耳颞神经　　　　B. 舌下神经

　　C. 面神经　　　　　D. 上颌神经

　　E. 下颌神经

37. 支配胸锁乳突肌的神经是（　　　）

　　A. 面神经　　　　　B. 三叉神经

　　C. 副神经　　　　　D. 舌咽神经

　　E. 颈神经前支

38. 关于内脏神经错误的是（　　　）

　　A. 支配心肌、平滑肌、腺体

　　B. 受大脑皮质调节

　　C. 不受意识支配

　　D. 分为交感、副交感神经

　　E. 参与组成神经系统

39. 交感神经低级中枢是（　　）
　　A. 脊髓灰质侧角　　　　B. 脊髓灰质前角
　　C. 脊髓灰质后角　　　　D. 迷走神经背核
　　E. 孤束核
40. 交感神经低级中枢位于脊髓（　　）
　　A. 第 1 胸节至第 3 腰节前角
　　B. 第 1 胸节至第 3 腰节侧角
　　C. 第 2～4 骶节
　　D. 第 1 颈节至第 3 胸节侧角
　　E. 以上均不是
41. 副交感神经低级中枢位于（　　）
　　A. 脑干和第 1 胸节第 3 腰节
　　B. 间脑和第 2～4 骶髓节段
　　C. 脑干和第 2～4 骶髓节段
　　D. 第 1 胸节至第 3 腰节侧角
　　E. 以上均不是

二、多项选择题

1. 分布于手的神经是（　　）
　　A. 正中神经　　　　　　B. 尺神经
　　C. 桡神经　　　　　　　D. 肌皮神经
　　E. 腋神经
2. 关于坐骨神经的说法正确的是（　　）
　　A. 发自腰丛
　　B. 为全身最粗大的神经
　　C. 于股内侧肌群深面下行
　　D. 出梨状肌下孔
　　E. 至腘窝上方分为胫神经和腓总神经
3. 属于运动性的脑神经是（　　）
　　A. Ⅱ　　　　　　　　　B. Ⅲ
　　C. Ⅴ　　　　　　　　　D. Ⅸ
　　E. Ⅻ
4. 瞳孔变化受下列结构调节（　　）
　　A. 交感神经　　　　　　B. 副交感神经
　　C. 睫状肌　　　　　　　D. 光线强度
　　E. 视物的远近
5. 动眼神经支配（　　）
　　A. 上、下直肌　　　　　B. 上斜肌
　　C. 下斜肌　　　　　　　D. 瞳孔开大肌
　　E. 瞳孔括约肌
6. 面神经的分布范围有（　　）
　　A. 下颌下腺　　　　　　B. 表情肌
　　C. 舌黏膜　　　　　　　D. 面部皮肤
　　E. 咀嚼肌
7. 舌咽神经的内脏感觉纤维分布于（　　）

A. 舌前 2/3 的黏膜　　B. 舌后 1/3 的黏膜
C. 颈动脉窦　　　　　D. 泪腺
E. 腭扁桃体
8. 分布于舌的神经有（　　）
　　A. 舌咽神经　　　　　　B. 舌下神经
　　C. 上颌神经　　　　　　D. 下颌神经
　　E. 面神经
9. 下列脑神经中含有副交感纤维成分的是（　　）
　　A. 动眼神经　　　　　　B. 三叉神经
　　C. 迷走神经　　　　　　D. 舌咽神经
　　E. 副神经

三、简答题

1. 简述分布眼的脑神经（或分支）名称。
2. 舌由哪些神经分布，各分布于何处？（提示：舌的运动、味觉和一般感觉）

第十六章　中枢神经系统

一、单项选择题

1. 成人脊髓（　　）
　　A. 从枕骨大孔延伸至第 3 腰椎下缘
　　B. 共有 30 个节段
　　C. 大部分胸节有侧角
　　D. 前、后外侧沟中各有成排的神经根丝
　　E. 末端膨大成为圆锥
2. 成人脊髓下端平对腰椎的序数是（　　）
　　A. 第 1　　　　　　　　B. 第 2
　　C. 第 3　　　　　　　　D. 第 4
　　E. 第 5
3. 脊髓第 6 胸节平对的胸椎是（　　）
　　A. 第 3　　　　　　　　B. 第 4
　　C. 第 5　　　　　　　　D. 第 6
　　E. 第 8
4. 脊髓后索损伤时，出现损伤平面以下（　　）
　　A. 对侧肢体瘫痪
　　B. 同侧深感觉和精细触觉消失
　　C. 对侧痛觉消失
　　D. 对侧本体感觉消失
　　E. 同侧温度觉消失
5. 脊髓后角主要的神经元是（　　）
　　A. 运动神经元　　　　　B. 感觉神经元
　　C. 联络神经元　　　　　D. 交感神经元
　　E. 以上均不是
6. 脊髓后角固有核的功能性质是（　　）

A. 躯体运动　　　　B. 躯体感觉

C. 内脏感觉　　　　D. 交感

E. 副交感

7. 脊神经节位于（　　　）

A. 脊神经前根上　　　B. 脊神经后根上

C. 脊神经前支上　　　D. 脊神经后支上

E. 脊神经主干上

8. 脊髓第6胸节右侧后索损伤后出现（　　　）

A. 右半身剑突平面以下深感觉和精细触觉丧失

B. 右半身乳头平面以下深感觉和精细触觉丧失

C. 右半身乳头平面以下痛、温觉和粗触觉丧失

D. 左半身乳头平面以下痛、温觉和粗触觉丧失

E. 左半身剑突平面以下痛、温觉和粗触觉丧失

9. 一患者左手本体感觉消失，且不能辨别纹理粗细，这是由于伤及（　　　）

A. 右侧薄束　　　　B. 右侧楔束

C. 左侧薄束　　　　D. 左侧楔束

E. 以上均不是

10. 薄束的纤维发自（　　　）

A. 薄束核　　　　B. 楔束核

C. 后角固有核　　　D. 脊神经节

E. 三叉神经节

11. 下列属于脑干背面的结构是（　　　）

A. 锥体　　　　B. 橄榄

C. 小脑中脚　　　D. 大脑脚

E. 面神经丘

12. 在脑桥下端有下述神经附着（　　　）

A. 三叉神经　　　　B. 舌咽神经

C. 舌下神经　　　　D. 展神经

E. 非上述神经

13. 不附着于脑桥的神经是（　　　）

A. 滑车神经　　　　B. 三叉神经

C. 展神经　　　　D. 面神经

E. 前庭蜗神经

14. 与中脑相连的脑神经是（　　　）

A. 面神经　　　　B. 舌咽神经

C. 舌下神经　　　　D. 滑车神经

E. 三叉神经

15. 与舌咽神经无关的核团是（　　　）

A. 疑核　　　　B. 孤束核

C. 三叉神经脊束核　　D. 上泌涎核

E. 下泌涎核

16. 与面神经有关的核团是（　　　）

A. 下泌涎核　　　　B. 疑核

C. 孤束核　　　　D. 楔束核

E. 以上都不是

17. 面神经核位于（　　　）

A. 小脑　　　　B. 间脑

C. 中脑　　　　D. 脑桥

E. 延髓

18. 与头面部的痛、温觉有关的核团是（　　　）

A. 孤束核

B. 楔束核

C. 背侧丘脑腹后内侧核

D. 三叉神经脑桥核

E. 以上均不是

19. 位于延髓内的神经核是（　　　）

A. 齿状核　　　　B. 薄束核

C. 豆状核　　　　D. 尾状核

E. 面神经核

20. 属于脑干腹侧面的结构是（　　　）

A. 上丘　　　　B. 菱形窝

C. 薄束结节　　　D. 锥体

E. 乳头体

21. 不属于下丘脑的结构是（　　　）

A. 乳头体　　　　B. 外侧膝状体

C. 灰结节　　　　D. 视交叉

E. 漏斗

22. 外侧膝状体所属的脑是（　　　）

A. 端脑　　　　B. 间脑

C. 小脑　　　　D. 中脑

E. 脑桥

23. 属于大脑基底核的是（　　　）

A. 齿状核　　　　B. 孤束核

C. 疑核　　　　D. 豆状核

E. 楔束核

24. 运动性语言中枢（说话中枢）是（　　　）

A. 额下回后部　　　B. 额中回后部

C. 颞上回后部　　　D. 角回

E. 以上均不是

25. 阅读中枢位于（　　　）

A. 角回　　　　B. 额上回后部

C. 额下回后部　　　D. 颞上回

E. 颞横回

26. 躯体运动中枢位于（　　　）

A. 中央后回及中央旁小叶后部
B. 中央前回及中央旁小叶前部
C. 枕叶距状沟附近的皮质
D. 颞横回
E. 扣带回

27. 躯体感觉中枢位于（　　）
A. 中央前回　　　　B. 中央后回
C. 中央旁小叶　　　D. 颞上回
E. 角回

28. 听觉中枢位于（　　）
A. 颞上回　　　　　B. 角回
C. 颞横回　　　　　D. 扣带回
E. 中央旁小叶

29. 视觉中枢位于（　　）
A. 颞横回
B. 中央前回
C. 扣带回
D. 枕叶距状沟附近的皮质
E. 角回

30. 视觉性语言中枢（阅读中枢）位于（　　）
A. 角回　　　　　　B. 距状沟两侧皮质
C. 颞上回后部　　　D. 额下回后部
E. 颞横回

31. 属于纹状体的核团有（　　）
A. 杏仁核　　　　　B. 尾状核
C. 屏状核　　　　　D. 齿状核
E. 腹前核

32. 新纹状体是指（　　）
A. 豆状核、尾状核
B. 尾状核、苍白球
C. 尾状核、壳
D. 苍白球
E. 以上均不是

33. 右侧内囊损伤导致（　　）
A. 右侧半身瘫痪
B. 左侧半身瘫痪
C. 右侧浅感觉障碍
D. 两眼视野同侧半偏盲
E. 双侧额纹消失

34. 右侧内囊后肢损伤出现（　　）
A. 右半身硬瘫　　　B. 右半身软瘫
C. 左半身软瘫　　　D. 左半身硬瘫
E. 左下肢软瘫

35. 通过内囊的是（　　）
A. 联络纤维　　　　B. 连合纤维

C. 胼胝体　　　　　D. 投射纤维
E. 以上均不是

36. 内囊膝有（　　）
A. 皮质脊髓束　　　B. 丘脑皮质束
C. 皮质核束　　　　D. 视辐射
E. 内侧丘系

37. 穿过内囊后脚的纤维束是（　　）
A. 内侧丘系　　　　B. 皮质核束
C. 皮质脊髓束　　　D. 脊髓丘脑束
E. 视束

38. 薄束核、楔束核的损伤引起障碍的纤维束是（　　）
A. 脊髓丘脑侧束　　B. 脊髓丘脑前束
C. 内侧丘系　　　　D. 皮质核束
E. 以上均不是

39. 躯干、四肢浅感觉传导路交叉部位是（　　）
A. 脊髓　　　　　　B. 延髓
C. 脑桥　　　　　　D. 中脑
E. 内囊

40. 传导痛、温度觉的是（　　）
A. 薄束、楔束　　　B. 脊髓丘脑侧束
C. 脊髓丘脑前束　　D. 皮质脊髓侧束
E. 以上均不是

41. 传导面部痛温觉的纤维束是（　　）
A. 内侧丘系　　　　B. 薄束
C. 脊髓丘系　　　　D. 三叉丘系
E. 皮质核束

42. 与躯干、四肢痛、温觉传导有关的是（　　）
A. 薄束　　　　　　B. 前角
C. 脊髓丘系　　　　D. 腹后内侧核
E. 以上均不是

二、多项选择题

1. 参与脑干组成的有（　　）
A. 中脑　　　　　　B. 间脑
C. 脑桥　　　　　　D. 小脑
E. 延髓

2. 附着于延髓脑桥沟的脑神经有（　　）
A. 第Ⅴ对　　　　　B. 第Ⅷ对
C. 第Ⅵ对　　　　　D. 第Ⅸ对
E. 第Ⅶ对

3. 脑干橄榄的后方出入的神经有（　　）
A. Ⅷ　　　　　　　B. Ⅸ
C. Ⅹ　　　　　　　D. Ⅺ
E. Ⅻ

4. 躯体运动核有（　　　）

　　A. 舌下神经核　　　　　B. 展神经核

　　C. 滑车神经核　　　　　D. 动眼神经副核

　　E. 疑核

5. 疑核发出的纤维加入（　　　）

　　A. 舌咽神经　　　　　　B. 迷走神经

　　C. 副神经　　　　　　　D. 舌下神经

　　E. 面神经

6. 孤束核接受的纤维来自（　　　）

　　A. 三叉神经　　　　　　B. 面神经

　　C. 舌咽神经　　　　　　D. 迷走神经

　　E. 舌下神经

7. 位于延髓内的神经核是（　　　）

　　A. 薄束核　　　　　　　B. 孤束核

　　C. 面神经核　　　　　　D. 疑核

　　E. 舌下神经核

8. 间脑分为（　　　）

　　A. 上丘　　　　　　　　B. 下丘

　　C. 丘脑　　　　　　　　D. 底丘脑

　　E. 后丘脑

9. 属于下丘脑的结构是（　　　）

　　A. 外侧膝状体　　　　　B. 乳头体

　　C. 灰结节　　　　　　　D. 垂体

　　E. 视交叉

10. 大脑半球的分叶包括（　　　）

　　A. 额叶　　　　　　　　B. 顶叶

　　C. 中央旁小叶　　　　　D. 枕叶

　　E. 颞叶

11. 躯体运动中枢位于（　　　）

　　A. 中央前回　　　　　　B. 中央后回

　　C. 扣带回　　　　　　　D. 中央旁小叶前部

　　E. 颞横回

12. 与语言有关的中枢是（　　　）

　　A. 额中回后部　　　　　B. 额下回后部

　　C. 颞横回　　　　　　　D. 颞上回后部

　　E. 角回

13. 属于纹状体的核团有（　　　）

　　A. 杏仁核　　　　　　　B. 尾状核

　　C. 壳　　　　　　　　　D. 屏状核

　　E. 苍白球

14. 内囊后肢（脚）主要有（　　　）

　　A. 皮质核束　　　　　　B. 皮质脊髓束

　　C. 丘脑皮质束　　　　　D. 听辐射

　　E. 视辐射

15. 薄束、楔束传导（　　　）

　　A. 温度觉　　　　　　　B. 本体觉

　　C. 粗触觉　　　　　　　D. 精细触觉

　　E. 痛觉

三、名词解释

　　1. 内囊　　　　　　　　2. 纹状体

四、简答题

　　1. 简述大脑皮质的功能定位（要求答出八个中枢及各中枢名称、所在脑回部位）。

　　2. 简述内囊的定义、分部；各部有哪些纤维束走行？损伤后的典型症状是什么？

　　3. 简述脑干内 4 个丘系的名称、位置及功能。

第十七章　脑和脊髓的被膜、血管和脑脊液循环

一、单项选择题

1. 脑的被膜由外向内为（　　　）

　　A. 蛛网膜、软膜、硬膜

　　B. 硬膜、蛛网膜、软膜

　　C. 蛛网膜、硬膜、软膜

　　D. 软膜、蛛网膜、硬膜

　　E. 软膜、硬膜、蛛网膜

2. 硬膜外隙位于（　　　）

　　A. 硬脑膜内侧　　　　　B. 蛛网膜外侧

　　C. 硬脊膜外侧　　　　　D. 软脑膜周围

　　E. 硬脊膜内侧

3. 脑脊液的产生部位是（　　　）

　　A. 上矢状窦　　　　　　B. 颈内静脉

　　C. 颈内动脉　　　　　　D. 脉络丛

　　E. 蛛网膜

4. 内囊血液主要来自（　　　）

　　A. 大脑前动脉中央支

　　B. 大脑中动脉中央支

　　C. 大脑后动脉中央支

　　D. 大脑中动脉皮质支

　　E. 大脑动脉环皮质支

5. 在大脑动脉环中没有（　　　）

　　A. 大脑前动脉　　　　　B. 大脑中动脉

　　C. 大脑后动脉　　　　　D. 颈内动脉

　　E. 后交通动脉

二、多项选择题

1. 脉络丛存在于（　　　）

　　A. 侧脑室　　　　　　　B. 第三脑室

C. 中脑水管　　　　D. 第四脑室

E. 蛛网膜下隙

2. 硬脑膜窦包括（　　　）

A. 额窦　　　　　　B. 蝶窦

C. 上矢状窦　　　　D. 海绵窦

E. 乙状窦

3. 关于椎动脉的说法正确的是（　　　）

A. 起自锁骨下动脉

B. 穿过全部颈椎的横突孔

C. 经枕骨大孔入颅

D. 合成一条基底动脉

E. 发出脊髓前、后动脉

三、名词解释

1. 蛛网膜下隙　　　　2. 硬膜外隙

3. 大脑动脉环（脑底动脉环，Willis 环）

四、简答题

1. 大脑前、中、后动脉分别来源于何动脉？各分布于何处？

2. 根据你所学的解剖学知识，分析说明脑脊液穿刺应选哪个部位进行？并说出穿刺层次。

3. 简述脑脊液的产生及循环途径（用箭头表示）。

第十八章　神经系统的传导通路

一、单项选择题

1. 躯干与四肢深感觉及精细触觉传导路的第一级神经元位于（　　　）

A. 脊神经节　B. 薄束核

C. 脊髓后角　D. 丘脑腹后外侧核

E. 以上均不是

2. 一侧视神经损伤，（1）光照健侧瞳孔时（　　），（2）光照患侧瞳孔时（　　）。一侧动眼神经损伤，（3）光照健侧瞳孔时（　　），（4）光照患侧瞳孔时（　　）。

A. 两侧瞳孔均不缩小

B. 两侧瞳孔均缩小

C. 健侧瞳孔缩小

D. 患侧瞳孔缩小

E. 以上均不是

3. 丘脑腹后内侧核接受（　　　）

A. 外侧丘系　　　　B. 三叉丘系

C. 内侧丘系　　　　D. 脊髓丘系

E. 以上均不是

4. 三叉丘系止于背侧丘脑的（　　　）

A. 腹前核　　　　　B. 腹中间核

C. 腹后外侧核　　　D. 腹后内侧核

E. 内侧核群

5. 关于皮质脊髓束错误的是（　　　）

A. 大部分在延髓交叉

B. 来自大脑皮质运动中枢

C. 止于前角运动细胞

D. 行于脊髓前索、外侧索

E. 以上均不对

6. 皮质脊髓前束支配（　　　）

A. 骨骼肌随意运动

B. 协调随意运动

C. 肌腱、关节位置觉

D. 粗略触觉

E. 以上均不是

7. 只接受对侧皮质核束的核团是（　　　）

A. 动眼神经核　　　B. 三叉神经运动核

C. 面神经核下半部　D. 展神经核

E. 滑车神经核

8. 右侧皮质核束损伤出现（　　　）

A. 右半咀嚼肌瘫痪　B. 左半咀嚼肌瘫痪

C. 右半表情肌瘫痪　D. 左下半表情肌瘫痪

E. 以上均不是

二、多项选择题

1. 上运动神经元损伤的表现是（　　　）

A. 出现病理反射　　B. 一切反射消失

C. 早期无肌肉萎缩　D. 肌张力消失

E. 腱反射增强

2. 接受双侧皮质核束的神经核是（　　　）

A. 展神经核　　　　B. 面神经核上部

C. 面神经核下部　　D. 疑核

E. 舌下神经核

三、简答题

1. 针刺小指引起的疼痛是由什么神经传入的？其神经传导通路如何？

2. 简述躯干和四肢的本体感觉传导通路。

第十九章　组织学与胚胎学绪论

一、单项选择题

1. 不属于人体基本组织的是（　　　）

A. 上皮组织　　　　B. 结缔组织

C. 肌组织　　　　　D. 淋巴组织

E. 神经组织

2. 观察细胞、组织和器官表面立体结构，应选用的技术是（　　）

　　A. 荧光显微镜技术

　　B. 激光共聚焦扫描显微镜技术

　　C. 透射电子显微镜技术

　　D. 扫描电子显微镜技术

　　E. 组织或细胞培养技术

3. 关于 HE 染色的描述，哪一项正确（　　）

　　A. HE 染色是碱性和酸性染料的染色

　　B. H 是指苏木精，为酸性染料

　　C. E 是指伊红，为碱性染料

　　D. 苏木精染胞质，伊红染细胞核（　　）

　　E. 苏木精染胞核为蓝紫色，伊红染胞质和细胞外基质为粉红色

4. 关于组织的描述，正确的是（　　）

　　A. 组织是由形态和功能相同的细胞构成

　　B. 组织是由细胞和细胞外物质构成

　　C. 细胞外物质是由血管渗出形成

　　D. 细胞外物质构成细胞生活的微环境

　　E. 组织是由形态相似、功能相近的细胞和细胞外基质构成

5. PAS 反应是检测组织内的（　　）

　　A. 核酸　　　　　　　B. 脂肪

　　C. 蛋白质　　　　　　D. 多糖

　　E. 抗原

二、名词解释

1. 嗜碱性　　　　　　2. 嗜酸性

第二十章　上皮组织

一、单项选择题

1. 上皮组织的特点不包括（　　）

　　A. 细胞密集排列

　　B. 细胞有极性

　　C. 细胞外基质极少

　　D. 上皮组织内有丰富的血管

　　E. 上皮组织内有丰富的感觉神经末梢

2. 内皮和间皮属于下列哪一种上皮（　　）

　　A. 单层扁平上皮

　　B. 单层立方上皮

　　C. 单层柱状上皮

　　D. 假复层纤毛柱状上皮

　　E. 变移上皮

3. 有关假复层纤毛柱状上皮的描述，错误的是（　　）

　　A. 所有细胞基底面均附着于基膜上

　　B. 属于单层上皮

　　C. 所有细胞表面均有纤毛

　　D. 分布于呼吸管道

　　E. 细胞高矮不等，核的位置深浅不一

4. 变移上皮分布于（　　）

　　A. 气管　　　　　　　B. 食管

　　C. 膀胱　　　　　　　D. 结肠

　　E. 空肠

5. 光镜下所见的纹状缘电镜下是哪种结构组成（　　）

　　A. 微绒毛　　　　　　B. 纤毛

　　C. 基膜　　　　　　　D. 半桥粒

　　E. 质膜内褶

6. 细胞连接中最牢固的连接是（　　）

　　A. 紧密连接　　　　　B. 桥粒

　　C. 中间连接　　　　　D. 半桥粒

　　E. 缝隙连接

7. 关于纤毛的描述，哪一项是错误的（　　）

　　A. 表面为胞膜，中轴胞质含规律排列的微管

　　B. 可做定向摆动

　　C. 表面为胞膜，中轴胞质含纵行的微丝

　　D. 纤毛长而粗，在光镜下可见

　　E. 纤毛定向摆动可清除异物

8. 未角化的复层扁平上皮分布于（　　）

　　A. 皮肤　　　　　　　B. 胃

　　C. 肠　　　　　　　　D. 食管

　　E. 膀胱

9. 有关基膜的描述，错误的是（　　）

　　A. 位于上皮细胞的基底面

　　B. 假复层纤毛柱状上皮的基膜光镜下可见

　　C. 基膜是一种选择性通透膜

　　D. 基膜是由上皮细胞产生

　　E. 基膜是由上皮细胞和结缔组织的成纤维细胞产生

10. 含有杯状细胞的单层柱状上皮分布于（　　）

　　A. 食管　　　　　　　B. 胃

　　C. 肠　　　　　　　　D. 皮肤

　　E. 膀胱

11. 人体内最耐摩擦的上皮组织是（　　）

　　A. 变移上皮

　　B. 单层立方上皮

　　C. 单层柱状上皮

D. 假复层纤毛柱状上皮

E. 复层扁平上皮

12. 细胞间可进行信息和小分子物质交换的连接是（　　）

    A. 桥粒   B. 半桥粒

    C. 缝隙连接   D. 紧密连接

    E. 中间连接

13. 上皮组织的功能**不包括**（　　）

    A. 保护   B. 营养

    C. 吸收   D. 分泌

    E. 排泄

14. 质膜内褶处细胞质内常含有（　　）

    A. 线粒体   B. 滑面内质网

    C. 溶酶体   D. 高尔基复合体

    E. 粗面内质网

15. 内皮衬贴在哪个器官的腔面（　　）

    A. 气管   B. 膀胱

    C. 食管   D. 心脏

    E. 肾小管

二、名词解释

1. 微绒毛   2. 纤毛

3. 质膜内褶

三、简答题

1. 简述上皮组织的结构特点。

2. 简述抵抗机械摩擦作用最强的被覆上皮及其结构基础。

第二十一章　结缔组织

一、单项选择题

1. 成纤维细胞的超微结构特点是（　　）

    A. 滑面内质网和高尔基复合体发达

    B. 粗面内质网和高尔基复合体丰富

    C. 粗面内质网和线粒体丰富

    D. 粗面内质网和溶酶体丰富

    E. 高尔基复合体和溶酶体丰富

2. 银染法呈现为黑色的纤维是（　　）

    A. 网状纤维   B. 胶原纤维

    C. 弹性纤维   D. 胶原原纤维

    E. 黄纤维

3. 下列具有吞噬功能的细胞是（　　）

    A. 巨噬细胞   B. 肥大细胞

    C. 成纤维细胞   D. 间充质细胞

    E. 浆细胞

4. 细胞核成辐射状的是（　　）

    A. 成纤维细胞   B. 肥大细胞

    C. 浆细胞   D. 巨噬细胞

    E. 未分化的间充质细胞

5. 直接参与过敏反应的细胞是（　　）

    A. 肥大细胞

    B. 成纤维细胞

    C. 未分化的间充质细胞

    D. 纤维细胞

    E. 巨噬细胞

6. 疏松结缔组织中构成蛋白聚糖复合物主干的成分是（　　）

    A. 透明质酸   B. 硫酸软骨素

    C. 硫酸肝素   D. 硫酸角质素

    E. 核心蛋白

7. 软骨陷窝是指（　　）

    A. 软骨基质中的嗜碱性成分

    B. 软骨表面的致密结缔组织

    C. 软骨细胞的细胞膜

    D. 软骨细胞周围的软骨基质

    E. 软骨细胞所在的腔隙

8. 软骨囊是指（　　）

    A. 软骨细胞所在的腔隙

    B. 软骨表面的致密结缔组织

    C. 软骨细胞的细胞膜

    D. 软骨细胞周围的软骨基质

    E. 软骨表面的疏松结缔组织

9. 透明软骨组织切片 HE 染色不易分辨出纤维主要是由于（　　）

    A. 纤维很少

    B. 含胶原原纤维，其折光率与基质相近

    C. 含网状纤维，不易着色

    D. 基质为固态

    E. 含胶原纤维，不易着色

10. 相邻骨细胞突起之间有（　　）

    A. 中间连接   B. 缝隙连接

    C. 桥粒   D. 紧密连接

    E. 封闭连接

11. 类骨质是指（　　）

    A. 钙化的软骨基质   B. 未钙化的软骨基质

    C. 钙化的骨基质   D. 未钙化的骨基质

    E. 骨质中的无机成分

12. 长骨干的基本结构和功能单位是（　　）

    A. 哈弗斯系统   B. 骨细胞

    C. 骨小管   D. 骨板

E. 骨原细胞

13. 正常情况下血浆约占血液容积的（　　　）

A. 40%　　　　　　B. 45%

C. 55%　　　　　　D. 60%

E. 70%

14. 观察血涂片常用的方法是（　　　）

A. HE 染色法　　　　B. Wright 染色法

C. PAS 染色法　　　D. 镀银染色法

E. 免疫组织化学染色

15. 下列属于红细胞特点的是（　　　）

A. 双凸圆盘状

B. 携带 O_2 和 CO_2

C. 成熟红细胞的胞核呈圆形

D. 寿命一般为 150 天

E. 细胞器发达

16. 在成人，网织红细胞占红细胞总数的（　　　）

A. 0.5%～1.5%　　　B. 3%～8%

C. 0.5%～3%　　　　D. 20%～30%

E. 50%～70%

17. 红细胞胞质中主要含有（　　　）

A. 核蛋白　　　　　B. 肌动蛋白

C. 血影蛋白　　　　D. 血红蛋白

E. 糖蛋白

18. 煌焦油蓝活体染色时网织红细胞中的蓝色细网或颗粒是（　　　）

A. 残存高尔基复合体

B. 残存中心体

C. 残存溶酶体

D. 残存线粒体

E. 残存核糖体

19. 能转化为巨噬细胞的是（　　　）

A. 淋巴细胞　　　　B. 嗜碱性粒细胞

C. 单核细胞　　　　D. 中性粒细胞

E. 肥大细胞

20. 胚胎发育时期，血细胞最早出现部位（　　　）

A. 卵黄囊血岛　　　B. 骨髓

C. 肝　　　　　　　D. 脾

E. 心脏

二、名词解释

1. 同源细胞群　　　　2. 哈弗斯系统

3. 网织红细胞

三、简答题

1. 简述疏松结缔组织的组成。

2. 简述三种软骨组织的结构异同点。

3. 简述红细胞的形态结构特点和功能。

4. 试比较三种有粒白细胞的比例、形态结构特点和功能。

第二十二章　肌　组　织

一、单项选择题

1. 骨骼肌纤维内只有粗肌丝而无细肌丝的结构是（　　　）

A. A 带　　　　　　B. H 带

C. I 带　　　　　　D. Z 线

E. M 线

2. 横纹肌纤维内储存 Ca^{2+} 的结构是（　　　）

A. 肌质　　　　　　B. 横小管

C. 肌质网　　　　　D. 线粒体

E. 胞核

3. 骨骼肌纤维结构和功能的基本单位是（　　　）

A. 粗肌丝　　　　　B. 细肌丝

C. 肌节　　　　　　D. 肌质网

E. 肌原纤维

4. 肌节是由（　　　）

A. A 带 +A 带组成　B. 1/2 I 带 +A 带组成

C. A 带 +I 带组成　D. 相邻两个 I 带组成

E. 1/2 I 带 +A 带 +1/2 I 带组成

5. 肌质网是肌纤维内的（　　　）

A. 线粒体　　　　　B. 肌丝

C. 高尔基复合体　　D. 滑面内质网

E. 粗面内质网

6. 骨骼肌纤维的横小管位于（　　　）

A. H 带　　　　　　B. A 带

C. Z 线水平　　　　D. I 带与 A 带交界处

E. M 线水平

7. 组成粗肌丝的蛋白质是（　　　）

A. 肌动蛋白　　　　B. 肌原蛋白

C. 肌红蛋白　　　　D. 原肌球蛋白

E. 肌球蛋白

8. 骨骼肌纤维的收缩机制是（　　　）

A. 细肌丝向 M 线方向滑动

B. 粗、细肌丝均缩短

C. 细肌丝缩短

D. 粗肌丝缩短

E. 以上都是

9. 心肌纤维的横小管位于（　　　）

A. Z 线水平　　　　B. I 带与 A 带交界处

C. H 带　　　　　　D. A 带

E. M 线水平

10. 横纹肌纤维内的终池由（　　　）

    A. 肌膜内陷形成

    B. 滑面内质网和高尔基复合体形成

    C. 粗面内质网形成

    D. 滑面内质网形成

    E. 线粒体

二、名词解释

1. 肌节　　　　　　　2. 三联体
3. 横小管　　　　　　4. 闰盘

三、简答题

比较骨骼肌纤维和心肌纤维的光镜、电镜结构特点（可列表比较）。

第二十三章　神经组织

一、单项选择题

1. 化学突触内与神经冲动传递直接相关的结构是（　　　）

    A. 线粒体　　　　　B. 微管

    C. 突触小泡　　　　D. 微丝

    E. 以上都是

2. 神经元尼氏体在电镜下的结构是（　　　）

    A. 滑面内质网和溶酶体

    B. 线粒体和粗面内质网

    C. 粗面内质网和游离核糖体

    D. 游离核糖体和滑面内质网

    E. 线粒体和滑面内质网

3. 具有吞噬功能的神经胶质细胞是（　　　）

    A. 少突胶质细胞　　B. 施万细胞

    C. 星形胶质细胞　　D. 小胶质细胞

    E. 卫星细胞

4. 关于光镜下神经细胞特点哪项是错误的（　　　）

    A. 细胞形状多种多样，都有突起

    B. 由胞体上伸出树突和轴突

    C. 胞核一般较大，多呈圆形，异染色质少，核仁大而明显

    D. 胞体和树突中都有尼氏体

    E. 轴突有一到多条

5. 形成周围神经系统有髓神经纤维髓鞘的细胞是（　　　）

    A. 星形胶质细胞　　B. 小胶质细胞

    C. 少突胶质细胞　　D. 施万细胞

    E. 卫星细胞

6. 形成中枢神经系统有髓神经纤维髓鞘的细胞是（　　　）

    A. 原浆性星形胶质细胞

    B. 纤维性星形胶质细胞

    C. 小胶质细胞

    D. 少突胶质细胞

    E. 卫星细胞

7. 神经纤维的传导是在神经纤维的哪种结构上进行的（　　　）

    A. 轴膜　　　　　　B. 轴浆

    C. 神经丝　　　　　D. 髓鞘

    E. 神经膜

8. 下列哪种不属于感觉神经末梢（　　　）

    A. 触觉小体　　　　B. 肌梭

    C. 运动终板　　　　D. 环层小体

    E. 游离神经末梢

9. 神经元的轴突内无（　　　）

    A. 神经丝　　　　　B. 线粒体

    C. 微管　　　　　　D. 尼氏体

    E. 微丝

10. 突触前膜是（　　　）

    A. 轴突末端细胞膜

    B. 释放神经递质侧的细胞膜

    C. 树突末端细胞膜

    D. 有受体一侧的细胞膜

    E. 以上都是

二、名词解释

1. 突触　　　　　　　2. 尼氏体
3. 神经末梢　　　　　4. 神经纤维

三、简答题

1. 简述神经元的分类。
2. 简述化学突触的结构。

第二十四章　循环系统

一、单项选择题

1. 称为弹性动脉的血管是（　　　）

    A. 大动脉　　　　　B. 中动脉

    C. 小动脉　　　　　D. 微动脉

    E. 以上都不是

2. 静脉与伴行动脉相比，其结构特点是（　　　）

    A. 管腔大，管壁薄，平滑肌较多

    B. 管腔大，管壁薄，结缔组织较多

    C. 管腔大，管壁厚，结缔组织较少

D. 管腔大，管壁薄，结缔组织较少

E. 以上都不是

3. 心肌兴奋的起搏点是（　　　）

　A. 交感神经节　　　　B. 副交感神经节

　C. 窦房结　　　　　　D. 房室结

　E. 房室束

4. 构成心瓣膜的结构是（　　　）

　A. 内皮和弹性膜

　B. 内皮和弹性纤维

　C. 内皮和疏松结缔组织

　D. 内皮和致密结缔组织

　E. 以上都不是

5. 中动脉中膜的主要成分是（　　　）

　A. 胶原纤维　　　　　B. 弹性纤维

　C. 平滑肌纤维　　　　D. 网状纤维

　E. 神经纤维

6. 关于静脉与伴行动脉比较，下列哪项是错误的（　　　）

　A. 数量相对较少　　　B. 管径较粗

　C. 管腔较大　　　　　D. 管壁易塌陷

　E. 血容量大

7. 血窦存在于（　　　）

　A. 肝　　　　　　　　B. 脾

　C. 骨髓　　　　　　　D. 某些内分泌腺

　E. 以上都对

8. 中动脉的内膜组成依次为（　　　）

　A. 内皮、内皮下层、内弹性膜

　B. 内皮、内膜下层、内弹性膜

　C. 内皮、内弹性膜、内膜下层

　D. 内皮、内弹性膜下层、内膜下层

　E. 内皮、基膜、内皮下层

9. 循环管道的三层结构中，变化最大的是（　　　）

　A. 内皮　　　　　　　B. 内皮和基膜

　C. 内皮下层　　　　　D. 中膜和外膜

　E. 以上都对

二、名词解释

1. 心瓣膜　　　　　　　2. 微循环

3. 血窦

三、简答题

1. 简述各类毛细血管的微细结构特点和分布。

2. 试结合功能特点比较大、中、小和微动脉管壁的结构特点。

第二十五章　皮　　肤

一、单项选择题

1. 下列关于皮肤的描述正确的是（　　　）

　A. 表皮和间皮　　　　B. 表皮和内皮

　C. 表皮和上皮　　　　D. 表皮和真皮

　E. 间皮和真皮

2. 表皮的生发层是（　　　）

　A. 角质层　　　　　　B. 颗粒层

　C. 透明层　　　　　　D. 棘层

　E. 基底层

3. 透明角质颗粒最初出现于表皮的（　　　）

　A. 颗粒层　　　　　　B. 角质层

　C. 棘层　　　　　　　D. 透明层

　E. 基底层

4. 以下关于基底层细胞的描述错误的是（　　　）

　A. 一层矮柱状细胞

　B. 胞质强嗜酸性

　C. 胞质内有丰富的游离核糖体

　D. 胞质内有角蛋白丝

　E. 具有很强的增殖和分化能力

5. 皮下组织的构成是（　　　）

　A. 疏松结缔组织和脂肪组织

　B. 致密结缔组织和脂肪组织

　C. 网状组织和脂肪组织

　D. 疏松结缔组织和网状组织

　E. 疏松结缔组织和肌组织

6. 表皮内不含有的结构是（　　　）

　A. 汗腺导管　　　　　B. 毛细血管

　C. 神经末梢　　　　　D. 黑素细胞

　E. 朗格汉斯细胞

7. 表皮属于（　　　）

　A. 角化的复层柱状上皮

　B. 角化的复层扁平上皮

　C. 非角化的复层扁平上皮

　D. 角化的单层扁平上皮

　E. 角化的复层立方上皮

8. 真皮的主要成分是（　　　）

　A. 网状纤维和胶原纤维

　B. 张力原纤维和胶原纤维

　C. 胶原纤维和弹性纤维

　D. 张力原纤维和弹性纤维

　E. 弹性纤维和网状纤维

9. 下列不属于皮肤的结构的是（　　　）

A. 真皮 　　　　　　B. 表皮

C. 皮下组织 　　　　D. 真皮乳头层

E. 真皮网织层

10. 表皮内无细胞核、细胞器的细胞是（　　　）

A. 基底细胞 　　　　B. 棘细胞

C. 角质细胞 　　　　D. 梅克尔细胞

E. 黑素细胞

11. 下列关于表皮由深至浅的分层顺序正确的是（　　　）

A. 基底层、棘层、角质层、透明层

B. 基底层、棘层、透明层、角质层

C. 基底层、棘层、颗粒层、透明层、角质层

D. 棘层、颗粒层、透明层、角质层

E. 基底层、颗粒层、棘层、角质层

二、名词解释

1. 黑素细胞　　　　　2. 角质形成细胞

三、简答题

1. 简述表皮的分层结构及角化过程。

2. 简述毛的结构。

第二十六章　免疫系统

一、单项选择题

1. 艾滋病病毒能特异性破坏的细胞是（　　　）

A. 辅助性 T 细胞 　　B. 调节性 T 细胞

C. 细胞毒性 T 细胞 　D. 记忆性 T 细胞

E. B 细胞

2. 胸腺皮质与髓质相比，后者的特点是（　　　）

A. 胸腺细胞和上皮细胞均较多

B. 缺少胸腺细胞

C. 上皮细胞少，胸腺细胞多

D. 上皮细胞多，胸腺细胞少

E. 胸腺细胞和上皮细胞均较少

3. 胸腺小体位于胸腺的（　　　）

A. 小叶间隔内 　　　B. 皮质内

C. 髓质内 　　　　　D. 皮质与髓质交界

E. 血 - 胸腺屏障内

4. 淋巴结的胸腺依赖区是指（　　　）

A. 淋巴小结 　　　　B. 浅层皮质小结帽

C. 副皮质区 　　　　D. 髓索

E. 生发中心

5. 当淋巴结内发生体液免疫应答时，下列哪项描述正确（　　　）

A. 淋巴窦增大

B. 被膜增厚

C. 淋巴液内抗体减小

D. 副皮质区增大

E. 淋巴小结增多增大

6. 脾滤血的主要部位是（　　　）

A. 脾索和边缘区 　　B. 脾小体和脾血窦

C. 脾小体 　　　　　D. 动脉周围淋巴鞘

E. 白髓

7. 脾的红髓包括（　　　）

A. 动脉周围淋巴鞘 　B. 脾小体

C. 脾索和脾血窦 　　D. 边缘区

E. 小梁

8. 脾的胸腺依赖区是指（　　　）

A. 淋巴小结 　　　　B. 动脉周围淋巴鞘

C. 脾索 　　　　　　D. 边缘区

E. 脾小体

9. 脾内 B 淋巴细胞主要分布于（　　　）

A. 动脉周围淋巴鞘 　B. 脾小体

C. 脾窦 　　　　　　D. 脾索

E. 小梁

10. 脾血窦的结构特点是（　　　）

A. 扁平有孔内皮，外有基膜

B. 扁平有孔内皮，外无基膜

C. 长杆状内皮，外有不完整基膜

D. 长杆状内皮，外无基膜

E. 长杆状内皮，外有完整基膜

二、名词解释

1. 淋巴细胞再循环

2. 单核吞噬细胞系统

三、简答题

1. 简述次级淋巴小结的光镜结构特点及功能。

2. 简述淋巴结皮质的结构和功能。

3. 简述脾白髓的光镜结构特点。

第二十七章　消化系统

一、单项选择题

1. 下列器官上皮为复层扁平上皮的是（　　　）

A. 食管 　　　　　　B. 胃

C. 小肠　　　　　　　D. 大肠

E. 阑尾

2. 小肠绒毛是（　　　）

A. 吸收细胞游离面细胞膜、细胞质向肠腔形成的突起

B. 黏膜上皮与部分固有层向小肠腔伸出的指（　　）状突起

C. 黏膜层向小肠腔伸出的指状突起

D. 黏膜与黏膜下层共同向消化管腔形成的突起

E. 黏膜与肌层共同向消化管腔的突起

3. 胃底腺的细胞组成，哪项不正确（　　　）

A. 主细胞　　　　　　B. 壁细胞

C. 潘氏细胞　　　　　D. 内分泌细胞

E. 颈黏液细胞

4. 分泌盐酸的细胞是（　　　）

A. 壁细胞　　　　　　B. 主细胞

C. 内分泌细胞　　　　D. 潘氏细胞

E. 颈黏液细胞

5. 下面哪一项结构没有杯状细胞（　　　）

A. 小肠单层柱状上皮

B. 大肠单层柱状上皮

C. 小肠腺

D. 大肠腺

E. 胃单层柱状上皮

6. 消化管管壁的组织结构是（　　　）

A. 黏膜　黏膜下层　肌层　外膜

B. 黏膜　黏膜下层　肌层　浆膜

C. 黏膜　黏膜下层　肌层　纤维膜

D. 黏膜　黏膜下层　外膜

E. 内膜　中膜　外膜

7. 分泌胃蛋白酶原的细胞是（　　　）

A. 壁细胞　　　　　　B. 主细胞

C. 颈黏液细胞　　　　D. 内分泌细胞

E. 胃柱状上皮细胞

8. 下列哪种细胞的颗粒中含有溶菌酶（　　　）

A. 主细胞的酶原颗粒

B. 杯状细胞的黏原颗粒

C. 潘氏细胞的嗜酸性颗粒

D. 内分泌细胞的基底颗粒

E. 柱状细胞的黏原颗粒

9. 小肠绒毛中运输乳糜微粒的结构是（　　　）

A. 连续毛细血管　　　B. 有孔毛细血管

C. 淋巴管　　　　　　D. 淋巴导管

E. 中央乳糜管

10. 小肠绒毛中运输氨基酸的结构是（　　　）

A. 有孔毛细血管　　　B. 连续毛细血管

C. 淋巴管　　　　　　D. 血窦

E. 中央乳糜管

11. 扩大小肠表面积的结构，哪项不正确（　　　）

A. 环形皱襞　　　　　B. 刷状缘

C. 小肠绒毛　　　　　D. 微绒毛

E. 纹状缘

12. 食管结构的描述，哪项不正确（　　　）

A. 纵形皱襞

B. 黏膜肌为纵形平滑肌

C. 黏膜下层有黏液腺

D. 角化的复层扁平上皮

E. 管壁既有骨骼肌，又有平滑肌

13. 上皮内含有味蕾的是（　　　）

A. 丝状乳头

B. 菌状乳头和咽上皮

C. 丝状乳头和菌状乳头

D. 丝状乳头和轮廓乳头

E. 菌状乳头和轮廓乳头

14. 食管癌好发部位是（　　　）

A. 食管上段　　　　　B. 食管中段

C. 食管黏膜下层　　　D. 食管与胃交界处

E. 食管外膜

15. 食管腺主要位于（　　　）

A. 固有层　　　　　　B. 黏膜肌层

C. 黏膜下层　　　　　D. 肌层

E. 黏膜层

16. 胞质嗜碱性的细胞是（　　　）

A. 主细胞　　　　　　B. 壁细胞

C. 潘氏细胞　　　　　D. 内分泌细胞

E. 颈黏液细胞

17. 分泌物能激活胃蛋白酶原的细胞是（　　　）

A. 主细胞　　　　　　B. 壁细胞

C. 潘氏细胞　　　　　D. 内分泌细胞

E. 颈黏液细胞

18. 胃黏膜上皮细胞分泌（　　　）

A. 胃蛋白酶原　　　　B. 盐酸

C. 内因子　　　　　　D. 黏液

E. 5- 羟色胺

19. 潘氏细胞位于（　　　）

A. 食管腺　　　　　　B. 胃底腺

C. 幽门腺　　　　　　D. 结肠腺

E. 小肠腺

20. 合成盐酸的部位是（　　　）
    A. 中央乳糜管　　　　B. 横小管
    C. 纵小管　　　　　　D. 细胞内分泌小管
    E. 高尔基复合体

21. 泡心细胞是（　　　）
    A. 插入胰腺腺泡腔的闰管上皮细胞
    B. 纹状管的上皮细胞
    C. 浆液性细胞
    D. 内皮细胞
    E. 肌上皮细胞

22. 肝细胞结构与功能的描述，哪一项不正确
（　　　）
    A. 体积较大的多面体
    B. 胞质嗜碱性
    C. 于滑面内质网内合成胆汁
    D. 粗面内质网合成血浆蛋白质
    E. 微体消除过氧化氢的毒害

23. 与肝防御功能有关的细胞是（　　　）
    A. 肝细胞　　　　　　B. 贮脂细胞
    C. 肝血窦内皮细胞　　D. 肝巨噬细胞
    E. 血管内皮细胞

24. 关于肝功能描述，不正确的是（　　　）
    A. 分泌胆汁
    B. 合成多种血浆蛋白质
    C. 解毒功能
    D. 消除过氧化氢的毒害作用
    E. 分泌胰液

25. 关于窦周隙的特征，不正确的是（　　　）
    A. 位于血窦内皮细胞与肝细胞之间
    B. 有网状纤维
    C. 有贮脂细胞
    D. 肝细胞的微绒毛伸入窦周隙
    E. 充满血液

26. 关于胆小管的描述，不正确的是（　　　）
    A. 单层立方上皮围成
    B. 肝细胞的胆小管面有大量微绒毛
    C. 胆小管周围有紧密连接
    D. 胆小管从肝小叶中央向周边汇集
    E. 相邻肝细胞的胞膜凹陷围成

27. 肝的结构与功能单位是（　　　）
    A. 肝细胞　　　　　　B. 肝细胞索
    C. 肝板　　　　　　　D. 肝小叶
    E. 肝血窦

28. 糖尿病的发病原因主要是（　　　）
    A. A 细胞分泌的胰高血糖素不足

B. A 细胞分泌的胰岛素不足
    C. B 细胞分泌的生长抑素不足
    D. A 细胞分泌的胰多肽不足
    E. B 细胞分泌的胰岛素不足

29. 分泌胰岛素的细胞是（　　　）
    A. 胰岛的 B 细胞　　　B. 胰岛的 A 细胞
    C. 胰岛的 PP 细胞　　　D. 胰岛的 D 细胞
    E. 潘氏细胞

30. 分泌胰高血糖素的细胞是（　　　）
    A. 胰岛的 B 细胞　　　B. 胰岛的 A 细胞
    C. 胰岛的 PP 细胞　　　D. 胰岛的 D 细胞
    E. 潘氏细胞

31. 关于胰岛特征的描述，不正确的是（　　　）
    A. 胰岛属于胰腺的内分泌部
    B. 内分泌细胞排列成团索状
    C. 丰富的连续毛细血管
    D. 有 A、B、D、PP 四种细胞
    E. 散在于腺泡之间

32. 关于胰腺外分泌部腺泡的描述，不正确的
是（　　　）
    A. 浆液性腺泡
    B. 腺细胞含有嗜酸性酶原颗粒
    C. 有泡心细胞
    D. 分泌胰液
    E. 腺细胞与基膜间有肌上皮细胞

33. 关于门管区的描述，不正确的是（　　　）
    A. 位于肝小叶间结缔组织内
    B. 有小叶间动脉
    C. 有小叶下静脉
    D. 有小叶间静脉
    E. 有小叶间胆管

34. 胞质顶部含嗜酸性分泌颗粒的细胞是（　　　）
    A. 吸收细胞
    B. 贮脂细胞
    C. 肝血窦内皮细胞
    D. 肝巨噬细胞
    E. 浆液性腺细胞

35. 管壁为单层柱状上皮的是（　　　）
    A. 闰管　　　　　　　B. 纹状管
    C. 胆小管　　　　　　D. 小叶间动脉
    E. 小叶间静脉

36. 肝巨噬细胞主要位于（　　　）
    A. 中央静脉　　　　　B. 肝血窦
    C. 窦周隙　　　　　　D. 胆小管
    E. 门管区

37. 贮脂细胞主要位于（　　　）

    A. 中央静脉　　　　B. 肝血窦

    C. 窦周隙　　　　　D. 胆小管

    E. 门管区

38. 分泌胆汁的是（　　　）

    A. 肝细胞　　　　　B. 贮脂细胞

    C. 肝血窦内皮细胞　D. 肝巨噬细胞

    E. 胆囊

39. 管壁有血窦开口的是（　　　）

    A. 中央静脉　　　　B. 小叶间动脉

    C. 小叶间静脉　　　D. 小叶下静脉

    E. 小叶间胆管

二、名词解释

1. 小肠绒毛　　　　　2. 主细胞

3. 壁细胞　　　　　　4. 潘氏细胞

5. 窦周隙　　　　　　6. 胆小管

7. 门管区

三、简答题

1. 简述消化管管壁的一般结构。

2. 简述小肠绒毛的形成、结构与功能。

3. 简述胰岛的结构与功能。

4. 简述肝小叶的结构特点。

第二十八章　呼吸系统

一、单项选择题

1. 气管的上皮是（　　　）

    A. 单层柱状上皮

    B. 单层纤毛柱状上皮

    C. 复层柱状上皮

    D. 假复层纤毛柱状上皮

    E. 复层扁平上皮

2. 属于干细胞的是（　　　）

    A. 纤毛细胞　　　　B. 刷细胞

    C. Clara 细胞　　　D. 基细胞

    E. 小颗粒细胞

3. 关于终末细支气管的特征，错误的是（　　　）

    A. 上皮内无杯状细胞

    B. 管壁有环行的平滑肌层

    C. 管壁无腺体

    D. 管壁有肺泡开口，可进行气体交换

    E. 管壁无软骨片

4. 不属于肺导气部的结构是（　　　）

    A. 细支气管　　　　B. 终末细支气管

    C. 小支气管　　　　D. 叶支气管

    E. 肺泡管

5. 肺导气部由叶支气管到终末细支气管的结构变化规律，错误的是（　　　）

    A. 上皮内杯状细胞渐增多

    B. 管径渐细，管壁渐薄

    C. 腺体逐渐减少，最后消失

    D. 软骨片逐渐减少，最后消失

    E. 平滑肌逐渐增多

6. 肺泡的 II 型细胞内含有（　　　）

    A. 黏原颗粒　　　　B. 黄色色素颗粒

    C. 吞饮小泡　　　　D. 含铁血红素

    E. 嗜锇性板层小体

7. 下列不能进行气体交换的场所是（　　　）

    A. 呼吸性细支气管　B. 肺泡管

    C. 终末细支气管　　D. 肺泡囊

    E. 肺泡

8. 关于 II 型肺泡细胞的特点，错误的是（　　　）

    A. 立方形或圆形

    B. 数量较 I 型细胞多

    C. 分泌表面活性物质

    D. 参与构成气 - 血屏障

    E. 具有分裂增殖能力

9. 关于 I 型肺泡细胞的特征，错误的是（　　　）

    A. 覆盖肺泡表面大部分

    B. 胞质内含有大量吞饮小泡

    C. 细胞为扁平形

    D. 参与构成气 - 血屏障

    E. 可以分泌表面活性物质

10. 肺的导气部从叶支气管开始，止于（　　　）

    A. 细支气管　　　　B. 终末细支气管

    C. 小支气管　　　　D. 呼吸性细支气管

    E. 肺泡管

11. 气管壁的结构是（　　　）

    A. 黏膜、黏膜肌层、浆膜

    B. 上皮、肌层、外膜

    C. 黏膜、肌层、浆膜

    D. 黏膜、肌层、外膜

    E. 黏膜、黏膜下层、外膜

12. 构成气 - 血屏障的结构应除外（　　　）

    A. I 型肺泡上皮细胞

    B. I 型肺泡上皮细胞的基膜

    C. II 型肺泡上皮细胞

    D. 毛细血管的内皮

    E. 肺泡表面的液体层

13. 气管和支气管上皮内具有增殖分化能力的细胞是（　　）
　　A. 纤毛细胞　　　　B. 杯状细胞
　　C. 基细胞　　　　　D. 刷细胞
　　E. 小颗粒细胞
14. 肺表面活性物质的主要成分和作用是（　　）
　　A. 是磷脂，提高肺泡表面张力
　　B. 是磷脂，降低肺泡表面张力
　　C. 是糖蛋白，提高肺泡表面张力
　　D. 是糖蛋白，降低肺泡表面张力
　　E. 是糖脂，保护肺泡上皮
15. 关于肺巨噬细胞的描述，错误的是（　　）
　　A. 具有活跃的吞噬功能
　　B. 由单核细胞演化而来
　　C. 吞噬了较多尘粒的肺巨噬细胞称尘细胞
　　D. 肺泡隔中分布最多，肺泡腔中无此细胞
　　E. 吞噬了血红蛋白的肺巨噬细胞称心力衰竭细胞
16. 下列成分中不属于肺泡隔的是（　　）
　　A. 毛细血管　　　　B. 弹性纤维
　　C. Clara 细胞　　　 D. 巨噬细胞
　　E. 肥大细胞
17. 不属于呼吸部的是（　　）
　　A. 肺泡　　　　　　B. 细支气管
　　C. 呼吸性细支气管　D. 肺泡囊
　　E. 肺泡管
18. 与终末细支气管相比，呼吸性细支气管管壁的主要特征是（　　）
　　A. 平滑肌多　　　　B. 弹性纤维增多
　　C. 管径较大　　　　D. 上皮变为单层
　　E. 管壁出现肺泡开口
19. 关于肺泡孔的描述，错误的是（　　）
　　A. 指肺泡与肺间隔之间的孔隙
　　B. 相邻肺泡之间相通的孔隙
　　C. 相邻肺泡间的气体通路
　　D. 能平衡相邻肺泡间气压防止肺泡萎缩
　　E. 可以使炎症扩散
20. 不属于假复层纤毛柱状上皮的结构是（　　）
　　A. 气管　　　　　　B. 支气管
　　C. 小支气管　　　　D. 叶支气管
　　E. 终末细支气管

二、名词解释

　　1. 肺泡隔　　　　　　2. 气 - 血屏障

　　3. Ⅱ型肺泡上皮细胞　　4. 肺泡巨噬细胞

三、简答题

　　1. 简述肺导气部组成及结构变化规律。
　　2. 简述肺泡壁的特点及功能。

第二十九章　泌尿系统

一、单项选择题

1. 肾单位的组成是（　　）
　　A. 肾小体和集合小管
　　B. 肾小体和髓袢
　　C. 肾小体和近端小管
　　D. 肾小体和远端小管
　　E. 肾小体、近曲小管、髓袢和远曲小管
2. 球旁细胞可分泌（　　）
　　A. 红细胞生成素　　　B. 肾素
　　C. 肾素和前列腺素　　D. 血管紧张素
　　E. 前列腺素
3. 滤过膜的组成是（　　）
　　A. 血管系膜、内皮、基膜、足细胞裂孔膜
　　B. 内皮、基膜
　　C. 有孔毛细血管内皮、基膜、血管系膜
　　D. 足细胞裂孔膜、基膜、血管系膜
　　E. 有孔毛细血管内皮、基膜、足细胞裂孔膜
4. 致密斑的功能为（　　）
　　A. 分泌前列腺素
　　B. 分泌血管紧张素
　　C. 感受肾小管中钾离子浓度的变化
　　D. 感受远端小管内钠离子浓度的变化
　　E. 感受远端小管钠离子浓度的变化
5. 关于足细胞的描述中，哪一项错误（　　）
　　A. 为肾小囊壁层细胞
　　B. 形态特殊，有许多突起
　　C. 胞体较大，从胞体上发出几个较大的初级突起
　　D. 每个初级突起又发出次级突起
　　E. 突起间的孔隙称裂孔，孔上有隔膜覆盖
6. 关于肾小体血管球的描述，哪一项错误（　　）
　　A. 为入球微动脉分支形成的毛细血管袢
　　B. 为有孔毛细血管
　　C. 毛细血管内皮孔上有隔膜覆盖
　　D. 毛细血管之间有血管系膜
　　E. 汇合成一条出球微动脉

7. 关于近端小管曲部的描述，哪一项**错误**（　　）

    A. 上皮细胞的胞质嗜酸性强

    B. 位于皮质迷路和肾柱

    C. 参与髓袢的构成

    D. 细胞为立方或锥体形，细胞分界不清

    E. 细胞游离面有微绒毛，基底面有质膜内褶

8. 滤过血液形成原尿的结构是（　　）

    A. 肾小体　　　　　　B. 集合管

    C. 近端小管　　　　　D. 远端小管

    E. 细段

9. 肾小体位于（　　）

    A. 皮质迷路　　　　　B. 肾锥体

    C. 髓放线　　　　　　D. 皮质迷路和肾柱

    E. 皮质迷路和髓放线

10. 关于肾小囊的描述中，哪一项是正确的（　　）

    A. 肾小囊与肾小管相连的一端为肾小体的血管极

    B. 肾小囊脏层细胞又称足细胞

    C. 在血管极处肾小囊脏层返折为肾小囊壁层

    D. 肾小囊壁层细胞为单层立方上皮

    E. 近端小管内的滤液称原尿

11. 下列哪一项**不属于**肾单位（　　）

    A. 血管球　　　　　　B. 肾小囊

    C. 集合管　　　　　　D. 近端小管

    E. 远端小管

12. 球旁细胞由哪种成分演变而成（　　）

    A. 出球微动脉的内皮细胞

    B. 近血管极处入球微动脉中膜平滑肌

    C. 近端小管曲部上皮细胞

    D. 球外系膜细胞

    E. 入球微动脉的内皮细胞

13. 远端小管曲部的特点哪项正确（　　）

    A. 上皮细胞的胞质嗜酸性强，染色深

    B. 上皮细胞为立方形，染色浅

    C. 上皮细胞基底纵纹不明显

    D. 有明显的刷状缘

    E. 上皮细胞核位于基部

14. 正常情况下，可通过肾小体滤过膜的物质是（　　）

    A. 血浆的所有成分

    B. 少量红细胞和血浆成分

    C. 除大分子蛋白质以外的血浆成分

    D. 除葡萄糖、氨基酸以外的血浆成分

    E. 除多肽、尿素以外的血浆成分

15. 球旁复合体包括（　　）

    A. 足细胞、球旁细胞、球外系膜细胞

    B. 球外系膜细胞、远端小管细胞

    C. 球旁细胞、球内系膜细胞、球外系膜细胞

    D. 球旁细胞、致密斑、球外系膜细胞

    E. 球旁细胞、致密斑、球内系膜细胞

二、名词解释

1. 滤过屏障　　　　　　2. 球旁细胞

3. 致密斑

三、简答题

1. 简述肾小体的结构和功能。

2. 简述肾小管组成、分布和功能。

第三十章　内分泌系统

一、单项选择题

1. 有关内分泌腺特点的描述，**错误**的是（　　）

    A. 内分泌细胞多呈多边形

    B. 内分泌细胞多排列成索或团状

    C. 内分泌细胞可围成滤泡

    D. 滤泡可与导管相连

    E. 内分泌细胞间有丰富的有孔毛细血管或血窦

2. 有关甲状腺的描述，**错误**的是（　　）

    A. 滤泡由滤泡上皮细胞和滤泡旁细胞围成

    B. 滤泡腔内充满胶质

    C. 滤泡上皮的高低与功能状态有关

    D. 胶质为碘化的甲状腺球蛋白

    E. 两种细胞协同分泌甲状腺激素

3. 甲状腺滤泡上皮细胞通常为（　　）

    A. 扁平状　　　　　　B. 立方状

    C. 锥体状　　　　　　D. 高柱状

    E. 高脚杯状

4. 先天性甲状腺功能减退症是因为（　　）

    A. 甲状腺激素分泌不足

    B. 降钙素分泌不足

    C. 甲状旁腺激素分泌不足

    D. 生长激素分泌不足

    E. 性激素分泌不足

5. 分泌降钙素的细胞是（　　）

    A. 甲状腺滤泡上皮细胞

    B. 甲状腺滤泡旁细胞

C. 甲状腺血管内皮细胞

D. 甲状旁腺主细胞

E. 甲状旁腺嗜酸性细胞

6. 有关甲状旁腺的描述，正确的是（　　）

A. 主要由滤泡旁细胞分泌甲状旁腺激素

B. 主要由主细胞分泌甲状旁腺激素

C. 主要由滤泡旁细胞分泌降钙素

D. 主要由主细胞分泌降钙素

E. 主要由滤泡上皮细胞分泌降钙素

7. 有关肾上腺皮质的描述，**错误**的是（　　）

A. 血窦丰富

B. 有少量结缔组织

C. 分为球状带、束状带和网状带

D. 球状带主要分泌盐皮质激素

E. 束状带和网状带主要分泌雄激素和少量糖皮质激素

8. 有关肾上腺髓质的描述，**错误**的是（　　）

A. 与皮质网状带交界处参差不齐

B. 有少量交感神经节细胞

C. 内分泌细胞内有嗜银颗粒

D. 分泌肾上腺素和去甲肾上腺素

E. 有丰富的血窦

9. 有关垂体的描述，**错误**的是（　　）

A. 位于蝶鞍垂体窝内

B. 分为腺垂体和神经垂体

C. 腺垂体腺细胞多排列成团索

D. 腺垂体和下丘脑直接相连

E. 神经垂体主要由无髓神经纤维和神经胶质细胞构成

10. 分泌催乳素的是（　　）

A. 腺垂体　　　　　B. 神经垂体

C. 下丘脑　　　　　D. 松果体

E. 乳腺

11. 有关腺垂体的描述，**错误**的是（　　）

A. 可分泌生长激素

B. 可分泌催乳素

C. 可分泌促甲状腺激素

D. 可分泌促肾上腺髓质激素

E. 可分泌促性腺激素

12. **不是**神经垂体的结构的是（　　）

A. 丰富的毛细血管

B. 垂体细胞

C. 神经胶质细胞

D. 大量的无髓神经纤维

E. 大量的神经内分泌细胞

13. 合成血管升压素的细胞是（　　）

A. 肾上腺皮质球状带的内分泌细胞

B. 腺垂体的内分泌细胞

C. 神经垂体的垂体细胞

D. 肾球旁细胞

E. 下丘脑的神经内分泌细胞

14. 垂体细胞是（　　）

A. 神经胶质细胞　　B. 内分泌细胞

C. 神经内分泌细胞　D. 腺细胞

E. 神经元

二、名词解释

1. 滤泡旁细胞　　　　2. 嗜铬细胞

3. 主细胞

三、简答题

1. 简述甲状腺滤泡的结构和功能。

2. 简述腺垂体的内分泌细胞及它们的功能。

第三十一章　男性生殖系统

一、单项选择题

1. 成人生精小管管壁生精上皮的细胞组成是（　　）

A. 精原细胞和睾丸支持细胞

B. 生精细胞和睾丸支持细胞

C. 精原细胞和睾丸间质细胞

D. 生精细胞和睾丸间质细胞

E. 睾丸支持细胞和睾丸间质细胞

2. 有关精子发生的描述，**错误**的是（　　）

A. 人类精子发生约需64天

B. 是在腺垂体分泌的促性腺激素的作用下发生的

C. 青春期前生精小管的上皮中只有睾丸支持细胞和精原细胞

D. 精原细胞增殖，全部分化为初级精母细胞

E. 精母细胞经历减数分裂

3. 有关精原细胞的描述，**错误**的是（　　）

A. 紧贴生精上皮的基膜

B. 为最幼稚的生精细胞

C. 染色体核型为46，XY

D. 可进行减数分裂

E. 为青春期前生精小管内唯一的生精细胞

4. 细胞核的染色质呈丝球状的是（　　）

A. 精原细胞　　　　B. 初级精母细胞

C. 精子细胞　　　　D. 睾丸支持细胞

E. 睾丸间质细胞

5. 有关精子细胞的描述，**错误**的是（　　　）
    A. 由次级精母细胞分裂分化而成
    B. 经有丝分裂形成精子
    C. 染色体核型为 23，X 或 23，Y
    D. 体积小，圆形，细胞核圆，染色深
    E. 细胞内含线粒体、高尔基复合体和中心粒等

6. **不再**进行分裂而只有形态变化的是（　　　）
    A. 精原细胞　　　　　B. 初级精母细胞
    C. 次级精母细胞　　　D. 精子细胞
    E. 精子

7. 有关精子的描述，**错误**的是（　　　）
    A. 由精子细胞变态形成
    B. 一旦形成，便具有了运动能力
    C. 形似蝌蚪
    D. 镶嵌于睾丸支持细胞的腔面
    E. 是处于发育最后阶段的生精细胞

8. 有关睾丸支持细胞的描述，**错误**的是（　　　）
    A. 为生精上皮的组成细胞之一
    B. 光镜下细胞轮廓不清
    C. 细胞侧面及腔面镶嵌着各级生精细胞
    D. 细胞顶部不到达腔面
    E. 细胞核位于细胞基底部

9. 有关睾丸支持细胞功能的描述，**错误**的是
（　　　）
    A. 支持和营养各级生精细胞
    B. 合成和分泌雄激素
    C. 吞噬精子形成过程中脱落下来的残余细胞质
    D. 使不断成熟的生精细胞向腔面移动，并促使精子释放入管腔
    E. 参与构成血 - 睾屏障

10. 血 - 睾屏障的组成中**不含有**（　　　）
    A. 生精上皮基膜外侧的结缔组织
    B. 生精上皮基膜
    C. 睾丸支持细胞基底面细胞膜
    D. 血管内皮及其基膜
    E. 睾丸支持细胞间的紧密连接

11. 有关睾丸间质细胞的描述，**错误**的是（　　　）
    A. 位于睾丸纵隔内　B. 常成群分布
    C. 体积较大，呈圆形或多边形
    D. 细胞质嗜酸性
    E. 从青春期开始，在腺垂体分泌的 LH 的刺激下分泌雄激素

12. 有关附睾的描述，**错误**的是（　　　）

A. 位于睾丸的后外侧
B. 实质由输出小管和附睾管构成
C. 可使精子进一步成熟，即获得运动能力
D. 其分泌物不参与构成精液
E. 将睾丸产生的精子输送到输精管

二、名词解释

1. 顶体　　　　　　　2. 血 - 睾屏障
3. 睾丸间质细胞

三、简答题

简述生精细胞的发育。

第三十二章　女性生殖系统

一、单项选择题

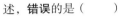

1. 有关出生后的原始卵泡的描述，**错误**的是（　　　）
    A. 为各级卵泡中数量最多的
    B. 有一个卵原细胞
    C. 有一层扁平的颗粒细胞
    D. 为各级卵泡中最幼稚的
    E. 位于皮质浅层

2. 有关初级卵母细胞的描述，**错误**的是（　　　）
    A. 体积较大，呈圆形
    B. 核大且圆
    C. 染色质稀疏，核仁明显
    D. 于青春期由卵原细胞增殖分化而来
    E. 排卵前才完成减数分裂 I

3. 有关次级卵泡的描述，**错误**的是（　　　）
    A. 卵母细胞为次级卵母细胞
    B. 有透明带
    C. 颗粒细胞增殖
    D. 在颗粒细胞间开始出现大小不等的腔隙
    E. 可出现卵丘

4. 在卵泡中，颗粒层是指（　　　）
    A. 紧靠透明带的一层颗粒细胞
    B. 与卵母细胞共同构成卵丘的颗粒细胞
    C. 紧靠卵泡腔的一层颗粒细胞
    D. 卵泡腔周围的颗粒细胞
    E. 卵泡外周的结缔组织细胞

5. 有关卵泡膜的描述，**错误**的是（　　　）
    A. 由卵泡周围的结缔组织形成
    B. 于成熟卵泡时开始分层
    C. 内层细胞多，纤维少
    D. 外层细胞少，纤维多

E. 膜细胞位于卵泡膜的内层

6. 膜细胞可位于（　　　）

　　A. 卵母细胞和颗粒细胞之间

　　B. 颗粒细胞之间

　　C. 原始卵泡周围的结缔组织内

　　D. 初级卵泡的卵泡膜内

　　E. 次级卵泡膜的内层

7. 有关成熟卵泡的描述，**错误**的是（　　　）

　　A. 为卵泡发育的最后阶段

　　B. 直径可达 2cm

　　C. 所含卵母细胞有可能是次级卵母细胞

　　D. 可分泌雌激素

　　E. 可分泌孕激素

8. 初级卵母细胞完成减数分裂Ⅰ的时间是（　　　）

　　A. 胚胎期　　　　　　　B. 青春期前

　　C. 初级卵泡形成时　　　D. 排卵前 24 小时内

　　E. 受精后

9. 卵子的细胞核含有（　　　）

　　A. 23 条染色体，其中包括一条 X 性染色体，22 条常染色体

　　B. 23 条染色体，其中包括一条 X 或 Y 性染色体，22 条常染色体

　　C. 23 条常染色体　　　D. 23 对常染色体

　　E. 46 条染色体，其中包括一条 X 性染色体、一条 Y 性染色体和 44 条常染色体

10. 颗粒黄体细胞主要分泌（　　　）

　　A. 卵泡刺激素　　　　B. 黄体生成素

　　C. 雌激素　　　　　　D. 孕激素

　　E. 缩宫素

11. 膜（黄体）细胞与颗粒（黄体）细胞协同分泌（　　　）

　　A. 孕激素　　　　　　B. 雌激素

　　C. 雌激素和孕激素　　D. 卵泡刺激素

　　E. 黄体生成素

12. 月经黄体的维持时间为（　　　）

　　A. 2 周　　　　　　　B. 20 天

　　C. 21 天　　　　　　　D. 2 个月

　　E. 6 个月

13. 子宫表面有浆膜覆盖的部位是（　　　）

　　A. 底部　　　　　　　B. 体部

　　C. 颈部　　　　　　　D. 底部和体部

　　E. 体部和颈部

14. 有关子宫内膜的描述，**错误**的是（　　　）

　　A. 固有层有子宫腺，腺上皮和内膜表面的上皮相连

　　B. 可分为功能层和基底层

　　C. 基底层细胞增生能力很强

　　D. 功能层为妊娠期胚泡种植和发育的部位

　　E. 功能层和基底层都发生周期性剥脱和出血

15. 子宫内膜的上皮是（　　　）

　　A. 单层扁平上皮或单层立方上皮

　　B. 单层立方上皮或单层柱状上皮

　　C. 单层柱状上皮　　　D. 复层扁平上皮

　　E. 复层柱状上皮

16. 子宫内膜的上皮是（　　　）

　　A. 单层扁平上皮或单层立方上皮，以分泌细胞为主

　　B. 单层立方上皮，以分泌细胞为主

　　C. 单层柱状上皮，以分泌细胞为主

　　D. 单层柱状上皮或假复层纤毛柱状上皮，以纤毛细胞为主

　　E. 假复层纤毛柱状上皮，以纤毛细胞为主

17. 有关子宫腺的描述，正确的是（　　　）

　　A. 位于子宫内膜的固有层

　　B. 位于子宫内膜的功能层

　　C. 位于子宫内膜的基底层

　　D. 位于子宫的内膜和肌层

　　E. 位于子宫的肌层

18. 人的月经周期一般为（　　　）

　　A. 14 天　　　　　　　B. 15 天

　　C. 28 天　　　　　　　D. 30 天

　　E. 30 或 31 天

19. 在月经期，血液中含量迅速下降的激素是（　　　）

　　A. 卵泡刺激素　　　　B. 黄体生成素

　　C. 雌激素　　　　　　D. 孕激素

　　E. 雌激素和孕激素

20. 在月经期，卵巢发生的变化是（　　　）

　　A. 若干原始卵泡已开始生长发育

　　B. 黄体已形成

　　C. 黄体已退化

　　D. 开始大量分泌雌激素

　　E. 新的成熟卵泡开始排卵

21. 有关子宫内膜分泌期的描述，**错误**的是（　　　）

　　A. 为月经周期的第 16～第 28 天

　　B. 又称黄体期

　　C. 固有层呈生理性水肿

　　D. 子宫腺的腔增大，腔内可见分泌物

　　E. 螺旋动脉伸至子宫内膜的浅层

22. 对子宫内膜周期性变化**无**调节作用的激素是（　　）
　　A. 卵泡刺激素
　　B. 黄体生成素
　　C. 下丘脑分泌的相关激素
　　D. 雌激素和孕激素
　　E. 雄激素

二、名词解释

　　1. 门细胞　　　　　　2. 皮质颗粒
　　3. 透明带

三、简答题

　　1. 简述晚期次级卵泡的结构和功能。
　　2. 简述黄体的形成、结构和功能。
　　3. 简述子宫内膜的月经周期和其与卵巢的关系。

第三十三章　人体胚胎发育总论

一、单项选择题

　　1. 受精的部位是（　　）
　　A. 输卵管壶腹部
　　B. 输卵管峡部
　　C. 输卵管与子宫角处
　　D. 子宫底、体部
　　E. 子宫颈部

　　2. 卵裂是指（　　）
　　A. 第一次成熟分裂　　B. 无丝分裂
　　C. 第二次成熟分裂　　D. 卵细胞的分裂
　　E. 受精卵的早期分裂

　　3. 植入的正常位置是（　　）
　　A. 子宫底、体部内膜功能层
　　B. 子宫颈部
　　C. 子宫肌层
　　D. 子宫内膜基底层
　　E. 输卵管

　　4. 关于胚泡的描述错误的是（　　）
　　A. 又称囊胚
　　B. 周边的扁平细胞是滋养层
　　C. 胚泡内为含液体的胚泡腔
　　D. 聚集在胚泡一端内面的细胞称极端滋养层
　　E. 聚集在胚泡一端内面的细胞称内细胞群

　　5. 植入后的子宫内膜称（　　）
　　A. 胎膜　　　　　　B. 蜕膜
　　C. 绒毛膜　　　　　D. 羊膜
　　E. 基膜

　　6. 参与胎盘形成的是（　　）
　　A. 基蜕膜　　　　　B. 包蜕膜
　　C. 壁蜕膜　　　　　D. 平滑绒毛膜
　　E. 羊膜

　　7. 下列不属于胚泡的是（　　）
　　A. 极端滋养层　　　B. 滋养层
　　C. 内细胞群　　　　D. 胚泡腔
　　E. 放射冠

　　8. 与中胚层形成有关的是（　　）
　　A. 脊索　　　　　　B. 原条
　　C. 原结　　　　　　D. 神经板
　　E. 神经沟

　　9. 诱导神经管发育的是（　　）
　　A. 原条　　　　　　B. 原结
　　C. 脊索　　　　　　D. 体节
　　E. 体蒂

　　10. 自胚盘中轴脊索向胚盘外侧依次有（　　）
　　A. 间介中胚层、轴旁中胚层、侧中胚层
　　B. 轴旁中胚层、侧中胚层、间介中胚层
　　C. 轴旁中胚层、间介中胚层、侧中胚层
　　D. 侧中胚层、间介中胚层、轴旁中胚层
　　E. 侧中胚层、轴旁中胚层、间介中胚层

　　11. 胚内体腔是哪两层之间的腔是（　　）
　　A. 外胚层、内胚层
　　B. 外胚层、中胚层
　　C. 内胚层、胚外中胚层
　　D. 胚外中胚层
　　E. 侧中胚层壁层与脏层

　　12. 参与形成绒毛膜的是（　　）
　　A. 外胚层　　　　　B. 内胚层
　　C. 中胚层　　　　　D. 胚外中胚层
　　E. 侧中胚层

　　13. 两胚层胚盘来源于（　　）
　　A. 基蜕膜　　　　　B. 壁蜕膜
　　C. 内细胞群　　　　D. 滋养层
　　E. 中胚层

　　14. 在三胚层胚盘形成时，胚内中胚层直接来源于（　　）
　　A. 外胚层　　　　　B. 内胚层
　　C. 原条　　　　　　D. 原结
　　E. 脊索

　　15. 泄殖腔膜是（　　）
　　A. 内胚层和外胚层
　　B. 内胚层和中胚层
　　C. 中胚层和外胚层

D. 内胚层、中胚层和外胚层

E. 只由外胚层组成

16. 由轴旁中胚层形成的是（　　）

    A. 原条　　　　　　　B. 原结

    C. 原凹　　　　　　　D. 脊索

    E. 体节

17. 下列属于胎膜的是（　　）

    A. 绒毛膜、羊膜、卵黄囊、尿囊和脐带

    B. 绒毛膜、羊膜、卵黄囊、尿囊和基蜕膜

    C. 绒毛膜、羊膜、卵黄囊、体蒂和脐带

    D. 绒毛膜、羊膜、包蜕膜、尿囊和脐带

    E. 绒毛膜、壁蜕膜、卵黄囊、尿囊和脐带

18. 在正常情况下，足月胎儿的脐带长（　　）

    A. 20～40cm　　　　B. 40～60cm

    C. 60～80cm　　　　D. 80～100cm

    E. 100～120cm

19. 构成胎盘隔的是（　　）

    A. 基蜕膜　　　　　　B. 壁蜕膜

    C. 包蜕膜　　　　　　D. 丛密绒毛膜

    E. 平滑绒毛膜

20. 不是胎盘产生的激素是（　　）

    A. 人绒毛膜促性腺激素

    B. 人胎盘催乳素

    C. 少量雄激素

    D. 雌激素

    E. 孕激素

21. 临床上作早期妊娠诊断时，通常是测孕妇尿中的（　　）

    A. 雌激素

    B. 孕激素

    C. 人绒毛膜促性腺激素

    D. 人绒毛膜促乳腺生长激素

    E. 黄体生成素

22. 有关单卵孪生的描述错误的是（　　）

    A. 双精受精所致　　　B. 外貌相似

    C. 共用一个绒毛膜　　D. 性别相同

    E. 血型相同

23. 关于单卵孪生结果描述错误的是（　　）

    A. 均为男性　　　　　B. 均为女性

    C. 性别各异　　　　　D. 可发生联体畸形

    E. 发生寄生胎

24. 诱发胚胎畸形的敏感期是在（　　）

    A. 受精前的第1～2周

    B. 受精后的第1～2周

    C. 受精后的第3～8周

    D. 受精后的第9～11周

    E. 受精后的第12～14周

25. 胎儿性别的决定因素是（　　）

    A. 受精前母体精神状态

    B. 受精的卵子的性染色体类型

    C. 受精的精子的性染色体类型

    D. 受精后激素作用

    E. 受精后环境作用

26. 胎盘的绒毛间隙内含有（　　）

    A. 母体血液

    B. 胎儿血液

    C. 胎儿和母体混合血液

    D. 胎儿和母体混合血浆

    E. 组织液

27. 透明带消失于（　　）

    A. 胚泡　　　　　　　B. 胚期

    C. 桑椹胚　　　　　　D. 卵裂开始时

    E. 植入后

28. 前置胎盘是由于胚泡植入在（　　）

    A. 子宫底部　　　　　B. 子宫后壁

    C. 近子宫颈处　　　　D. 子宫前壁

    E. 子宫颈管

29. 内、中、外三个胚层均起源于（　　）

    A. 胚外中胚层　　　　B. 胚内中胚层

    C. 上胚层　　　　　　D. 下胚层

    E. 滋养层

30. 诱导外胚层增厚形成神经板的结构是（　　）

    A. 原条　　　　　　　B. 体节

    C. 原结　　　　　　　D. 脊索

    E. 轴旁中胚层

二、名词解释

1. 受精　　　　　　　2. 植入

3. 胚泡　　　　　　　4. 蜕膜

5. 胎盘屏障

三、简答题

1. 简述受精的意义。

2. 简述植入的条件。

3. 简述中胚层的分化。

4. 简述胎盘的组成、血液循环及功能。

参考文献

［1］于恩华，刘扬，张卫光．人体解剖学．第4版．北京：北京大学医学出版社，2014.

［2］高晓勤，刘扬．正常人体结构．北京：北京大学医学出版社，2015.

［3］吴金英，朱劲华．人体解剖学与组织胚胎学．第2版．南京：江苏凤凰科学技术出版社，2014.

［4］丁文龙，刘学政．系统解剖学．第9版．北京：人民卫生出版社，2018.

［5］崔慧先．系统解剖学．第7版．北京：人民卫生出版社，2014.

［6］吴建清，徐冶．人体解剖学与组织胚胎学．第8版．北京：人民卫生出版社，2018.

［7］冯润荷，夏青．正常人体结构与功能．第2版．北京：北京大学医学出版社，2014.

［8］陈鹤林，成海龙，石小玉．人体解剖学．天津：天津科学技术出版社，2011.

［9］金昌洙，章惠英．人体解剖学．北京：北京大学医学出版社，2015.

［10］金昌洙．人体解剖学．第2版．南京：江苏凤凰科学技术出版社，2015.

［11］刘学政，金昌洙．局部解剖学．第3版．北京：科学出版社，2015.

［12］金昌洙，刘扬．人体解剖学．南京：江苏科学技术出版社，2012.

［13］高秀来．系统解剖学．第3版．北京：北京大学医学出版社，2013.

［14］汪华侨．功能解剖学．第2版．北京：人民卫生出版社，2013.

［15］丁国芳，张建国．人体解剖学．第2版．北京：人民卫生出版社，2012.

［16］盖一峰，崔言举．人体解剖学．北京：中国中医药出版社，2010.

［17］王怀生，李召．解剖学基础．第2版．北京：人民卫生出版社，2010.

［18］吴孟超，吴在德，吴肇汉．外科学．第8版．北京：人民卫生出版社，2013.

［19］凌光烈，刘元健，田振国等．外科解剖学．第2版．北京：科学出版社，2008.

［20］袁尚荣．正常人体解剖学．第2版．长沙：湖南科学技术出版社，2008.

［21］金东洙，杨昌辉等．系统解剖学．第2版．北京：人民军医出版社，2005.

［22］刘文庆．人体解剖学．北京：人民卫生出版社，2004.

中英文索引

人体解剖学部分

组织胚胎学部分